本教材第 2 版曾获首届全国教材建设奖全国优秀教材一等奖

国家卫生健康委员会"十四五"规划教材

全国高等学校教材

新形态教材

供研究生护理学专业用

护理管理理论与实践

第 3 版

主　　编	蒋　艳　韩　琳	
副 主 编	谌永毅　赵庆华　林雁娟	
数字资源主编	蒋　艳	
数字资源副主编	韩　琳　张俊娥　马伟光	

人民卫生出版社

·北 京·

图书在版编目（CIP）数据

护理管理理论与实践 / 蒋艳，韩琳主编. -- 3 版.
北京：人民卫生出版社，2025．7．--（第四轮全国高等
学校新形态研究生护理学专业规划教材）. -- ISBN 978
-7-117-38224-3

Ⅰ．R47
中国国家版本馆 CIP 数据核字第 2025BG7349 号

| 人卫智网 | www.ipmph.com | 医学教育、学术、考试、健康，购书智慧智能综合服务平台 |
| 人卫官网 | www.pmph.com | 人卫官方资讯发布平台 |

护理管理理论与实践
Huli Guanli Lilun yu Shijian
第 3 版

主　　编：蒋　艳　韩　琳
出版发行：人民卫生出版社（中继线 010-59780011）
地　　址：北京市朝阳区潘家园南里 19 号
邮　　编：100021
E - mail：pmph @ pmph.com
购书热线：010-59787592　010-59787584　010-65264830
印　　刷：人卫印务（北京）有限公司
经　　销：新华书店
开　　本：850×1168　1/16　　印张：19
字　　数：549 千字
版　　次：2011 年 2 月第 1 版　　2025 年 7 月第 3 版
印　　次：2025 年 8 月第 1 次印刷
标准书号：ISBN 978-7-117-38224-3
定　　价：82.00 元
打击盗版举报电话：010-59787491　E-mail：WQ @ pmph.com
质量问题联系电话：010-59787234　E-mail：zhiliang @ pmph.com
数字融合服务电话：4001118166　　E-mail：zengzhi @ pmph.com

编 者（以姓氏笔画为序）

马伟光　北京协和医学院

冯　梅　四川大学华西医院（兼秘书）

李葆华　北京大学第三医院

张俊娥　中山大学护理学院

陈海英　河北医科大学

林雁娟　福建医科大学附属协和医院

岳丽青　中南大学湘雅医院

赵庆华　重庆医科大学附属第一医院

谌永毅　湖南省肿瘤医院

蒋　艳　四川大学华西医院

韩　琳　兰州大学护理学院

数字资源编者

第四轮修订说明

全国高等学校研究生护理学专业规划教材自 2008 年第一轮教材出版以来，历经三轮修订，教材品种和形式不断丰富、完善，从第一轮的 1 种教材到第四轮的 13 种教材，完成了全国高等学校研究生护理学专业"十一五""十二五""十三五""十四五"规划教材的建设，形成了扎根中国大地、立足中国实践、总结中国经验、彰显中国特色的全国高等学校护理学研究生国家规划教材体系，充分展现了我国护理学科和护理研究生教育的发展历程，对我国护理学专业研究生教育教学发展与改革及高层次护理人才培养起到了重要引领作用。为满足新时代我国医疗卫生事业发展对高级护理人才的需求，服务"健康中国""数字中国"国家战略需求，人民卫生出版社在教育部、国家卫生健康委员会的领导与支持下，在全国高等学校护理学类专业教材评审委员会的有力指导下，在全国高等学校从事护理学研究生教育教师的积极响应和大力支持下，经过对全国护理学专业研究生教育教学情况与需求进行深入调研和充分论证，全面启动了第四轮全国高等学校新形态研究生护理学专业规划教材的修订工作，并确定了第四轮规划教材编写指导思想：强化思想政治引领，落实立德树人根本任务；满足人民需要，服务国家战略需求；紧扣培养目标，培育高层次创新人才；体现护理学科特色，突显科学性与人文性；注重学科交叉融合，打造高质量新形态教材。

第四轮规划教材的修订始终坚持以习近平新时代中国特色社会主义思想为指导，全面贯彻党的教育方针，全面贯彻落实全国教育大会和全国研究生教育会议精神，以及教育部、国家发展改革委、财政部发布的《关于加快新时代研究生教育改革发展的意见》（教研〔2020〕9 号）的要求。认真贯彻执行《普通高等学校教材管理办法》，加强教材建设与管理，推进教育数字化，以提升研究生教育质量为核心，推动全国高等学校护理教育高质量、高素质、创新型、研究型人才的培养。

第四轮规划教材的编写特点如下：

1. **坚持立德树人　课程思政**　坚持以习近平新时代中国特色社会主义思想为指导，落实立德树人根本任务，深入推进习近平新时代中国特色社会主义思想和党的二十大精神进教材进课堂进头脑。树立课程思政理念，发挥研究生教育在培育高层次护理创新人才中的引领作用。牢记"国之大者"，坚持正确的政治方向和价值导向，严守研究生教育意识形态阵地，强化护理学专业研究生职业素养教育，重点培养研究生知识创新、实践创新能力，助力卓越护理人才培养，推动卫生健康事业高质量发展。

2. **坚持学科特色　专业引领**　立足学科前沿和关键领域，积极吸纳国内外的最新研究成果，科学选取、系统梳理具有护理学科特色的知识体系。在精准把握教材研究性与实践性的基础上，注重科学技术与人文精神的融合，展现护理学科丰富的人文内涵和属性，提升护理学专业研究生的科学素养和综合人文素质，满足人民群众全方位全生命周期的健康服务需求。加强老年护理、重症护理、安宁疗护等专科护理人才培养，为积极应对人口老龄化、全面推进健康中国建设提供坚实人才支撑。

3. **坚持交叉融合　守正创新**　依据《教育部关于深入推进学术学位与专业学位研究生教育分类发展的意见》《研究生教育学科专业目录（2022年）》，坚持学术学位与专业学位研究生教育两种类型同等地位，紧扣两类人才培养目标，分类加强教材建设。调整优化教材结构与布局，紧盯护理学专业研究生教育多学科交叉融合发展的趋势，新增《老年护理理论与实践》《实验护理学》两本教材，适应护理学科发展趋势及新时代人才培养需求，更好地服务高层次护理创新人才高质量培养。

4. **坚持技术驱动　数智赋能**　在教育数字化和数智出版深度推进的背景下，积极构筑新形态护理学专业研究生教材高质量发展的新基石。本套教材同步建设了与纸质教材配套的数字资源。数字资源在延续第三轮教材的教学课件、文本、案例、思考题等内容的基础上，拓展和丰富了资源类型，以满足广大院校师生的教育数字化需求，服务院校教学。读者阅读纸书时可以扫描二维码，获取数字资源。

本套教材通过内容创新、形态升级与质量保障，将为培养具有国际视野、科研能力和人文素养的高层次护理人才提供坚实支撑。也希望全国广大院校在教材使用过程中能够多提宝贵意见，反馈使用信息，以逐步完善和优化教材内容，提高教材质量。

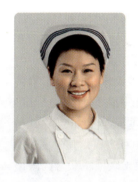

蒋艳，教授，主任护师，博士研究生导师。现任四川大学华西医院护理部主任、华西循证护理中心主任，美国护理科学院院士，第49届南丁格尔奖章获得者。兼任科技部国家重点研发计划首席科学家，中国科学技术协会第十届全国委员会委员、国家卫生健康标准委员会护理标准专业委员会委员、中华护理学会循证护理专业委员会副主任委员、中国抗癌协会老年整合护理专业委员会主任委员、四川省护理学会副理事长。被评为四川省学术和技术带头人、四川省临床技能名师、四川省卫生健康首席专家、四川省科协海智计划特聘专家、中华护理学会"杰出护理工作者"。

主要研究方向：护理管理、循证护理、老年护理。主编专著28部，发表SCI论文50余篇，主持科技部重点研发计划和国家自然科学基金面上项目等科研课题16项，以第一完成人获得四川省科学技术进步奖二、三等奖。

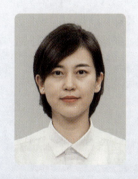

韩琳，教授，主任护师，博士研究生导师。现任兰州大学护理学院院长，甘肃省人民医院副院长，美国护理科学院院士，国家卫生健康突出贡献中青年专家。兼任国家护理管理专业医疗质量控制中心专家委员会委员、中华护理学会常务理事、中华护理学会护理管理专业委员会副主任委员、甘肃省护理学会理事长、甘肃省护理质控中心主任。获评中华护理学会"杰出护理工作者"、甘肃省领军人才、甘肃省优秀专家、甘肃青年五四奖章、甘肃省优秀共产党员、甘肃省三八红旗手、甘肃省巾帼建功标兵、甘肃省优秀科技工作者。

主要研究方向：医院管理、护理管理、慢性病管理。主持国家自然科学基金项目5项、甘肃省杰出青年基金等省部级项目10余项，发表论文近180篇，主编和参编教材20余部，牵头制订指南2部、标准8部，授权发明专利和实用新型专利20余项，获甘肃省科技进步奖、中华护理学会科技奖等多项奖励。

副主编简介

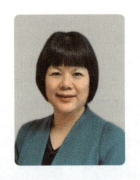

谌永毅，湖南省肿瘤医院原副院长，主任护师，博士研究生导师。享受国务院政府特殊津贴专家，美国护理科学院院士。兼任中华护理学会安宁疗护专业委员会主任委员，中国抗癌协会安宁疗护专业委员会常务委员兼秘书长，中国老年医学学会医疗照护分会副会长，湖南省高层次卫生人才"225"工程领军人才。《中华护理杂志》副主编，《中国护理管理》等杂志编委。

主要研究方向：护理管理、肿瘤护理、安宁疗护。主编、参编专著20余部，主持科技部重大课题等课题十余项，发表学术论文100余篇，其中SCI收录40余篇；获湖南省科学技术进步奖三等奖等各类奖项十余项；获全国医德标兵、全国优秀科技工作者、中华护理学会"杰出护理工作者"等奖项。

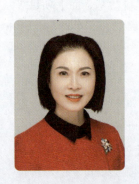

赵庆华，主任护师/二级教授，博士研究生导师、博士后培养导师。美国护理科学院院士。重庆医科大学护理学院原副院长，重庆医科大学附属第一医院原护理部主任，第45届南丁格尔奖章获得者。兼任中华护理学会学科建设工作委员会、护理管理专业委员会副主任委员，教育部高校学校护理学类教学指导委员会委员，重庆市护理学会理事长。获全国三八红旗手、中国最美医生等荣誉。担任《中华护理杂志》《中国护理管理》等杂志编委。

主要研究方向：老年及医养结合、患者安全及管理、护理教育。主持国家社科基金、工信部5G+等国家及省部级课题40余项，发表论文400余篇，SCI论文37篇，主编、参编专著及教材34部，获专利与软件著作权19项、科研教学成果奖19项。

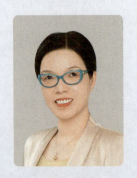

林雁娟，教授，主任护师，博士研究生导师。现任福建医科大学附属协和医院护理部主任。兼任中国研究型医院学会护理教育专业委员会常务委员、中华护理学会理事、中华护理学会外科护理专业委员会副主任委员、福建省护理学会副理事长、福建省护理学会外科专业委员会主任委员等职务。《中华急危重症护理杂志》编委。

主要研究方向：急危重症护理、护理管理、护理教育。先后主持项目15项，其中国家自然科学基金面上项目1项，省厅级项目13项；发表论文150余篇，其中SCI论文83篇；获福建省科技进步奖、福建护理科学技术奖等11项；获国家专利30项，其中发明专利1项；主编、副主编教材及专著5部。

前　言

　　《护理管理理论与实践》第 3 版教材在第 2 版的基础上进行全面修订，旨在继承和发扬前两版教材的经典理论体系及内容，整合最新管理学理论观点、技术及方法，为护理学专业研究生教育提供一本反映学科前沿、培养创新思维、内容全面系统的教材，更好地服务于健康中国战略和新医科建设下拔尖创新护理人才培养。

　　本教材修订突出三大特点：一是科学系统、合理布局。以计划、组织、领导和控制等管理职能为主线，系统呈现护理管理知识体系，强调内容的内在逻辑性和整合性，帮助学生构建起完整、清晰、连贯的知识结构。二是传承创新、与时俱进。在传承上版教材经典知识的基础上，本教材注重与本科教材的有效衔接，精选章节内容，将计划和控制、组织和沟通章节进行整合，突出护理管理的重点和难点；引入护理成本管理、数字护理等国内外护理管理理论与实践的新知识、新发展，确保教材的进阶性和前沿性。三是知行合一，学用结合。针对护理学专业研究生的学习特点，融入管理名言、导学案例和知识拓展等模块，旨在拓展管理知识的深度、广度，通过情景创设和案例分析启发思考，引导学生运用护理管理理论和方法解决实际问题，提升护理管理实践能力。

　　全书内容共十章，划分为三大板块。第一板块（第 1~3 章）为导论，概述护理管理学的基本框架、管理理论和原理、护理管理环境；第二板块（第 4~6 章）详细阐明计划、控制、组织和领导四大管理职能；第三板块（第 7~10 章）为多场景管理应用，涉及护理人力资源管理、护理质量管理、护理成本管理及数字护理等领域。本教材为护理学专业研究生提供系统、全面、实用的专业书籍，也可作为广大护理管理工作者的重要参考工具。

　　本教材的编写是集体智慧的结晶，凝聚全体编者的心血与汗水。同时，前两版教材主编及编写团队为本教材编写奠定了坚实基础，在此表示衷心感谢。教材编写是一个不断优化和完善的过程，我们真诚地希望广大读者提出宝贵的意见和建议。

蒋　艳　韩　琳

2024 年 12 月

ER 主编说教材

9

目 录

管理就是把复杂的问题简单化，混乱的事情规范化。

——杰克·韦尔奇

导学案例

南丁格尔：护理管理的先行者

弗洛伦斯·南丁格尔（Florence Nightingale）是现代护理学的奠基人。克里米亚战争期间，南丁格尔以身作则，亲自前往战地医院照顾伤员，她推行了一系列改革措施，包括改善医院环境、改进伤员伙食、落实卫生和隔离措施、控制医院感染、给予伤员精神关怀等，显著提高了伤员的治疗效果。她还详细记录了伤员的病情、死亡率、受伤类型以及治疗效果，并将这些数据制作成图表，其中最著名的就是"玫瑰图"，直观地展示了疾病与环境的关系及趋势。南丁格尔不仅重视临床护理工作，还善于不断总结，她撰写的《医院札记》和《护理札记》，深入探讨了护理工作的本质，提炼出护理工作的原则、经验和方法。南丁格尔的一生是对护理事业执着追求与无私奉献的写照，她的工作推动了护理学的专业化、科学化发展，也为现代护理管理的形成和发展奠定了坚实基础。

请思考：

1. 护理与管理具有怎样的关系？护理管理的本质和内涵是什么？
2. 护理管理者应具有怎样的品质和能力？
3. 护理管理者会面临怎样的挑战与机遇？

第一节　管理学概述

管理产生于组织活动中，组织活动的基本特征是组织成员通过分工与协作实现组织目标。当组织越复杂，指挥、控制和协调的管理任务就越突出，实现组织目标的管理学由此产生。管理学是研究各种社会组织中管理活动一般性规律的科学，有独立的研究对象和理论体系，不仅是一门系统性很强的理论科学，还是对实践具有直接指导意义的应用性科学。

一、管理思想的起源与发展

管理思想是人们在长期社会实践中对管理活动进行思考总结所形成的观点、想法与见解的总和。虽然受生产力发展水平的制约，早期的管理思想尚处于零散、朴素的阶段，但随着社会形态的更迭和社会文明的进步，管理思想亦经历着深刻的变革与巨大的进步，为管理学的萌芽与形成奠定了重要基础。

（一）中国管理思想的起源与发展

1. 夏商周时期的管理思想

（1）国家治理中"礼治"和"德治"管理思想："礼"在殷商时期即已出现，到西周时发展为一整套以等级秩序和礼仪规范为核心的礼制。"礼治"不仅是个人行为的准则，也是社会关系的调节器。"德治"是夏商周时期另一重要管理思想，统治者以道德教化为基础来治理国家和社会，注重自身道德修养和德行示范，通过施行仁政来赢得民心和支持。"礼治"和"德治"也是现代组织管理中推进制度规范、重视文化塑造、强调领导者修养等管理理念的基础。

（2）农业手工业生产中"利器说"管理思想：在农业手工业生产中，"利器"指的是先进的农具和手工业工具。从商和西周时期开始，中国农业耕作技术不断进步，石木工具明显改进，青铜工具开始用于农业，在手工业生产中，工匠们也不断革新工具。"利器说"是中国管理思想的重要内容，"工欲善其事，必先利其器"这一名言传诵至今，体现了工具和技术对于提高生产效率、保证产品质量以及增强竞争力的重要性。

2. 春秋战国时期的管理思想

（1）以孔孟为代表的儒家管理思想：儒家提倡"仁者爱人""齐之以礼""道之以德""中庸之道"等，其中，"仁爱"思想是现代人本管理思想的基础，"礼"和"德"则代表道德准则和行为规范，体现制约人行为的一种管理机制。

（2）以庄子为代表的道家管理思想：道家强调"道法自然""无为而治"和"阴阳调和"。"无为"并不是无所作为，而是强调"如何为"，代表按照自然规律，用最小的管理投入来实现最大的管理绩效的一种管理艺术。

（3）以韩非子为代表的法家管理思想：法家特别强调"法、术、势"相互结合。"法"代表成文的法律、法规、条例，"术"是指驾驭人的手段，"势"是指权威或者威势，在此基础上强调不法古、不修今。"法、术、势"相结合以及不断追求创新的管理思想在现代社会仍具有重要参考价值。

（4）以孙子为代表的兵家管理思想：包含战略思想、权变管理思想、人才管理思想，还包括安危论、谋攻论、胜战论、速决论、虚实论等。"谋定而动"强调战略计划的重要性；"求之于势"体现环境分析在竞争中的作用；"为将五德"，即"将者，智、信、仁、勇、严也"，体现领导者素养在管理中的重要性。

3. 秦朝及历代王朝的管理思想

（1）国家"大一统"的管理思想：秦朝统一后，进一步完善了以"三公九卿"为核心的中央决策管理体制，建立了比较完备、系统的国家管理机构。尽管历朝历代实现"一统"的范围各异，但基本都是努力继承和实践着"大一统"的治国管理思想。"大一统"不仅是一种国家形态结构，更是一种管理理念，有力推动和形成了中华民族崇尚国家统一、民族团结、社会安定的强大思想内核。

（2）德治和法治并行的管理思想：在中国历朝历代中，基于儒家思想和法家思想的延续与发展，君王大多同时依赖思想教育（德治）和法律惩罚（法治）来进行国家统治和民众管理。法治方面推行一切活动皆有法可依、有章可循，立法应尽可能细化量化、具体清晰；德治方面强调把人作为管理的重心，把"礼义仁德"作为管理行为的基准，突出"义与情"在管理中的价值。

（3）社会协作与分工的管理思想：把组织与分工作为管理的基础，推崇有计谋地实现管理目标，是中国古代社会生产形式和生产力不断发展的重要前提。如万里长城、兵马俑、都江堰水利工程等作为世界历史上的伟大工程，在科学技术尚不发达的当时，表明人们已经能够通过组织、指挥、协调等职能对数十万人的劳动实施管理，历时多年圆满完成浩大工程，其中管理活动的复杂程度是难以想象的，体现最多的就是协作与分工的管理思想。

（4）选人用人的管理思想：古代的人才培养，主要指培养治国理政人才。中国古代很早就提出选才用人的管理思想。比如唐朝大办学校、大兴科举、大量培养和选拔人才，唐太宗李世民提出"为政之要，惟在得人""用人如器，各取所长"等重要人才管理见解。清朝康熙皇帝把用人问题看作是治理国家的根本问题，提出"政治之道，首重人才"，对人才选拔提出"才德兼优为佳"，对人才使用提出"凡人必试之而后始知"等观点。

（二）西方管理思想的起源与发展

1. 西方文明古国的管理思想

（1）古巴比伦的管理思想：古巴比伦完成了从部落到城市文明的过渡，出现了最早的社会分工思想和经济管理体制化思想，最有代表性的著作是《汉谟拉比法典》，它是世界最早的成文法典之一，内容涉及财产、借贷、租赁等城市经济生活的各个方面，对各种职业和层次上人员的责、权、利给予明确规定。

（2）古埃及的管理思想：古埃及不仅控制国家农业和手工业的大部分生产，还负责产品的分配，在一些大型建筑和工程项目中，古埃及人也严格实施分工协作与劳动专业化。这些朴素的工程管理、资源管理思想为古埃及金字塔、尼罗河运河以及农业防洪与灌溉系统的建设运行提供了必要的智力支持。

（3）古希腊的管理思想：代表人物有：①苏格拉底最早关注管理问题，强调管理是具有普遍性的，他对管理者的素质与能力提出"美德即知识""守法即正义"等论述。②色诺芬和其代表作《经济论》首次对经济管理问题进行讨论，强调管理的中心是加强对人的管理。③柏拉图再次强调以社会分工为中心的管理思想，提出"劳动分工将使生产力最优化"的观点。④亚里士多德是古希腊思想的集大成者，其代表作《政治学》揭示了管理者和被管理者的关系问题。

（4）古罗马的管理思想：古罗马军队以其严明的纪律、高效的作战能力和卓越的领导力而著称，展现出高度的管理智慧。其严格的军事规范可能包括但不限于对忠诚、服从、勇气、协作、纪律、物资、情报等方面的详细规定，这些思想是现代管理中关于目标管理、激励机制、员工评估及培训等的重要借鉴。

2. 中世纪时期的管理思想 随着城市的兴起、行会的建立、贸易的发展和大学的兴办，这一时期管理思想实践的杰出代表是威尼斯造船厂（兵工厂）的管理实践，其高超管理水平体现在：①完善的组织机构和领导工作，内部分成多个巨大的作业部门，由工长和技术人员领导。②完整的装备线生产，实行生产部件的标准化。③实行部件的存储和严格的存货控制。④严格的人事管理和严密的选拔程序。⑤把会计作为管理控制的手段。威尼斯造船厂的管理做法使生产量大大增加，成本降低，为以后的科学管理理论萌芽提供了重要借鉴。

3. 文艺复兴时期的管理思想 这一时期有许多著名思想家，其共同特征是他们的人文主义特色，可以看成"1+1"的思想模式，即人文主义思想＋具体研究专业。比如托马斯·莫尔（St. Thomas More）提出人文主义思想＋乌托邦理论；伽利略·伽利雷（Galileo Galilei）为人文主义思想＋科学研究的代表者。这一时期，人文主义思潮的核心是：肯定人的价值，强调个性解放和自由平等，强调人的尊严和智慧，推崇人的经验和理性；其首要贡献在于解决了管理中人自身的问题，强调人具备独立的人格。文艺复兴运动深化了对人的认识，不仅促进自然科学产生，也对古典管理思想有着深远影响。

4. 工业革命时期的管理思想 18世纪后期，英、美等国相继爆发工业革命，社会的基本生产组织形式迅速从以家庭为单位向以工厂为单位转变，管理者们开始积极探索适应大规模生产的管理方式，也涌现出了一大批杰出的管理思想家。亚当·斯密（Adam Smith）在《国富论》中首次系统地阐述分工理论，认为分工是提高劳动生产率的关键。罗伯特·欧文（Robert Owen）提出"人事管理"理念，强调对工人的关怀与保护，初步奠定人本管理的基石。丹尼尔·麦卡勒姆（Daniel McCallum）是"制度化管理"的先驱，强调对生产过程的严格控制和企业运营的精细管理。安德鲁·尤尔（Andrew Ure）是英国早期管理教育的先驱，主张通过理论和技术培训来培养

笔记栏

技术和管理人员。工业革命时期的管理思想，体现了从经验管理向科学管理过渡的趋势。

中西方古代历史与社会的发展，均积淀了丰富的管理智慧，涉及国家治理与政权稳固、经济发展与生产力提升、社会稳定与秩序维护、人才选拔与培养使用等多个方面，这些管理思想虽然尚未形成完整的理论体系，但它们作为管理实践的初步探索，是现代管理学不可或缺的理论先驱，也为现代管理者提供重要启迪。进入 20 世纪以后，随着社会生产力发展和科学技术进步，人们对管理的认识不断深入，管理思想不断完善和更新，逐渐形成了一套完整的反映管理过程客观规律、普遍原理和基本方法的理论知识体系。1911 年，弗雷德里克·温斯洛·泰勒（Frederick W. Taylor）发表的管理学经典著作《科学管理原理》，标志着现代管理学的诞生，管理学作为一门独立的学科，成为指导各行各业管理实践的重要参考。

二、管理的内涵与特性

（一）管理的内涵

在现代管理学 100 多年的发展进程中，诸多著名学者都尝试给管理下定义。由于管理学界各学派研究的逻辑出发点与方法论不同，导致对管理一词的不同理解。代表性的观点见表 1-1。

表 1-1　不同学者对管理的定义

理论派别	代表学者	主要观点
过程论	亨利·法约尔（Henri Fayol）	管理是由计划、组织、指挥、协调及控制等职能为要素组成的活动过程
决策论	赫伯特·亚历山大·西蒙（Herbert A. Simon）	管理由一系列决策组成，管理就是决策。在复杂多变的环境中，管理者只能追求相对满意的决策结果
协调论	小詹姆斯·H. 唐纳利（James H. Donnelly）	管理是社会组织中为了实现预期目标，以人为中心的协调活动
效益论	弗雷德里克·泰勒（Frederick W. Taylor）	管理是"明确干什么和用最好的、最经济的方式去干"的问题
目的论	托尼·布洛克特（Tony Brokett）	管理发挥某些职能，以便有效获取、分配和利用人的努力和物质资源，来实现目标
资源配置论	托马斯·S. 贝斯曼（Thomas S. Bateman）	管理是通过对人和资源的配置实现组织目标的过程
资源整合论	芮明杰	管理是对组织的资源进行有效整合以达成既定目标与责任的动态的创造性活动

管理的不同定义反映了不同角度对管理活动的认知。本书中定义管理为：在特定环境下，管理者运用计划、组织、领导和控制等管理职能，整合和协调各项组织资源，与管理对象共同实现组织目标，并取得最大组织效益的动态过程。具体可从以下几个方面理解：

1. 管理须在特定环境下进行　任何管理活动都是在一定的环境中完成的，这个环境泛指组织的外部环境和内部环境。组织活动的方向和内容受其所处环境的影响，每个组织都需要结合自己生存环境的特点，运用适宜的管理策略，确保组织适应并引领环境的发展和变化。

2. 管理的主体是管理者　管理者是管理行为过程的主体，一般由在组织中拥有明确权力和责任，具备相应管理能力并从事管理活动的人或团队组成。管理者是组织中负责各项管理活动的核心人物，其管理能力与管理行为直接影响管理活动的成效与方向。

笔记栏

3. 管理的对象是各种资源　管理者实施管理活动的对象，主要是指组织中的各种资源，既包括有形资源如人、财、物、空间，也包括无形资源如时间、信息、技术、文化、品牌、声誉等。资源具备有限性与能动性兼具的特征，管理者需要通过有效管理，实现资源的合理配置、高效利用和持续开发。

4. 管理的目的是实现组织目标　每个组织，无论其规模大小还是领域所属，都承载着独特且明确的目标，这些目标单凭个人力量通常难以实现。管理的目的就是通过整合组织的各类资源，发挥团队力量和智慧，科学规划与高效执行，最终实现组织既定的战略与运营目标。

5. 管理的本质是协调　所有的管理行为在本质上都是协调问题。这种协调不仅涵盖了组织内部资源的优化配置与管理职能的高效衔接，还涉及组织与内外部环境间的和谐互动与相互适应。通过高效的协调机制，不同资源和要素形成合力，共同推动组织朝着既定的、高效的目标迈进。

6. 管理的作用是提高效率和效益　效率（efficiency）被称为"正确地做事"，是指以尽可能少的投入或资源获得尽可能多的产出，关注完成工作的手段和方法；效益（effectiveness）被称为"做正确的事"，关注的是工作的成果、结果的大小或好坏。高效率和高效益密切相关，相辅相成，共同构成组织追求卓越的基石。

（二）管理的特性

管理是推动社会进步与组织发展的重要驱动力，既植根于自然界的普遍规律与原则之中，又紧密关联于社会文化的脉络变迁；管理不仅是追求效率与优化的严谨科学，也是充满挑战与创新的精妙艺术。管理的主要特性如下：

1. 管理的自然属性和社会属性

（1）管理的自然属性：在管理过程中，为了更好地实现组织既定目标，需要对组织资源进行合理配置，以实现社会生产力的有效组织。这种组织生产力的管理功能，反映的是人与自然的关系，故称为管理的自然属性或生产力属性。它揭示了管理活动在任何社会形态下都具有的共性特征，又称管理的一般性和共性。

（2）管理的社会属性：是指管理活动总是在一定的生产关系下进行的，其目的、内容、方式和方法都受到一定社会形态、社会制度等因素的制约和影响，故称管理的社会属性或生产关系属性。不同的生产关系和社会制度会使管理活动呈现出差异性，故又称管理的特殊性和个性。

管理的自然属性和社会属性也被称为管理的二重性，此特性揭示了管理的普遍性和特殊性、客观性和主观性的辩证统一。在管理实践中，既要看到管理的共性，遵循管理的基本规律，又要兼顾管理的个性，考虑具体的社会环境和文化背景，从而制订和实施适宜的管理策略，确保管理活动的有效性和适应性。

2. 管理的科学性和艺术性

（1）管理的科学性：系统的管理理论和知识是管理科学性的体现。在人类管理活动中，人们通过总结管理实践中的成功经验及失败教训，归纳总结出一系列管理的原理、原则和方法，这些理论和方法源于实践，指导实践，被实践所检验，这种互动循环过程使管理知识体系不断更新完善，从而形成具有普遍应用价值的客观、科学管理规律。遵循这些管理规律、原则，管理活动的效率便能大大提高，进而促进组织目标的实现。

（2）管理的艺术性：灵活运用管理理论和知识是管理艺术性的象征。管理需要遵循一定的原理和规范，但不是简单地照搬，而是需要在实践中灵活应用。面对千变万化的管理环境和千差万别的管理对象，必须因人、因事、因时、因地运用管理艺术和方法，需要管理者具备远见、胆识、魄力等内在特质来协调，以有效解决具体、复杂且多变的管理问题。

管理的科学性和艺术性就像一枚硬币的两面，不可分割、相互补充。管理的科学性是艺术性的前提，揭示管理的本质原则和理论特征；管理的艺术性是科学性的升华，揭示管理的多样性和

笔记栏

情感性。缺乏科学性，管理就会成为盲目的经验直觉；缺乏艺术性，管理就可能成为机械的教条主义。所以，管理既是一门科学，也是一门艺术，是科学与艺术的有机结合体。管理者应注重运用科学管理手段和方法指导实践，根据不同情况灵活运用管理技巧，这是管理成功的重要保证。

 管理故事

七个和尚分粥的故事

从前有个寺庙，里面住着七个和尚，他们每天都要分食一大锅粥。一开始，他们通过抓阄的方式决定由谁分粥，每天轮一个人，一周下来，每个人在一周内只有一天吃得饱，那就是自己分粥的那一天。后来他们推举一个德高望重的人负责分粥，开始他还能公平分配，但不久后便开始为自己和讨好他的人多分粥。后来，他们又想着成立分粥委员会和监督委员会以相互制约，但每次分粥时，两个委员会都会互相扯皮，分粥被耽误很长时间。最后，他们想出了"轮流分粥，分者后取"的方法，就是每个人轮流分粥，但是分粥的那个人要最后领粥。这个制度下，七个碗里的粥每次都一样多了。

启示：管理的真谛不在"管"，而在"理"。管理就是一个分粥的过程，好的管理就是建立"轮流分粥、分者后取"的机制，将责任与权利平衡，公平与效率兼顾，最终实现让每个员工按照规则自我管理的终极目标。

三、管理的职能与方法

（一）管理的职能

管理职能（management functions）是对管理过程的反映，也是管理基本任务的体现。最早把管理职能上升为普遍规律的是法国管理学家亨利·法约尔（Henri Fayol），他提出管理就是实行计划、组织、指挥、控制和协调五大职能。美国管理学家哈罗德·孔茨（Harold Koontz）和西里尔·奥唐奈（Cyril O Donnell）在法约尔的基础上，提出了计划、组织、人员配备、领导和控制5种管理职能。随后，不同管理学派对管理职能进行研究，虽各有不同，但基本都是对决策、计划、组织、指导、指挥、领导、协调、激励、监督、检查、控制、创新等职能的不同组合。目前学术界普遍认同管理包括四种基本职能，即计划、组织、领导和控制。

1. **计划**　是管理者通过一系列活动确定组织目标和为实现目标对工作进行规划和安排的过程。计划是全部管理职能中最基本的职能，在整个管理过程中具有"龙头"的作用。管理者需要根据工作实际，制订切实可行的年度、季度、月度计划或质量改进、人员培训等专项计划，以推动工作有序、高效进行。

2. **组织**　是管理者分配任务、配置资源、安排和协调个人与群体活动以实现组织目标和计划的过程。组织为管理工作提供了结构保证，是管理者进行人员管理、领导和控制的前提。组织职能的工作涵盖组织结构设计、职责与权力明确、资源配置与协调、制度与文化建设、人员培训与考核等多个方面。

3. **领导**　是管理者利用组织赋予的职权和自身拥有的影响力去指挥和激励团队成员自觉自愿且有信心地为实现组织目标而努力的一种富有很强艺术性的管理活动。在管理实践中，指导与决策、协调与整合、激励与授权、创新与培育等活动，构成了领导职能的主要内容。

4. **控制**　是管理者为保证实际工作与目标一致对组织活动进行监督和检查，发现偏差和采取纠正措施的一系列管理过程。控制职能相当于人体的大脑，是关系到整个组织命脉的重要职能，也是确保计划、组织、领导职能运行的保障。风险管理、质量控制、成本管理、危机管理等都是控制职能在护理管理的应用。

管理职能是相互关联、相互作用的整体，共同构成管理活动的基本框架。计划是组织的基础，组织是计划的实现手段；计划为控制提供标准，控制是计划、组织、领导的保障。一般而言，管理职能按顺序展开，从计划开始，经过组织、领导，到控制结束，构成一个完整的管理周期。在实际管理实践中，四大职能可能打乱顺序灵活穿插于管理活动中，可根据实际情况对各个管理职能进行调整，例如，对计划进行修订和完善，对组织结构进行调整和优化，对领导方式进行改进和创新，对控制手段进行更新和升级，通过对管理职能动态调整和优化组合，使组织各部门各环节始终保持最佳结合状态和最优运行状态。

（二）管理的方法

管理的方法是指为实现对管理对象的有效管理，促进管理职能的顺利进行，保证组织目标的实现而采用的手段和方式的总和。常用的方法包括以下几种：

1. 管理的行政方法　指依靠行政组织的权威，按照行政系统和层次，以权威和服从为前提，运用命令、规定、指示、条例等行政手段，采用表扬、奖励、晋升、任务分配、工作调动及批评、记过、降级、撤职等行政措施，直接指挥下属工作的管理方法。行政管理方法是最基本、最传统的管理方法，包括权威性、强制性和区域性3个特点。行政管理方法有利于迅速贯彻上级方针和政策。

2. 管理的经济方法　指以人们对物质利益的需要为基础，按照客观经济规律要求，运用各种经济手段，如工资、奖金、罚款等，来执行管理职能、实现管理目标的方法。经济管理方法具有利益性、交换性和灵活性3个特点。经济方法与各个方面都有直接或间接的联系，但决定人们行为积极性的并非只有对经济利益的追求，管理者要适时引导被管理者，注重经济方法与其他管理方法的协同运用。

3. 管理的法律方法　指运用法律规范及类似法律规范性质的各种行为规则、制度进行管理的一种方法，也称作管理的"制度方法"。该管理方法具有强制性、规范性和普遍性的特点。组织中充分渗透管理的法律方法，可以保证必要的管理秩序，调节管理因素之间的关系，并使管理活动进入法治化、规范化和制度化的轨道。任何组织和个人在发挥主动性和创造性的同时都不能违背相关法律法规。

4. 管理的教育方法　指按照一定的目标和要求，通过教育、培训、宣传等手段，采用引导、激励和启发等方式，对受教育者全方位施加影响，使受教育者改变行为的一种有计划的管理方法。该方法具有长期性、互动性和多样性的特点，旨在提高被管理者的思想觉悟、道德水平和业务能力，促进其自我管理和自我发展。

5. 管理的技术方法　指在组织和团队通过运用先进的管理技术、手段、工具和方法来实现良好管理的过程。该管理方法涵盖了计划、组织、领导、控制等各个管理职能中的具体技术和方法，比如，在计划管理中采用项目管理技术来制订详细的项目计划。管理的技术方法具有客观性、规律性、动态性的特点，注重科学性和实用性，旨在通过运用先进的管理技术和工具，提高管理效率和效果。

第二节　护理管理学

护理管理学属于管理学和护理学的交叉学科范畴。护理管理学的内容广泛，须综合运用管理学、护理学、心理学、社会学等多学科的理论和方法，使护理的人力、物力、技术、信息和时间等要素有机结合并最优化运转，是指导护理管理实践的重要学科之一。

一、护理管理学的特点

护理管理学是研究管理学原理和方法在护理领域中创新应用的科学，旨在提高护理的质量和

笔记栏

效率，实现护理组织目标，创造护理的管理价值。它既属于专业领域管理学，是卫生事业管理中的分支学科，又是现代护理学科的一个分支。护理管理学具有以下特点：

1. 跨学科性　跨学科性是护理管理学的显著特征之一，护理管理学不仅仅局限于护理学和管理学，还广泛吸纳了其他多个学科的知识和方法，为全面理解和应对护理管理中的复杂问题提供理论基础和实践指导。

（1）护理管理学与医学：护理管理学与医学紧密相连，护理工作的核心是为患者提供医疗服务。医学的进步和发展不断对护理工作提出新的要求和挑战，护理管理学需要将最新的医学知识和技术融入护理管理中，以提高护理工作的质量和效率。

（2）护理管理学与社会学：护理工作涉及与患者、家属、医护人员以及其他社会成员的互动和沟通。护理管理学需要借鉴社会学的理论和方法，研究人际关系、社会心理、社会行为、文化影响等方面的问题，以更好地理解和满足患者的需求，提高护理服务的满意度。

（3）护理管理学与心理学：护理工作不仅需要掌握医学知识和技能，还需要具备良好的心理素质和沟通能力。护理管理学需要关注护理人员的心理健康和职业发展，运用心理学的理论和方法，帮助护理管理者更好地理解护理团队的人际互动和工作表现，帮助他们缓解工作压力，提高职业满意度和归属感。

（4）护理管理学与教育学：护理管理涉及护理人员的培训和教育问题。它需要借鉴教育学的理论和方法，研究如何制订有效的培训计划、采用科学的培训方法、建立科学的评估体系、反馈优化培训成效等，以提高护理团队的专业素质和综合能力。

（5）护理管理学与经济学：护理管理学与经济学之间存在着紧密的联系。护理管理学在资源配置、成本控制、效益评估等方面需要借鉴经济学的理论和方法。通过经济学视角，护理管理能够更科学地规划护理服务的供给，优化护理资源的配置，确保护理工作的经济性和高效性。

2. 实践性　护理管理学是实践性很强的学科，其理论和方法都来源于实践，并服务于实践。实践性是护理管理学生命力的源泉。护理管理者在日常工作中会遇到各种挑战和难题，如人力资源短缺、服务质量波动等，护理管理学通过提供科学的分析工具和方法论，帮助管理者分析问题根源、制订有效解决方案。这种理论与实践紧密结合的特点，使得护理管理学更加贴近临床护理工作，不仅提升护理管理的效率和效果，也促进护理管理学理论不断完善和发展。

3. 人文性　护理管理学并不仅仅是一门技术或科学，它还蕴含着深厚的人文关怀。人文性是护理管理学的核心价值所在。护理管理学始终强调以人为本的管理理念，注重患者、家属和护理人员的情感和心理需求，在为患者提供人性化护理服务的同时，也注重护理人员的执业满意度和归属感的提升。人文性特点使得护理管理学更加符合医疗行业的本质要求，有助于为患者提供全面、高质量的护理服务，增强护理团队的凝聚力和向心力。

4. 动态发展性　随着社会的快速发展和科技的持续进步，护理管理所面临的挑战和机遇也在不断变化，这种变化要求护理管理学必须保持其动态发展性和开放性。护理管理学需要不断跟踪和研究前沿的管理理论与技术，及时更新和完善自身的知识体系，同时，还需要关注护理实践中出现的新问题和新挑战，提出相应的解决方案和策略。动态发展的特点使得护理管理学能够保持活力和生命力，不断引领护理管理实践的发展，并适应社会时代变迁的必然要求。

二、护理管理学的研究内容

护理管理学的研究内容广泛而深入，它涵盖了组织及其管理过程的多个方面。从管理的二重性出发，护理管理学着重研究生产力与生产关系两个方面；而从管理者的活动出发，则着重探讨管理的职能与过程。

1. 从护理管理的二重性出发

（1）生产力方面：强调护理组织运行的效率和效益。研究如何通过科学化和精细化的管理策略，实现对护理组织中人力、物力、财力等资源的最佳配置，并探讨如何根据组织目标和社会需求，科学使用各种资源，旨在以最经济的方式达到最大的产出，同时确保护理服务质量与效益的最优化。

（2）生产关系方面：强调护理组织结构的优化与人际关系的和谐。研究如何构建高效、协同的护理组织结构以及相应的管理体制，以保障护理组织运作的顺畅与高效。同时，深入分析护理组织内部的人际关系动态，倡导建立积极向上的沟通机制与激励机制，以激发组织内护理成员的内在动力。

2. 从护理管理者的活动出发

（1）管理职能的运行与实践：护理管理学致力于研究管理职能的丰富内涵，不仅包括计划与决策、组织和人事、领导和指挥、控制和监督等核心职能，还涉及这些职能之间的相互作用与整合，以及如何通过有效的评估与反馈机制，持续改进管理效能。这些研究为庞大的护理管理知识和理论提供清晰的分类和整理框架，有助于人们从中找到管理的规律，指导护理管理实践。

（2）组织要素的整合与优化：在执行护理管理职能时，涉及多个组织要素，包括人力、物力、财力、信息、时间、环境等。护理管理学围绕这些要素展开深入研究，探讨如何合理配置和利用护理人力资源，提高组织工作绩效；如何建立科学系统的质量管理体系和标准，持续改进护理服务系统；如何创造有利于护理工作开展的组织环境，增强护理团队的凝聚力；以及探讨如何提高护理信息采集、存储、分析和利用的效率，为护理决策提供科学依据。

（3）管理原理方法的创新应用：护理管理学广泛吸纳现代管理理论与方法，如系统原理、动态原理、人本原理、PDCA循环、大数据与人工智能技术等，并探索其在护理管理实践中的创新应用。这些原理和方法深度融合护理管理实践，极大提升护理管理的科学性与前瞻性，帮助管理者更有效解决复杂多变的管理问题，推动护理管理实践的不断进步。

（4）障碍与挑战的应对策略：在执行护理管理职能时，可能会遇到人员阻力、资源限制、制度障碍等多重挑战。护理管理学深入研究其成因与影响，并提出一系列行之有效的应对策略。研究如何通过有效的沟通、培训、激励等手段提高护理人员的执行力与满意度；同时，积极探索寻求外部资源与支持，以共同克服管理中的难题，为护理管理的持续改进与发展提供有力保障。

 知识拓展

重塑认知：护理的经济效力

护理人员是患者健康最坚实的守护者，也是医疗体系中不可或缺的重要支柱。2024年国际护士节以"我们的护士，我们的未来，护理的经济效力"为主题，不仅深刻揭示了护理在健康与经济发展中的双重角色与深远影响，也从根本上重塑了社会对护理价值的认知框架：护理应被视为一项具有长远回报的战略性投资，通过科学的量化分析方法，可显著地看到护理投入所带来的显著效益，包括改善患者健康结局、降低医疗成本、促进医疗资源高效利用等。未来应持续加大对护理领域的战略投资，为构建更加健康、高效、可持续的医疗体系而共同努力，实现健康与经济的双赢。

三、护理管理学的研究方法

管理学中常用研究方法有调查研究法、实验研究法、归纳法、演绎法、案例分析法、比较研究法等；护理学中研究方法同样多样，通常按照研究数据的性质分为量性研究、质性研究和混合性研究三大类。本书采取此分类法对护理管理学相关研究方法进行阐述。

笔记栏

（一）量性研究

量性研究（quantitative research）主要通过收集和分析数值数据来研究护理管理现象，侧重于对大量数据进行量化处理，以揭示护理管理中的规律、趋势和因果关系等。根据研究设计不同，主要包括调查性研究和实验性研究两种。

1. 调查性研究　指有目的、有计划、系统地收集有关研究对象的现实或历史状况的相关信息，通过对资料的分析来科学地阐明管理过程状况和发展规律的一种研究方法。调查性研究主要包括描述性研究和相关性研究，比如设计问卷对多家医院的护理人员进行调查，了解他们对不同继续教育课程的兴趣和需求，或者通过量表收集相关数据，分析护理人员工作压力与满意度之间的相关关系。

2. 实验性研究　指人为地为某一实验创造一定条件，观察其实验结果，再与未给予这些条件的实验结果进行比较分析，寻找外加条件与实验结果之间的因果关系的研究方法。实验性研究设计包括干预、对照和随机三大要素，在护理管理研究中，由于干预对象的特殊性和干预场景的复杂性，可能缺乏随机或对照的条件，因此，采用更多的是类实验性研究。比如比较接受不同培训方案后护理人员知识和技能水平的差异，或者对比不同护理方案对患者康复速度的影响。

（二）质性研究

质性研究（qualitative research）侧重于通过非数值性数据来深入了解护理管理现象本质和内涵，更强调对研究对象的主观体验和情境的理解，常见的研究方法包括现象学研究、扎根理论研究、行动研究等。

1. 现象学研究　指一种通过对个体在特定管理情境下的直接经验进行深入、细致和无先入之见的描述与分析，来探索和理解这些经验如何构成并影响个体的认知、情感和行为的研究方法。比如探究肿瘤患者在接受护理期间的各种生活体验和感知，包括他们的恐惧、希望和对护理人员的期望等，而研究者则致力于理解和挖掘这些经验背后的深层含义和结构。

2. 扎根理论研究　指运用系统化的程序，针对护理管理中某一现象进行深入观察和分析，从实际资料中归纳出经验概括，并上升到系统理论的研究方法。比如，收集护理团队的日常交流记录（包括会议记录、对话录音、电子邮件、即时通信消息等），采用阅读、编码、分类和比较等过程进行分析，从而构建出护理团队内部有效沟通的理论框架。

3. 行动研究　指护理管理者或研究者在实际工作环境中，针对护理管理过程遇到的问题，通过系统的计划、行动、观察和反思来寻求解决方案，并在此过程中不断改进和优化护理管理实践的过程。行动研究的步骤包括明确问题、制订计划、实施行动、观察效果、反思改进、持续循环等，不仅关注问题的解决，还强调通过实践来推动护理管理理论的发展和创新。例如，基于行动研究的护理人员排班优化研究，或者基于行动研究的护理人员职业满意度提升研究等。

（三）混合性研究

质性研究和量性研究各有优势，质性研究揭示现象的本质，量性研究提供量化证据，而混合性研究旨在综合运用两种方法来解决护理管理领域中的复杂问题，具有综合性、互补性和灵活性等特点。例如，采用混合性研究方法进行护理团队沟通效率提升的研究，就可以通过问卷调查收集护理团队成员对沟通效率，包括沟通频率、沟通清晰度、沟通满意度等的评价数据，再通过深度访谈和焦点小组讨论方式，深入了解护理团队成员在沟通过程中遇到的具体问题和障碍，以及他们对改进沟通效率的建议和期望，整合分析结果后，提出具体的改进措施，并在实践中进行验证和调整。

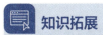

知识拓展

数学建模与护理管理研究

数学建模法是一种综合运用数学理论、方法及工具对复杂现象进行抽象、简化和量化的科学手段。数学建模法可以精准捕捉并模拟护理管理中的各类实际情景，为管理决策提供有力支撑与策略优化。例如，面对医院日常运营中患者流量的波动性、疾病类型的多样性以及护理工作量的复杂性，传统的经验管理往往难以达到最佳效果，而借助数学建模，可将这些复杂因素视为输入变量，通过精心设计的数学模型，如回归分析、时间序列分析、优化算法等，深入剖析各变量间的内在联系与动态变化，最终输出对护理人员需求的精准预测，从而帮助医院建立起一套科学、高效的人力资源管理体系。数学建模法在护理管理研究中的应用，不仅为护理管理者提供强大的决策支持工具，也推动护理管理实践向更加科学化、精细化的方向发展。

第三节 护理管理者

护理管理者是从事护理管理活动的人或人群的总称。在组织管理活动中，护理管理者的责任是以实现组织目标为己任，这要求护理管理者须从"自然人"转变为"组织人"，不仅需要明确自身职责与任务，全面履行管理职能，还需要灵活适应并胜任多元管理角色，掌握并运用有效的管理技能。

一、护理管理者类型

护理管理者的类型多种多样，根据其所处的管理层级、所从事管理工作的领域及专业不同可以将其划分为不同类型。通过管理者分类，可以全面地了解护理管理者的多样性和复杂性，识别护理管理者的职责、特点以及他们在不同场景下的适用性。

（一）按照管理层级划分

按照在组织中的岗位层级不同，护理管理者可以分为高层管理者、中层管理者和基层管理者。高层管理者位于护理管理体系的顶端，如分管护理院长和护理部主任，主要负责制订护理战略、规划发展方向、协调资源分配，并参与医院整体战略规划；中层管理者处于护理管理的中间层级，如科护士长、病区护士长或总护士长，其主要任务是承上启下，贯彻高层管理者制订的战略规划和目标，同时指挥和协调基层管理者的工作；基层管理者处于护理管理的最前线，多指临床病房或护理单元的护士长，他们直接领导一线员工，主要职责是安排和监督具体任务的完成情况。

不论哪个层级的护理管理者，其工作性质和内容都离不开计划、组织、领导和控制几大职能，但不同层级管理者履行管理职能的侧重点有所不同（图1-1）。即使针对同一职能，不同层级管理者所从事的具体管理工作内涵也有所不同。比如，就计划而言，高层管理者关心护理组织整体的长远规划，中层管理者偏重中期、内部的管理计划，而基层管理者更侧重于短期业务计划。

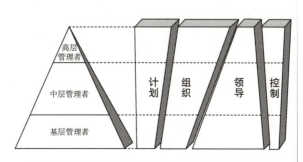

图1-1 不同层级管理者履行管理职能的侧重点

笔记栏

（二）按照管理领域和专业性质划分

按照所从事管理工作范围、职责重点和技能要求不同，管理者可分为综合管理者和专业管理者。综合管理者的管理范围较广，涉及组织中若干类乃至全部活动的管理，负责制订组织总体战略、资源分配和整体协调；专业管理者主要负责管理组织中某一类活动（或职能），他们大多具备某领域专业技术特长，专注某一特定领域的日常管理工作。在护理组织中，综合管理者一般指分管护理院长和护理部主任，而专业管理者则指分管质控、教学或科研的副主任、科长、护士长等。综合管理者和专业管理者在护理组织中是相互支持、相互配合的关系。综合管理者依赖专业管理者的专业知识和能力来推动各项工作的顺利开展；而专业管理者需要综合管理者的指导和支持来确保所在领域的工作与组织的整体目标保持一致。

二、护理管理者角色

美国管理学家彼得·德鲁克（Peter F. Drucker）最早提出"管理者角色"这一概念，用于特指管理者在组织中从事各种管理活动的立场、行为表现的特征总和，是特定的管理行为范畴。加拿大管理学家亨利·明茨伯格（Henry Mintzberg）提出经典的管理者角色理论，他认为所有管理者在组织中都要扮演10种不同但高度相关的角色，并将这10种角色划分为三大类型：人际角色、信息角色和决策角色（图1-2）。明茨伯格的管理者角色理论通过实证研究将管理者工作的本质内容进行归纳，为充分理解护理管理者工作内涵和框架提供了科学依据。

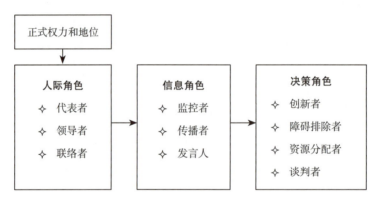

图1-2　管理者的角色

（一）人际角色

人际角色（interpersonal role）指管理者在组织中履行象征性和社会性的职责时扮演的角色，包括代表者、领导者、联络者三种。

1. 代表者　代表者（delegate）是管理者作为组织权威的一种象征，代表组织参加一些礼仪性的社交活动时扮演的角色。代表者是管理者最基本、最简单的角色。比如，护理管理者作为代表参加会议的开幕式、礼貌接待来访者、签署文件等。这些活动虽然不涉及管理的核心工作，但每一项都需要管理者亲自参与。

2. 领导者　领导者（leader）是指管理者运用有效的激励手段调动员工的工作积极性，在实现组织目标的过程中扮演的角色。领导者角色是所有管理者角色中最为显著、最具影响力的角色。领导者角色主要体现在三类护理管理活动中：一是和人事相关的活动，如护理人员的招聘、培训和考核等；二是和沟通激励有关的活动，如对护理人员进行沟通、谈话等；三是和员工干预相关的活动，如发现、纠正临床护理人员工作中的问题，指导其正确有效地开展工作等。

3. 联络者　联络者（liaison）是指管理者建立联系网络，充分调动、获取组织内外的资源和信息，以帮助组织实现目标时扮演的角色。联络者角色将管理者所在的组织内外部联结起来，扩大了组织的信息来源和人际关系网。护理管理者与卫生健康相关部门进行联系或在院内协调不同部门、不同科室工作等均属于联络者角色。

（二）信息角色

信息角色（informational roles）指管理者从组织的内外部收集信息，向组织的内外部发布信息，通过接收和发送信息，确保足够的信息量，以顺利完成相关工作时扮演的角色。管理者处于组织内外部信息流的中心，具有信息总揽权，也决定着信息的流动，这一信息传递角色让管理者成为组织的"神经中枢"。管理者信息角色包括监控者、传播者和发言人三种。

1. 监控者 监控者（monitor）是指管理者时刻关注组织内外部环境的变化，加强与组织内外部人员的沟通，以监测和获取组织有用的信息时扮演的角色。监控者角色接收到的信息可来源于内部运营、外部事件、分析报告、各种意见和倾向等。随着社会发展和技术进步，利用信息化手段和智慧化方法及时获取、有效分析管理大数据，可帮助护理管理者更好地扮演监控者角色。

2. 传播者 传播者（disseminator）是指管理者将从组织内外部获取的有用信息传递给相应的部门和员工。管理者在组织中所处的特殊地位，让其能够很好地充当上传下达的角色。如护理管理者将医院上级政策文件，如职称晋升、岗位竞聘等信息传递给护理人员，使其全面了解政策要求，及时规划职业发展等。

3. 发言人 发言人（spokesperson）是指管理者向外部传递和发布组织的战略目标、活动规划及项目成果等信息。发言人角色促使管理者将信息有效传递到组织以外，也是管理者展示公关能力的重要时刻。护理管理者向社会和卫生健康部门介绍和推广护理的愿景、文化以及创新项目以获得支持就是一种发言人角色。

（三）决策角色

决策角色（decision roles）指管理者完成战略拟定、处理突发问题、批准各类申请、代表组织进行谈判等各类活动时扮演的角色。决策角色是管理者处于管理权威和信息中枢地位的最终体现，也是证明管理者是否称职的关键。管理者的决策角色包括创新者、障碍排除者、资源分配者和谈判者。

1. 创新者 创新者（entrepreneur）这一角色代表组织或部门中可控变革的发起者和设计者。创新者角色促使管理者及时关注组织环境的变化，不断寻求组织和环境中的机会，制订改进方案以发起变革等。护理管理者利用组织资源拓展护理服务领域、开发护理新产品、开展护理创新项目、参与护理系统变革方案的策划等都是在很好地履行创新者这一角色。

2. 障碍排除者 障碍排除者（disturbance handler）是指管理者处理组织中的非程序化任务引起的偶然境况或改变，或在组织运行过程遇到的一些障碍或突发危机时扮演的角色。当组织发生障碍或危机时，管理者往往会将障碍排除者这一角色放到优先位置，重新规划工作，投入较多精力，力图在较短时间内解决故障。

3. 资源分配者 资源分配者（resource allocator）是指管理者对组织的内外部资源进行合理有效配置，促使资源利用最大化。护理管理者评估和制订不同科室所需的人力资源计划，进行院内护理人员岗位调动和协调等就是扮演资源分配者角色。

4. 谈判者 谈判者（negotiator）是指管理者在与其他组织、部门或个人进行谈判的过程中，维护并尽可能提升组织和团队利益时的角色。对管理者而言，"工作就是一张谈判桌"。在护理管理中，谈判可以是在一些设备耗材的招标采购过程中，也可以是与其他机构商谈和签署教育培训、发明创造等重要合作项目时。

明茨伯格的 10 种管理者角色是一个整体，构成了护理管理者工作的完整画面。不同层次护理管理者扮演角色的侧重点不同，高层管理者扮演的多是决策角色；基层管理者更多的是履行人际角色；而中层管理者在各方面的角色分配则较为均衡。随着组织环境和任务的变化，管理者的

笔记栏

角色也会进行相应的转换。结合不同的管理情境和管理岗位，护理管理者需要进行不同管理角色的优化组合，实现多种角色的协调统一，提高工作效率。

知识拓展

护理管理者"胜任者（competence）"角色模式

除了明茨伯格通用的管理者角色理论，霍尔（Holle）和布兰兹勒（Blatchley）根据护理管理者应具备的领导和管理能力，提出"胜任者"角色模式，以英文单词COMPETENCE即"胜任"一词为代表，归纳和说明护理管理者应有的角色职能，包括：C- 专业照顾提供者（professional caregiver）、O- 组织者（organizer）、M- 人事管理者（manager of personal）、P- 患者的专业管理者（professional manager of care）、E- 员工的教育者（employee educator）、T- 小组策划者（team strategist）、E- 人际关系专家（expert in human relation）、N- 护理人员的拥护者（nurse-advocator）、C- 变革者（change-agent）、E- 行政主管和领导者（executive and leader）。"胜任者"角色模式将护理管理者从通用的管理者角色进展到更具专科特点的角色，为人们理解护理管理者角色，提升管理者能力提供借鉴和参考。

三、护理管理者技能

美国管理学家罗伯特·卡茨（Robert L. Katz）于1955年在《有效管理者的技能》一文中首次提出管理者的"技能（skill）"说。他认为，管理者技能是管理者在组织中履行管理职能和活动的一系列能力的组合，有效的管理者应当具备三种基本技能，分别是技术技能、人际技能和概念技能。

（一）技术技能

技术技能（technical skill），也就是人们常说的专业技术能力或业务能力，是管理者在专业领域内对某一特殊活动，特别是包含方法、过程、程序或技术的活动的理解和熟练程度。技术技能包括专业知识、在专业范围内的分析能力，以及灵活运用该专业的工具和技巧的能力。技术技能强调内行领导。护理管理者大多由护理业务骨干提拔而来，精通业务才是其立身之本，才能提高其作为管理者的非权力性影响力。结合岗位职责和工作内容，护理管理者的技术技能包括专业知识和技术能力、质量管理与改进能力、护理教育与培训能力等。

（二）人际技能

人际技能（human skill），通常又叫人际沟通能力或人际交往能力，是指管理者与人共事、处理人际关系及人际沟通的能力。人际技能包括：行政技能（administrative skill）、人际协调技能（coordination skill）、沟通技能（communication skill）等。护理管理者是护理指挥系统的中间骨干力量，护理管理者面对的人际关系纵向上包括上级和下级关系，横向上包括护理组织系统内外与其他职能部门和领导的关系。良好的人际沟通能力，能够帮助护理管理者在多元观点中寻找共识，厘清复杂利益关系，建立良好工作关系。

（三）概念技能

概念技能（conceptual skill），或称构想技能，是指管理者观察、理解和处理各种全局性的复杂关系的抽象能力，是管理者在复杂多变的环境中保持组织方向性和有效性的重要保障。管理者的概念技能具体包括：分析判断能力、系统整合能力、评估决策能力、抽象思维能力等。护理工作既有深度又有广度，概念技能要求护理管理者在理解事物的时候，不就事论事，而是找出事件背后真正的原因，抓住问题的本质，从而作出正确的决断。

罗伯特·卡茨提出的管理者技能被认为是现代护理管理者所必须具备的基本素养，三大技能相互依存、相互补充，共同构成了护理管理者全面、综合的能力。其中，技术技能作为管理者工作的基石，确保日常管理工作的专业性和准确性；人际技能如同管理者工作的桥梁，促进组织的和谐与协作；概念技能则是管理者引领未来的指南针，指明组织的战略方向和发展路径。

不同层次的护理管理者，因其角色定位和工作内容不同，对三大技能要求的侧重点有所不同（图1-3）。技术技能由低层向高层其重要性逐渐递减，因为随着管理层级的提升，管理者需要更多地关注战略方向和整体运营，而非具体的技术操作；而概念技能则由低层向高层其重要性逐步增加，因为高层管理者需要具备更强的战略思维和对复杂问题的决策能力。人际技能，对于不同层次的管理者重要程度虽不完全一致，但整体上区别并不明显。护理管理者需要根据不同的管理场景，灵活运用不同的管理技能，以更好地应对各种管理挑战，实现最佳的管理效果。

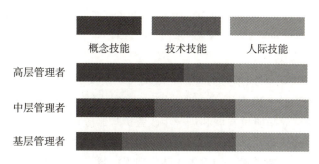

图1-3 不同层次管理者必备技能的侧重点

 管理经典

管理者的自我管理

彼得·德鲁克，作为管理学的先驱，早在20世纪60年代便以其著作《卓有成效的管理者》深刻阐述了管理者自我管理的核心价值，并指出这一能力丝毫不亚于其他管理技能。德鲁克强调，真正成功的管理者，首先应是自身事业的首席执行官，他们清晰地知道自己应该做什么，并努力把应该做的事情做好，管理者自我管理包括管理自己的时间、管理自己所需处理的各类事务，也包括作出管理决策的过程等。德鲁克引入了"回馈分析法"这一实践工具，鼓励管理者在关键决策与行动后，设定预期目标，并在一段时间（如9~12个月）后回顾对比实际成果，从而精准识别个人优势与待改进领域。德鲁克关于管理者自我管理的理念在全球范围内激发了管理实践的深刻变革，许多管理者和组织从中汲取灵感，通过强化自我管理，不仅提升个人效能，更带动整个组织的竞争力与绩效飞跃。

第四节 护理管理的挑战与发展趋势

护理管理作为医疗体系的核心环节，正步入一个充满挑战与变革的新时代。人口老龄化趋势、患者多元化需求、医疗卫生体制改革深化、护理高质量发展等对护理管理提出更高要求，科技革新、信息化浪潮、数字化转型、智能化升级也为护理管理带来前所未有的发展机遇。

一、护理管理的挑战

（一）人口老龄化和疾病谱变化

随着我国老龄化进程的加速和疾病谱的显著变化，护理服务的需求与边界正经历深刻变革。

笔记栏

护理服务已不再局限于传统的疾病救治，而是逐步覆盖至人的全生命周期，涵盖养老、康复、疾病预防、健康促进等多个领域。这一趋势不仅要求护理人员具备更广泛的专业技能和知识，还促使社区护理、家庭护理、延续护理、长期照护、远程护理及个性化护理等新型服务模式不断涌现。面对这些挑战和发展，护理管理者需要引领护理人员深化专科护理实践，提升综合服务能力，并加强自我管理，以应对日益复杂多变的护理环境。

（二）深化医药卫生体制改革

当前，医药卫生体制改革正以前所未有的力度推进，为医疗体系带来了一系列深刻变革。公立医院运营管理、绩效考核、医保政策等方面的新政策、新要求，为护理工作设定了更为严格的规范和标准。护理管理者须紧跟改革步伐，掌握运营管理、经济管理、精益管理等多元化知识，以优化医疗服务流程，降低治疗成本，同时确保护理质量与患者满意度。在此过程中，平衡护理成本与质量、患者需求与护理资源之间的矛盾，实现"医–保–患"三方共赢，是护理管理的重要任务。

（三）护理高质量发展

随着《"健康中国2030"规划纲要》《公立医院高质量发展促进行动（2021—2025年）》《全国护理事业发展规划（2021—2025年）》《进一步改善护理服务行动计划（2023—2025年）》等政策文件的出台，对护理事业高质量发展和进一步改善护理服务提出更高要求。护理管理者不仅需要具备大局观、前瞻性和战略性思维，还需要正确解读和有效落实国家关于护理事业发展的大政方针，以更好地创新临床护理模式、加强护士队伍建设、推动护理学科发展、不断提升护理人员的综合素养和护理服务的整体水平。

（四）科技革命与信息技术发展

科技革命与信息技术的飞速发展为护理管理带来前所未有的机遇与挑战。一方面，护理信息系统建设为提升护理工作效率、优化资源配置提供了有力支持；另一方面，海量数据的处理与保护、信息技术的应用与融合等问题也亟待解决。此外，新质生产力中的技术革命性突破，如物联网、大数据、人工智能等新兴技术，也为护理管理带来全新的视角和方法，如何以科技赋能护理管理，以科技驱动技术创新，优化风险预测、实时预警、智能决策等护理工作的各个环节，提升护理服务的智能化、精准化水平，都亟须深入探索与实践。

（五）跨学科整合与团队协作

护理管理学是一门综合性学科，涉及医学、护理等多个领域，又融合了社会学、心理学、教育学、经济学等学科知识，不同学科间存在专业术语、思维方式和研究方法的差异，这些差异可能导致护理管理者在跨学科协作过程中出现沟通障碍和误解，影响协作效果。跨学科整合也需要投入大量的人力、物力和财力等资源，不同团队间可能存在不同的利益诉求和冲突，明确不同团队各自的职责和角色，保证团队之间的信息交流和协作顺畅，进而促进团队稳定和持续发展，是护理管理者需要面对的重要问题。

二、护理管理的发展趋势

（一）护理管理对象赋能化

在传统范式中，护理管理的重心往往聚焦于事务性工作的执行与护理流程的运作，管理倾向于依赖严格的规章制度和标准化的流程来控制。随着公立医院高质量发展战略的深入实施以及对新质生产力发展的迫切需求，护理管理正经历一场由"硬件"到"软件"的深刻转型。护理管理者将不再仅仅聚焦有形资源的优化配置，而是更加重视无形资产，如知识资本、信息资源、人才潜力、组织文化等的培养与利用。护理管理者不再将护理人员、患者及家属视为被管理的对象，而是将他们视为具有主动性和创造力的个体，赋予护理人员更多的自主权和决策权，鼓励患者和家属参与医疗护理决策，营造支持、鼓励、创新的文化氛围等，以激发其潜能，促进护理服务的优化和患者健康的改善。

（二）护理管理决策循证化

在传统管理中，管理者的决策主要依赖于个人经验积累、直觉判断及外部咨询，受决策者个人偏好、认知偏差以及环境变化等因素影响，可能导致管理决策不稳定性和不确定性增加。随着大数据时代的到来，呈现数据爆炸、价值多元、结构分化等新的社会特点，这为循证管理机制提供了发展背景和条件，极大地拓宽了决策证据的来源范围和可及性。护理管理者可以通过收集、整理、评估并应用最佳、最合适的科学证据，对组织结构、资源配置、运作流程、质量控制、绩效评价、成本运营等关键环节作出精准决策与高效管理，推动证据从生成、整合、传播到应用过程的动态循环，把证据系统化、流程化、工具化地植入护理管理系统生态圈，提高管理决策的科学性和精准性。

（三）护理管理手段智能化

近年来，我国大力推进智慧医院建设，在此背景下，护理管理也逐步从信息化实现数字化、智能化转型。未来医院的护理管理不仅是运用信息技术获取护理服务、人力资源、运营管理等各项管理数据，还要针对不同管理者设计最佳指标监测和反馈频率，借助大数据、云计算技术，将复杂无序的数据转变为直观可读、有价值的管理信息，帮助管理者全面、精确把握护理管理动态；还可借助机器学习、深度学习、知识图谱等构建智能化风险预警系统和决策支持系统，实现早预警、早干预、精准干预；也可将一些烦琐或重复性工作交由机器人或人工智能来完成，在拓展护理服务的同时高效利用护理人力资源。

（四）护理管理领域跨学科化

在全球化与多元化交织的新时代，融合与创新成为推动组织发展的关键动力。未来，护理管理将向更加开放、多元、多学科融合的模式转型。护理管理者应不断提升跨学科思维能力和资源整合能力，勇于打破专业壁垒，有效调动并优化内外部资源，积极探索与信息技术、社会科学、心理学、管理学、数学、生态学等多学科协作，构建以患者为中心，融合医疗、医技、康复、社区、家庭等多领域的护理管理生态系统，促进不同学科、不同机构之间的紧密合作。同时，树立全球化视野，紧密关注国际护理管理最新趋势、理论与方法，积极吸收和借鉴国际先进经验，促进国内护理管理的国际化进程，提升护理服务的全球竞争力。

（五）护理管理人才复合化

在发达国家，护理管理者须具备学士学位，并深度融合管理学、心理学、经济学及财务预算等多学科知识。随着经济全球化、教育国际化和卫生保健人才国际竞争市场的形成，我国护理管理领域亦须紧跟国际步伐，加速人才结构优化。未来，将多层次、多途径建立护理人才培养与管理行业需求紧密衔接的机制，一是继续鼓励护理本科双学位培养，如护理学 – 经济学、护理学 – 管理学、护理学 – 公共卫生学等；二是聚焦临床型学位的护理管理硕士、博士人才培养；三是积极创造条件，为有发展潜力的护理管理者提供出国（境）深造机会。通过优化培养路径、强化学科融合、深化实践锻炼，为临床培养具备国际视野与本土智慧并存，既精通专业又擅长管理的复合型护理管理精英团队，为推动护理学科发展贡献力量。

（蒋 艳 冯 梅）

小 结

本章围绕管理学、护理管理学、护理管理者三大核心，从管理思想的起源与发展出发，明确了管理的内涵与特点、管理的职能与方法，阐明了护理管理学的概念、学科特点、研究对象和研究方法，分析了护理管理者的类型、角色和技能，探讨了护理管理面临的挑战和发展趋势，为全面了解护理管理相关概念、理念、理论与方法奠定基础。

笔记栏

思考题

1. 管理的职能是什么？如何在护理管理工作中有效发挥这些职能？
2. 管理者有哪些角色？护理管理者如何扮演好这些角色？
3. 管理者应该具备哪些技能？护理管理者应该如何提升这些技能？

ER2-1
本章教学课件

第二章

管理理论与原理

组织的学习能力是最核心的竞争优势。

——杰克·韦尔奇

 导学案例

为什么新护士都想去这个非重点科室？

　　某三甲医院护理部拟对今年入职的 80 名新护士采用岗位双向选择的方式分配科室，于是先让新护士进行了一次科室选择意向的摸底。结果让护理部主任十分意外，居然一个奖金并不高的非重点科室被最多的新护士选择。护理部主任找新护士谈话后了解到：原来是该科护理团队的工作氛围、人际关系及奖金分配制度等吸引了新护士们。该科室护士长尊重每位护士，包括进修护士和实习生，尽自己最大的努力给护士提供外出学习和参加高水平会议的机会；护士长总是奖励护士，从不处罚或责骂护士；当护士个人或家庭遇到困难需要调班时，护士长总是尽力解决，有时甚至亲自顶班。除此之外，护士长在奖金分配、排班、绩效考核等涉及护士切身利益的问题上也十分公平和民主，因此，该科室团队氛围很好，每个人都觉得很荣幸能成为该科室的一员。护士长以人为本的管理方式、科室和谐的工作氛围与良好的人际关系在实习学生和新护士中口口相传，新护士都争着想去这个非重点科室。

请思考：

1. 请结合人本原理分析为什么新护士都愿意去这个非重点科室？
2. 护理部主任该如何让全院更多的护士长采取这种以人为本的管理方式？

第一节　古典管理理论

　　19 世纪末 20 世纪初，管理学成为一门独立的学科，其发展经过了 3 个阶段：古典管理理论、行为科学理论和现代管理理论。古典管理理论阶段是管理理论最初的形成阶段，其代表性的理论有泰勒的科学管理理论、法约尔的一般管理理论以及马克思·韦伯（Max Weber）的行政组织理论等。泰勒、法约尔和韦伯 3 人被称为"古典管理理论的三大先驱"。

一、泰勒的科学管理理论

　　弗雷德里克·温斯洛·泰勒（Frederick W. Taylor）是科学管理理论（scientific management theory）的创始人。19 世纪末，如何提高劳动生产率是美国工业生产中的一个突出问题。当时的管理者依靠传统经验对工厂进行管理，工人们"磨洋工"，合谋对抗管理者的现象普遍存在，导致生产力低下，工厂的生产要素无法得到更好发挥。于是，泰勒针对工厂中管理落后、工人劳动

笔记栏

生产率低下的状况，着手进行了一系列著名的科学试验，包括"搬运生铁块试验""铁锹试验"和"金属切削试验"等，着重对工人的劳动时间和工作方法进行系统分析，为后来创建科学管理理论奠定了实践基础。

（一）泰勒科学管理理论的主要内容

1903 年，泰勒开始把自己的实践经验和研究成果上升到理论高度，于 1911 年出版代表作《科学管理原理》，主要内容包括：

1. 工作定额原理 科学管理的中心问题是提高劳动生产率。泰勒认为，要解决工人的消极怠工现象，必须给工人制订出有科学依据的"合理的日工作量"。泰勒采用的科学方法是选择合适且技术熟练的工人，把他们的每一项动作、每一道工序所使用的时间记录下来，加上必要的休息时间和其他延误时间，就得出完成该项工作所需要的总时间，据此制订"合理的日工作量"，这就是工作定额原理。

2. 实行标准化管理 为了使每一个工人都能够以标准的方法进行操作，完成较高的工作定额，需要在作业方法、工艺流程、机器、设备、工具、材料和工作环境等方面实施标准化管理，消除各种不合理的因素，形成最好的管理方法。工人通过使用有效的劳动工具和采用科学的工作方法，提高劳动生产率，并在标准设备和标准条件下工作，对工人的工作作出公正合理的衡量。

3. 挑选和培训工人 为了提高劳动生产率，必须为工作挑选第一流的工人。第一流的工人就是能力最适合做这种工作并且愿意去做的工人。泰勒还认为应对上岗的工人进行教育和培训，使他们成为称职的工人。对于经过培训仍不能胜任的工人将被调换到他们能够胜任的岗位上工作，这样可以充分发挥人的潜能，提高工作效率。

4. 实行差别计件工资制 为了鼓励工人努力工作，完成定额，泰勒提出采用"差别计件制"的刺激性付酬制度，即对同一种工作设有两种不同的工资率：对那些用最短的时间高质量完成工作的工人，按一个较高的工资率计算；对于那些完成工作耗时长、质量差的工人，则按一个较低的工资率计算。以此规避消极怠工的现象，调动工人的积极性，大大提高了劳动生产率。

5. 区分计划职能和执行职能 泰勒认为企业中应设置计划部门，以区别于执行部门，把计划职能与执行职能分开。计划部门实际上是较高层次的管理部门，其主要任务是进行作业研究和时间研究，制订科学的作业方法、时间定额、工资标准和工作计划，把实际执行情况与标准进行比较和控制。执行部门由作为监督者的工头和从事操作的工人组成，他们的任务是根据计划部门制订的标准和要求进行监督和生产作业。计划职能和执行职能的区分在管理史上具有重要意义，不仅促进了劳动分工的发展，实现了管理工作的专门化，而且为科学管理理论的形成奠定了基础。

6. 实行职能工长制 泰勒细化生产过程的管理职能，根据不同职能的要求设置若干名工长，每名工长负责一方面的职能管理工作。但后来的事实证明，一名工人同时接受几名职能工长的多头领导，容易引起混乱，限制了"职能工长制"的推广。

7. 管理控制的例外原则 例外原则是指企业的高级管理人员把例行的一般的日常事务授权给下级管理人员去处理，自己只保留对例外事项的决定权和监督权，这样可提高管理效率。例外原则至今仍然是管理中的重要原则之一。

（二）对科学管理理论的评价

1. 泰勒科学管理理论的贡献

（1）第一次使管理从经验走向科学：泰勒冲破了沿袭下来的传统经验管理方法，将科学引进管理领域，并且创立了一套具体的有助于提高生产效率的技术和科学管理方法，如时间和动作研究技术、差别计件工资制等，大大提高了劳动生产率。这些技术和方法直到现在仍然是合理组织生产的基础。

（2）使管理工作专业化、职业化：计划职能与执行职能的分离，管理控制的例外原则，使企业中开始有一些人专门从事管理工作，把管理从生产中分离开，是管理专业化、职业化的重要标志。

（3）开启了标准化管理的先河：泰勒认为，在科学管理的条件下，实施标准化管理才是利用科学知识代替个人经验的最有效的措施，开启了标准化管理的先河。标准化管理已经成为现代管理的核心构成部分。

2. 泰勒科学管理理论的局限性 泰勒的科学管理思想也受到历史条件和个人经历的限制，也存在一定的局限性，包括：

（1）人是"经济人"的基本假设存在片面性：泰勒认为工人工作的目的就是获取最大限度的经济收入，忽视企业成员之间交往及工人的感情、态度等社会因素对生产效率的影响。

（2）忽视人的主观能动性：泰勒把计划职能和执行职能分开后，工人被看成是会说话的机器，只能按照管理人员的决定、指示、命令进行劳动。其管理方法强调服从，忽视人的主观能动性。

（3）缺乏管理的全面性和长远性：泰勒的管理方法主要是解决工人具体工作的生产效率、生产现场的监督和控制问题，管理范围比较小，内容也比较窄，基本没有涉及企业的供应、财务、销售、人事等方面的活动，没有解决企业作为一个整体的开放系统应当如何经营得更全面和更长远的管理问题。

（三）科学管理理论在护理管理中的应用

泰勒通过不断优化管理中各要素、各环节来实现工作效率提升，开启了标准化管理的先河。因此，护理管理者应在科学分析的基础上制订护理技术的操作标准和流程规范，通过培训和监督等措施提高护理技术操作的标准化，提高护理工作效率。同时，护理管理者为了提高护理服务工作效率，可运用科学管理理论挑选和培训员工，发挥每位护士的特长和潜能，使护士的能力同工作岗位相匹配，同时建立科学合理的绩效分配方案，提高护士的工作积极性和主动性，激励护士尽最大的努力完成护理工作。

二、法约尔一般管理理论

法约尔是一般管理理论（general administrative theory）的创始人，是一位杰出的经营管理思想家。法约尔通过总结自己多年的实践管理经验，第一次对管理的一般职能作了明确的划分，使其形成了一个完整的管理过程，创立了管理过程学派，将管理提升到了一个新的高度。法约尔的管理理论针对的主要是一般性经营管理，是"一般经验通过尝试和试验后得到的规律、规则、方法和程序的总和"，是对泰勒科学管理理论的局限性的补充。他从整体角度考虑管理问题，自上而下地考察管理实践的普遍特点，与泰勒从"车窗前的工人"开始研究管理问题的视角有很大差别。

（一）一般管理理论的主要内容

法约尔 1916 年出版的《工业管理和一般管理》是其管理经验和管理思想的总结。他最主要的贡献是对管理职能的划分和对管理原则的归纳。

1. 区别了经营与管理 法约尔认为经营和管理是两个不同的概念，经营比管理内容更广泛，包括 6 种基本活动：技术活动（生产、制造、加工）、商业活动（购买、销售、交换）、财务活动（筹集和最适当地利用资本）、安全活动（保护财产和人员）、会计活动（财产清点、资产负债表、成本、统计等）和管理活动（计划、组织、指挥、协调和控制）。他认为不论企业的规模大小，都有这 6 种不同的基本活动，并且管理活动占据核心地位，其他 5 项活动的开展紧密依赖于管理活动。

2. 明确了管理的职能 首次提出管理活动包含 5 项基本职能，即计划、组织、指挥、协调与控制。这 5 项基本职能存在于一切有组织的人类活动中。同时，法约尔进一步得出了普遍意义上的管理定义，即"管理是一种更普遍的单独活动，有自己的一套知识体系，由各种职能构成，管理者通过完成各种职能来实现设定的目标"。

3. 倡导了管理教育 法约尔认为管理能力可以通过教育来获得，提出了管理教育与培训的

笔记栏

21

必要性。通过管理教育，可以迅速提升管理人员的管理能力，也可以迅速造就急需的管理人才。企业的所有管理人员均应该接受必要的管理培训，这也是企业得以良性发展的重要基准。

4. 提炼了 14 项管理原则　法约尔根据长期的管理实践和研究，提炼出 14 项一般管理原则。

（1）劳动分工：劳动分工不仅限于技术工作，也可用于管理工作，其结果是员工对自己的工作更熟练，更有信心，从而提升效率。劳动的专业化，使大规模生产和降低成本成为可能。

（2）权力与责任：管理者须有权力，但职权与职责是相互联系的，在行使职权的同时，必须承担相应的责任。因此，权责是相互对应的，有权无责或有责无权都是组织上的缺陷。

（3）纪律：组织纪律对实现组织目标十分的重要。领导不善会导致纪律松弛，而严明的纪律源自良好的领导、明确的雇佣协议和审慎的赏罚制度。

（4）统一命令：组织内部个人只能服从一个上级并接受其命令，双重命令或多重命令会影响领导权威和工作的稳定。

（5）统一指挥：统一指挥是指目标相同的一组活动，只能有一个领导者和一套计划，从而使员工能在准确清晰的指挥下工作，提高工作效率。

（6）个人利益服从整体利益：组织要想生存和发展，任何个人或小团体的利益都不能置于组织整体利益之上。但应注意的是，组织目标应包含员工的个人目标，尽可能保证个人目标和组织目标的一致性。

（7）报酬：员工的报酬是其服务的价格，应当公正合理。对绩效高者给予奖励，但不应超过合理的限度，应以能激发员工的热情为限。

（8）集权与分权：主要指权力的集中或分散问题。要根据组织的规模，领导者与被领导者的个人能力和工作经验以及外界环境特点等，来决定"产生最大收益"的集权和分权方式。

（9）等级链：指的是从最高层管理到最底层管理形成的职权直线，代表了一个等级结构。为了保证统一指挥，那种从最高权威到最底层员工的等级序列是必要的。但在紧急情况下，平级之间跨越权力进行的横向沟通也非常重要。这条等级链既是执行权力的线路，也是信息传递的渠道，一般情况下不要轻易违反。

（10）秩序：理想的秩序是指有地方安置每件东西，而每件东西都放在了该放置的地方，即指一定的组织机构里有职位安排每个人，每个人都被安排在了应该安排的职位上的理想状况。只有这样，才能做到"人皆有位，人称其职"。

（11）公平：为了保证员工忠诚、热心地履行职责，管理者应该做到仁厚而公正地对待职工，并努力使公平感深入人心。在不公平的情况下，任何激励措施都将失效。

（12）人员稳定：成功的企业需要有一支稳定的员工队伍，应避免人员频繁、不必要的流动。过于频繁地更换人员，不利于工作效率的提高。当然，对不称职及特别优秀的员工进行调离和提拔也是必要的，从而平衡员工的稳定性和流动性。

（13）首创精神：首创精神是人们在工作中的主动性和创造性。管理人员不仅要自己有首创精神，还要鼓励和发展职工的首创精神，从而提高工作效率。

（14）团结精神：提倡协作精神，在组织中建立起和谐、团结的氛围，避免无谓内耗，这是企业发展的内在力量。这种团结精神必须是各级员工尤其是上级应当努力保持和维护的。

法约尔特别强调，这些原则虽然可以适应一切管理，但是在实际工作中绝不能死记硬背或生搬硬套，要求管理者综合运用智慧、经验和判断，并注意把握好尺度。

（二）对法约尔一般管理理论的评价

1. 法约尔一般管理理论的贡献

（1）提出管理的普遍性：法约尔对于管理普遍性的认识和实践，在当时是一个重大的贡献，其管理理论从组织的整体出发，概括性地提出了更具普遍性的管理的五大职能和一般管理原则，适用于各种管理活动。

（2）奠定管理过程学派的理论基础：法约尔最先将经营与管理分开，并归纳了管理的五大基本职能，是管理史上重要的里程碑，为后来的管理过程学派奠定理论基础。

（3）提升管理的地位：法约尔把管理活动从经营活动中单独分离出来作为一个独立的功能，并赋以管理活动调控其他经营活动的重要地位。

2. 法约尔一般管理理论的局限性

（1）管理原则缺乏弹性：法约尔所倡导的管理原则划分太细、过于僵化，在实际运用时缺乏弹性，无法完全遵守。

（2）部分概念的内涵和关系不够清晰：例如该理论只是提出了计划、组织、指挥、协调与控制的初步概念，但其理论内涵、管理过程和相互关系还不够清晰，尤其是管理与领导，指挥与协调的关系比较单薄和模糊。

（三）一般管理理论在护理管理中的应用

根据一般管理理论的主要观点，强调护理管理者须按照管理活动中的计划、组织、指挥、协调和控制等职能安排各项工作。在医院设立的正式护理管理组织系统中，应明确不同层级的护理管理者的主要职责与权力，明确管理者和护士各自的责任和分工，做到责权相当，从而提高工作效率。护理管理者要注意统一命令和指挥，避免多头指挥和多重命令；严明纪律、个人利益服从集体利益，奖惩和报酬合理、维护公平公正，最大限度地激励护士，留住人才，保持护理队伍的稳定。同时，要大力发扬首创精神和团结精神，这样才能达到更好的管理效果。

三、韦伯行政组织理论

韦伯提出的行政组织理论（administrative organization theory）对西方古典管理理论的确立作出杰出贡献。韦伯认为高度集中的、正式的、非人格化的和理想的行政组织体系是达成组织目标、提高组织绩效的有效形式。这种组织形式在精确性、稳定性、纪律性和可能性方面都优于其他组织形式，能适用于所有的组织，为社会发展提供了一种高效率、合乎理性的管理体制。

（一）韦伯行政组织理论的主要内容

韦伯在其代表作《社会和经济组织的理论》一书中提出行政组织理论，其主要内容如下：

1. 组织形成的权力基础　韦伯认为任何组织都必须以某种权力的形式作为基础，他将社会所存在的权力分为三种类型：一是传统权力，是由历史沿袭下来的惯例、习俗而规定的权力，例如我国古代帝王的权力；二是超凡权力，其特点是以对某领袖人物的特殊魅力和英雄主义的崇拜和追随为基础，大多带有感情色彩，是非理性的；三是法定权力，其特点是由法律和制度确定的职位或地位所赋予的权力。韦伯认为，只有提供了慎重的、公正的法定权力才能成为理想行政组织体系的基础，因为它为管理的延续性提供了基础，担任管理职位的人是按照其能力选拔出来的，管理者行使的权力具有法律基础。

2. 理想行政体系的特点

（1）劳动分工清晰：将工作分解为简单、例行、程序化和清晰定义的任务，对员工进行合理分工，明确每个员工的工作范围和职权，通过技术培训提高其工作效率。

（2）等级系统明确：权力体系由严格的等级层次构成，具有明确的命令链，各职位的权力由等级层次赋予。在组织内，按照地位的高低规定成员间命令与服从的关系，每个下级都要接受上级的控制和监督。

（3）人员任用合规：每个职位都有明确规定的任职资格条件，如经过培训、教育或正式考试所取得的技术资格（如学历）或必需的工作经历和资历等。人员的任用完全根据职位的要求，按自由契约原则，通过正式程序（如公开考核等）进行选拔，务求人尽其才。

（4）组织制度规范：根据合法的程序，制订明确的行动目标、规章制度和标准化的运作程序。为了确保全体成员各类活动的规范化和一贯性，管理者必须依靠规范的法规和制度，组织与

笔记栏

23

规范成员的行为，使组织人员依法、按章行使职权，以期有效地追求与达到组织的目标。

（5）组织成员间关系"对事不对人"：组织成员间的关系只有对事的关系而无对人的关系，所有规则及其执行过程都具有一致性。每个成员都必须遵守规则，不因人而异，避免掺杂任何个性、情感和成员的个人偏好。

（6）管理人员专职化：组织中的管理者是职业化的公职人员，而不是该组织的所有者，他们按职位领取规定的报酬。组织应建立起明确的奖惩与晋升制度，以培养成员的事业心，并调动其工作热情。

（二）韦伯行政组织理论的评价

1. 韦伯行政组织理论的主要贡献

（1）明确、系统地指出有效维系组织连续和目标达成的基础是合法权力：韦伯的最大贡献在于明确、系统地指出理想的组织应以合理合法的权力为基础，实现组织目标。理想的行政组织理论的实质在于以科学、明确、法定的制度规范，作为组织协作行为的基本约束机制，依靠外在合理合法的理性权威实施管理。

（2）描述了行政组织的基本特征：韦伯的行政组织理论另一创新之处在于展示行政组织体制的连续性、纪律性、验证性和可靠性等特征。

（3）提供了社会发展高效、理性的管理体制：行政组织理论强调制度、能力和知识，为社会发展提供了一种高效、理性的管理体制和组织设计样板。韦伯的行政管理体制经过时间的验证，成为现代管理体制的基础，也奠定其在古典管理理论中不可动摇的地位。

2. 韦伯行政组织理论的局限性
行政组织体系高度理想化，与现实组织存在较大差距；过分强调专业分工和职责权限的划分，忽视宏观协调；理想的行政集权制组织会阻碍员工个人的创造性，限制组织对高度动态变化环境的快速响应能力等。

（三）行政组织理论在护理管理学中的应用

在临床护理管理中结合行政组织理论，根据合法的程序，制订明确的行动目标、规章制度和标准化的护理运作流程，规范全体护理人员的行为，确保护理工作规范化和一贯性。根据医院的规模，建立不同层级的护理管理组织结构，各个管理层级结构中，都应分工明确，成员均有明确的岗位和责任范围，职责与权力对应，各职位的权力由相应等级的职位所赋予。上下级之间要有明确的命令链，每个下级都要接受上级的控制和监督，形成自上而下的护理管理等级系统。根据职位的要求进行护理人员聘用，务求人尽其才。通过遵守纪律，强调规则意识，成员间关系"对事不对人"，护士个人才能借助正式组织的管理，实现和发挥个人和组织的最大潜能。

第二节 行为科学理论

古典管理理论共同特点是强调科学性、合理性和纪律性，虽然能大大地提高生产效率，但忽视了社会、心理因素对组织中人的影响，导致工人的怠工、罢工以及劳资关系日益紧张等问题出现，制约了管理的发展。20 世纪 30 年代，以梅奥及其霍桑实验为代表的人际关系学说的出现，标志着管理理论进入了行为科学理论阶段。该理论力图克服古典管理理论的缺点，通过对管理过程中人的行为、动机以及原因进行分析，提出通过改善劳动条件、调节人际关系、提高员工满意度的手段来提高劳动生产率。行为科学理论的代表包括有梅奥的人际关系理论、麦格雷戈的 X 理论和 Y 理论等。

一、梅奥的人际关系理论

美国行为科学家乔治·埃尔顿·梅奥（George Elton Mayo）是人际关系理论（human relation

theory）的创始人。人际关系理论出现于行为科学管理阶段的较早期，侧重于对人际关系的研究，包括研究人的工作动机、情绪、行为等与工作间的关系，从而激励员工的积极性和创造性。对这一理论最重要的贡献来自梅奥领导的霍桑实验，其结果为人际关系学说和行为科学理论奠定了基础。在霍桑实验的基础上，梅奥分别于1933年和1945年出版了《工业文明的人类问题》和《工业文明的社会问题》两部代表性著作。霍桑实验以及梅奥对霍桑实验结果的分析对西方管理理论的发展产生了重要影响，使人际关系研究成为人们研究管理的普遍方法，并使西方管理思想在经历过古典管理理论阶段之后进入到行为科学理论阶段。

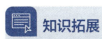 **知识拓展**

霍桑实验

1924—1932年美国哈佛大学教授梅奥在工厂进行了一系列著名试验，即霍桑实验。该工厂是家拥有2.5万名工人的大型企业，具有较完善的娱乐设施、医疗制度和养老金制度，照理工厂的生产效率应较高，但实际上工人们有强烈的不满情绪，劳动生产率很低。为了探究其原因，梅奥开展了霍桑实验。

起初试验的目的是研究工作条件与生产率之间是否存在直接的因果关系，以寻求提高劳动生产率的途径。试验分为4个阶段，分别为照明试验、福利试验（继电器装配室试验）、访谈试验（大规模的访问与调查）和群体试验（继电器绕线组的工作室试验）。通过8年的试验，梅奥等人认识到，人们的生产效率不仅受到生理方面、物质方面等因素的影响，更重要的是会受到社会环境、社会心理等方面的影响。这个结论对只重视物质条件、忽视社会环境、社会心理对工人影响的"科学管理"来说，是极大的补充和进步。

（一）人际关系理论的主要内容

1. 工人是"社会人"，而非"经济人" 古典管理理论把人当作是"经济人"，认为金钱是刺激人工作积极性的唯一动力。梅奥认为，人作为复杂社会系统的成员，他们还有社会、心理等方面的需求，如人际交往、社会尊重和社会认可等。因此，要调动员工的积极性，不能单纯从技术和物质条件着眼，还需考虑人的社会和心理因素，要把他们当成"社会人"来看待。

2. 组织中还存在着非正式组织 非正式组织是员工因相同兴趣、爱好和利益等而结成的自发性群体组织，具有群体成员自愿遵从的不成文规范和惯例，对生产效率的提高有很大的影响。不管管理者承认与否，非正式群体都是客观存在的。因此，管理人员应正视非正式组织的存在，分析其特点，通过正确的引导和沟通，达到利用非正式组织来提高员工工作效率的目的。

3. 员工的士气影响工作效率 传统的管理理论认为，生产效率主要受工作方法、工作条件和工资制度等影响。然而，霍桑实验的研究结果显示，工作条件和作业方法等并不是影响生产效率的决定性因素，而是取决于员工的工作士气。当员工各方面需要满足后，工作士气高涨，有助于取得更高的生产效率。因此，提高生产效率的关键是满足员工的欲望和需求，提高员工的士气。

（二）对人际关系理论的评价

1. 人际关系理论的贡献

（1）把人的因素作为管理的首要因素：梅奥人际关系理论提出之后，弥补了古典管理理论的不足，强调以人为中心的管理，提示管理者应重视人的需要、思想情感和行为方式等对于提高生产效率的重要作用。

（2）发现霍桑效应：霍桑效应是由"受注意"引起的效应，即当被观察者知道自己被关注、被观察或者被注意到而改变行为倾向的反应。提示管理者应重视员工由于受到额外关注而引起的工作积极性提高的现象，从而选择适当的管理方法和手段提升员工的工作积极性。

（3）重视非正式组织：人际关系理论最重要的贡献是发现了非正式组织，提示管理者应重视非正式组织对员工的影响，协调好组织内部各利益群体之间的关系，才能最大限度地发挥个人的潜能。

2. 人际关系理论的局限性

（1）过于注重员工的社会心理需求：人际关系理论过于注重人的社会心理因素在提高生产效率中的作用，而忽视了组织结构和环境、人的知识和技能，以及经济报酬、外部监督、作业标准等对工作效率的影响。

（2）过度强调非正式组织的作用：该理论认为组织内人群的行为强烈受到非正式组织的影响，但实践表明，非正式组织并不总是对每个人的行为有决定性影响，正式组织的作用更为重要。

（三）人际关系理论在护理管理中的应用

梅奥的人际关系理论对护理管理者的启示是多方面的，护理管理者要把人的因素作为管理的首要因素，即发挥"人本管理"思想，重视满足护士的多种需求，尤其是社会心理需求，要让护士感受到管理者的理解、信任和尊重，采取多种激励措施调动护士的积极性和主动性。重视医院护理组织中的各种非正式组织，例如"同乡护士会""护理校友会"等，积极引导这些非正式组织发挥出重要作用，例如可以发挥"护理校友会"的作用为医院选聘优秀的护理人才。护理管理者要重视和护士的沟通交流，营造和谐的组织文化氛围，提高护士的工作满意度和士气，从而提升工作绩效。

二、麦格雷戈的 X 理论和 Y 理论

道格拉斯·麦格雷戈（Douglas M. McGregor）是人际关系学派最具影响力的管理学家之一。1957 年，麦格雷戈在美国《管理理论》杂志上发表的《企业的人性面》一文中提出了两大类可供选择的人性观，即著名的 X 理论和 Y 理论（theory X and theory Y）。他认为管理者对人的本质和人的行为的假设对决定管理者的工作风格具有至关重要的影响。

（一）X 理论和 Y 理论的主要内容

1. X 理论 麦格雷戈阐述的第一组假设被称为 X 理论，它代表的是"传统的指挥和控制的观点"。麦格雷戈发现当时企业中对人的管理以及传统的组织结构、管理政策、实践和规划都是以 X 理论为依据的。X 理论的假设认为多数人是懒惰的，他们生来就厌恶工作，尽可能地逃避工作；多数人对工作没有热情，避免负责任，而宁可让别人领导；多数人的个人目标与组织目标是矛盾的；多数人干工作是为了满足基本的生理需要和安全需要；多数人都是缺乏理智、易于受骗的，随时可能被煽动做出一些不适宜的行为。因此，应采用"胡萝卜加大棒"，即一种奖励与惩罚并存的管理方式，一方面靠金钱的收买与刺激；另一方面靠严密的控制、监督和惩罚迫使其为实现组织目标而努力。

2. Y 理论 麦格雷戈阐述的第二组假设被称为 Y 理论，该理论能创造一个使人得以发挥才能的工作环境，发挥出员工的潜力。Y 理论认为要求工作是人的本能，一般人是喜欢和享受工作的；一般人在适当条件下，不仅能自我指导，还会主动承担责任；多数人被鼓励参与解决问题，并在解决困难问题时，能发挥较高的想象力、灵活性和创造性；个人目标和组织目标可以统一，人们愿意通过自我指挥和自我控制实现他们具有认同感的目标。麦格雷戈称该理论为"个人目标和组织目标的整合"，认为这一理论能营造一种使组织成员共同努力以使组织获得成功，同时实现个人目标的氛围。

X 理论和 Y 理论是两种不同的人员管理方法，各自有其优势和适用范围。麦格雷戈认为，没有一个理论在任何情况、任何时机下对所有人都适用，应该根据具体的情境选择最适合的理论，

例如管理流水线工作的员工可以更偏向 X 理论，而管理工作需要更高创造性的员工可以更偏向 Y 理论。但需要提醒管理者注意的是，在任何情景中，管理者对人的推断，不管是否基于事实，都影响了员工的激励和创造力。例如，管理者假设人们是懒惰的，并且把他们当作懒惰的人对待，那么，员工就会变得懒惰；与此相对，如果管理者假定人们渴望工作并且愿意承担具有挑战性的工作，那么员工也会通过承担越来越多的责任来作出回应。

（二）对 X 理论和 Y 理论的评价

1. X 理论和 Y 理论的贡献

（1）阐述了人性假设与管理理论的内在关系：X 理论和 Y 理论动态地分析了人性假设的变化对管理理论的影响，提出了"管理理论都是以人性假设为前提"的重要观点，即人性假设是管理理论的哲学基础。

（2）提出了实现个人目标与组织目标一体化思想：X 理论和 Y 理论能产生一种使组织成员努力实现组织目标的同时最大限度地实现个人目标，充分调动了人的积极性、主动性和创造性，对现代管理理论的发展具有重要的借鉴意义。

2. X 理论和 Y 理论的局限性

（1）X 理论的假设是静止地看人：X 理论对人的假设是静止的、过时的，用人性本恶的观点看人，特别不适于对那些需要高风险、高技术，特别是高创造性的职业。

（2）Y 理论假设的实现环境成本高：Y 理论对人性的假设有其积极的一面，但要实现人的智慧潜能，就必须有合适的工作环境，但这种合适的工作环境并不是经常有的，要创造出这样一种环境成本往往很高。所以，Y 理论也并不是普遍适用的。

（三）X 理论和 Y 理论在护理管理中的应用

X 理论和 Y 理论并不是管理策略，只是两种不同的有关人性的假设。护理管理的一项重要工作在于对护士人性的判断与认识，因为管理者对人的判断，很大程度上会影响护士的工作绩效。根据 X 理论，认为护士本性好逸恶劳，胸无大志，尽可能逃避工作，也抵触组织的变革与创新。坚持 X 理论观念的护理管理者认为必须通过强制、监督、命令、惩罚等措施来达到指挥和控制护士的作用。也许护士本身并非如管理者的假设那样，但是管理者的假设会影响护士对自己的判断和创造力，严重影响了护士的工作积极性。根据 Y 理论，护士是喜欢且享受工作的，他们愿意承担责任，热衷于发挥自己的才能和创造性。坚持 Y 理论观念的护理管理者认为，护士积极对待工作，在适当激励下，护士能激发自己的创造力。Y 理论对人性的假设比 X 理论更实际、更有效。Y 理论把护理组织和护士个人的目标结合起来，给护士提供更多有挑战性和责任感的工作，从而激发护士的工作积极性。

第三节　现代管理理论

第二次世界大战以后，随着科学技术的发展，生产的社会化程度不断提高，人类的管理思想得到了空前发展，继古典管理理论、行为管理理论之后，管理方面的论著如雨后春笋般地出现，管理理论进入了现代管理理论阶段。这个阶段与过去相比，最大的不同在于，没有哪一个理论能够在这个时期的理论发展和实践中起到主导作用。现代管理理论阶段包括两个时期，第一个时期是 20 世纪 60 年代出现的管理理论丛林阶段，这一阶段最大的特点就是学派林立，新的管理理论、思想和方法不断涌现，形成了"管理理论丛林"；第二个时期是 20 世纪 90 年代后针对知识经济和创新管理的管理理论新发展阶段，这一阶段由于现代企业面临种种管理上的新问题、新思想、新情况和新要求，产生了一些体现时代特征的管理理论。这些管理理论在优化管理策略与方法，助推各项管理活动或者管理组织，提升企业长期与短期管理效率和质量发挥了重要的作用。

笔记栏

一、现代管理理论丛林

美国著名管理学家哈罗德·孔茨（Harold Koontz）于 1961 年在美国《管理学杂志》上发表了《管理理论的丛林》一文，文章中将当时这种管理学派百家争鸣的情景，形象地称其为"管理理论的丛林"。他把当时的管理理论分成 6 大主要学派。到了 1980 年，哈罗德·孔茨又在美国《管理学会评论》上发表《再论管理理论的丛林》一文，指出在他重新对管理理论的丛林进行研究后，发现管理理论的丛林不但存在，而且更加发展壮大了，可划分为 11 个学派。其实，学派的划分主要是为了便于理论上的归纳和研究，并非意味着彼此独立、截然分开，它们在内容上往往相互影响，彼此交叉融合。下面介绍几种主要的学派：

（一）管理过程学派

管理过程学派的主要代表人物是美国管理学家哈罗德·孔茨，该学派是在法约尔一般管理理论的基础上发展起来的。管理过程学派又叫管理职能学派、经营管理学派，是继古典管理理论学派和行为科学理论学派之后影响最大、最持久的一个学派。

1. 管理过程学派的主要观点　管理是一个过程，即让别人同自己去实现既定目标的过程；无论组织的性质多么不同（如经济组织、政府组织、医疗卫生组织和军事组织等），组织所处何种环境，管理人员所从事的管理职能却是相同的，即计划、组织、指挥、协调和控制这 5 大职能，其内涵既广泛又易于理解；管理职能具有普遍性，即各级管理人员都执行着管理职能，但侧重点则因管理的工作和性质的不同而不同。

2. 管理过程学派的主要贡献

（1）将管理职能与过程系统化：管理过程学派明确了管理的 5 大职能，有助于管理工作的划分，明确管理工作的核心内容。强调各级管理人员和管理过程的相互作用和循环关系，有助于组织的协调和有序运行。

（2）强调管理职能的普遍性：管理学派认为，管理职能具有普遍性和适用性，在各种类型和层级的组织都适用。这一观点打破了传统管理对特定行业和组织的限制，使管理理论更具普适性和实用性。

3. 管理过程学派相关理论对护理管理工作的启示　护理管理过程中，各级管理人员都执行着具有普遍性的管理职能，即计划、组织、指挥、协调和控制这 5 大职能，但侧重点则因管理的工作和性质的不同而不同，因此管理者根据护理活动范围制订合理的工作计划，并通过组织活动为计划的实施提供支持和保证，同时，积极协调护理人员与资源的配置，确保护理工作的顺利进行。在计划执行的过程中，注意监督和控制，创设有利的内部和外部环境，使各项管理职能的作用最大化。管理过程学派认为协调是管理的本质，因此在护理管理过程中，管理者需协调好护理工作流程的各个环节，这不仅关乎护理效率，更关乎团队凝聚力与患者满意度，从而促使护理质量和护理管理水平的提升。

（二）管理科学学派

管理科学学派的主要代表人物是美国的埃尔伍德·斯潘赛·伯法（Elwood Spencer Buffa）等人。管理科学学派又称作计量管理学派、数量学派，实质是对泰勒的科学管理理论的延续与发展。该学派力图抛弃过去凭经验、凭主观判断来进行管理，而提倡采用"硬科学"的方法制订与运用数学模型和程序系统，探求最有效的工作方法或最优方案，从而降低决策风险，达到最高的工作效率，实现企业目标。该学派开拓了管理学另一个广阔的研究领域，标志着管理从定性阶段走向定量阶段。

1. 管理科学学派主要观点　应用模型化和定量化的方法来解决问题，以增强决策的科学性；在管理中应用系统工程的观点和方法，从组织的整体利益考虑，力求作出"最优化"决策；主张使用计算机等电子信息技术作为辅助手段，为科学决策和提高管理效率提供保障。

笔记栏

2. 管理科学学派的主要贡献

（1）推动管理决策的数据驱动：管理科学学派引入了数学、统计学和计算机技术等科学工具，实现了决策的量化分析。科学客观评估方案的优劣，能够避免主观臆断，同时提高决策的准确性及管理效率。

（2）促进管理模式的革新：管理科学学派的出现，推动了生产流程再造、精益生产等现代管理方法的发展，提高了生产效率和质量，这种创新和变革推动企业资源管理和运营模式的发展，也推动了管理理论的创新和进步。

3. 管理科学学派相关理论对护理管理工作的启示　护理管理工作中，可以将护理过程进行量化和标准化。在量化过程中，护理管理者将收集到各种数据及信息，可以通过数学模型和定量分析进一步分析，建立护理质量指标体系和护理评价标准，确定最佳的护理流程、护理时间分配和护理人员配置，提高护理质量。同时，护理管理者也可将该理论用于患者的护理流程制订中。以食管癌术后患者的经口进食为例，通过循证研究的结果对经口进食的护理流程进行量化，如经口进食开始的最佳时间，进食后需要观察哪些指标，以及不良反应的观察频率和记录方式等，使护理管理者可以制订更好的护理流程供护士执行，并对该流程进行不断地评估及动态调整。

（三）社会系统学派

社会系统学派的创始人是美国的切斯特·巴纳德（Chester I. Barnard）。1938 年，巴纳德出版了《经理的职能》一书，标志着社会系统学派的创立。巴纳德认为社会中的各级组织都是一个系统，是由相互进行协作的个人组成的系统，受到社会环境各方面因素的影响，应从社会学观点来分析和研究管理问题。

1. 社会系统学派的主要观点　组织是由若干人员组成的相互作用的系统，在这个系统中，人们自觉地、有目的地进行协作。在一个正式组织中建立这种协作关系需具备 3 个条件：协作的意愿、共同的目标和组织成员间的信息沟通。管理人员在组织中的作用，就是在信息沟通系统中作为相互联系的中心，并通过信息沟通来协调组织成员的协作活动，以保证组织的正常运转，实现组织的共同目标。

2. 社会系统学派的主要贡献

（1）揭示了组织的复杂的社会属性及一般规律：社会系统学派认为人们通过信息沟通及互动，实现共同的组织目标。这一观点从社会学的视角分析管理问题，突破了传统的组织理论，将组织视为一个动态、多元的整体。

（2）突出了信息沟通在组织中的关键作用：社会系统学派认为，信息沟通是构成组织的首要元素。准确全面的信息沟通有助于制订科学决策，及迅速洞察外部环境变迁与内部成员需求。这一观点还强调了经理人员在组织中的关键作用和职责。

3. 社会系统学派相关理论对护理管理工作的启示　社会系统学派强调组织协作、信息交流及管理人员的关键作用。在护理团队中，加强沟通与协作、建立高效信息传递机制至关重要，以确保护理工作信息的精准交流。同时，成员的贡献意愿对组织有效运作不可或缺，因此护理管理者应重视护士团队的激励，构建合理的薪酬体系、创造职业发展机会以及良好的工作环境。还需明确团队目标，构建一种积极向上、富有凝聚力的护理文化，增强团队凝聚力。此外，护理管理人员须具备良好的领导力，提升自己的领导力水平，为团队创造更多的价值。

（四）决策理论学派

决策理论学派的主要代表人物是美国的赫伯特·西蒙（Herbert A. Simon）。由于他在决策理论方面的贡献，曾荣获 1978 年的诺贝尔经济学奖，其代表作是《管理决策新科学》。西蒙决策理论学派以巴纳德社会系统学派的思想为基础，吸收了行为科学、系统论的观点，运用电子计算机技术和统筹学的方法，建立起一个更加系统、全面和成熟的现代组织理论体系。西蒙的决策理论不仅适用于经济组织，而且适用于一切正式组织的决策，特别适用于行政组织。

笔记栏

1. 决策理论学派的主要观点　管理的实质就是制订决策，它不仅贯穿管理的全过程，而且涉及组织的各个层次和方面，是由一系列相互联系的工作构成的一个过程，这个过程包括 4 个阶段：情报活动、设计活动、抉择活动和审查活动。一个组织的决策根据其活动是否反复出现可分为程序化决策和非程序化决策。经常性的活动决策应程序化以降低决策过程的成本，只有非经常性的活动，才需要进行非程序化的决策。鉴于决策问题的复杂性，在实践当中，即使能求出最佳方案，由于经济方面的考虑，人们也往往不去追求它，而是根据令人满意的准则进行决策。

2. 决策理论学派的主要贡献

（1）为决策提供方法及工具：决策理论学派衍生了一系列的决策工具。如博弈论可用于预测和应对竞争对手的策略，群体决策方法有助于集中团队智慧，共同应对问题。这些工具可以帮助管理者在复杂的决策中科学地分析问题，作出有效的决策。

（2）促进管理决策理性化：决策理论学派将行为科学、运筹学、计算机科学的观点与方法融合，提供了有效的决策支持，帮助管理者在决策时采用理性分析的方法，以作出最大化实现组织利益的决策。

3. 决策理论学派相关理论对护理管理工作的启示　决策理论学派强调决策过程，护理管理者也需要遵循这一过程。在护理管理决策中，必须全面权衡各种因素，如护理人员的合理安排、患者的个性化需求，同时兼顾到多个利益相关者，通过建立决策模型，深入考虑各方的相互影响及潜在的利益冲突，寻求利益的最大化。如在大型综合医院护理人员的排班决策中，护理管理者须先收集患者数量、病情严重程度、护理人员的技能水平等信息，运用决策树等决策模型，对各种可能的排班方案进行梳理和比较。同时，也需考虑护士及患者的需求及排班方案会带来的风险，在实施过程中，定期评估排班决策的效果，了解护士及患者对于排班的满意度，再对排班决策进行调整和完善。

（五）经验主义学派

经验主义学派的主要代表人物是美国的彼得·德鲁克（Peter F. Drucker）。经验主义学派又称经理主义，以向大企业的经理提供管理企业的成功经验和科学方法为目标。德鲁克认为管理归根到底是一种实践，其本质不在于"知"，而在于"行"，管理理论产生于实践，又以实践为归宿。因此，该学派主张通过分析总结管理中的成功或失败的经验教训，抽象出某些一般性的结论或原理，并在管理实践中具体应用，以实现有效的管理。

1. 经验主义学派的主要观点　管理的实质是实践，管理应侧重于实际应用，而不是纯粹理论的研究。管理学跟一般的社会科学不同，是一门应用学科，具有很大的灵活性和艺术性。每个管理者都在执行一些基本的、共同的职责，包括以下 5 个方面：实行目标管理、进行组织工作、鼓励员工、绩效评价及帮助员工成长和发展。合理的组织结构是有效管理的保证。组织结构不是自发演变的，是需要通过思考、分析和研究组织系统而进行设计和建立的。它应当是符合该组织管理需要的组织结构，不存在普遍适用的组织结构模式。

2. 经验主义学派的主要贡献

（1）强调实践的重要性：经验主义学派认为，管理学的理论是基于管理的实践和经验才建立起来的，并非仅是通过理论的抽象总结，管理者应是行动主义而不是旁观者。这一观点促进了管理与实践的结合。

（2）强调人在管理中的作用：经验主义学派认为，人的发展应与企业的发展结合起来，促进员工成长与发展，强调人性化管理的重要性。

（3）提出目标管理法：经验主义学派提出的目标管理法，是现代管理学应用得最多的方法。该方法将组织的整体目标分解为具体的个人目标，明确每位员工的职责，促进了组织运行效率。

3. 经验主义学派相关理论对护理管理工作的启示　经验主义学派强调实践是知识的来源，

因此护理管理者须在工作中重视管理经验的积累，不断地尝试与改进，形成适合自己与护理团队的管理方法。该学派强调人性化管理的重要性，因此在工作中注意提供机会促进员工成长与发展，同时制订具体、可衡量的目标，明确个人职责，激发员工的工作热情与创造力，提高工作效率，使员工的发展与组织的发展有机地结合起来。例如在护士培训和职业发展方面，经验丰富的高年资护士可以为年轻护士提供自己的工作经历、成功经验和面对挑战时的应对办法。通过基于经验的培训方式，帮助年轻护士确定适合自己的发展规划，管理者从而结合科室的发展目标需求，明确护士团队人才的建设方案。

 管理人物

管理学家——德鲁克

彼得·德鲁克（Peter F. Drucker）是当代西方最负盛名和最具影响的管理学家之一。1954 年他出版的《管理的实践》，提出了一个具有划时代意义的概念——目标管理，从此将管理学开创成为一门学科。1973 年他出版的《管理：任务、责任、实践》和《管理的实践》被视为管理学界的经典之作，也正是这两部著作奠定了德鲁克的地位。除此之外，德鲁克最令人振奋和最具吸引力的著作是 1966 年出版的《有效的管理者》，这本书自问世以来便受到各层次管理人员的广泛欢迎，并被翻译为多种语言在世界各国广为流传。作为第一个提出"管理学"概念的人，德鲁克将管理学开创成为一门学科。著名财经杂志《经济学人》这样评价他"假如世界上果真有所谓'大师中的大师'，那个人的名字，必定是彼得·德鲁克"。

（六）权变理论学派

权变理论学派的主要代表人物有美国的弗雷德·卢桑斯（Fred Luthans），其代表作为 1976 年出版的《管理导论：一种权变学》。权变理论是指 20 世纪 60 年代末 70 年代初在经验主义学派基础上进一步发展起来的管理理论，其基本思想是随机应变的思想，即面对不断变化的具体情况，灵活采取相应的管理理论和措施。

1. 权变理论学派的主要观点　在管理活动中不存在适用于任何情景的一成不变的管理理论和方法，在管理实践中要根据组织所处的环境和内部条件的发展变化随机应变。该学派的理论精髓在于"变"，关键在于管理者能够敏锐地观察到内外环境的变化对组织各方面的影响，从而对管理方式和方法进行创新。管理者通过研究环境与组织之间的关系，来确定各种变量的关系类型和结构类型，并根据组织所处的内外部条件随机应变，从而找到最合适的管理模式、方案或方法。

2. 权变理论学派的主要贡献

（1）强调管理的灵活性与适应性：权变理论学派强调组织管理应随机应变的理论精髓，提供了一个务实和动态的管理视角，有助于组织快速适应环境变化，提高了组织的适应力和竞争力。

（2）根据个性差异实现精准管理：除了须根据外部环境提出因地制宜的管理方式外，关注员工的个体差异，根据不同员工的个性特点和需求进行个性化管理，能够更好地激发员工的创新潜力，最大化利用人力资源。

3. 权变理论学派相关理论对护理管理工作的启示　护理管理在实践中必须摒弃一成不变的管理方式，而是应该紧随社会发展大环境的动态变化而变化，具体问题具体对待，根据所面临的问题灵活调整管理方法，积极创新，以适应不同的患者需求、医疗技术发展和政策导向。例如，在灾难救援中，护理管理者需要根据突发的灾难环境情况及时调整护理的工作重点和方法。在伤

笔记栏

情复杂、资源有限的情况下，管理人员积极探索简易可行的材料和设备进行护理，并根据护理人员的能力和救援对人力资源进行机动调配。

二、现代管理理论的新发展

20世纪90年代，面对信息化、全球化、经济一体化等新的形势，企业之间竞争加剧、联系增强，管理出现了深刻的变化与全新的格局。正是在这样的形势下，管理理论呈现出全新的发展趋势，产生众多建设性的能解决新问题的管理理论。

（一）学习型组织理论

学习型组织理论的代表人物是美国的彼得·圣吉（Peter M. Senge），其代表作是《第五项修炼——学习型组织的艺术与实务》。学习型组织的提出源于对管理的整体性和系统性的重视。学习型组织作为一种成功的组织发展模式，适应了各种社会组织提升持久竞争力、学习力、创新力以及快速发展的需求，其特点是学习工作化，工作学习化。该理论认为，在新的经济背景下，组织要持续发展，必须增强其整体实力，提高整体素质。未来真正成功的组织将是能够设法使组织全体成员全身心投入并有能力不断学习的组织，即学习型组织。

1. 学习型组织理论的主要观点 学习型组织的构建根植于组织成员的五项核心修炼，即自我超越、改善心智模式、建立共同愿景、团队学习和系统思考。建设学习型组织的要点是组织成员通过终身学习，能够不断超越自我；善于容纳别人，改善心智模式；建立共同愿景，努力追求卓越；开展深度会谈，发挥团体智慧；学会系统思考，敏锐洞察变化。学习型组织的真谛在于：一方面，学习是为了保证组织的生存，使组织具有不断变革的能力，提高组织的竞争力；另一方面，学习更是为了实现个人与工作的真正融合，使人们在工作中体现生命的意义。

2. 学习型组织理论的主要贡献

（1）提高了组织的生命活力：学习型组织理论旨在通过持之以恒地学习和创新，确保组织在竞争中保持持久的竞争力，实现稳健的发展。同时，通过实施五项核心修炼，能够营造持续学习文化，提升组织的整体能力。

（2）推动组织变革与发展：学习型组织理论倡导组织进行持续的自我审视与改进，以学习和实践为动力，驱动组织的全方位变革与发展。这种变革不仅涵盖技术和产品的革新，也深入到组织结构、管理策略及企业文化的重塑。

3. 学习型组织理论对护理管理工作的启示 在护理管理中，护理团队需要不断地学习护理知识和护理技能，以适应医疗技术的快速发展和人民群众日益增长的健康服务需求。护理管理者应引导护士树立自我超越的意识，明确职业发展的目标，并提供必要的资源和帮助，实现护士的自我超越。鼓励护士们保持开放的心态，积极接纳新观念、新思想，为团队注入源源不断的创新活力。与护士建立共同愿景，将团队目标与个人发展紧密结合，确保二者相辅相成、共同成长。当遭遇问题和挑战时，应通过团队合作解决问题和应对挑战，积极搭建有效的沟通与协作平台，促进团队内部的思维碰撞和创新。此外，护理管理者还须具备全局视野，深刻洞察组织运作的规律，避免片面和短视的决策。

（二）战略管理理论

战略管理理论的代表人物是美国的伊戈尔·安索夫（Igor Ansoff）和迈克尔·波特（Michael E. Porter）。安索夫将战略定义为"一个组织打算如何去实现其目标和使命，包括各种方案的拟定和评价，以及最终将要实施的方案"。1976年，安索夫出版了《从战略规则到战略管理》，该书首次提出"战略管理"一词，标志着现代战略管理理论体系的形成。该理论产生的背景是企业为了谋求长期的生存发展，开始注重构建竞争优势，在经历了长期规划、战略规划等阶段之后，形成了较为系统的战略管理理论。1980年，迈克尔·波特的著作《竞争战略》，把战略管理理论推向了高峰，他认为企业战略的核心是获取竞争优势，包括正确选择有吸引力的产业以及给自己的竞争优势定位。

1. 战略管理理论的主要观点 战略管理是由环境分析、战略制订、战略实施、战略控制等4个不同阶段组成的动态过程。这一过程是不断重复、不断更新的。理论上通常都是按上述顺序对企业的战略管理进行分步研究。但在实践中，这些步骤往往同时发生，或者是按照不同于上述步骤的顺序进行的。因此，管理者作为战略管理的主要制订者，必须高瞻远瞩、深谋远虑、创造性地进行战略思考，力求制订出对组织发展有指导性的、纲领性的战略决策，以适应不断变化的外部环境，促进组织的长远发展。

2. 战略管理理论的主要贡献

（1）为管理提供了全面的视角：战略管理理论强调制订管理战略时需要考虑多个层面，包括细致评估内部资源以及深入剖析外部环境。这种全面的视角有助于在激烈的竞争中提高生存力和竞争力。

（2）引入前瞻性竞争战略观念：通过市场洞察和预判，对潜在的市场机会和威胁进行及时洞察和预判，可以更准确地把握市场脉搏，使企业能够洞察先机，寻求创新和变革，制订出领先市场的策略，从而在竞争中脱颖而出。

3. 战略管理理论对护理管理工作的启示 护理管理者首先应具有战略管理的思维，须对护理工作的内外部环境进行深入分析，明确自己的竞争优势和劣势，明确护理工作的长远目标和全局规划，包括护理人员培养、质量控制和对外合作等，确保长期目标的实现，为制订有效的护理策略提供依据。为了持续提升护理质量、优化护理服务流程，应将组织发展战略与护理人才培养同步，同时，建立严格的质量控制体系，对护理工作进行持续评估和改进。护理管理者及其团队成员应积极参加护理学术会议，学习他人的优秀经验与技术，并积极建立跨学科、跨专业的合作关系，推动护理团队发展。护理管理者还应该关注可能出现的风险和危机，加强风险预警和监控，如总结护患潜在危险因素并进行风险分级，定期评估医疗设备和护理环境的安全，并制订相应的应对策略和预案，从而不断提升组织的核心竞争力。

（三）核心能力理论

核心能力理论的主要代表人物是美国学者普拉哈拉德和英国学者哈默，他们在1990年首次提出"核心能力"。他们认为，核心能力是企业获取竞争优势的源泉，是在企业资源积累的发展过程中建立起来的特有能力，是企业最重要的战略资产。此后，核心能力理论成为管理理论界的前沿理论之一。

1. 核心能力理论的主要观点 核心能力关乎企业现有的竞争能力与创造未来商机的能力，因而选择发展何种核心能力对企业而言至关重要。如何判断公司的核心能力，有如下4项标准：①价值性：核心能力必须有助于实现用户看重的价值。②独特性：一项能力要成为核心能力必须为某公司所独有的、稀缺的，没有被当前和潜在的竞争对手所拥有。③难以模仿和替代性：企业的核心能力是经长期积累，由许多不同单位和个人相互作用产生的，具有特殊性和不可交易性，因而竞争对手难以模仿和替代。④延伸性：核心能力可以给企业衍生出一系列新的产品/服务，使企业得以扩展到相关的新业务领域。并不是企业所有的资源、知识和能力都能形成持续的竞争优势，只有当企业资源、知识和技能同时符合上述4项标准时，它们才成为企业的核心能力。

2. 核心能力理论的主要贡献

（1）为企业竞争提供新视角：核心能力理论明确了企业的核心能力对企业获取超额利润的作用，这一视角为提高企业竞争力提供了新的洞察，即企业优势的来源是其特有的、难以模仿的核心能力。

（2）促进管理学研究范式转变：核心能力理论的出现，标志着管理学研究从外部环境和产业结构转向企业内部能力，特别是重视核心能力的识别、培育、应用和保护，使管理学研究更加贴近实际，有助于指导实践。

3. 核心能力理论对护理管理工作的启示　核心能力理论为护理管理工作带来了深刻的启示，它强调了打造一支价值卓越、独具特色的护理团队需要培养难以被模仿和难以替代的核心能力，以提高护理团队的价值性和独特性。首先，清晰定义护士的核心能力的内涵，包括护理技能、护患沟通能力、批判性思维、团队合作、人文关怀以及持续学习与创新等。这些能力将构成护士职业发展的基础。其次，对于一些具有特殊岗位要求的专科护士，须包括专业实践能力和独立的临床决策能力等，对专科护士的核心能力的要求应更高。管理者应明确护士的核心能力并基于核心能力标准，为每个护士制订个性化的培训计划。这些计划应涵盖理论知识、实践技能和职业素养等多个方面，确保护士能够全面提升自己的综合能力。通过模拟训练、临床实习、案例分析等方式，让护士在实践中锻炼和提升自己的核心能力。

（四）跨文化管理理论

跨文化管理理论的主要代表人物是荷兰的吉尔特·霍夫斯泰德（Geert Hofstede），其代表作《文化的重要性》确立了他在文化差异及管理策略影响研究领域的权威地位。霍夫斯泰德提出的文化维度理论（cultural dimensions theory）是跨文化管理的代表性理论。跨文化管理又称为"交叉文化管理"，是指通过克服不同文化之间的差异，进而在此基础上重新塑造企业的独特文化，最终打造卓有绩效的管理行为。消除文化的差异是跨文化管理着力解决的核心问题。

1. 跨文化管理理论的主要观点　通过比较不同国家的文化价值观念，包括权力距离、不确定性规避、个人主义与集体主义、男性化与女性化等维度，来解释不同文化间的差异。跨文化管理的目的是融合多元文化，以塑造新型文化，而这种新型的文化只有根植于组织所有成员之中，通过其思想、价值观、行为才能体现，才能真正实现跨文化管理的目的，否则跨文化管理将会流于形式。

2. 跨文化管理理论的主要贡献

（1）增强管理理论的适用性：跨文化管理理论涵盖了文化差异的认识、文化冲突的解决以及跨文化整合等多个方面，为企业在不同文化背景下的有效管理提供了指导。

（2）帮助理解并解决文化冲突：跨文化管理对不同国家、地区文化差异的深入理解和分析，企业可以更好地理解在经营中面临的文化差异和挑战，提出了解决文化冲突的策略和方法，实现跨文化管理的和谐与共赢。

3. 跨文化管理理论对护理管理工作的启示　在全球化的大背景下，护理工作中不可避免地会有来自不同国家和地区的患者、员工和合作伙伴，护理管理者要对多元文化理解和尊重，从全球视野的广阔角度思考问题，制订护理管理战略。在此过程中，要增强文化敏感性和包容性，管理者须认识到文化差异对员工行为和组织运行的影响，在组织政策和规章制度中明确尊重多元文化的原则，确保员工在公平、包容的环境中工作。掌握在不同文化背景下进行有效沟通的策略和方法，如使用即时语言翻译、非语言沟通方法等，减少误解和冲突。积极组建多元化护理团队，能够更好地满足患者和家属的多样化需求，同时促进组织内部的创新和发展。

第四节　管理的原理

管理活动虽然错综复杂、千变万化，但有着共同的基本规律。管理原理是对管理工作的本质及其基本规律进行科学分析和概括总结而形成的基本真理。它是对现实中管理现象的抽象，对各项管理制度和管理方法的高度综合与概括，因而对一切管理活动具有普遍的指导意义。管理原则是根据对管理原理的认识和理解而引申出的管理活动中必须遵循的行为规范。现代管理的基本原理包括系统原理、人本原理、责任原理和效益原理等，每项原理又包含若干原则。

一、管理原理的主要特征

（一）客观性

管理原理是对管理的实质及客观规律的表述，具有客观性，体现在其不受主观意志和个人偏好的影响。原理之"原"即"源"，原本、根本的意思；"理"即道理、基准、规律，违背了原理就会遭到客观规律的惩罚，承受严重的后果。它与管理原理所确定的原则有严格区别，原则的确定固然应以客观真理为依据，但是有一定的人为因素，因此，管理者在制订管理原则时，要以客观的管理原理为依据，应尽量使之符合相应的管理原理。

（二）概括性

管理原理是对包含了各种复杂因素和复杂关系的管理活动客观规律的描绘，是在总结大量管理活动经验的基础上，舍弃了各组织之间的差别，经过高度综合和概括而得出的具有普遍性、规律性的结论。例如，每个组织都会结合自身的发展特点实施不完全相同的管理方式和方法，即组织管理活动呈现出多样性。但是，管理原理对这些不同的组织都是适用的，具有普遍的指导意义，这种概括性使得管理原理具有广泛的应用范围。

（三）稳定性

管理原理不是一成不变的教条，它随着社会经济和科学技术的发展而不断发展，但它也不是变化多端和摇摆不定的，而应相对稳定。管理原理和一切科学原理一样是确定的、巩固的，具有"公理的性质"。不管事物的运动、变化和发展的速度多么快，这个原理是相对稳定的。因此，管理原理能够被人们正确认识和利用，从而指导管理实践取得成效。

（四）系统性

管理原理中的系统原理、效益原理、人本原理以及责任原理等原理，本身就是具有高度系统性的相互联系、相互制约组成的有机体系，它不是各种烦琐的概念和原则的简单堆砌，也不是各种互不相关的论据和论点的机械组合，而是根据管理现象本身的有机联系，形成一个相互联系、相互转化的完整的统一体。这四大管理原理中，系统原理是管理的基础，人本原理是管理的主体，责任原理是管理的保证，效益原理是管理的目的，遵循这四大管理原理及其相应的原则就可建立起一个有效的科学管理体系。

 管理故事

一举三得

宋真宗年间，宫殿失火，宋真宗命丁谓重修皇宫。这是一个复杂的工程，不仅要设计施工、运输材料，还要清理废墟，任务十分艰巨。丁谓首先在皇宫前开沟渠，然后利用开沟渠取出的土烧砖，再把京城附近的汴水引入沟中，使船只运送建筑材料直达工地。工程完工后，又将废弃物填入沟中，复原大街，这就很好地解决了取土烧砖、材料运输、清理废墟3个难题，一举三得，这也使工程提前完成，并节省了很多工程费用。

该案例中涉及系统原理、效益原理等，案例中的丁谓正是由于深得管理原理的精髓，才能很好地解决了宫殿修复问题。丁谓把整个工程看作是一个不可分割的系统，从顶层设计上考虑到系统的整体性、层次性和相关性，从而把取土烧砖、材料运输、清理废墟3个难题进行整体谋划，一一解决，最后取得了很好的综合效益，实现了预期的目标。

二、管理的基本原理

（一）系统原理

系统原理（systematic theory）是管理中的首要原理，是运用系统论思想和分析方法来指导管理实践活动，解决和处理管理实际问题的原理。系统是由相互作用、相互依赖的若干组成部分结合而成的具有特定功能的有机整体。在自然界和人类社会中，一切事物都是以系统的形式存在的，任何事物都可以看作是一个系统。系统从组成要素的性质看，可划分为自然系统和人工系统。自然系统是由自然物组成的系统，如生态系统、气象系统、太阳系统等；人工系统是人们为达到某种目的而建立的系统，如生产系统、交通系统、商业系统等。对系统的理解要注意四个方面：第一，构成系统的要素要有两个以上；第二，各要素之间、要素与整体之间以及整体与环境之间存在着一定的有机联系；第三，系统是有层次性的，一个系统由若干子系统构成，而系统本身又是其他系统的子系统；第四，任何一个子系统都是为实现整体目标而存在。

1. 系统的特征

（1）整体性：是系统最基本的特征。系统的功能不是各个要素简单的叠加，而是大于各个个体的功效之和。整体性的特点要求系统要素之间的相互关系及要素与系统之间的关系以整体为主进行协调，局部服从整体，使整体效果为最佳。管理者构建系统要统筹全局，充分考虑子系统的兼容性和协调性，当局部和整体发生矛盾时，局部要服从整体。

（2）层次性：是系统的本质属性。系统的结构是有层次的，构成一个系统的子系统和子子系统分别处于不同的地位。由于系统层次的普遍性，系统概念本身也就具有层次性，有系统、子系统、子子系统等。例如，某大学附属医院的病房，相对于医院系统来说是子系统；而相对于护理班组子系统来看，又是个系统；医院相对于大学系统来说，也是个子系统。系统与子系统是相对而言的，而层次是客观存在的。

（3）目的性：每个系统都有明确的目的，而且一个系统通常只有一个目的，子系统有自己的分目的，但分目的必须和系统的总目的一致，必须服从系统的总目的。例如，医院是一个系统，而护理工作是一个子系统，因此，护理工作的目标必须与医院的总目标保持一致。

（4）相关性：系统内各要素之间存在相互依存、相互制约的关系，即系统的相关性。相关性一方面表现为子系统和系统之间的关系，系统的存在和发展，是子系统存在和发展的前提，各个子系统本身的发展要受到系统的制约。另一方面表现为系统内子系统或各要素之间的关系，某一要素的变化会影响其他要素的变化，各个要素之间的关系状态的改变会对子系统和整个系统的发展产生重要的影响。

（5）动态性：系统是不断运动、发展、变化的，要根据内外环境的需要进行必要的调整和变化，以使系统处于一个相对稳定的状态，才能保证系统功能的正常发挥和运转。

（6）环境适应性：指系统随环境的改变而改变其结构和功能的能力。系统不是孤立存在的，它要与周围事物发生各种联系，并与之协调发展。任何系统都存在于一定的环境之中，环境是该系统所从属的一个更大的系统，离开了环境，系统就无法维持。一个系统要与外部环境产生物质、能量、信息的交换就必须与外部环境保持最佳的适应状态，才能获得自身的生存和发展。

2. 系统原理的基本内容

（1）强调系统的整体性和最优化目标的实现：任何组织都是一个具有特定功能的相对独立的系统，都由若干个相互联系、相互制约的要素按一定结构关系构成，系统中的每一个要素都不是孤立的，而是根据整体目标相互联系、相互依存，按照一定的层次和结构组合在一起，同时又和外部环境不断地进行着物质、能量和信息的交换。因此，在管理中必须对管理对象进行细致的系统分析，从整体布局、部分着手、统筹考虑、各方协调，从而达到整体的最优化目标。

（2）充分考虑系统的动态性和子系统之间相关性：要实现组织的任务和目标，一方面要根据环境条件对组织进行科学设计，使组织的社会职能、结构体制、权责配置、运行机制等与外部环境保持动态的平衡；另一方面要对组织发展过程中的各种问题进行系统分析，从整体的、相互关联的角度处理问题，而不能从局部的、孤立的角度处理问题。在现实情形中，经常可以看到一个系统中，由于子系统之间不协调，从而损害了全局的利益。在这种情况下，子系统的功能虽好，但不利于达到整体的目的，效果当然不会好；相反，有时候子系统的效益虽然低一些，但有利于实现系统的功能，有利于达到整体的目的，其效果自然一定是好的。例如一支球队，也是一个互相配合的有机系统，如果队员个个球艺精湛，但相互配合不默契，不能形成一个整体，那一定不能成为优秀的球队。

3. 系统原理的相应原则

（1）整分合原则：整分合原则是指在管理中把统一领导与分级管理有机地结合，在整体规划下明确分工，在分工基础上进行有效综合。该原则要求管理必须有分有合，先分后合。其中，整体是前提，分工是关键，综合是保证。具体包含整体把握、科学分解和组织综合三个环节。为高效完成管理任务，管理者首先必须对整体工作任务有充分细致的了解，将整体目标科学地分解为各组成部分并明确分工；最后进行总体组织综合，实现系统目标。在应用整分合原则时，要注意实现能级对应和优化组合，能级对应指根据每个人才能的不同，分级运用人才，做到知人善任、用人之长、避人之短。

（2）相对封闭原则：相对封闭原则是指系统内部须具有相对稳定的结构和特定的工作任务，管理的各个环节必须首尾相接，形成回路，使各个环节的功能都能充分发挥；对于系统外部，任何闭合系统也必须具有开放性，与外界环境进行密切的物质、能量和信息交换。相对封闭原则在一定程度上反映了管理系统及管理活动具有的相对独立特性。管理中的人也是相对封闭的，要一级管一级，一级对一级负责，形成回路才能发挥各级的作用，不封闭的管理是没有效能的。因此，管理者必须注意内部封闭的相对性，不断用新的封闭来取代旧的封闭以适应不断变化的环境，提高组织系统功效，从而正确贯彻相对封闭原则。

4. 系统原理在护理管理中的应用 医院管理和护理管理是一项复杂而系统的工作，护理管理者须建立系统和整体的观念，明确系统的目的性，从整体上考虑整体与其组成部分之间的关系和相互作用。系统原理要求每个护理管理者必须从思想上明确，自己负责控制的部分是整体护理工作的动态系统的一部分，而不是一个个孤立分割的部分，应该从整体着眼对待部分，使部分服从整体。护理管理者应认识到，大多数情况下，局部与整体是一致的，但有时，局部认为是有利的事，从整体上来看并不一定就是有利的，甚至是有害的。有时，局部的"利"越大，整体的"弊"反而越多。因此，当局部和整体发生矛盾时，局部利益必须服从整体利益。同时，护理管理还应具备适应性和灵活性、预见性和主动性，能够快速响应系统外部环境和内部需求的变化。

管理知识

"木桶"法则

"木桶"法则的意思是：一只沿口不齐的木桶，它盛水的多少，不在于木桶上那块最长的木板，而在于木桶上最短的那块木板，因此该法则也被称为"短板"法则。因此，要想使木桶多盛水——提高水桶的整体效应，不是去增加最长的那块木板长度，而是下功夫依次补齐木桶上最短的那块木板，这块短板就成了这个木桶盛水量的"限制因素"（或称"短板效应"）。该法则告诉管理者：一个系统的性能或成就往往不是由其最强的部分决定，而是由其最弱的部分决定，因此，在管理过程中要下功夫狠抓单位的薄弱环节。虽然人们常说"取长补短"，但只取长而不补短，就很难提高工作的整体效应。

（二）人本原理

人本原理（human theory）就是以人为本的原理，它要求人们在管理活动中坚持一切以人为核心，以人的权利为根本，强调发挥人的主观能动性，力求实现人的全面、自由发展。其实质就是充分肯定人在管理活动中的主体地位和作用，人的能动性的发挥程度与管理效能成正比。梅奥是这一思想的早期代表人，他首先提出了以人为本的管理思想。发挥人的主观能动性，对人进行科学管理是现代管理的发展趋势。

1. 人本原理的基本内容

（1）强调人在管理中的主体地位：该原理认为人并不是脱离其他管理对象而孤立存在的，强调人是其他构成要素的主宰，财、物、时间、信息等只有在为人所掌握，为人所利用时，才有管理的价值。遵循人本原理就是要反对和防止见物不见人、见钱不见人、重技术不重人等错误的认识和做法。例如，某病房护士长整天为管好病房的资金、物资、文件处理等花了很多工夫，却没有考虑到最应该投入时间和精力的是对"人"的管理，应该多想办法使护士们的聪明才干充分发挥出来，这样才能真正把病房管理工作做好。

（2）充分调动人的积极性：在管理活动中，人是生产力发展的最活跃因素，一切管理都应以调动人的积极性，做好人的工作为根本。管理者应深入分析员工的不同需求重点，尽力满足员工的合理需求，努力为其实现自我价值提供条件和机会，使员工在工作中充分发挥潜能，从而高效完成工作任务。

2. 人本原理的相应原则

（1）能级原则：指具有一定能力的人员只有处在相应的岗位级别上才能充分发挥其作用。例如，应该根据护理人员的学历、职称和个人特点，将其分配到适合的岗位，授予不同的权力和职责，以实现人尽其才，才尽其用的目的。在管理系统中，应建立一套合理的能级结构，使得个人和单位的能力能够得到充分发挥，同时保证组织结构的稳定性和管理的有效性。能级原则还强调了权力、责任和利益的匹配，以及人才使用和社会进步的状态改变。同时，管理者应意识到实现能级对应是一个动态的过程，要根据环境变化、任务需求、员工才能的变化及时进行调整，以发挥最佳的管理效能。

（2）动力原则：指在管理活动中，管理者需要具备激发员工工作能力和积极性的动力，以确保管理工作持续有效开展。管理中有3种不同而又相互联系的动力，包括物质动力、精神动力和信息动力。①物质动力：是指用适量的物质利益来调动员工的积极性，例如提级加薪、夜班津贴等，物质动力是基础动力。②精神动力：是指用精神力量激发人的积极性、主动性和创造性，例如评选和表彰优秀护士和科研新星等，精神动力不仅可以补偿物质动力的缺陷，在特定情况下可成为决定性的动力。③信息动力：是指通过信息的交流产生的动力，例如参加学术交流、外出学习培训、传播先进思想和事迹等，信息作为一种动力，具有超越物质和精神的相对独立性。在运用动力原则时，有些管理者为了搞平衡或减少矛盾，采用轮流当先进或任意扩大先进人物数量等做法，不仅违反了动力原则，使奖励失去了应起到的动力作用，还给大家"干好干坏一个样"的感觉，挫伤了员工的工作积极性，这是应用动力原则的误区。

3. 人本原理在护理管理中的应用　在护理工作中，管理者应尊重每个护理人员的尊严和价值，关注护士的成长和发展，将护士视为医院和护理组织的最重要的资源，提供持续的职业培训和晋升机会，促进护士充分实现自身潜能和职业价值。护理管理者应注重员工的精神需求和内在动力，倡导多采用激励和及时给予鼓励的管理方式，避免严厉的惩罚性的管理工作方式。护理管理者要注意倾听员工的声音，尊重员工意愿，定期通过意见调查、面谈等方式了解员工需求和期望，鼓励员工参与决策。同时，护理管理者应建立科学的激励机制，公平公正地处理与员工切身利益相关的事项，例如薪酬分配、竞争性名额的分配等，激励那些真正对组织有贡献度的员工，以调动和激发员工的积极性、主动性和创造性。

（三）责任原理

责任原理（responsibility theory）就是对组织运作过程中，各种责任的产生、发展、变动的一般规律性的反映，其本质是保证及提高组织的效益和效率。管理是追求效率和效益的过程。在这个过程中，要挖掘人的潜能，就必须在合理分工的基础上明确规定这些部门和个人必须完成的工作任务和必须承担的与此相应的责任。

1. 责任原理的基本内容

（1）明确个人职责，确保责任与权利相一致：管理者要明确组织内各部门及员工的工作任务和相应责任，这是组织生存发展的基础，也是组织高效运作的保障。挖掘人的潜能的最好办法是明确每个人的职责。为了使责任落到实处，职责的边界和内容应清晰明了，职责要落实到人。

（2）职位设计和权限委任应当合理：一个人对工作是否能做到完全负责取决于权限、利益和能力这三个因素。权限是实行任何管理都要借助于一定的权力，没有一定的权力，任何人都不可能对工作实行真正的管理。利益完全负责意味着要承担风险，管理者在承担风险的同时要对收益进行权衡。这种利益不仅仅是物质利益，还包括精神利益。能力是完全负责的关键因素。

（3）奖惩要分明，公正且及时：对每个人的工作表现和绩效给予公正且及时的奖励，有助于激发人的积极性，进而提高管理成效，及时引导每个人的行为朝向符合组织需要的方向变化。对每个人进行公正的奖励，要求以准确的考核为前提。若考核标准不细致或不准确，奖励就难以做到恰如其分。因此，首先要明确工作绩效的考核标准。及时而公正的惩罚也是必不可缺的，惩罚虽然可能会带来挫折感，在一定程度上影响人的工作热情，但惩罚的真正意义在于"罚一儆百"，利用人们对惩罚的恐惧心理，通过惩罚少数人来教育多数人，从而强化组织管理的权威。管理的责任原理要求在管理活动中要分工明确，职责分明；责、权、力、利相一致；奖罚严明，公正及时。

2. 责任原理的相应原则

（1）责权一致原则：指在一个组织中，员工所拥有的权力应当与其所承担的责任对等。所谓"对等"就是相互一致，不能拥有权力，而不履行其职责；也不能只要求员工承担责任而不予授权。向员工授权是为其履行职责所提供的必要条件。合理授权是贯彻权责一致原则的重要方面，必须根据员工所承担的责任大小授予相应权力。员工完成任务的好坏，不仅取决于个人努力和素质，也与上级管理者的合理授权密切相关。

（2）公正原则：管理的公正原则不仅要求管理者对被管理者一视同仁，以同样的标准要求所有员工遵守组织的流程、制度与规范，更包括在工作安排、义务承担、成长机会、过失处理、利益分配等方面做到公平公正。在资源分配上，公正原则是确保组织资源在成员间公平合理分配，而不是简单的平均分配。因此，应按照员工承担的责任和贡献的大小进行公平公正的资源分配，才能提升组织成员的工作积极性。

3. 责任原理在护理管理中的应用　护理管理者应清晰地将工作责任明确到每一位员工，确保每个岗位和职责有明确的责任界定，这有助于员工理解自己的工作内容和期望结果。在组织中，通过树立榜样、责任培训等方式，建立重视责任和结果的文化。责任原理要求护理管理者对护士的绩效进行监督和评估。通过定期检查和反馈，管理者可以确保员工在履行责任时保持高标准，并及时纠正任何偏差。管理者需要建立明确的奖励和惩罚机制。对于表现出色的护士，应给予适当的奖励和认可；对于未能履行责任的护士，护理管理者需要及时采取适当的惩罚措施，以提醒他们重视自己的责任。

（四）效益原理

效益原理（benefit theory）是指组织中的各项管理活动都要以实现有效性、追求高效益作为目标。效益原理强调管理活动的效果和效率，涉及管理的各个方面，如生产管理、质量管理、财务管理和人事管理等。现代社会中任何一种有目的的活动，都存在着效益问题。获取效益是一个

笔记栏

组织存在的根本，也是管理的终极目标和永恒主题。效益原理的应用旨在提高组织的管理水平，优化资源分配，降低成本，提高生产效率，从而实现组织的长期稳定和高效益发展。

1. 效益原理的基本内容

（1）成本–效益观念的建立：效益包括效率和有用性两个方面，前者是"量"的概念，反映耗费与产出的数量比；后者属于"质"的概念，反映产出的实际意义。效益表现为量和质的综合，其核心是价值。效益原理要求管理者建立成本–效益观念，避免人、财、物、时间的浪费或盲目地上项目、购设备，达到有效地利用各种资源的目的。护理管理者要强化对护士成本–效益观念，在临床工作中避免各种物品的浪费使用，这不仅符合环境保护的大需求，也能提高医院的经济效益。

（2）经济效益和社会效益相统一：效益是有效产出与其投入之间的比例关系，可以从社会和经济角度考察，即社会效益和经济效益。在处理社会效益和经济效益的关系时，若二者发生矛盾，经济效益应服从社会效益。管理者在追求经济效益的同时，必须要注意其活动引起的社会效益，通过技术创新或管理创新，把两者统一起来，并且以追求社会效益为最高目标。例如，要充分意识到医院是治病救人、救死扶伤的场所，不能唯金钱论、唯经济效益论，要为和谐社会的发展作出应有的贡献，实现医院社会效益的最大化。

（3）处理好全局效益和局部效益的关系：全局效益是一个比局部效益更为重要的问题。如果全局效益很差，局部效益提高就难以持久。不过，局部效益是全局效益的基础，没有局部效益的提高，全局效益难以实现。局部效益和全局效益是统一的，有时又是矛盾的。因此，当局部效益与整体效益发生冲突时，管理者必须把全局效益放在首位，做到局部效益服从整体，从而获得最佳的整体效益。

2. 效益原理的相应原则

（1）价值原则：效益的核心是价值，价值是客观效用与消耗的比值，既不是单纯的商品价值，也不是单纯的经济价值，而是经济价值和社会价值的统一，是更高层次的价值概念。价值原则是指在管理工作中通过不断地完善自身结构、组织与目标，科学有效地使用人力、物力、财力、智力和时间资源，实现经济效益和社会效益的最大化。管理者重视物力资源、智力资源和时间资源的综合支出，重视成果的经济效益和社会效益，从而正确地运用价值原则。

（2）投入产出原则：效益是一个对比概念，通过以尽可能小的投入获取尽可能大的产出来实现效益最大化。投入是指在生产过程中使用的各种资源，包括人力、物力、财力等。产出是指在生产过程中获得的产品或服务的数量和质量。理想情况下，投入与产出呈正相关关系，即投入越多，产出也会随之增加。然而，在实际生产过程中，投入与产出的关系可能受到各种因素的制约，如资源有限、技术不足等。因此，如何能实现效益的最大化是每个管理者必须考虑的问题。

3. 效益原理在护理管理中的应用　护理管理在注重经济效益的同时，还须注重其社会效益，并将追求社会效益作为最高目标。这意味着在护理管理过程中，不仅要关注经济效益的提升，如降低护理成本、提高资源利用效率等，还要关注其对社会产生积极的影响。此外，正确处理好全局效益和局部效益的关系，以获得最佳的整体效益，在资源配置、任务分配等方面，要充分考虑整个护理团队的利益，避免片面追求某一方面的效益而忽视其他方面。此外，注意长远目标与当前任务的结合，增强工作的预见性和计划性，减少盲目性和随意性。

（张俊娥）

笔记栏

小　结

　　本章介绍了古典管理理论、行为科学理论、现代管理理论以及管理的原理。古典管理理论的代表有泰勒的科学管理理论、法约尔的一般管理理论以及韦伯的行政组织理论等。行为科学理论的代表包括有梅奥的人际关系理论、麦格雷戈的 X 理论和 Y 理论等。现代管理理论丛林包括管理过程学派、管理科学学派、社会系统学派、决策理论学派、经验主义学派和权变理论学派等。现代管理理论的新发展包括学习型组织理论、战略管理理论、核心能力理论和跨文化管理理论等。管理的原理主要介绍了系统原理、人本原理、责任原理和效益原理。

思考题

1. 行政组织理论在护理管理学中如何应用？
2. 梅奥的人际关系理论的主要观点是什么？
3. 人本原理的相应原则是什么？

笔记栏

ER3-1
本章教学课件

第三章

护理管理环境

我们在同样的条件下，几乎从不两次使用同一原则，因为应当注意到各种情况的变化，同样还要注意到人的不同和其他许多可变的因素。

——亨利·法约尔

 导学案例

患者需求第一：诊所环境特色

国外某诊所是一家全球规模较大的非营利综合医院之一。作为集众多专业领域于一体的医疗服务组织，它在服务理念、诊疗环境和人文关怀的每一个接触点，都让患者充分体验和认识到其卓越组织管理的品牌价值。

服务理念：该诊所通过"发展合作医学，即团队医疗"这一价值观来实现其"患者需求至上"的目标。协作、协力、协调是支撑该诊所团队合作的"三驾马车"。

诊疗环境：该诊所一直坚持良好的环境有助于患者的诊治和康复。从医院里的公共场所到检查室和实验室，该诊所在设计上明确传达的宗旨是：消除患者的紧张情绪，为患者提供一个庇护所，合理分散患者的注意力，向患者表示关爱和尊重。

人文关怀：在该诊所，无论是医护人员的服务理念，还是诊疗环境的布局，都散发着浓浓的人文情怀，给患者带来希望。

请思考：

1. 组织环境的相关概念、组织与环境相关的管理理论及其内涵是什么？
2. 护理管理环境及其优化策略有哪些？

第一节 概 述

在管理活动中，组织环境调节着组织结构设计与组织绩效的关系，影响组织的有效性。要实现组织的生存和发展，管理者就必须了解、熟悉管理环境的相关概念，洞悉环境因素的变化，及时优化管理环境，求得管理环境和发展目标之间的动态平衡。

一、管理环境的相关概念

（一）组织环境

1. 组织环境 组织环境（organizational environment）是指所有潜在影响着组织运行和组织绩效的因素或力量，它对组织的生存和发展起着决定性作用。组织环境可以从静态与动态两个方面来理解。静态组织环境是指组织结构，即人、职位、任务以及它们之间特定的关系网络。动态组织环境则指维持与变革组织结构，以及完成组织目标的过程。组织与环境的关系见图3-1。

笔记栏

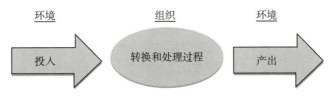

图 3-1　组织与环境的关系

2. 组织界限　组织界限（boundaries of organization）是维持组织相对独立性的有形和无形的壁垒。组织是通过组织界限将组织与外部环境区隔开来，并在组织界限的作用下成为相对独立的整体。组织界限可以分为有形组织界限和无形组织界限。有形组织界限指可以识别的，有明显组织标志的特征，如医院的围墙、家庭的防盗门、学校的门卫及一些单位、机构对外公布的规定等。有形组织界限提示着该组织不同于其他组织的特征。无形组织界限则指从外部特征难以识别，但能影响其组织成员的行为和思想等内容，主要包括组织或行业的行为规范、文化、管理风格、规章制度等。

（二）管理环境

管理环境（management environment）是存在于一个组织内部和外部并影响组织业绩的各种力量因素的总和。对于管理环境的定义可以从以下两方面理解：

1. 管理环境是相对于管理组织和管理活动而言的　任何一种组织都是社会系统中的一个子系统，即存在于一定的管理环境中，所有的管理环境都与组织特定的管理活动相关联。在人类社会产生之前，自然界客观存在，没有环境与非环境的界定，人类出现后形成了自己的社会活动，并产生对活动的管理，客观世界的一部分与这种活动相关联，才成为管理环境，如与经济组织的管理活动相关的是经济管理环境，与医疗卫生组织的管理活动相关的即为医疗卫生管理环境。

2. 管理环境是管理系统内外部一切相关事务和条件的集合体　进行管理活动必须具备一定的内外部条件才能实现管理目标，这些条件的总和就构成管理环境。但是内外部条件与环境并不完全相同，单一的某个事务或某个条件只是环境的组成部分或子系统，只有针对某个特定的管理系统，与其相关的内外部条件集合体才能称为该管理系统的环境。当某一管理系统确定后，其内部由管理组织及其活动组成，外部则由与此系统有关的一切事务和条件组成，管理系统内外部之间相互联系和作用，不断交换信息、物质、能量等，且处于不断的变化之中。

（三）管理环境的类型

1. 外部环境　管理的外部环境是指存在于组织之外，并对组织管理过程产生影响的外界客观情况和条件的总和，外部环境是各类组织赖以生存的共同空间，并对所有组织均能产生影响，主要包括政治环境、经济环境、科学技术环境及社会文化环境四个方面。

2. 内部环境　管理的内部环境是指组织内部对管理活动发生影响的各种因素总和。它随组织的产生而产生，在一定条件下组织的内部环境是可以控制和调节的，如物质环境、心理环境、文化环境等。

（四）管理环境与组织的相互作用

任何组织都是在一定的环境中进行活动，组织是一个开放的系统，时刻需要与外部环境发生互动。组织与环境之间是相互联系、相互作用的，其关系主要表现在两个方面：一是环境对组织的决定和制约作用；二是组织对环境的适应和能动作用。

1. 管理环境对组织的影响

（1）管理环境是组织运行的基础：组织的建立由社会需要和环境条件所决定，组织开展工作所需要的各种物质基础，人、财、物等要素，都来源于组织所处的内部环境，组织的产品和服务

笔记栏

只有与外部环境进行各种不同形式的交换，体现商品和劳务的价值，才能获得收益，从而使组织发展壮大。

（2）管理环境影响组织管理活动：当外部环境竞争激烈时，要求组织调整内部环境，进行各部门的分工和协作，提高组织竞争力；随着社会人群文化素养普遍提高，组织必须加强员工知识技能培训，提高产品和服务质量，满足不断增长的社会服务需求。

（3）管理环境影响组织绩效水平：组织的效益取决于组织的外部环境影响和组织内部管理水平的高低，稳定的国家政策、完善的法律法规、健全的社会制度、秩序井然的组织内部管理，有利于提升组织绩效水平。

2. 组织对管理环境的能动作用 组织的外部环境虽然是组织自身不可控制的因素，但组织的管理除了被动适应环境外，还可主动适应甚至影响和改变环境，提高组织生存与发展的机会。管理对外部环境的影响可以通过多种途径实现。如医院按照《进一步改善护理服务行动计划（2023—2025 年）》精神，落实卓越护理服务，提高患者及社会对护理的满意度，提升护理专科的影响力，进而赢得社会和政府对护理发展的支持。

二、护理管理环境

（一）护理管理环境的特点

1. 客观性 护理管理环境是客观存在的，它不随护理组织中人们的主观意志转移，而且它的客观存在制约着护理组织的活动。作为护理管理环境基础的自然的（物理环境）和社会的各种条件（政策、法规等）是物质实体或物质关系，他们是护理组织赖以生存的物质条件，对护理组织来说是一种客观存在的东西。

2. 系统性 护理管理环境是由与护理组织相关的各种外部事物和条件相互联系所组成的整体。组成这个系统的各种要素，如自然条件、社会条件等相互关联，形成一定的结构，表现出护理管理环境的整体性。护理组织所处的社会是一个大系统，护理组织的外部环境和内部环境构成了经济环境、文化环境等子系统。任何子系统都要遵循它所处的更大系统的运动规律，并不断进行协调和运转。护理管理活动就是在这种整体性的环境背景中进行的。

3. 动态性 护理管理环境的各种因素是不断变化的，患者需求的变化、医疗技术的进步、政策法规的调整等不断地重新组合，不断形成新的护理管理环境。护理管理者既要从护理管理环境中输入物质、能量和信息，也要从护理管理环境输出各种产品和服务，这种输入和输出结果必然使护理管理环境发生或多或少的变化，使得护理管理环境总是处于不断运动和变化之中。这种环境自身的运动就是组织环境的动态性。

4. 复杂性 护理管理环境的复杂性是护理组织在进行环境分析时应当考虑到的环境因素的总体水平。护理管理环境的复杂性不仅表现在护理环境因素的数量上，还表现在环境因素的多样化方面。影响组织的环境因素不是同属于某一类或几类，而是多种多样、千差万别。既包括人的因素，也包括物的因素；既包括微观层面的因素，也有政治、经济、技术、文化等宏观方面的因素。这些因素以不同的方式综合地影响着护理管理工作，影响或制约着护理组织行为。

（二）护理管理环境的意义

1. 护理管理环境是护理组织运行的基础 护理组织开展工作所需的各种物质基础，人、财、物等要素都来源于护理组织所处的内部环境，护理组织的服务只有与外部环境进行各种不同形式的交换和平衡，才能使护理组织保持正常运行并不断发展。

2. 护理管理环境影响护理组织管理活动 当护理组织外部环境发生变化时，护理组织需要调整内部环境，协调各部门的分工和协作，提高护理组织竞争力，满足不断增长的社会健康需求。

3. 护理管理环境影响护理组织绩效水平 护理组织的效益取决于护理组织的外部环境和护

理组织内部管理水平的高低，稳定的国家政策、完善的法律法规、健全的社会制度及优秀的组织内部管理，有利于提升护理组织的绩效水平。

护理管理者必须了解、熟悉其所处的护理管理环境，洞悉护理管理环境因素的变化，并根据环境因素变化及时调整护理管理的目标、方向、路径和行为，求得护理组织环境和发展目标之间的动态平衡。

（三）护理管理环境发展趋势

1. 全球化发展 随着全球经济一体化进程的加快，我国医院走向国际化已是大势所趋。国际医院认证是我国医院走向国际化的途径之一。国际医院认证（International Hospital Attestation）是国际上为了确保医疗服务质量，医院必须定期接受独立于医疗保健机构之外的非政府性机构的评鉴，从客观的角度衡量医院的品质，成为一个值得信赖的医疗机构。目前在国际上有多种认证评价标准，与医院相关的综合性的认证评价标准，如 ISO 9000 族质量体系标准、欧洲质量管理基金会标准（EFQM 认证）、马尔科姆·波多里奇（Malcolm Baldrige）国家质量奖标准、医疗机构评审联合委员会国际部（JCI）标准等；针对医院护理服务的国际认证有"磁性医院认证"等。

2. 多元化发展 从 20 世纪 60 年代开始，在全球护理学界应运而生了跨文化护理理念。跨文化护理管理（trans-cultural nursing）是指通过文化环境和文化来影响服务对象的心理，使其处于一种良好的心理状态，以利于疾病康复。跨文化护理根据服务对象的社会环境和文化背景，了解服务对象的生活方式、信仰、道德、价值观和价值取向，向服务对象提供多层次、多体系、高水平和全方位的有效护理。跨文化护理服务的崭新理念，做到为不同文化背景的服务对象提供具有特色的文化关怀护理服务。

3. 信息化发展 随着计算机技术的不断发展和现代化管理的进步，科学化的管理模式正在逐步代替传统的经验管理模式。全球信息化已经到来，护理信息系统的建设和完善改变了传统护理工作模式。护理信息化管理能够使护理管理者结合护理信息的特点，科学地处理在各个护理领域中收集到的相关信息，更好地发挥医学护理情报的功能，实现护理工作的最终服务目标，对于促进护理管理工作的科学化和规范化、贯彻以患者为中心的护理理念、推行优质护理服务、提高临床护理质量、促进护理学科发展起到积极的推动作用。

三、护理管理环境的优化策略

（一）构建完善的护理组织结构

健全而有力的组织结构是控制的保证。任何管理要落到实处必须依托健全完善的组织结构。三级管理是三级甲等医院护理管理的基本要求，作为传统的职能式组织结构形式，主要通过正式的权利性影响因素发挥其组织效能；护理委员会是三级管理结构下的项目导向性组织，即具体工作的项目/任务团队，其数量、类别按工作需求动态调控，各委员会负责人及成员均为护士长，全院护士长依个人特质申请并经护理部审批后加入相应委员会，组织结构更趋协同效应的团队模式，其分权型、灵动型的双重特点更为突出，能有效弥补三级管理集权型组织特点中对于内外部新信息的吸收慢和外界环境反应慢的不足，特别是其灵动型组织特点，更加体现组织结构的扁平化、多样化和强调人的积极性、主动性、创造性等人本特点，促使组织中个体"偏好行为"在更高层面得以展示和体现。所以，"三级管理＋护理委员会"新型组织体系因强化个体的"偏好行为"产生增值效应，增强组织的凝聚力、执行力、创新力，有利于打造优秀管理团队。护理质量管理三级控制组织架构见图 3-2。

（二）构建护理管理控制系统

根据护理组织环境的系统性和复杂性，护理管理者控制组织的行为可以从组织设计方面出发，发展出能够使其对外部环境中特有力量和情况作出恰当反应的内部结构和控制系统，包括优化组织结构，确保各部门之间的协同与沟通；建立有效的控制系统，以便及时监测和评估组织的

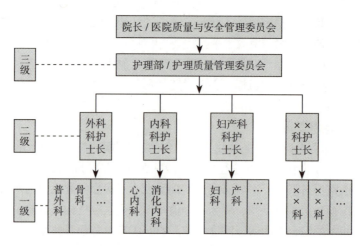

图 3-2　护理质量管理三级控制组织架构

运行情况；同时，还需要制订灵活的应对策略，以应对外部环境中的不确定性和变化。护理管理者的关键职责之一就是对组织及其环境的匹配进行良好的管理，不断调整组织结构和控制系统，并确保护士能够积极应对调整后的组织结构和控制系统，使组织结构及控制系统能够对环境作出良好的反应。

（三）营造良好的组织环境氛围

组织氛围是指组织成员对所处组织整体内部环境特性的主观知觉和感受，良好的护理组织氛围能够激发护士的工作热情。护理管理者可以通过营造良好的护理组织气氛，提高护士的团队心理安全感知水平和工作满意度水平，进而达到提升护士职业认同水平的目的。此外，护理管理者还要积极争取医院领导及其他部门对护理工作的支持，在护理人力配置、护理人才培养、护理绩效考核等方面给予倾斜，营造一个能吸引、培养、留住护理人才的氛围，构建良好的护理职业发展大环境。这样的大环境让许多优秀人才愿意选择护理作为自己的终身职业，临床工作中勇于创新、敢于担当，护理事业才会持续发展。

（四）关注护理管理环境的动态变化

现代管理学家彼得·德鲁克认为环境变化并不可怕，可怕的是沿用昨是今非的逻辑。护理管理环境的动态性要求护理管理者保持对护理管理环境变化的敏感性和前瞻性，研究内部环境的稳定和优化，关注外部环境的变化，如政策法规的调整、医疗技术的进步、患者需求的变化等，认真评估各种环境变化带来的机遇和挑战，审时度势，制订出既符合外部环境的变化趋势，又能够充分发挥内部环境优势和潜力的管理策略，护理管理才能与时俱进，护理管理环境才能持续发展。

第二节　组织环境理论与应用

组织作为一个开放系统，与其外部环境相互影响、相互渗透，这种互动关系使得众多管理学家从不同的学科背景出发，在不同的研究层次上，从不同的理论视角提出有关组织与环境关系的核心问题，形成了多个既竞争又互补的理论学派。

一、资源依赖理论

（一）资源依赖理论的主要内容

资源依赖理论（resource dependence theory）指一个组织生存的重要目标，旨在想办法降低组织对外部关键资源供应组织的依赖程度，并且寻求一个可以影响这些供应组织的关键资源以及能够稳定掌握的方法。组织的生存需要从周围环境中吸取资源，需要与周围环境相互依存、相互作用才能达到目的。

1. 组织与周围环境相互依存　组织间的资源依赖产生了其他组织对特定组织的外部控制，并影响了组织内部的权力安排；维持组织的运行需要多种不同的资源，而这些不同资源不可能都由组织自己提供。外部限制和内部的权力构造构成了组织行为的条件，并产生了组织为了摆脱外部依赖，维持组织自治制度的行为。

2. 组织可以调整对环境的依赖程度　通过分析组织怎样以合并、联合、游说或治理等方法改变环境，说明组织不再是需要去适应环境的行动者，而要让环境来适应自身，这是资源依赖理论一个鲜明的特点。比如组织会通过垂直整合来消除与其他组织的共生式依赖；通过水平扩展，吸收竞争者以消除竞争中的不确定性；或者通过多样化的策略，扩展到多个领域，以避免依赖单个领域内的主导性组织等。

3. 对环境的认识是一个行为过程　环境不是固定的客观现实，是不断变化和进步的，组织需要持续地认识环境，才能在服从环境的同时调整对环境及资源的依赖程度，达到组织存活的目标。

（二）资源依赖理论的评价

1. 资源依赖理论的优点

（1）科学性：基于实证研究和观察，提出了组织与其环境之间的依赖关系，并对这种关系进行了深入的分析。该理论通过提出一系列假设和概念框架，为组织行为学、组织理论和管理学等领域的研究提供了重要的理论基础。

（2）实用性：它可以帮助组织管理者理解组织与其环境之间的依赖关系，从而更好地制订战略和决策。例如，组织可以通过分析自身的资源需求和依赖程度，寻找合作伙伴、拓展资源渠道、提高资源利用效率等，从而实现更好的生存和发展。

（3）前瞻性：资源依赖理论强调组织需要不断地适应环境的变化，寻求新的资源和合作机会，以保持其竞争优势。这种前瞻性的思考方式有助于组织在面对市场变化、技术革新等挑战时，保持灵活性和创新性，从而在未来的竞争中取得优势。

2. 资源依赖理论的缺点

（1）过于强调外部因素：资源依赖理论过于强调外部因素对组织生存和发展的影响，忽略了组织内部因素的作用。事实上，组织的内部管理和创新能力同样重要，对于提高组织的竞争力和适应性具有关键作用。

（2）难以量化和验证：资源依赖理论涉及多个方面的因素，包括组织对外部资源的依赖程度、外部环境的稳定性、组织内部资源和能力等。这些因素往往难以量化评估，因此在实际应用中可能会存在一定的困难。

（3）局限性：资源依赖理论主要适用于那些对外部环境资源依赖程度较高的组织，如非营利组织、政府机构等。对于其他类型的组织，如技术创新型企业、初创企业等，这一理论的适用性可能会受到一定限制。

（三）资源依赖理论的应用

资源依赖理论更多的是一种观察组织间关系的视角和概念系统，而不是可以操作化的方法体系。

1. 组织战略制订与调整　资源依赖理论强调组织无法完全控制自己所依赖的资源，因此，组织需要通过管理和维护与其他组织的关系来获取所需的资源。这要求组织在制订和调整战略时，充分考虑到自身资源的不足以及对外部资源的依赖。如医院需要根据充分评估自身资源情况，制订医院发展战略；根据社会对医疗护理服务需求，调整各科室间的资源占比等。

笔记栏

2. 组织间相互合作　每个组织都存在对外部资源和关系的依赖。因此，组织需要积极寻求与其他组织的合作，以获取所需的资源。这种合作可以是多方面的，如各医院之间的帮扶、扶贫合作、托管；不同等级医院间的互联互通、相互转诊；不同专业水平的医院进行远程会诊及指导等。

3. 优化资源管理　组织在管理中要特别关注资源的获取、利用和保护。组织需要建立完善的资源管理机制，通过合理的资源配置和高效的资源利用，确保组织运营的稳定性和持续性。如管理者根据科室护理工作量合理领用、配置各种耗材，合理安排并及时调整科室人力。

4. 组织变革与创新　资源依赖理论鼓励组织面临资源短缺或依赖过重的问题时，需要通过变革和创新来寻找新的资源获取途径或降低对特定资源的依赖。如当科室人力资源有限，需要改进科室工作流程，缩减不必要的工作环节；护士为解决临床护理工作中的难点进行发明创造、申请专利等。

知识拓展

资源依赖理论的发展史

资源依赖理论起源于20世纪70年代，由杰弗里·费佛尔（Jeffrey Pfeffer）和杰拉尔德·萨兰奇克（Gerald Salancik）在其1978年的著作《组织的外部控制：资源依赖视角》中正式提出，主要关注组织如何通过管理其与外部环境的关系来获取和保持资源，从而实现生存和增长。资源管理理论的发展经历了几个阶段。在早期，理论主要集中在组织如何通过政治策略来管理外部依赖关系。随后，研究者开始探讨组织内部结构和过程如何受到外部依赖关系的影响。进入21世纪，资源依赖理论与其他理论相结合，进一步拓展了应用范围和深度，如资源依赖理论与系统理论、网络理论、制度理论等相结合，有助于护理管理者更好地理解与应对护理管理的复杂性和挑战性，提升护理管理的科学性和有效性。

二、人机环境系统理论

（一）人机环境系统理论的主要内容

人机环境系统理论是一种跨学科的理论，实质是在分析人、机器和环境特性的基础上，运用系统工程的思想和方法，归纳总结三者之间相互关系以及该关系运动的规律，进而指导人们在统筹规划人、机器和环境的特性与关系后构建最优的行为组合的认识方法体系。在一个系统中，人、机和环境三者的相互作用和影响，需要进行有效的协调和管理才能实现系统的高效运转或预期的目标。

1. 人机环境系统中的三要素

（1）人：是工作的主体，即系统中的操作者或使用者。人具有意识和目的，能够操纵和控制各类设备和其工作的环境。同时，设备和环境也会对人产生反作用。人可以是用户、操作者、决策者、设计者和维护者。

（2）机：各种设备和物质，通常这些设备会受到人的控制。这些设备可以包括各种类型的机器、工具和其他劳动手段及机制机理等。

（3）环境：是人和机器工作生活所处的背景，包括自然环境、社会环境和人造环境等。环境因素可以对人和机器的性能产生影响，因此需要被仔细考虑和控制。

2. 人机环境系统理论研究的内容

（1）人的特性研究：包括人的工作能力、基本素质的测试与评价，体力负荷、脑力负荷和心理负荷的研究，以及人的可靠性研究和数学模型（如控制模型和决策模型）的研究等。

（2）环境特性的研究：主要为环境检测技术、环境控制技术和环境建模技术的研究，如实验室的温控监测及特定温度的控制技术等。

（3）人－机关系的研究：静态人－机关系研究，如作业区域的布局与设计；动态人－机关系研究，如人机功能对比研究、人工智能研究；人－机界面研究，如显示和控制的人－机界面设计及评价技术研究。

（4）人－环关系的研究：主要研究环境因素（低气压、重力、温湿度、照明、噪声等）对人的影响，环境适应人的生活以及个体防护技术的研究等。

（5）机－环关系的研究：主要研究环境因素对机器性能的影响，以及机器对环境的影响等，如医院的某些贵重仪器设备运转时需要特定的环境空间及温度，使用放射性器械时需要对周围环境进行防护，如铅门的使用。

（6）人－机－环境系统总体性能的研究：包括人－机－环境系统总体数学模型的研究，系统全数学模拟、半物理模拟和全物理模拟技术的研究，以及系统总体性能（如安全、高效、经济）的分析、设计和评价等。

（二）人机环境系统理论的评价

1. 人机环境系统理论的优点

（1）科学性：人机环境系统理论运用系统科学、心理学、人机交互等多个学科的理论来研究人、机和环境之间的关系，具有较强的跨学科性和综合性。

（2）实用性：人机环境系统理论在多个领域都有实际应用，如航空航天、制造业、医疗等。可以帮助把分散的人、机、环境三大要素有效结合起来，并充分发挥各个分散要素的作用，从而提高工作效率、降低错误率、改善工作环境等。

（3）前瞻性：人机环境系统理论不仅关注当前的人机交互问题，还致力于预测和解决未来可能出现的问题。随着科技的不断发展，人机交互的方式和形式也在不断变化，人机环境系统理论的前瞻性可以帮助我们更好地应对未来的挑战。

2. 人机环境系统理论的缺点

（1）局限性：人类行为是一个非常复杂的过程，涉及许多因素，如认知、心理、社会文化等。人机环境系统并没有充分考虑这些因素，导致其对人类行为的解释力和指导性受到限制。

（2）难以量化评估：人机环境系统涉及多个因素，如人的操作、机器的性能、环境的条件等，这些因素之间的相互作用和影响难以用简单的量化指标来衡量。

（三）人机环境系统理论的应用

1. 人因工程设计　人因工程是研究如何使机器、设备、环境等的设计更符合人的生理、心理特征，以提高工作效率、安全性和舒适度的科学。在人机环境系统理论的指导下，人因工程师可以设计出更符合护理工作中人体工程学原理的设备，减少护理人员职业病的危害因素，优化工作流程，减少人的错误和疲劳，提高工作质量和效率。

2. 智能化与自动化　在智能制造领域，人机环境系统理论可以帮助实现护理与机器之间的协同作业，如护理机器人，提高生产效率和质量。同时，通过自动化技术的应用，如 AI 抓取各种健康数据，数据平台的分享及使用，可以减少人的操作失误和疲劳，提高作业的安全性和稳定性。

3. 健康监测与预警　通过对患者的生理数据进行实时监测和分析，可以及时发现患者的健康问题和潜在风险，便于护士采取相应的干预措施，保障患者的健康和安全。

4. 环境优化与改善　指导环境优化和改善。通过对医院环境的研究和分析，可以发现影响护士工作效率和医护患健康的不良因素，从而采取相应的改善措施，提高医院环境的舒适度和安全性。

笔记栏

三、护理环境理论

（一）护理环境理论的主要内容

护理环境理论是由护理学创始人南丁格尔提出，也是最早产生的护理理论。后人根据她早期对护理环境的认识提出了护理环境理论，并引发了学者们对护理环境的关注和研究。

1. 护理环境理论的四个概念 南丁格尔从环境管理的角度提出医院环境对维护健康的重要性，她在著名的《护理札记》中对护理的四个基本概念：人、环境、健康和护理进行了描述，提出护理与其他三个概念的关系，认为这些因素互相影响，护理的目标是人。在她的理论中包括了物理环境、社会环境和心理环境（图3-3）。

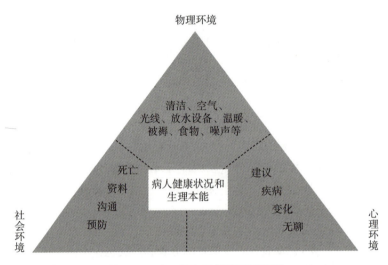

图3-3 南丁格尔的护理环境理论

2. 护理环境理论的要点 南丁格尔理论的核心概念是环境，认为环境是影响生命生存和发展所有外界因素的总和，这些因素能够缓解或加重疾病和死亡的过程。护理的目标是把患者放置在最佳的环境中，使得健康成为一个自我恢复的过程，护理工作是帮助患者处在一个合适的环境中，让患者恢复健康。南丁格尔的环境理论使用了空气、温暖、光线、食物、清洁和噪声等概念，提出物理、社会和心理是相互关联的，物理环境直接影响医院和社会环境的疾病预防及治疗效果，患者的心理状况也受到物理环境的影响，并提出护理应通过提供舒适而安全的环境，如新鲜空气、充足光线、安全温暖的环境来促进患者的康复，保证患者在疾病康复过程中避免不良环境的影响。

（二）护理环境理论的评价

1. 护理环境理论的优点

（1）强调护理工作的专业性和科学性：南丁格尔认为，护理不仅仅是照顾患者的生活起居，更是一种具有专业性和科学性的工作。她提出了许多科学的护理理论和实践经验，如病房卫生管理、病情观察、饮食调理等，为现代护理实践提供了重要的指导。

（2）重视护理工作的社会性和精神性：南丁格尔认为，护理工作不仅仅是医疗行为的一部分，更是一种社会行为和精神行为。她强调了护士与患者之间的情感交流和人文关怀，提倡护士要具备高尚的品德和献身精神，为患者提供全面的身心护理。

（3）提出护理教育的重要性：南丁格尔非常重视护理教育，她认为只有通过专业的护理教育，才能培养出具备专业素养和技能的护士。她提倡护理教育要以实践为基础，注重培养学生的实际操作能力和创新能力。

2. 护理环境理论的缺点　由于历史的局限性，南丁格尔强调了物理环境的重要性，相对忽视了心理和社会环境对健康的影响。当时她虽也注重到了患者的心理、精神因素对躯体的影响，但未上升到理论高度。

（三）护理环境理论的应用

护理环境理论的应用旨在为患者创造一个安全、舒适、有利于康复的环境，促进患者的身心健康。

1. 医院感染的控制　护理环境理论强调环境对生命机体或人类活动可能产生直接或间接的影响。在控制医院感染方面，适宜的环境条件（如温度、湿度、通风和噪声）可以有助于减少感染的风险。

2. 促进健康、预防疾病和恢复健康　护理环境理论关注如何帮助个体维持最佳健康水平或健康状态，减少或消除不利于健康的各种因素，以及为已出现健康问题的人提供专业服务。例如，通过调整病房的温度、湿度和光线等环境因素，可以为患者创造一个舒适、有利于康复的环境。

3. 患者的护理　在患者出入院时，护理环境理论也起到重要作用。例如，为患者提供安全、舒适的转运环境，确保患者在转运过程中的安全。此外，护理环境理论还关注患者的心理和社会需求。例如，为患者提供适当的独处空间，以满足其隐私和自尊的需求；同时，也要考虑到患者的社会交往需求，为其提供与亲友交流的机会。

第三节　护理管理外部环境

构成护理管理外部环境的因素各自独立又互相作用，对护理组织产生间接、长远影响，当护理管理外部环境发生剧烈变化时，会导致组织发展的重大变革。

一、政治环境

政治环境是指国家和地区的政治制度、政策、法律法规、体制等。国家的政治环境决定着护理组织的管理政策和管理办法，我国现行的与护理相关的政策法规主要包括医疗卫生政策、法律法规、部门规章、诊疗护理规范及常规等，为维护护士的合法权益、规范护理行为、保障医疗安全和促进人类健康提供了行为准绳，使广大护士在执业活动中有法可依、有章可循。目前我国的卫生体制处于不断变革过程中，医院的运营体制和管理机制也随之发生深刻的变化。管理者应全面了解与护理相关的法律政策、指导方针，在我国政治大环境下依法运用法律保护护理组织的合法权益。

（一）法律法规

法律法规具有强制性、规范性、严肃性等特点，加强和改进法律法规实施工作，是推动经济社会平衡充分发展、满足人民美好生活需要的有力保障。护理管理者将法律意识教育及相关政策法规性文件学习纳入护理工作及护理管理之中，从而增强护理人员的职业法律意识，明确法律与护理工作的关系，既符合国家全面建设健康中国的顶层设计要求，也是推动护理事业稳步发展的关键举措。

我国护理立法在新中国成立之后逐步开始，国家先后颁布了《医士、药剂士、助产士、护士、牙科技士暂行条例》《卫生技术人员职称晋升条例（试行）》《关于加强护理工作的意见》等法规及文件。改革开放以来，国家又出台了《医院工作制度》《医院工作人员岗位职责》等，强调了医院要加强对护理工作的领导，并对护理工作提出了较为具体的要求。1993 年 3 月 26 日，卫生部发布了《中华人民共和国护士管理办法》，并从 1994 年 1 月 1 日起正式施行。2008 年 1 月

笔记栏

31 日国务院公布《护士条例》，明确了护士权利、义务及执业规则，以及医疗机构在保证护士人力配置、维护护士合法权益、加强护理管理方面的职责，随后相关政府职能部门相继出台了《护士执业注册管理办法》等。

（二）医疗卫生政策

国家卫生健康委员会结合护理事业发展状况，每 5 年制定中国护理事业发展规划纲要，在"十一五""十二五""十三五""十四五"期间相继出台了护理事业发展规划纲要，阶段性地为我国护理事业发展做了全面部署，将加强护士队伍建设作为重点任务，对护士队伍数量和床护比均提出明确要求，同时要求医院根据功能定位、服务半径、床位规模、临床工作量等科学合理配置护士人力，满足临床工作需求。在此期间，我国护理事业得到快速发展，取得显著成绩。

此外，国务院学位委员会于 2010 年设置护理硕士专业学位，为实现研究生分类培养和结构优化，推动应用型与学术型高层次护理人才培养的共同发展奠定了基础。2011 年 3 月，我国护理学由二级学科升格为与临床医学、预防医学、中医学等平行的一级学科。2024 年 1 月国家学位与研究生教育学会官方公布《研究生教育学科专业简介及其学位基本要求（试行版）》，首次明确了护理学下设的母婴与儿童护理学、成人与老年护理学、健康与慢病管理学、危急重症与灾害护理学、中医护理学、精神心理健康护理学、交叉护理学及护理人文社会学 8 个二级学科。2024 年 2 月 4 日教育部公布的《普通高等学校本科专业目录》中护理学调整为国家控制布点专业，为护理学科的发展提供了更大的空间，带来了更多的机遇与挑战。

（三）组织规章制度

组织规章制度不仅是部门规范化、制度化管理的基础和重要手段，同时也是预防和解决劳动争议和临床纠纷的重要依据。因而组织合法完善的规章制度起到了补充法律规定的作用，有利于保护组织的正常运行和发展。护理管理者应以法律法规、政策发展规划为导向，制订符合护理工作特点的规章制度，建立健全护理内部管理体制，促进护理工作规范化制度化和科学化。例如，部分机构常用的护理十四项核心制度主要包括护理质量管理制度、病房管理制度、抢救工作制度、分级护理制度、护理交接班制度、查对制度、给药制度、护理查房制度、患者健康教育制度、护理会诊制度、患者身份识别制度、护理安全管理制度、护理不良事件报告制度以及病房一般消毒隔离管理制度等，部分医疗机构则会根据其部门特点进行规章制度的修改及补充。

二、经济环境

经济环境是指整个国家的经济状况和经济体系的总和，包括国内外的经济形势、政府财政、税收政策、银行汇率、物价波动和市场状况等。经济环境是组织赖以生存和发展的最深层次结构，也是外部环境中最基本的因素。我国医疗卫生组织属于公益性组织，医疗卫生组织的经济环境是指在政府宏观调控和管制下，政府对卫生领域的投资，保障人民群众的基本医疗卫生服务需求，提高全民健康水平。

（一）经济发展水平

随着我国经济快速发展、国内生产总值不断提高，人民医疗服务消费也呈持续增长态势，对护理服务的需求也更高。同时，经济发展水平也会影响护理服务的价格和质量，从而影响护理行业的服务能力和市场竞争力。

1. 经济发展促进护理专科发展　经济发展提高了社会对医疗保健服务的需求及对护理专科人员的需求，促使医疗机构和护理服务机构扩大规模、提升服务质量、推动护理技术的进步和创新。2007 年，卫生部组织专家研究制定了《专科护理领域护士培训大纲》，目前护理专科已涵盖重症、急诊、伤口造口、手术室、老年、肿瘤、糖尿病、安宁疗护、营养专科、康复等 20 多个领域。

2. 经济发展推动护理人才培养　经济发展增加了社会对教育和医疗资源的投入，提升了医疗机构的培训资源，影响护理人才结构的组成。随着科技创新和医疗技术的发展，护理科研和护理实践创新需求增加，需要培养高层次的护理科研人员，推动护理专业的发展。

3. 经济发展改善护理工作环境　随着医疗机构的资金投入，医院的基础设施及职业防护设备持续更新，改善了医院护理工作环境；护理人员薪酬福利待遇的提升及社会对护理工作的认可，改善了社会护理工作环境。

护理管理者需要充分考虑护理管理环境中的经济发展水平，分析服务对象需求，有效利用经济投入加强护理专业人才培养、护理学科建设及护理专科水平发展。

（二）经济政策

国家的经济政策，如医保政策、健康产业政策等，都会对护理行业产生重要影响。

1. 医保政策　医保政策包括医保类型、医保覆盖范围、医保支付方式及医保监管等。随着医保改革和精细化管理的不断推进，从药品"零加成"到按病种付费，到按疾病诊断相关分组（diagnosis related groups，DRGs）、按病种分值分组付费（diagnosis-intervention packet，DIP）支付改革。为了保障医保基金的安全和有效使用，国家医保局加强了对医保基金的监管力度。护理管理者要随时关注医保政策的变化，实时调整护理服务模式和流程，以适应新的医保政策，并需要详细了解《医疗保障基金使用监督管理条例》，做到合理合规使用医保。

2. 健康产业政策　2016年10月25日，国务院印发《"健康中国2030"规划纲要》，其中提出要加强健康教育、塑造自主自律的健康行为，普及健康生活；要优化健康服务，充分发挥中医药独特优势，加强重点人群健康服务，加强影响环境的环境问题治理，建设健康环境等，护理管理者需要审时度势，及时调整护理工作重点，加强健康教育等薄弱环节，将治疗疾病前移为引导患者养成健康的生活方式，预防疾病。

（三）市场趋势变化

随着人口老龄化的加剧和医疗水平的提高，护理行业的需求可能会持续增长。同时，随着科技的进步，护理行业可能会出现新的服务模式和商业模式，如远程护理、智能护理等。

1. 服务对象需求变化　由于我国社会发展趋向于人口老龄化、生活小康化、家庭小型化，护理服务正在发生适应性变革，即护理服务供给正在向护理需求转变；随着服务对象需求的多样化，护理服务内涵不断深化、创新，多层次护理需求强调不仅重视医院内护理需求，而且也重视医院外护理需求，范围延伸至社区和家庭；不仅重视疾病护理需求，更加重视健康护理需求。

2. 护理服务模式创新　《"健康中国2030"规划纲要》提出要大力发展健康产业，优化多元化办医格局，发展健康服务新业态，如互联网的健康服务、健康文化产业和体育医疗康复产业等，需要护理管理者创新护理服务模式，如个性化护理服务或个案管理，根据每位患者的需求和健康状况提供个性化的服务；医院通过与社区医疗机构、社会工作机构和志愿者组织等合作，建立起一个家庭护理服务网络，为患者提供全方位、连续性的护理服务。2019年2月，国家卫生健康委员会发布《"互联网+护理服务"试点工作方案》，开始"互联网+护理服务"试点工作，该计划依托互联网等信息技术，为患者提供护理服务、护理指导、健康咨询等。2023年1月工业和信息化部等十七个部门发布的《"机器人+"应用行动实施方案》提出加强机器人在患者院前管理、院内诊疗及院后康复追踪整体病程服务体系中的应用。

三、科学技术环境

科学技术环境指组织所处的社会环境中科技要素及与该要素直接相关的各种社会现象的集合，一般指国家、地区或组织的科技水平、政策和科技转化能力。医疗卫生组织是一个极具技术含量的组织，技术和创新是组织发展的不竭动力。护理科学技术创新是指将新的科学原理、技术手段或方法应用于护理领域，开发新的护理产品设备、提供新的服务方式，以形成护理组织核心竞争力。

笔记栏

（一）医学科学技术环境

《"健康中国2030"规划纲要》明确提出构建国家医学科技创新体系。2020年10月，中国医学科学院提出构建包括研究院、研究基地、研究中心／工作站、创新单元组成在内的开放型医学科技创新体系，进一步推动了我国医学科技创新体系的发展。

2021年，《"十四五"优质高效医疗卫生服务体系建设实施方案》提出，要重点加强国家医学中心、区域医疗中心建设，形成一批医学研究高峰和成果转化高地。医疗技术创新是驱动医院高质量发展的核心和动力。政府部门鼓励公立医院要积极发展智慧医疗、分子影像学、分子诊断、3D生物学技术、靶向治疗和免疫治疗等新技术，科学合理引进新技术新项目，加强卫生技术评估，完善项目准入及管理机制，同时要围绕药品、医疗设备等领域的"卡脖子"问题开展高水平基础和临床研究，进一步完善成果转化考核机制，加速科研成果推广转化。

2024年3月5日，政府工作报告中将"大力推进现代化产业体系建设，加快发展新质生产力"列为首项任务。新质生产力是创新起主导作用，摆脱传统经济增长方式、生产力发展路径，具有高科技、高效能、高质量特征，符合新发展理念的先进生产力质态。与传统生产力相比，新质生产力更加注重技术含量、创新性和高效能，体现了经济发展向更加智能化、绿色化和高端化方向的转变。在医学领域，以新质生产力为向导，政府将加快前沿新兴医学发展，推动医学与材料学、信息技术、工程技术、人工智能等的深度交叉，积极重塑生命健康产业，实现人民健康水平与产业竞争力的双提升。

（二）护理科学技术环境

1. 护理科学技术创新　护理科学技术创新是指将新的科学原理、技术手段或方法应用于护理领域，开发新的护理产品设备、提供新的服务方式，以形成护理组织的核心竞争力。护理科学技术创新包括护理服务技术创新，如虚拟护理通过虚拟现实技术，可以为患者提供远程的、个性化的护理服务；护理管理技术创新，如护理制度改革、教育和培训手段改革，在线学习、模拟教学等；护理设备创新，如护理机器人协助翻身、智能护理设备对患者的实时监测和数据分析等减轻护士的工作负担，提高护理效率；护理服务领域创新，如延续性护理服务模式为患者提供全程服务。

2. 护理核心竞争力　护理核心竞争力是指护理组织内部一系列互补的技能和知识的结合，它能使护理组织一项或多项业务达到竞争领域一流水平的能力，是技术核心能力、组织核心能力和文化核心能力的有机结合。护理管理者要战略性通过营造科学研究氛围、健全科研管理组织制度、培养科学技术人才、提高护理组织的科学技术创新能力，使用资源依赖理论整合人力、物力等优质资源，培养和提高护理核心能力，才能促进护理学科长远发展。

四、社会文化环境

社会文化环境指一个社会的民族特征、社会价值观、生活方式、社会结构等的总和，包括国家或地区的文化传统、风俗习惯、价值观念、道德伦理、人口规模及教育水平等。护理管理的社会文化环境与医疗组织的社会文化环境大致相同。作为与患者和消费者接触最密切的组织群体，护理服务必然受到所在社会文化环境的影响和制约。就当代社会而言，影响护理服务的社会文化因素主要包括社会健康意识及社会媒体环境。

（一）社会健康意识

健康意识是人们对自身健康所坚持的信念、观念、习惯。社会健康意识是国民健康素养的直接表现，是前瞻性推进人口健康治理、全生命周期健康服务体系和"健康中国"建设的重要议题，对人口健康水平有重要决定作用。良好的社会健康意识有利于影响生活在社会中的人主动做出相应维护健康的行动，保护其身心健康，提高生活质量。

护理推动了卫生健康事业发展，提高全民健康水平，为增进人民群众福祉作出了重要贡献。

管理者们更应重视营造正向的社会健康意识，积极倡导健康的生活方式，治疗"未"病，从最早的知病、看病，转换为防病、治疗、养老的新形态，达到生命全过程的全面呵护管理。

（二）社会媒体环境

社会媒体是医患关系沟通的桥梁，不仅关系医疗卫生机构的利益和整体形象，更事关公众的切身利益和医务工作者的稳定与和谐。如今，各类媒体蓬勃发展，报社、杂志社、电视台、广播电台、各种短视频平台等大众传播媒介对组织行为的监督作用日益扩大，新闻媒体通过对组织的表扬、批评或"曝光"，会给组织带来很大的社会效应。

护理管理者在管理中应积极、正面地引导护士对媒体的正面与负面报道，加强媒体正向宣传引导，树立主人翁意识，不骄不躁、传播正能量，坚守护理职业道德，强化护理人文素养，正视媒体对医务工作的质疑与挑战。同时，政府、医疗机构及互联网平台应通过媒体正向的宣传，向大众普及"互联网＋护理服务"模式相关的知识，使护理人员及服务对象能够正确认识该护理模式，鼓励患方积极主动配合上门护理服务的环境要求，提升从业护士的积极性和价值感。各级各类媒体也可加大健康科学知识宣传力度，积极建设和规范各类广播电视等健康栏目，利用新媒体拓展健康教育。

 知识拓展

护理技术创新：赋能医疗新未来

1. 智能化护理设备　随着人工智能、物联网等技术的发展，智能护理设备，如智能输液监控系统、自动体征监测仪等已广泛应用于临床。这些创新设备能够实时、精确地收集和分析患者生命体征数据，减轻护士的工作负担，同时减少人为误差，显著提升护理工作的准确性和安全性。

2. 机器人助力护理照护　护理机器人以其独特的自动化、精准化特点，在协助进行基础护理操作、陪伴康复训练等方面发挥重要作用。它们不仅减轻了医护人员的工作压力，还能提供个性化、连续性的高质量护理服务，进一步提升了患者的治疗体验和满意度。

3. 远程护理技术　5G、云计算等技术支持下的远程护理技术正在迅速发展，如远程心电监护、远程伤口护理等服务逐渐普及，使优质护理资源突破地域限制，惠及更多人群，尤其对于慢性病患者和行动不便老年群体具有重要意义。

4. 虚拟现实技术　虚拟现实技术（virtual reality，VR）和增强现实技术（augmented reality，AR）的应用让护理教学与培训更为生动立体，学员能够在模拟真实场景中进行操作练习，大大提高了学习效果和实际操作技能。这一创新模式也为护理人才的培养开启了全新的可能。

第四节　护理管理内部环境

护理管理内部环境作为医疗卫生组织环境中的一部分，护理管理者需要了解护理管理内部环境并应用组织环境管理理论对其进行思考和分析，以充分利用资源实现护理服务的目标。

一、文化环境

从管理角度来看，护理组织文化是在一定的社会文化基础上形成的具有护理专业自身特征的一种文化。一般认为护理文化包括护理硬文化、软文化和磁文化三个方面。硬文化又称外显文

笔记栏

55

化，即物质和行为形态；软文化又称内隐文化，指护理相关的制度及精神层面；磁文化又称磁性文化，包括专业特质、专业者特质、专业功能、专业效能、专业价值5大方面（图3-4）。

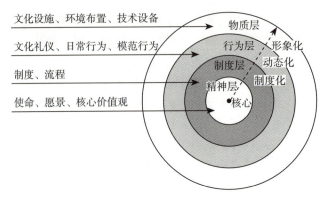

图3-4　护理文化层次结构图

（一）外显文化

外显文化是可观测的文化。护理组织外显文化是由护理组织内、外环境及医疗护理服务过程中各种物质设施等构成，是一种以物质形态为主的表层内容，包含物质层和行为层。

1. 物质层　护理组织文化的物质层即护理组织的物质文化，通过医院有形实体的物质形式表现出来，如科室病房的文化设施（护士学习和交流的场地或设施、患者健康教育资料夹）、环境（病房布局、走廊制作宣传墙报、许愿墙）和相关护理技术设备等。

2. 行为层　文化的行为层即护理组织的行为文化，是指护士在实践过程中产生的活动文化，包括护理组织经营决策（领导者的行为）、模范人物行为（南丁格尔奖获得者、最美护士等）及文化礼仪（各种表彰、奖励等文化活动以及护士仪表行为规范等）等。

（二）内隐文化

内隐文化是护理组织的核心文化，由制度、价值观和信念等组成，包括护理组织的制度层和精神层。

1. 制度层　护理组织文化的制度层是护理组织为实现自身的战略目标对护士行为给予的一定限制，起到规范行为的作用。这些规范性文件使得护理组织在错综复杂、竞争激烈的经济环境中处于良好的状态，保证组织战略目标的实现。

2. 精神层　护理组织文化的精神层又称为精神文化，是整个组织文化中处于更高层次的文化。护理组织精神文化是组织经营实践中，受一定社会文化背景和意识形态影响而形成的一种精神成果和文化观念，是其稳定的内核。护理组织精神文化主要包括：组织价值观、精神、使命、组织的道德及风尚，如护士的形象、服务的观念、服务的标准等。

（三）磁性文化

磁性文化核心内涵为共同决策、知识创新、循证实践等，这些被护理管理者和一线护士视为关键因素。磁性文化模型指出，管理者必须具备强大的专业知识和实践经验，富有远见、影响力，能够将员工紧紧地吸引在组织周围，带领团队实现目标。磁性医院最大的特征是倡导众人参与并能得到护士积极反应的医院管理方式，强调和注重护士的自主性和团队协作，为护士提供更多的提升、教育和职业发展机会。

护理专业拥有磁性文化的强弱将影响整体发展。如何建构磁性文化的元素，为护理管理者应具备的责任与努力方向。强化管理者善用智能与组织中的资源，营造磁性文化的特质与环境，吸引优秀人才投身护理事业，并为社会作出贡献。护理专业的磁性文化体现在5个方面：

1. 专业特质　专业特质包含助人与救人，能在急救与护理过程中，实时满足人类需要，协助人类恢复健康、平静离世或发挥复健功能。

2. 专业者特质　专业者的言行举止与专业技能持续传递爱心、同理心、抚慰与希望，专业者形象犹如灯塔，能吸引护理人员矢志追随。有研究显示，磁性医院的护理管理者因拥有较多的影响力，且给予基层人员更多支持，其领导风格、远见、忠诚、鼓励自主性、批判性思考及重视个人对组织的贡献，吸引护士自愿追随。

3. 专业功能　护理人员在每日护理过程中，扮演多元的角色与功能。护理人员的专业功能包括临床护理功能、健康教育与促进功能、情感支持与心理护理功能、团队协作功能、护理管理与质量控制功能。这些功能既能缓解患者身心不适，又能满足群众就医需求，实现全民健康的愿景。

4. 专业效能　在护理中，能协助患者接受与适应因疾病所带来的不便，提升生活质量，强化生命价值，能协助民众克服疾病带来的困扰。

5. 专业价值　专业者在救护中犹如保护弱势群体的正义化身，能捍卫、修补与包容缺憾，节省医疗成本、拓展资源、维护人性尊严价值，促进家庭社会和谐。

（四）护理组织文化环境的作用

1. 有利于优化护士专业形象　护士所呈现的群体与个体形象，影响着服务对象及公众对医疗卫生组织服务、医疗卫生组织护理质量水平的看法。护理管理者应创造良好的护理组织文化环境，坚持质量、患者利益、社会信誉并重的原则，增强护理组织的凝聚力和竞争力，给护士以自信心和自豪感，创建有效的护理组织形象，提高护理专业的学术性和权威性。

2. 有利于提高护士的组织认同感　护理文化建设是护理团队中人与人之间的关系的重要体现。护理文化的行为主体是全体护士，通过护理文化环境建设，可以引导护士对组织产生认同感，为一个共同目标而努力。作为护理组织文化的核心，护理组织精神文化可促使护士对医院护理发展方向、未来趋势等充满关注和期望，这是对护理组织的认同和前途的寄托。护理组织精神不仅能规范护理组织行为，而且能提高护理组织凝聚力。

（五）护理文化环境的塑造过程

护理文化是护理组织在长期护理实践活动中所形成的。护理文化影响护士行为的过程，影响着护理文化塑造的过程。良好的护理文化塑造过程见图3-5。

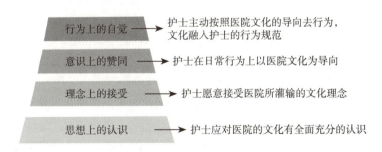

图3-5　护理文化塑造过程

1. 创建文化载体　是指编写手册、创办内刊、录制视频等方法。护理文化理念形成后，需要根据理念精神，将相关素材分门别类，编印成护理文化手册。因护理文化管理起步较晚，目前编写成册的护理文化手册较少。内刊是一个医院护理文化重要的传播媒介，是护士学习、领悟护理文化和掌握医院护理信息的主要资源，也是展示护士形象的窗口。内刊一般有报纸和杂志两种，随着信息化的发展，大部分医院已建立了电子化刊物。

2. 举办护理培训　培训是塑造护理文化的必要手段，培训的过程是护士讲、听、学、思的过程。文化的塑造就是让护士从不知到认知、从认知到认同的过程，因此需要反复地培训与学

笔记栏

57

习，才能让护士融入组织文化，从而影响护士的行为习惯。如护士礼仪培训就是向护士传递了护理职业应有的礼仪规范和理念，也展示了护理文化建设的一方面。

3. 组织实践活动 组织活动是文化管理的载体之一，各类活动必须赋予护理文化内涵，才能达到塑造护理组织文化的目的。活动的类型形式多样，可以举办各类竞赛，如技能大赛、辩论赛、知识竞赛、征文竞赛、演讲比赛、设计大赛等；也可以举办仪式类活动，如年终表彰大会、社区联谊会、员工生日会等；还可举办一些文娱活动，如体育比赛、文化沙龙、户外拓展等。

4. 加强沟通交流 和谐的沟通可消除护理组织内部之间无形的障碍，有利于护士提出各种各样的建设性意见，让护理理念得到有效的推广。常见的沟通渠道和方式包括面谈、电话、文件、会议、广播、宣传栏、意见箱、网络平台等。

二、物质环境

护理管理的物质环境是指医院进行护理活动直接所处的物理空间和物质构成，是护理的重要组成部分和赖以存在和运行的空间，它不仅影响着护理的氛围和形象，还对护患关系有着重要的影响。护士具有自己独有的物质环境，比如护士站、治疗室、处置室等地方。这些地方是护士重要的工作场所，不合适的颜色、光线、温湿度、声音、装潢等因素均可对护士的工作质量和效率造成影响，甚至间接影响患者的治疗与康复。非物质环境则是指由社会、文化、心理和认知等因素组成的环境，如价值观念、信仰、传统、风俗习惯等。物质环境与非物质环境互相作用，共同影响个体和群体的行为和思维方式。

（一）建筑与布局环境

随着国内的医疗模式从以疾病为中心到以患者为中心，医疗建筑环境设计的重心开始转向满足患者和医护人员生理需求、安全需求、社会需求、尊重需求、自我实现需求方向。这就对医院建筑与布局环境的私密性、领域性、识别性、舒适性提出更高要求。如医院建筑的空间布局，包括门诊、科室、病房的布置，医院道路和绿化的建设，宣传公告栏的设计，标识系统的设计和使用，网络的建设，工作环境的调节，如空气、光线和照明、声音（噪声和杂音）、色彩等。建筑与布局设计的原则与理念如下：

1. 功能性原则 建筑设计时应充分考虑建筑的使用目的和使用人群的需求，确保建筑能够满足其预定的功能要求。这包括合理的空间布局、适宜的设施配置以及良好的使用环境等。

2. 美学原则 建筑设计应注重形式美、比例美和空间美，同时也要考虑与周围环境的协调性。通过合理的空间布局、巧妙的装饰手法以及和谐的色彩搭配，创造出令患者愉悦的视觉效果。

3. 可持续性原则 强调建筑设计应注重环境保护和资源节约，采用环保材料和节能技术减少能源消耗和资源浪费，同时应考虑建筑对环境的影响，如采光通风、绿化等方面，力求实现人与自然的和谐共生，降低对环境的负面影响。

4. 人文原则 强调建筑与布局设计应关注护士和患者等的心理感受和文化需求，体现人文关怀。

（二）设施设备环境

医疗卫生组织服务设施和服务设备包括建筑物、设施布局等有形服务环境和其他用于卫生服务的各种诊断、治疗等仪器设备。服务设施是伴随着无形服务的有形展示，无论服务对象是患者还是其家属或探视者，都会体验医疗卫生组织的服务设施。在一定条件下设施设备环境是可以控制和调节的。

1. 温度调控 通过加热或冷却设备，保持设施内温度恒定。

2. 湿度调控 通过加湿或除湿设备，保持设施内湿度适宜。

3. 光照调控 通过人工光源或自然光源，调节设施内光照强度和时长。

4. 气体调控 通过通风设备或气体处理设备，调节设施内气体成分和浓度。

5. 噪声调控 通过隔音材料或设备，降低设施内噪声水平。

6. 生物安全调控 通过消毒隔离等措施，确保设施内生物安全。

（三）护理作业环境

护理作业环境是直接或间接作用影响护理系统的各种要素的总和，包括围绕护理工作的周围事项、人和物等，是护士工作的条件构成，其好坏直接影响工作质量和效率。正性的作业环境由护理管理者的领导能力（如远见和灵敏性）、护士的专业行为特征（如护士的自主和控制能力，建立和维持治疗性护患关系，合作性医护关系的能力）、支持性的环境等构成。建立良好护理作业环境的意义有：

1. 适应整体护理工作的要求 现代护理观是实施"以人为中心"的整体护理，护士须对患者的生理、心理、社会以及精神诸方面进行全面评估。只有保证充足的人力，才能有效地实施整体护理。而保证充足人力资源的前提是管理者为护士提供良好的作业环境，进而吸引优秀人才投身护理事业。

2. 利于良好护患关系的建立 和谐、信任的护患关系是确保护理工作顺利开展、治疗效果得以保障的重要基础，而良好的护理作业环境也强调护患间协调关系的建立。研究表明，具备良好组织特征的作业环境与高质量的护理服务、高水平的住院患者满意度、低水平的患者病死率相关。护理人员配备和组织支持低于平均水平可使患者不良事件的发生率升高，如跌倒、患者抱怨等。

3. 维护护理人员的身心健康 良好的护理作业环境可使护理工作得到有秩序地开展，从而使服务的价值得以较好地体现，产生健康平衡的心理，激发出更大的护理工作热忱，进而为患者营造和维护良好治疗环境继续努力。

第五节 护理职业环境管理

医疗卫生服务机构因各种有害因素对医护人员的伤害，以及不安全因素导致就诊或住院患者的伤害时有发生，健康、安全环境管理也越来越受到人们和管理者的关注。

一、护理职业环境管理相关体系

（一）健康安全和环境管理体系

健康安全和环境管理体系（health and safety environment management system，HSE-MS）是在20世纪70年代中期提出和建立的一个管理科学、系统严谨的管理体系。它最早产生于石油行业的勘探开发管理，后来得到了广泛推广和应用，有效提高了员工的安全健康和自我保护意识，能够明显降低组织安全事故的发生概率。

HSE-MS是一种通过事前风险分析，确定其自身活动可能发生的危害，从而采取有效防范手段和控制措施防止事故的发生，以减少可能引起的人员伤害、财产损失和环境污染的有效管理方法。它将环境、健康与安全纳入一个系统中进行管理，拓宽了安全管理的空间，具有系统化、科学化、规范化、制度化及动态化的特点。该体系通过持续改进、周而复始地进行"计划、实施、监测、评审"活动过程，将传统安全管理中相对割裂、独立的各管理环节融会贯通、闭环运作，全方面深层次覆盖组织安全管理中诸多要素。

（二）职业健康安全管理体系

职业健康安全管理体系（occupational health and safety management system，OHSMS）是20世纪80年代后期在国际上兴起的现代安全管理模式。作为目前国际上先进的安全生产管理模式，

OHSMS 是一套系统化、程序化和具有高度自我约束、自我完善的科学管理体系。其核心是组织通过采用现代化的管理模式，逐步建立健全安全生产的自我约束机制，不断改善安全生产管理状况，降低职业健康安全风险，使包括安全管理在内的所有生产经营活动科学、规范和有效地进行，从而预防事故发生和控制职业危害。

OHSMS 的基本思想是通过周而复始地进行 PDCA（计划—实施—监测—处理）循环活动，使体系始终保持持续改进的能力，并通过对体系的不断修正和完善，使体系功能不断加强，最终实现预防和控制工伤事故、职业病及其他损失的目的。OHSMS 的核心内容是职业安全健康方针、策划、实施和运行、检查与纠正、定期评审总结这五个方面的要素和持续改进的循环。它们之间的关系及运行模式见图 3-6。

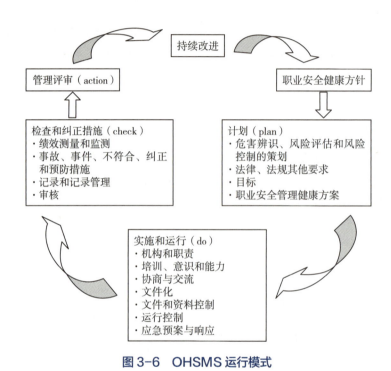

图 3-6 OHSMS 运行模式

护理职业安全卫生管理体系是医院全部管理体系的一个组成部分，它不仅应与组织的全面管理职能有机结合，也是一个动态的、自我调整和完善的管理系统，涉及组织职业安全卫生的一切活动。把组织职业安全卫生管理中的计划、组织、实施和检查、监控等活动，集中、归纳、分解和转化为相应的文件化的目标、程序和作业文件。

（三）护理职业环境管理相关体系的特点

1. 一体化管理 HSE-MS、OHSMS 两大体系以"安全"为核心，将健康、环境等愈来愈突出的社会问题纳入一个体系中进行管理，比原有的多方管理模式更简洁、高效，而且降低了管理成本，有利于解决健康与环境问题。

2. 系统性管理 HSE-MS、OHSMS 两大体系都以系统分析的理论和方法，根据各自的管理要素从组织机构、程序控制、文件构成等方面建立起了各自完整的运行系统。

3. 由事后处理变为事前预防 HSE-MS、OHSMS 两大体系要求将生产作业过程中的风险因素进行预先分析、评价、评估，并采取可靠措施来预防可能发生的不良后果，将环境管理由事后处理变为事前预防。

4. 全过程安全质量控制 为了有效控制整个生产活动过程中的危险因素，HSE-MS、OHSMS 两大体系要求按照早已制订的方案和措施对管理全过程进行控制，并通过自主行动和异体监督来完成，从而消除或减少风险。

5. 持续质量管理和改进 HSE-MS、OHSMS 两大体系以 PDCA 循环为指导，建立环式管理、螺旋上升、持续改进的管理机制，从而促进组织管理水平的有序提高和良性循环。

二、护理职业环境建设

（一）护理职业卫生防护建设

职业卫生是为预防、控制和消除职业危害，保护和增进劳动者健康，提高工作生命质量，依法采取的一切卫生技术或者管理措施。护理职业卫生防护建设是对工作场所内产生或存在的职业性有害因素及其健康损害进行识别、评估、预测和控制，确保护理人员在工作中能够安全、健康地执行其职责的关键环节。

1. 医护人员职业卫生防护建设的研究进程 我国医护人员职业卫生防护的研究历程可以粗略归纳为三个阶段：第一阶段，零星的科学研究和政策推动将事业单位的职业病防治工作纳入职业病法等法律调整范围的立法阶段；第二阶段，除了放射性职业卫生之外，首个国家职业卫生标准《血源性病原体职业接触防护导则》从立项、研制到发布实施，开启了我国医护人员职业卫生防护的新篇章，并直接推动将职业性艾滋病纳入《职业病分类和目录》之中，促进了相关标准的制定和完善；第三阶段，从不同专业体系（从护理系统、感染控制系统）的单项标准的宣传贯彻，到系统性建立医院职业病防治体系和改善医护人员工作条件项目（HealthWISE）的倡导、推动与实践（在医院层面建立职业卫生防护体系），培训师资和领导能力，与院长面对面座谈和交流，从院领导层面，推动医院医护人员职业卫生防护体系的建设和职业卫生自主模式研究。

2. 医院职业卫生防护自律模式

（1）医院职业卫生防护自律模式的内涵：将我国企业职业病防治理论体系和防治模式（CISCOD Model）在医疗卫生行业进行推广应用，以保障医护人员安全、健康、幸福为核心价值体系，以工作场所安全健康为核心目标，运用系统性方法，逐步推广国际劳工组织和世界卫生组织研制的 HealthWISE 技术工具，通过医院领导统筹、医护人员全员参与和专业机构指导，发挥协同作用，辅以国际化的国家平台专业指导和引领、医院内部专业团队的能力培养和成功医院的典型示范与交流，逐步完善医院的职业病防治体系。

（2）我国医院职业卫生防护自律模式的进展

1）在体系建设层面：在医院层面建立职业卫生防护体系和组织机构，明确领导小组成和职能分工，建立医院层面的多部门的专业卫生防护委员会，形成多部门协调机制和成立医护人员卫生防护职能部门。

2）在职业卫生防护的范围层面：从开始重视血源性病原体的职业危害控制向更广泛的职业危害控制扩展，如扩展到不良的工效学条件、压力、暴力、化疗药物以及其他生物因素。

3）在职业卫生防护的内容层面：从单一的培训为重点，扩展到职业卫生制度、程序文件的制订、工作场所职业性有害因素识别和工作环境、工作条件改善，从暴露后预防措施的落实，扩展到采取预防性措施，从职业危害控制措施的落实扩展到生活保障措施的落实。

4）在职业卫生防护意识和能力提高层面：管理人员逐步认识到患者安全属于医疗质量范畴，医护人员职业安全卫生属于职业卫生防护的范畴，医疗卫生机构为患者提供优质的医疗服务是"质量方针"的核心内涵；推动医院建立一种职业安全卫生文化，其核心内涵是医护人员的任何医疗操作或医疗行为都应该进行系统评估后实施，要在患者利益最大化和医护人员职业危害风险最小化之间找到最佳的平衡点，主动采取可行的防护措施，将医护人员的职业危害风险控制在可接受水平。

3. 护理职业卫生防护建设

（1）建立护理职业安全监测系统：目前对于职业安全的监测系统尚不完善，需要广泛收集与工作有关的危险、伤害和疾病的相关数据，从而达到以下目的：确定正在面临职业安全问题的人群；描述职业伤害或职业相关疾病的规模和时间趋势；对威胁职业安全的事件作出积极响应；评估职业安全干预措施的有效性。

（2）提供完善的法律和政策保障：2021 年，国家卫生健康委员会发布《工作场所职业卫生管理规定》，共计 60 条管理规定以加强职业卫生管理工作，强化用人单位的职业病防治主体责任，预防、控制职业病危害，保障劳动者健康和相关权益。

（3）营造职业安全的文化氛围：组织机构的安全文化是员工在工作场所共同持有的关于职业安全的态度、信念、看法和价值观，是促进医务人员职业安全的重要保障。职业安全文化氛围包括：医疗机构必须提供相应资源以解决职业安全问题；医疗机构与医务人员能够识别安全风险；有预防工伤的职业卫生标准和操作指南；医务人员能够自主报告工作中的失误与安全风险，同时享有免于不当问责的保障。

知识拓展

改善医护人员工作条件（HealthWISE）

国际劳工组织与世界卫生组织于 2014 年共同推出改善医护人员工作条件项目（Work Improvement in Health Services，HealthWISE），目标是保护患者、医护人员和公众。HealthWISE 核心原则及实践是：①由管理者-员工合作领导。②基于当地实践。③重点关注成果。④促进边干边学。⑤鼓励交流。⑥采用综合方法拟定计划。通过 HealthWISE 项目的实施，旨在推动医疗卫生机构的持续改进和发展，为医护人员创造更加安全、健康、高效的工作环境。

（二）护理职业健康防护建设

护理职业健康防护建设是一个综合性的过程，旨在保护护理人员在工作中不仅免受环境中有害因素的侵害，还能够维护其身心健康，提高工作效率和生活质量。

1. 医护人员职业健康防护建设与发展　2012 年我国对《职业病分类和目录》进行修订时，将职业性艾滋病纳入了职业病目录考虑范畴，2013 年正式发布的《职业病分类和目录》中，职业性传染病分类增加了职业暴露感染艾滋病为职业病，《国务院办公厅关于城市公立医院综合改革试点的指导意见》（国办发〔2015〕38 号）和《国务院办公厅关于全面推开县级公立医院综合改革的实施意见》（国办发〔2015〕33 号）明确提出医疗行业具有职业风险高等行业特点；《国务院办公厅关于加强传染病防治人员安全防护的意见》（国办发〔2015〕1 号）要求，加强传染病疫情调查处置的卫生防护工作、加强传染病患者转运救治的感染控制与职业防护。《关于坚持以人民健康为中心推动医疗服务高质量发展的意见》（国卫医发〔2018〕29 号）明确提出，依法保障医务人员基本权益，包括合理安排医务人员休息休假、切实改善医务人员薪酬待遇、继续加强医务人员劳动安全卫生保护等要求，尤其是要求加大对医疗机构和医务人员职业危害及劳动安全卫生防护的教育，引导医疗机构重视医务人员的劳动安全卫生保护，加强医务人员职业暴露的防护设施建设和设备配置，做好职业接触后的应急处理，强化医务人员劳动安全自我防护的意识，通过规范医疗操作、疫苗接种、放射防护、物理隔离等方式，减少医务人员在职业环境中可能受到的危害。健康中国行动推进委员会发布了《健康中国行动（2019—2030 年）》，第九项为"职业健康保护行动"，对政府、社会和个人开展职业健康促进提出了综合要求。

2. 医护人员职业健康防护建设的立法进展　2012 年通过、2018 年修订的《中华人民共和国精神卫生法》第七十一条规定：精神卫生工作人员的人格尊严、人身安全不受侵犯，精神卫生工作人员依法履行职责受法律保护。2020 年 6 月 1 日起施行《中华人民共和国基本医疗卫生与健康促进法》将职业健康工作纳入基本医疗卫生服务的职责，明确规定：县级以上人民政府应当建立健全职业健康工作机制，加强职业健康监督管理，提高职业病综合防治能力和水平。2021 年 1 月 1 日生效的《中华人民共和国民法典》对于防止工作场所暴力和骚扰等方面提出明确法律规定：医疗机构及其医务人员的合法权益受法律保护；干扰医疗秩序，妨碍医务人员工作、生活，侵害医务人员合法权益的，应当依法承担法律责任；2022 年 3 月 1 日起施行《中华人民共和国医师法》明确规定：医师在执业活动中享有的权利包括"获得符合国家规定标准的执业基本条件和职业防护装备"。

3. 护理职业健康防护建设措施

（1）基于最新科学证据完善法规、标准、政策：护理人员应发挥科研精神，收集护理职业健康相关因素数据，在国家级护理协会带领下促进国家出台护理职业健康防护政策。

（2）建立研制职业健康防护的跨部门多学科队伍：建立支持型团队文化，包括感染科及临床支持中心等，充分引入风险评估的概念和策略，提供全面的职业安全教育和培训，包括生物性损伤、锐器伤、化学暴露和心理压力等，使护理人员了解工作中可能遇到的风险和如何预防这些风险。

（3）通过职业健康管理机制明确各方义务、权利和责任：采用系统性方法防控医疗卫生全链条的各种职业性有害因素，形成各部门的规章制度，进行改善及预防，为护理人员提供个人防护装备、消毒清洁工作环境、改善工作环境等内容。

（4）从心理和生理两方面应对工作场所暴力和骚扰：护理工作往往伴随着高压力和高负荷，应提供心理健康支持和咨询服务，帮助护理人员应对工作压力和情绪困扰；采取切实措施平衡安排工作时间，合理安排工作时间和休息时间，避免长时间连续工作导致的疲劳和压力。同时，鼓励护理人员参与体育活动和社交活动，以维持身心健康。

（三）护理执业安全管理建设

护理执业安全是指护士在执行护理职责和提供服务过程中，确保患者、自身及其他人员不受到伤害、不发生医疗事故或纠纷，并保证护理服务质量和效率的一种状态。护理执业安全管理是指对护理人员在执业过程中可能遇到的各种风险进行预防、控制和管理的一系列活动。其目的是确保护理工作的质量和安全，保障患者的权益，同时保护护理人员的职业安全。

1. 护理执业安全管理建设的相关法律法规　护理执业安全发展历史是一个涉及多个阶段和因素的过程。1993 年 3 月 26 日卫生部发布《中华人民共和国护士管理办法》，旨在加强护士管理，提高护理质量，保障医疗和护理安全，保护护士的合法权益。2008 年 1 月 31 日国务院公布并于 2020 年 3 月 27 日修订的《护士条例》，强调维护护士的合法权益，规范护理行为，促进护理事业发展，保障医疗安全和人体健康。2008 年 5 月 6 日卫生部发布《护士执业注册管理办法》，2021 年 1 月 8 日国家卫生健康委员会对其进行修订，明确规定了护士依法执业、持证上岗的执业权利受法律保护，对护士办理执业注册、延续注册、变更注册等都提出了明确要求。

2. 护理执业安全管理建设的模式　近年来，国内大型医院各护理单元逐渐开始采用垂直管理模式。这种模式下，护理部牵头成立护理质量与安全管理委员会，下设不同的护理组。病区则由护士长和护理组长共同负责护理安全监督管理工作。护理部负责制订工作指引，督导和监督护理安全管理工作。各管理组再根据护理部制订的工作计划，制订各组计划，检查各科室护理质量，查找安全隐患，提出整改措施，并督导科室整改及检查其整改效果。此外，病区还鼓励护理人员积极上报不良事件及安全隐患，针对发生的护理差错及不良事件组织讨论，提出整改措施，并监督整改效果。这种体制进一步完善了护理安全管理机构的组织和职责，增加了一线护士长和病区质控员，从而更加保证了护理安全。

3. 护理执业安全管理建设的内容　护理执业安全管理建设涉及多个方面，包括医疗环境安

笔记栏

全、患者安全和医护人员安全等。

（1）完善护理执业安全法律法规，保障医疗环境安全：2019年12月28日，全国人大常委会表决通过了《中华人民共和国基本医疗卫生与健康促进法》，是我国卫生与健康领域第一部基础性、综合性的法律，保障医疗卫生人员执业环境，禁止任何组织或者个人威胁、危害医疗卫生人员人身安全，侵犯医疗卫生人员人格尊严。

（2）构建护理执业安全管理体系，保障护理执业安全：医疗机构以《护士条例》《医疗纠纷预防和处理条例》相关规定为指导，构建医疗机构护理执业安全规章制度，如医嘱执行制度、护理查房制度等；关注医院设施设备管理，配备职业暴露防护用品及设施，定期维护和检查病区安全设施。

（3）构建护理质量管理体系，保障患者安全：成立护理质量管理组织，制订护理质量管理标准，规范护理执业流程和工作流程，关注患者的隐私保护、预防医疗错误、感染控制以及营养管理。确保患者在接受护理过程中的身体安全、心理安全。

（4）关注护理执业风险管理，防微杜渐：护理组织要对护理执业过程中可能出现的风险进行识别、评估和控制，以减少风险对患者和护理人员的影响。同时，还需要建立应急处理机制，对突发事件进行快速、有效处理。建立差错事故上报制度，发生差错事故及时处理、及时抢救、及时上报，不得隐瞒。

（5）打造护理执业安全培训教育平台，提高个人执业安全管理水平：护理组织制订护理执业安全管理培训考核计划，提高护理人员的个人护理执业管理水平，搭建患者教育平台，让患者主动参与护理执业安全管理。

在"互联网＋护理服务"新模式及护士多点执业的背景下，护理执业安全管理迎来了新的挑战，需要进一步完善相关的法律法规、规章制度及监管机制保障护理执业安全。

（谌永毅）

小　结

本章主要围绕护理管理环境的概念，阐述了护理管理环境的理论应用及评价，从护理管理环境的内部环境及外部环境的组成剖析延伸出护理职业环境管理体系，探讨了护理职业卫生防护、职业健康防护、执业安全防护管理的建设及发展，为护理管理者理解护理管理环境、利用护理管理环境、提升护理管理水平提供了理论与实践基础。

● ● ● ● 思考题 ● ● ● ●

1. 假如你是一名护理管理者，请举例说明护理文化环境的塑造手段或方式包括哪些？

2. 某医院工会根据该省人口与计划生育条例文件精神，规定医护人员可以休育儿假（子女三周岁以内，夫妻双方每年均可享受10天育儿假），护士均向护士长提申请要求休育儿假，如果你是护士长，应如何从科室的文化环境出发，妥善维持护士需求及临床护理人力需求之间的平衡？

第四章

计划与控制

凡事预则立，不预则废。言前定，则不跆；事前定，则不困；行前定，则不疚；道前定，则不穷。

——《礼记·中庸》

 导学案例

落实护士岗位管理专项行动计划

2023年6月，国家卫生健康委员会印发《进一步改善护理服务行动计划（2023—2025年）》。某省护理质控中心组织专家对该文件进行了仔细研读，并根据文件要求深入剖析了该省护理学科的发展现状，提出了护理学科发展存在的问题，发现在护士岗位管理方面，尚需深入理解岗位管理的内涵以实现科学化管理，明晰护士岗位职责，落实责任制整体护理等问题。基于以上问题，护理质控中心决定开展"落实护士岗位管理专项行动"，将"落实护士岗位管理以实现科学化管理"确定为近3年的工作目标，并分解出2项子目标：①深化全省护士对岗位管理的认识。②提升护理管理者的岗位管理意识与能力，并确定以"各级各类医疗机构实施护士岗位管理覆盖率达100%"为量化指标。

在总体目标的指导下，专家组经过拟定备选方案、评估方案，最终确定了实施方案：①在全省范围内开展岗位管理培训，明晰护士岗位管理的概念、内涵及实施方法。②分批次对不同级别医院、不同类型的护理管理人员进行培训，更新管理理念，提升管理水平。③制订科学的护士岗位管理评价标准，定期开展省内督导。

在计划实施阶段，省护理质控中心制订系统科学的培训课程，并通过参与式参观、座谈、工作坊等多种形式增强培训效果，培训总结注重学员反馈，不断优化培训方案。督导后及时反馈结果，督促各级医院改进。

请思考：
1. 该省护理质控中心是如何确定工作目标的？
2. 计划制订的步骤有哪些？

第一节　计　　划

计划是最基本的管理职能，与组织几乎所有的管理活动有关。不论是个人还是组织，目标的实现都应从制订计划开始。科学、准确的计划会减少组织环境变化所带来的影响，能够为既定目标的实现起到事半功倍的作用。

一、计划概述

（一）计划的基本概念

1. 计划（plan） 计划有广义和狭义之分。广义的计划是指制订、实施、检查及评价各阶段的工作过程；狭义的计划是指制订计划，即通过一定的科学方法，为决策目标的实现作出具体的安排。管理职能中所指的计划通常是狭义的计划。

计划的核心内容可概括为6个方面，即通常所说的"六何分析法"（5W1H）：①论证为什么做（why）：明确组织的宗旨、目标和战略，确定计划的目的。②确定做什么（what）：明确具体的工作任务和要求。③确定什么时间做（when）：明确计划中各项工作开始的时间、进度及最后完成期限。④确定在哪里做（where）：了解计划实施的环境条件，规定计划实施的地点和场所。⑤确定谁来做（who）：明确执行者、监督者。⑥制订如何做（how）：制订计划实施的步骤、流程以及规则等。

2. 护理计划（nursing plan） 护理计划是护理组织为实现组织目标对未来行动设计的具体方案，也应按"5W1H"的步骤制订。如，在制订患者出院护理计划时，需要明确目的（早期识别、评估患者需求，高效利用医院和社区资源等）、内容（提供以患者为中心的服务，包括患者教育、转介等）、时间（早期识别出院患者）、场所（相关病区）、参与者（临床护士联合跨学科的医疗团队、患者和照顾者）以及实施方式（包括筛选、评估、设定目标、计划、实施、协调和评估）。

（二）计划的特征

1. 目的性 任何组织和个人制订计划都是为了实现目标。目的性是计划的最基本特征，通过计划可以合理配置资源、规范组织成员行为、提高组织成员工作的目的性，促进组织目标的实现。

2. 导向性 计划是最基本的管理职能，管理的其他职能需要在计划的指引下开展。如一个医院若没有护理事业发展规划，则医院管理者所进行的任何组织管理、财务管理、人员管理、控制管理等都将成为盲目、无方向的行为。

3. 普遍性与秩序性 计划渗透于组织的方方面面，组织的一切活动都应有相应的计划。同时，计划的普遍性中也存在着秩序性，表现为纵向层次性和横向协作性。不同层次的管理者通过合作实现目标，如高层管理者负责制订组织的总体目标，确定发展方向；基层管理者则负责人员调配和具体执行工作。在涉及范围的维度上，组织总目标的实现需要组织内不同类型的活动相互协作和补充。如，医院护理事业的发展建立在各级管理者所制订的合理的计划基础上，并依托不同病区和部门协作开展众多护理活动，以一种稳定的秩序共同促进医院护理事业高质量发展。

4. 原则性与灵活性 计划是组织目标的细化和具体化，在工作中起指导和控制作用。一方面，计划应尽可能地不要随意更改和破坏，这是计划的原则性。另一方面，计划并非僵化、一成不变的。组织所处的外部环境、内部条件等都会动态变化，因此，制订计划时要留有余地，有一定的弹性。此外，在计划执行过程中，也要根据相关因素的变化对计划进行修正和调整，即计划的灵活性。

5. 效率性 计划的效率性是指制订和执行计划时所有的产出与投入之比，包括经济和非经济方面的损耗和利益；具体来说，就是实现目标所获得的效益与编制、执行计划过程中所有消耗之和的比例。编制计划时应以确保组织目标完成为前提，从多个备选方案中选择低成本、高收益的方案，以最小的成本投入获得最大的收益产出。

（三）计划的分类

1. 按规模层次划分 可分为战略计划和战术计划。前者指决定整个组织的总体目标和发展方向的计划；后者指规定战略计划如何实施的计划，也就是对战略计划的落实。

2. 按时间长短划分 可分为长期计划、中期计划和短期计划。长期计划指5年以上的计划，具有战略性和纲领性；中期计划介于长期和短期计划之间，具有战役性；短期计划一般指 1 年及以内的计划，具有战术性。

3. 按约束程度划分　可分为指令性计划和指导性计划。前者以指令的形式下达给执行单位，要求严格按照计划的方法、标准和程序执行，具有明确性和强制性；后者由上级主管部门下达给执行部门的起导向作用的计划，具有参考性和灵活性。

4. 按表现形式划分　可分为目的或宗旨、目标、战略、政策、程序、规则、规划以及预算。其中，目的或宗旨用以回答组织"是干什么的"以及"应该干什么"这类问题，而目标是整个组织活动所要达到的最终成果，战略是实现目标的指导和行动方针，政策是组织在决策或处理问题时指导和沟通思想活动的方针和一般规定，程序是为了实现组织目标按照时间序列确定的活动步骤，规则是指根据具体情况对是否采取某种特定行为的规定，规划是综合的计划，而预算则是"数字化"的计划。

（四）计划的作用

1. 实现组织目标　计划的本质是确定目标并制订达到目标的途径和方法。通过设立总体目标，并将其细化分解为不同时间和空间维度的行动，能使每一位护士明确自身职责、权利和义务，推动成员合作，共同实现护理目标。

2. 预测变化以规避风险　计划是面向未来的，必然有不确定性和灵活性。计划虽无法消除环境变化和未来不确定因素的影响，但管理者必须合理预测未来可能的各种变化，如医院扩张可能产生的影响，是否需要提前培养护士，进而有效规避不确定性所带来的风险，减少工作中意外事件和失误的发生，保证组织长期稳定地发展。

3. 提高管理效率　计划能够综合均衡个人和部门的工作负荷及资源占有，并提供明确的工作目标和实施方案，使个人能够按照计划合理分配资源，提高管理效率；同时也有利于组织成员间的有效沟通和协作，最大程度地达到资源的有效配置以及工作的高效运转，从而获得最佳整体效益。如护士的合理排班有利于人与人、人与岗位的合理搭配，提高护理工作质量和效率。

4. 提供控制依据　计划为组织活动提供了工作目标、指标、任务内容、时间进度安排等，是控制工作开展的标准和依据。管理者必须按照计划规定的时间、要求和指标进行对比，发现目前实际活动中可能存在的问题或偏差，及时采取措施予以纠正，修订和调整原计划以保持正确的方向。

5. 提高工作质量　计划能够保障各项工作的有序进行，提高工作质量；同时，组织中各部门的工作制度及人员的岗位职责也是计划的表现形式，能够使各岗位工作人员在工作中有章可循，利于提高工作质量。

二、计划的编制

（一）计划编制原则

1. 目标导向原则　计划的最终目的是实现组织目标，必须自始至终以目标为导向。计划制订完成后，应持续跟进实施进度，确保计划始终朝着实现组织目标的方向前进。

2. 系统性原则　制订计划时要全面考虑组织内各部门及其相互关系，做好计划与系统、子系统间的协调工作。计划的优势在于通过系统整体的最优配置和最佳决策实现组织目标，而系统整体的优化在于系统内部结构的有序性和合理性以及子系统的内部关系与外部关系的协调性。因此，对计划进行系统规划，有利于实现组织目标的整合、协调及有序推进。

3. 限定因素原则　限定因素指妨碍计划目标实现的因素，包括外部环境因素、组织内部因素和实施条件等。限定因素原则是指在其他因素不变的情况下，预先发现并采取措施改变限定因素，能够进一步推进组织目标的实现。如，管理人员需要通过调研、预测和推断等方法，寻找对目标实现有限制性和决定性作用的因素，从而针对性地分析和解决问题，制订出客观、有效、贴近现实的计划。

4. 弹性原则　指编制计划时要留有余地，并根据客观环境的动态变化作出相应的调整。任何计划都产生于客观环境，执行过程中会出现某些无法事先预料或控制的事件。因此要提前评估和预测计划执行过程中可能出现的各种情形和问题并制订应急预案，保留一定的机动人力、物力和财力，以应对未来情况的变化，确保计划的顺利实施。

5. 连续性原则　指为完成某一目标而编制的各项计划，其存在递进关系，彼此间应前后衔接、相互配合。为实现组织整体目标，通常需要制订整体计划、多项具体计划及派生计划，这些计划涵盖的任务不同，完成任务的时间期限也不一样。

6. 可行性原则　指用以评价计划最终能否执行的准则，即从客观条件如人、财、物、时间、信息等方面，评估计划是否能按要求执行。在编制计划时，一定要考虑组织所处的环境，内部人员能力和硬件及计划执行期内可获取的资源。若条件暂不具备，又涉及组织目标，可制订阶段性计划，逐步实现目标。

（二）计划制订过程

任何计划的制订都要遵循一定的程序或步骤（图4-1）。管理人员在制订计划时，其核心步骤都是相似的，主要包括分析形势、设定目标、分析前提条件、拟订备选方案、评估方案、选定方案、拟订派生计划、编制预算8个步骤。

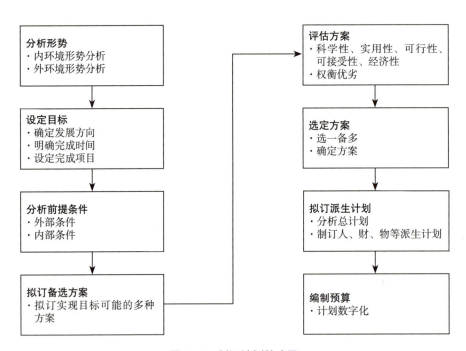

图4-1　制订计划的步骤

1. 分析形势　是计划工作的起点。通过社会调查等方法，掌握组织的现状及相关背景资料，是制订计划的前提和基础。分析时常采用SWOT分析法："S"代表优势（strength），"W"代表劣势（weakness），"O"代表机会（opportunity），"T"代表威胁（threat）。其中，优势、劣势分析既可以针对组织，也可以针对竞争对手，是内部因素；组织面临的机会与威胁可能来自和竞争无关的环境因素的变化，也可能来自竞争对手力量与因素的变化，或二者兼有，是外部因素。分析形势不仅需要客观评估组织内部架构、人员、资源等因素存在的优势和劣势，还要有开放的精神考察组织的市场趋势、法律法规、竞争对手等外部环境的变化以及与组织相互间的动态联系，以分析组织或计划所面临的威胁和机遇。

2. 设定目标 基于前期形势分析，明确组织总目标，组织中各部门按照总目标设定分目标，层层分解，最后再根据分目标制订个人目标。确定目标应遵循 SMART 原则，包括：①明确性（specific）：用具体的语言清楚地说明要达成的行为标准。②可衡量性（measurable）：为目标设立一个或若干个实现标准或考核指标，指标应客观、量化，且能准确反映组织活动的成果。③可行性（attainable）：在现有条件下，目标应是可实现的，即目标不能确定得过高或过低。④相关性（relevant）：目标应与组织工作相关，非项目相关的工作或不是单个项目能够完成的工作，不能设定为项目目标。⑤时限性（time-based）：对目标的实现设置明确的时间节点，这既是对组织活动的承诺，也是考核的依据。

3. 分析前提条件 前提条件是指计划实现所需的重要假设条件或预期环境，对组织目标的达成具有重要意义。按照组织的内外环境，可以将计划工作的前提条件分为外部前提条件和内部前提条件。按照计划工作的可控程度，可以分为不可控、部分可控和可控 3 种前提条件。外部前提条件大多为不可控和部分可控的，而内部前提条件大多是可控的。不可控的前提条件越多，不确定性越大，就越需要通过预测工作确定其发生的概率和潜在影响程度。在确定前提的过程中，应重点考虑对计划工作具有关键性的、有战略意义的、对计划执行情况影响力较大的因素。

4. 拟订备选方案 可采用头脑风暴法、提喻法等，集思广益，运用创新性思维拟订多种行动计划。可供选择的计划数量越多，最终选择的计划的满意度就相对越高、行动越有效，但对计划数量也要作一定的限制，以确保拟订备选方案的质量。如要提升护理管理队伍的能力，备选方案可能包括护理专家讲课、拓展训练、护理管理案例分析等。

5. 评估方案 在拟定多种可供选择的方案并衡量各方案的优劣后，则需要根据前提和目标评估备选方案。评估过程中应综合考虑备选方案的科学性、实用性、可行性、可接受性和经济性，并注意以下几点：①认真考察各个方案的制约因素和隐患。②从组织的宗旨和根本利益出发，系统地衡量计划。③要有动态观，不仅要考虑计划执行所带来的近期利益和导致的损失，还要考虑远期的、潜在的利益和损失。④重视无形的、不能定量的因素，如医院文化、声誉等。

6. 选定方案 是在前面工作步骤的基础上，从所有备选方案中选择一个或几个较优方案，是计划工作的关键步骤。若方案评估过程中发现有两个或更多的适合方案，则可以采用"选一备多"的方式确定多份方案；若没有最优的方案，管理者可以在现有基础上重新提出方案，或将不同的方案整合形成新方案。

7. 拟订派生计划 在选定主要计划后，还须拟订派生计划来辅助其实施。派生计划是以主要计划为核心进行拟订，落实到不同层级、部门以及不同时间段的分计划，以确保达到总计划的预期结果。派生计划一般由下级各层次和职能部门制订，如医院确定落实护理事业发展计划时，需要一系列的派生计划，包括护理实施计划、护理培训计划、人力资源规划、财务规划等。

8. 编制预算 是计划工作的最后一步，是指把计划转变成预算，使计划数字化。编制预算，一方面是为了计划的指标体系更加明确，使组织更易于对计划执行进行控制；另一方面是提前做好财务资源的准备计划，为计划实施保驾护航。

（三）计划编制方法

1. 滚动计划法（rolling plan） 是能够强化长期、中期、短期计划衔接，增加计划本身的适应性和弹性，以确保计划推进和实施的一种方法。其基本思想是编制计划时采取"近具体，远概略"的方法，即近期计划制订得相对具体，使组织各层级人员能参照此计划行动，而远期计划须制订得相对粗略，只规定大体要求和发展方向。在近期计划实施一个阶段后，根据实际执行情况评价和分析该计划存在的问题，并对内外部因素的变化进行考察，据此对原计划作出合理调整和修订，之后再根据同样的原则逐期滚动，直至组织总计划的完成。如某病区在 2018 年年底采用滚动计划法制订了 2019—2023 年的护理计划，在 2019 年年底，根据该年计划完成情况和内外部

笔记栏

69

情况变化修订之后 5 年的计划，以此类推，具体制订过程见图 4-2。滚动计划法虽在一定程度上增加了计划编制的难度和任务量，但它可以使长期计划更加符合实际情况，能够及时调节和消除环境变化因素对计划的影响，提高组织的应变能力。

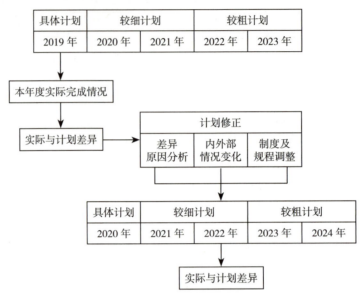

图 4-2　某病区的护理滚动计划

2. 网络计划技术（network planning technology）　包括各种以网络为基础制订计划的方法，如关键路径法、计划评审技术等。其原理是：在确定组织目标后，将一项计划、工作或项目细化分解成各种活动，列出活动明细表，评估不同活动间的顺序关系以及完成活动需要的时间，然后采用网络图描述各项活动的衔接和协调关系，并找出计划执行的关键路线，据此合理地分配资源和安排活动进度，以统筹规划和控制整个计划。网络计划技术基本步骤见图 4-3。

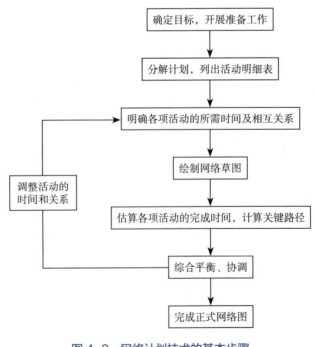

图 4-3　网络计划技术的基本步骤

网络图是此项技术的基础，是反映任务的分解或合成的箭线图，主要包括活动、工序、时间以及路线。如，某护理学术交流会的网络图见图4-4，"○"即为任务分解成的各项活动，一个网络图通常仅有一个起始活动和终点活动；"→"代表工序，表示完成一个特定活动所需的人力、物力和时间投入的整个过程；图中的数字便是完成该项活动所需的时间；路线是指从起始活动出发，沿箭线方向前进，连续到达终点活动的一条路线，一个网络图常存在多条路线。比较各路线的长短，一条或几条最长的路线即为关键路径，如图4-4中的路线"开始→A→B→C→F→G→H→J"为关键路径，其上的工序为关键工序。由于关键路径决定着整个计划的完成时间，且其关键工序的进度影响着整个计划能否按时完成，须根据关键路径合理分配资源和控制工序进度。利用网络图可以进行网络计划的优化。如适当改变串联关系以缩短工期；利用非关键路径活动的时差来优化整体工作时长，合理放慢非关键路径活动的进度，集中人力、资源攻克关键工序；统筹比较各活动不同工时的直接和间接费用，以获得成本最低的路线安排等。

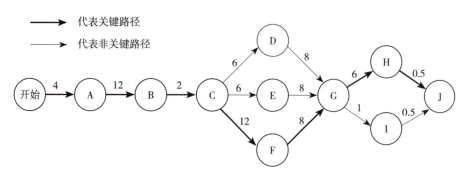

图 4-4 护理学术交流会的网络图

3. 甘特图（Gantt chart） 又称横道图或条形图，其利用图示的方式直观地反映项目、时间、进度安排以及行动间的逻辑关系，注重组织内部项目的进程管理。甘特图可以直观地表明计划任务的起始时间及实际进度与计划要求的对比，清楚地表明工作进度，帮助管理者发现实际进度偏离计划的情况，现已成为拟定计划阶段的必备工具之一。如，某省护理质控中心计划开展1期全省县级护理部主任培训班，采用甘特图绘制活动计划表（表4-1）。

4. 预测法（prediction procedure） 是通过收集资料和采用数学模型等方法对研究对象相关的变量作出预测的方法。预测法主要分为定性预测和定量预测，大部分计划的预测是将两者结合起来。定性预测主要是靠个人的直觉和经验对未来事物的发展作出性质和程度上的判断，如德尔菲法、主观概率法等。定量预测主要通过历史数据或因素变量的数学模型来预测未来发展情况。时间序列分析是一种广泛应用的定量预测方法，它是根据系统观测的时间序列数据，通过曲线拟合和参数估计来建立数学模型的方法。其基本特征是：①按照事物发展的连续性，应用历史数据预测未来事物的发展趋势。②任何事物的发展都可能受到偶然因素的影响，应考虑其随机性。

表 4-1 活动计划表

Why	What	When 第一周	第二周	第三周	Where	Who	How
提高县级医院护理部主任管理能力	培训项目	周一～周日	周一～周日	周一～周日	地点	负责人	使用方法
	制订培训计划						小组讨论
	征集意见						专家咨询
	完善培训计划						小组讨论
	确定授课专家						小组讨论
	制作课件						集体备课
	审核课件						专家审核
	开展培训						讲座
	组织学员考核						集中考核
	征集学员意见						座谈

注：▨计划 ▤实施。

笔记栏

三、计划的实施

（一）计划反馈

计划反馈贯穿于计划实施的全过程，它既是上一阶段计划执行成效的总结与检验，更是新一轮计划优化的起点与依据。计划反馈是指在计划的执行过程中，管理人员须适时获取工作进度、完成情况、存在的问题等信息，并对其进行科学分析和处理，最终将分析结果反馈至相关部门，由目标部门和人员据此调整策略计划和发展方向，以有益于新一轮计划的实施。

1. 计划反馈的内容

（1）确定反馈渠道、时间及反馈指标：及时有效地收集组织内外部信息是计划反馈工作的前提，是保证计划反馈有效性的基本要求，因此明确的反馈渠道不可或缺，包括特定的信息接收部门、上级报告、会议、管理软件等方式。此外，设定明确具体的反馈指标和时间节点也是反馈工作的重点，反馈指标包括工作进度百分比、完成任务的数量等，据此评估计划的完成程度和质量；合理的时间节点则可以提供反馈的机会，以确保反馈的准确性和及时性。

（2）综合分析初始信息：初始信息主要是对工作情况客观具体地描述、说明或建议，要求管理人员必须对其仔细分析、认真处理，包括去伪存真、对照比较等。

（3）适当调整计划：按照分析结果，适当修订和调整原计划，包括调整目标、任务安排、资源分配、工作进度等内容。一旦调整计划执行，应跟踪并评估新计划的效果，实时了解调整工作的结果和影响。

2. 计划反馈的类型

（1）计划实施前反馈：本质是上级向下级布置任务，告知员工计划的具体内容，其核心就是"5W1H"。实施前反馈的目的首先是跟员工沟通内容，取得员工的理解与支持，确保双方对计划理解无误，避免信息不对称；其次是在反馈过程中，了解员工在执行中是否存在困难或问题，提前沟通解决。若计划实施前发现计划须调整，可及时修正；如组织的某个外部前提条件突然发生了变化，或者沟通过程中发现目前责任人不利于开展该工作，均可根据实际情况进行调整。

（2）计划实施中反馈：主要是来自实施者的反馈。一是定期向上级反馈计划进展情况，如计划实施是否顺利、预期完成时间等；二是工作遇到新的问题或困难时的反馈，尤为重要。实施计划过程中遇到问题，首先要分析原因，寻找解决办法，能自己解决的先解决，如不能解决要及时反馈至上级，推进计划按期实施。员工反馈后，上级要根据反馈的情况解决困难，或调整计划以适应新的变化。

（3）计划完成后反馈：目的在于帮助组织了解计划的进度以及执行者的工作能力，从而宏观掌控，并在制订下一阶段工作计划中借鉴。不论工作计划提前还是延后完成，完成情况如何，是否进行调整，都应及时反馈。

（二）计划的执行与检查

1. 计划的执行　是将计划目标通过实际的行动转化为可衡量结果的过程，通常需要各部门和成员的相互协作。计划执行可分为四个步骤：

（1）确定目标、达成共识：各部门的管理者向每一位成员传达计划，解决成员的任何问题和疑惑，确保所有利益相关者均清楚理解计划和目标，以建立共识，共同努力实现目标。

（2）分解任务，设定优先级：进一步将计划分解为更细小的、可管理的任务，落实到具体成员，并为任务设定时间期限，标记关键的任务阶段。管理者应有效配置资源，尤其要加强预算资金管理的认识，合理编制预算。之后须设定各项任务的优先级，根据紧急性和重要性合理安排，提高工作效率。

（3）沟通协作，监控风险：有效的沟通和协作是高效管理的关键要素之一。个体应预先确定沟通的目标、传达的信息以及预期获取的反馈，而后选择合适的沟通方式，如定期的部门会议、管理平台、邮件等方式。同时，上级管理者应跟踪成员的任务完成情况，识别潜在的风险及影响，及时采取措施解决偏差，并制订和实施风险管理策略。

（4）适当调整计划：通过定期考核成果和绩效，适当调整计划，总结经验教训，以保持正确的工作方向。

2. 计划的检查 指组织管理人员为了解计划的完成情况而进行的一系列检查分析工作，其目的是发现计划目标与实际执行情况的偏差，分析原因，便于采取措施。检查工作应有标准，贯穿于计划执行的整个过程，并预先建立计划检查制度，确保检查方法制度化、规范化，帮助被检查成员解决问题。

（三）计划的总结

是对前期计划执行过程进行全面的回顾、检查、分析和评判，在理论认识上高度概括经验教训，以重新明确组织的发展方向。计划的总结包括4方面内容，①基本情况：包括计划目标、工作性质、主要任务、进展情况、工作质量等。②工作成果：主要为计划执行所取得的成绩或效果。③经验教训：计划实施过程的经验教训等。④调整计划：描述未来如何采取措施纠正偏差，以及预期达到的目标。

1. 计划总结的特点

（1）自我性：总结是对自身工作实践进行回顾的产物，它以自身工作实践为材料，其中的成绩、做法、经验、教训等均具有自我性的特征。

（2）回顾性：这一特点与计划的特性相反。总结是回顾过去，对前一段时间的计划工作进行检查，是制订下一步工作计划的重要参考，因此回顾性是计划总结的又一特点。

（3）客观性：总结是以自身的工作实践活动为依据，所描述的事实和数据都必须完全准确、可靠、客观，不应夸大、缩小、随意杜撰、歪曲事实。

（4）经验性：总结是从理论高度概括经验教训。这一特性要求总结必须准确反映客观事实，获取正反两方面的经验，从中得出规律性认识，以确保总结具有实际价值。

2. 计划总结的步骤

（1）回顾目标：首先要回顾制订计划时设定的目标和预期结果，确保总方向与目标一致，及时发现设定目标时存在的问题，如目标不清晰、缺乏共识等。

（2）评估结果：客观评价和分析计划的执行情况，包括计划执行过程中所取得的成绩、效果和影响，找到成功之处和存在的问题，为后续的改进提供依据。

（3）分析原因：系统思考，从主观和客观两方面深入分析计划成功的关键因素，或者计划失败的根本原因，以解决根本问题。

（4）总结规律：归纳总结出规律性的经验或教训，包括计划执行过程中重复出现的模式、成功经验和需要避免的错误和教训，从而为计划调整提供指导。

（四）护理目标管理

1. 目标管理的基本思想 目标管理由管理学家彼得·德鲁克于1954年提出，是指组织各层级管理者和下属均参与目标的制订，围绕工作目标充分沟通，在实施中进行自我控制，并自觉努力完成工作任务和目标。目标管理重视人的因素，将个人需求和组织目标结合起来，强调实施目标的自我管理和自我控制，通过目标的逐级分解将目标落实到各部门、岗位和成员，明确权利、责任、利益，形成协调配合、统一发展的目标体系，共同实现组织的整体目标。

2. 护理目标管理的过程

（1）目标制订：目标制订是目标管理的第一步，主要分为以下3个环节：

1）制订总目标：顶层管理者通过对组织内部和外部条件因素展开考察研究以及综合考虑，在与护士长、护士、患者等充分沟通后，制订出贴合实际情况、符合组织的根本利益和使命的总目标。

2）展开目标：护理管理者应将医院总目标细化，具体到护理单元、岗位和护士。在总目标的指导下，护理部与护士长通过协商确定护理单元目标和个人目标。目标要有明确的时间期限，须与总目标的完成期限保持一致；目标制订适当，兼具可行性和挑战性；目标要有完成的衡量标准，包括数量、质量、时间、成本等方面的具体描述。

3）形成目标责任：护理部和护理单元应在所需资源条件、绩效考核以及奖惩标准上达成共识。护理部可对护理单元进行一定的授权，明确相应的责任和权利，便于执行。

（2）目标实施：各级护理管理者应采取自我管理的方法，根据目标要求、权限范围和制度规范，调动各种积极因素、发挥自身能力，以确保目标实现。护理部要为各护理单元提供人力、物力、技术、信息等方面资源的支持，并定期跟踪检查各单元的工作进度，及时解决反馈问题。

（3）考核评价：考核评价是目标管理的最终阶段，主要包括以下 3 个方面：

1）评价成果：以目标或价值为标准，对工作成果的经济收益、成熟程度、质量等情况进行客观和恰当的评价，并评价组织各护理单元的绩效，通常采用上级与下级评价相结合、同级评价以及自我评价等方式。

2）实施奖惩：根据目标的实际完成情况及预先制订的奖惩制度，展开公平合理的奖赏和惩罚，以调动成员的工作积极性。

3）总结经验：认真总结目标实施过程中的经验和教训，从成功经验中汲取前进的智慧和力量；若目标完成情况欠佳，顶层护理管理者要勇于承担责任、分析原因，制订改进措施，为新一轮目标管理循环奠定基础。

第二节 控 制

与计划关系最为密切的管理职能是控制，计划和控制构成了一个问题的两个方面，计划为控制提供标准，控制为计划实现提供保证，同时控制也积极地影响着计划。控制（control）是检查实际工作是否按照既定计划、目标和预期的绩效标准进行，从而发现偏差、分析原因、进行修正，以保证组织目标实现的过程。它是保证组织实际运行状况与计划要求保持动态适应的一项管理职能。

一、控制的原则与作用

（一）控制的原则

1. 与计划一致原则 控制是确保管理活动按计划进行的关键环节，它通过对活动进行衡量、测量和评价，以确保实际执行与既定计划保持一致。每个计划都有其特定的需求，因此，控制系统的设计必须细致地反映这些需求，包括标准设定、关键点控制、信息收集等。如，临床护理质量控制需要反映护理工作的特点，而护理教学和科研计划的执行则须依据教学计划和科研目标来设计。

2. 组织机构健全、适宜原则 健全、适宜的组织机构是实现有效控制的保证。健全的组织机构能够有效传递信息，避免控制过程中的时滞或错误现象，提高控制活动的效率。而适宜的组织机构设计则应考虑职务要求和主管人员的个性，以确保控制信息符合每位主管的特定需求，提高管理效率和决策质量。

3. 控制关键问题原则 在开展护理控制活动时，管理者需要在有限的资源下采取有效的策略来监督和控制护理工作。有效的管理策略应聚焦于对护理质量和服务目标具有决定意义的关键领域，通过瞄准关键问题，在维持护理服务连续性和一致性的同时提高工作效率，降低不必要的管理成本。

笔记栏

4. 控制例外情况原则　控制工作应重点关注计划实施中的例外情况。对例外情况的重视程度不应仅依据偏差的大小而定。在护理实践中，微小的偏差可能引起严重的安全问题，如给药量的微小错误可能导致重大医疗事故。因此，护理管理者在实施控制时，应优先识别并处理对患者护理结果有重大影响的关键偏差。同时，应将控制例外情况原则与控制关键问题原则结合，密切关注关键点的异常偏差。

5. 控制趋势原则　趋势往往是较长时期内多种复杂因素综合作用下形成的渐进性结果，对管理工作有长期调节作用。控制趋势的关键在于及早发现趋势的方向，采取有效措施。如，某医院去年发表科研论文数量较上一年同比增加 20%，但通过深度分析发现这种"增长"实际上正预示着一种相反的趋势。因为在其他资源投入不变的情况下，近几年该院护士总数以及研究生人数持续增长，而去年发表在统计源期刊的论文数量并未增加，高质量论文数量总体下降。管理者如果不能发现趋势的变化，一旦下降趋势形成，再进行控制就会事倍功半。

6. 灵活控制原则　控制的灵活性意味着控制系统应具备灵活应对环境变化的能力。机械地执行错误计划会导致进一步错误，管理者应灵活执行控制，及时上报异常情况并采取纠正措施，确保有效管理和控制运行。

7. 经济控制原则　控制的经济性要求以最少的费用获取最大的收益。提高经济性须从以下 2 方面入手：一是适度控制，不能一味增加控制力度或复杂度；二是纠偏方案的双重优化，第一重优化是指纠偏的成本要小于偏差可能造成的损失，第二重优化是基于第一重优化，并对各种纠偏方案进行比较，从中选择成本效益较好者组织实施。

8. 及时性原则　及时性原则要求管理者在管理活动中迅速地识别和纠正偏差。只有实时了解情况，才能准确捕捉到任何偏离预定目标的迹象，并迅速采取行动。这种快速反应的能力是有效控制的基础，它使管理者能够在问题演变成错误前进行干预。

（二）控制的作用

1. 限制偏差积累　一般来说，小的偏差和失误并不会对组织产生即时损害，但长期未得到纠正的小偏差会逐渐积累和放大。护理工作中出现偏差在很大程度上是不可避免的，但如果管理者不能及时获取偏差信息，采取有效的纠偏措施来减少偏差的积累，就会带来严重的后果。

2. 适应环境变化　任何组织都处于不断变化的内外环境中。如果目标的建立和实现同步进行，就不需要进行控制。但实际工作中，两者间通常存在一定的时间间隔。在这段时间内，组织内外环境都会发生许多变化，如发生突发性公共卫生事件、政府出台新的政策法规、组织机构的重新调整以及组织内部人员的变动等，这些变化都会对组织实现目标产生影响。因此，需要建立有效的控制系统帮助管理者预测和识别这些变化，并作出相应反应。

3. 实现组织目标　控制的核心任务在于确保组织目标的达成。通过实施控制，管理者能动态监控组织的运行状态，确保组织按照计划高效运作，也能及时识别计划的偏离、探究偏离成因并采取纠偏措施，保证组织目标的实现。

4. 降低管理成本　在护理工作中，降低成本对于提升组织竞争力至关重要。这意味着需要建立高效的护理流程，优化资源配置，减少不必要的开支。管理者应重视成本控制，合理预算护理资源，评估护理服务的效益，并开发新的市场机会。如通过引入成本效益分析，医院可以评估不同护理干预措施的成本与效果，从而选择最具成本效益的方案，以降低运营成本，提高护理质量。

二、控制的类型

控制活动按照控制对象的不同，可以划分为不同的类型。按照控制的节点，可分为前馈控制、过程控制和反馈控制；按照控制的性质，可分为预防性控制和更正性控制；按照控制的手段，可分为直接控制和间接控制；按照控制的方式，可分为正式组织控制、群体控制和自我控制；按照实施控制的来源，可分为内部控制和外部控制。

以上类型并不是孤立的，有时一个控制活动可能同时属于几种类型。如，在护理管理工作中，制订各种规章制度、护理常规、护理技术操作规范、工作流程等既属于预防性控制，也属于前馈控制；若以此来约束护士的行为，则属于间接控制；当护士展现出良好的职业道德和慎独精神，认真遵守和执行这些制度、常规、流程、规范和职责时，就属于有意识的个人自我控制；当护士长对照这些制度、常规、流程、规范和职责来检查护士的工作时，则既属于直接控制，也属于过程控制。

下面重点介绍根据控制的节点而划分的前馈控制、过程控制和反馈控制，三者的关系见图 4-5。

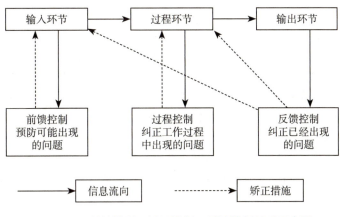

图 4-5　前馈控制、过程控制、反馈控制关系示意图

（一）前馈控制

前馈控制（feedfoward control）又称事先控制、预防控制或基础质量控制，是在生产经营活动开始之前实施的控制策略。前馈控制强调对组织资源的合理配置，包括人力、财力、物力和信息，以符合预期标准，实现"防患于未然"。这种控制方式的优势在于能够提前预警潜在问题，使管理者有机会在问题发生前采取措施，从而避免反馈控制中因时滞导致的无法挽回的损失。如，对护士进行专业培训，确保他们具备必要的理论知识和操作技能；提供必要的卫生设施，如洗手设备和消毒剂，以提高手卫生的执行率，均属于前馈控制。

（二）过程控制

过程控制（process control）又称同步控制或环节质量控制，是在计划执行过程中对各环节进行实时监督和指导的管理策略。其核心在于对照预定标准检查工作进度，确保目标得以实现，并在发现问题时管理者与员工共同商讨解决方案或提供必要的技术指导。如，护理管理者通过查房和巡视，能够及时纠正药物摆放不当或操作不规范等问题，同时通过这一过程，管理者还可以培训员工，提升其工作能力。

（三）反馈控制

反馈控制（feedback control）又称事后控制或后馈控制，是在行动结束后对输出环节进行的控制方式，主要通过对行动结果的测量、分析、比较和评价，对已经发生的偏差采取相应的措施。其目的在于纠正未来的行动，防止偏差再度发生或继续发展。尽管这种控制方式对于已经发生的偏差和损失无法挽回，但它通过提供科学的数据分析，帮助管理者更好地把握行动规律，为实现组织目标创造条件。如，在护理质量控制中，通过分析"住院患者跌倒发生率""医院获得性压力性损伤发生率""插管患者非计划拔管发生率"等敏感指标，护理管理者能够提升护理质量，为做好绩效考评提供依据。

笔记栏

三、控制的实施

（一）控制的对象

1. 人员 人员的控制是实现组织目标的核心要素。人员控制可以分为硬管理控制和软管理控制，如职务设计、岗位管理、直接监督、绩效评估、劳务报酬等属于硬管理控制；而职业培训、继续教育、组织文化建设等属于软管理控制。护理工作中最常见、最简明的硬管理控制方法是直接巡视和观察。如，护士长巡查病房过程中发现护士护理操作的规范性欠佳，即刻提出并指导其正确的操作方法，确保护士能够遵循正确的操作程序。

2. 财务 要保证医院各项工作的正常运作，必须进行财务控制。主要包括审核各期的财务报表和计算常用财务指标，找出与目标之间的差距，分析形成差距的具体原因，保证各项资产得到有效利用，从而降低成本。这项职能主要由财务部门完成，护理管理者的主要工作是进行护理预算和成本控制。

3. 作业 作业控制涉及从劳动力和原材料等物质资源到最终产品和服务的转换过程，其核心在于对"事"的控制。在护理工作中，作业指的是护士为患者开展各项治疗和护理的过程。对作业开展控制活动，就是通过对护理过程进行评价，并提供如何提高护理工作效率和效果的反馈，从而提升医疗服务质量。护理工作中的作业控制包括对护理技术、不良事件、耗材使用、药品采购以及库存等方面的管理。

4. 信息 信息的数量、质量、来源和时效性直接影响控制工作的成效。信息的控制在于建立良好的信息管理系统，使其能够在正确的时间、以正确的数量，为正确的人提供正确的数据。护理信息系统包括护理业务管理、行政管理、科研教学等系统。护理业务管理系统涵盖患者信息、医嘱管理和护理病历管理等系统。行政管理信息系统包括护理人力资源信息、工资绩效信息、岗位级别信息等。

5. 组织绩效 组织绩效反映一个组织在特定时期内完成任务的数量、质量、效率以及盈利情况。组织的整体绩效难以用单一指标衡量，因为它是基于个人绩效的实现，而个人绩效并不总是等同于组织绩效。为了确保组织绩效的实现，需要将组织目标分解到每个工作岗位和个人，只有当每个成员都达到组织的要求时，整体绩效才得以实现。

（二）控制的过程

控制的过程（control processes）也称"控制基本程序"，是由一系列管理活动组成的完整的衡量、监督、检查和评价过程，包括建立控制标准、衡量偏差信息和评价并纠正偏差 3 个关键步骤，它们相互关联，缺一不可。建立控制标准是控制工作的前提和依据，衡量偏差信息是控制工作的重要环节，评价并纠正偏差是控制工作的关键。

1. 建立控制标准 标准是衡量实际工作绩效或预期工作成果的尺度，是控制工作的依据。

（1）确定控制对象：控制的最终目的是确保实现组织的目标，因此，所有影响目标实现的因素都应纳入控制范围。由于影响因素众多，实际操作中须分析其对目标的影响程度，选出关键因素进行控制。在护理管理中，重点控制对象包括护士、患者、时间、护理操作、岗位职责、规章制度、工作环境和设备等。

（2）选择控制关键点：控制标准源自计划，控制的关键点源于计划的关键环节。根据二八原则，管理者应专注于 20% 的关键控制点。护理管理控制的关键点包括关键制度（如查对、消毒隔离等）、关键控制对象（如新护士、实习护士等）、高危患者、高危设备和药品、高危科室、高危时间及环节等。如，前馈控制的关键点在于输入环节（检查医疗护理材料的质量、实施护士资格准入制度等）；过程控制的关键点在于不间断的作业过程（护理质量的临床督查、护士的自我控制等）；反馈控制的关键点在于输出环节（患者满意度调查、不良事件发生原因分析等）。

（3）确定控制标准：在确定控制关键点后，理想的做法是直接将其转化为控制标准，通常需要将关键点细分为多个具体的控制标准，并区分定量标准和定性标准。定量标准易于测量，而定性标准虽不易量化，也应尽量采用量化方法进行评估，使标准便于考核，具有可操作性。

2. 衡量偏差信息　是控制过程的衡量阶段，是用确定的标准衡量实际成效，确定计划执行的进度和出现偏差的过程。

（1）确定适宜的衡量方式：在绩效衡量前，管理者应合理安排衡量的项目、方法、频率和责任人。护理管理中常用的衡量方法包括观察、自评、他评和抽样调查。有效的控制要求衡量频率适中，以免过多检查导致成本增加和员工不满，或过少导致问题未能及时发现。衡量频率通常根据控制对象的重要性和复杂性来确定，长期目标可能年度检查，而日常任务则需要更频繁地监控。如，对护士长管理工作绩效的控制常常以季、年为单位，而对护理质量的控制则需以日、周、月为单位。

（2）建立有效的信息反馈系统：为确保控制的有效性，需要建立一个能够迅速传递现场信息的反馈系统，以确保纠正措施能够及时下达。管理者可以通过四种方式获取控制信息，①现场调查：如护士长观察病房责任制的执行情况，获取直接的、未经过滤的信息，迅速识别并处理问题，同时加强团队内部的交流和团队士气。②工作汇报：通过口头、书面汇报或电子媒介，如不良事件的及时上报，病房晨间交接班等，让管理者迅速了解员工的工作状况。③监督检查机构：设立专门的监督机构，如院级、科级和病区护理质量监督控制小组，进行定期或不定期检查，为管理者提供全面、真实的信息。④信息系统：利用护理管理信息系统等工具，实现对病房动态的实时监控，如自动抓取床位数、患者数、护士在岗情况等数据。

（3）检验标准的客观性和有效性：在控制标准确定后，主管部门须将其传达给员工执行。执行结果的控制既是成效评估，也是验证标准的过程。将衡量所获得的反馈信息与标准对比后，若无偏差，应分析成功原因并及时向员工反馈，给予奖励以激励其工作热情；若有偏差，应判断是执行失误还是标准缺陷，并采取相应措施予以纠正或更新。

3. 评价并纠正偏差　纠正偏差是控制过程的最终实现环节，也是控制工作的关键，使系统重新进入正常的轨道，实现组织预定目标，这一过程不仅体现了控制职能的目的，还将控制与其他管理职能紧密结合在一起。

（1）评价偏差及其严重程度：偏差是控制系统中既定标准与实际结果的差距。并非所有的偏差都会影响组织目标的实现，有些偏差可能是由于计划本身或执行过程中的问题造成的，有些则是由于一些非关键的、偶然的局部因素引起，不一定对目标的实现造成严重的影响。不能仅凭概率统计来判断偏差严重程度，还须考虑偏差是否对组织活动效率构成威胁、是否需要立即采取纠正措施。如，急救仪器、药品完好率达到99%与健康教育知晓率达到90%比较，前者1%的偏差比后者10%的偏差对患者造成的伤害更大。

（2）找出偏差产生的主要原因：管理者可以从以下两个方面入手分析偏差成因：①系统内部原因，如目标是否切合实际、组织工作是否合理、人员是否称职、设备和技术条件是否完备、管理是否到位等。②系统外部原因，如外部环境和预想的条件是否发生变化以及变化的程度，这些变化对内部因素的影响等。

（3）明确纠偏措施的实施对象：纠偏措施的实施对象可能是实际的作业，也可能是衡量的标准或计划本身。标准或计划调整的原因包括以下两个方面：①标准不合理（过高或过低）或计划不科学，使得绝大多数员工不能达到或大幅度超过标准。②标准或计划本身没有问题，但不可预料的环境变化使原本适用的计划或标准脱离实际。

（4）选择适当的纠偏措施：当衡量结果显示偏差源于工作失误时，管理者须依据分析结果加强管理监督，确保工作目标得以实现。根据行动效果的不同，纠偏策略分为紧急应对措施和长期应对措施。紧急措施用于快速解决直接影响组织运作的问题，以减少损失；长期措施则通过深入分析问题根源，寻求彻底解决问题的方法。在护理管理中，管理者应灵活运用这两种策略，先采取紧急措施减轻损失，随后实施长期措施从根本解决问题。在纠偏过程中，管理者应评估不同纠偏方案的成本效益，选择成本最低且效果最佳的方案。

（5）落实奖罚制度：首先应找到偏差出现环节的责任人，再进行相应的奖惩。奖励积极或有效执行纠偏方案的个人，树立榜样，激励其他成员遵循规则，提高成员的工作热情和创造力，推动整个组织执行力和控制效果的提升。

（三）控制的技术

控制技术（control technique）指管理者为保证组织目标的实现，对员工的实际工作进行测量、衡量和评价并采取相应措施来纠正各种偏差的手段，可分为硬技术和软技术。控制硬技术是指实施控制所采用的技术设备、仪器和工具等；控制软技术是指控制方法，两者相互结合才能更好地发挥效果。护理管理中常用的控制方法主要分为以下4种：

1. 行为控制　行为控制是指对员工的行为进行控制，从而使其符合组织的计划要求，实现组织目标。常见的行为控制包括：

（1）目标控制：是指将总目标分解成不同层次的子目标，并由此确定目标考核体系，通过对比受控系统的执行情况，及时发现问题并采取纠正措施。在护理管理中，每一位护士均可参与目标的设立，通过对照目标考核体系自我评价计划的执行情况以及自我控制目标的完成情况，变"要我干"为"我要干"。

（2）直接监督：是行为控制中最直接的方法，优点在于允许管理者及时指导和纠正员工行为，缺点是需要较多的管理者，会提高组织的管理成本，也不利于员工创造性的发挥。护士长对新护士、带教老师对实习生和进修护士的管理多采用此种方式。

（3）行政控制：行政控制通过规则和标准操作程序规范员工行为，提供问题解决指导，使工作结果可预测，让管理者能专注于紧急和重要事务。然而，这种方法可能导致管理者对变化反应迟缓，员工创新受限。因此，管理者在应用此类方法时，须保持敏锐的洞察力。

（4）组织文化与团体控制：组织文化是一个组织在长期发展的过程中形成的价值观、意识、道德、行为准则等的集合，团体控制则通过共享这些文化元素来引导个人和群体行为。这种控制不是强制性的，而是通过员工内化这些文化要素实现自我约束。如，院歌、院训、授帽仪式和宣誓等都是团体控制的体现。

2. 质量控制　质量控制是指为达到所规定的质量要求所采取的技术和活动。如，护理工作质量管理标准、护理技术操作规范、规章制度以及质量检查标准等都属于护理质量标准的范畴。护理质量控制就是让护理工作达到规定的标准，以满足广大服务对象健康需求的过程。护理质量控制要始终坚持以下几点：①以预防为主。②贯穿在护理工作基础质量、环节质量和终末质量的全过程。③全员参与。④前馈控制、过程控制和反馈控制有机结合。⑤实施护理服务质量和护理工作质量综合性控制。

3. 预算控制　预算是一种综合计划，它通过财务指标（如收入、费用）和非财务指标（如工时、材料）来设定组织的预期成果，并以数字化的形式展示组织在未来特定时期的目标。预算控制是组织中广泛采用的有效手段，通过制订财务支出标准并对照这些标准进行比较和衡量，以纠正偏差，确保实现经营财务目标。预算控制的优势在于能够量化组织内各部门的活动，便于进行衡量、检查、考核和评价，同时也有助于管理者统筹安排和协调资源。然而，预算控制也存在不足，如过度依赖预算数字可能导致缺乏灵活性，过于详细的预算可能限制管理者的自主性，且可能导致管理者过分关注预算编制和分析，而忽视非量化的信息。

4. 审计控制　审计控制是一种对组织财务记录和会计报表进行审核的方法，旨在评估其真实性和可靠性，从而为控制和决策提供依据。审计包括外部审计、内部审计。外部审计由独立于组织的审计人员或机构执行，主要监督组织的财务活动和账目，确保其合法性和真实性。内部审计则由组织内部的审计人员或管理层进行，独立评估组织的业务活动和管理控制系统，确保政策得到执行、资源得到有效利用，以实现组织目标。此外，内部审计还负责审查其他控制措施的有效性，从而对整个组织的控制体系起到监督作用。

四、护理风险管理

（一）护理风险管理的相关概念

1. 护理风险　护理风险（nursing risk）是指护士在临床护理过程中，在操作、处置、配合抢救等各个环节，可能导致患者或医院发生各种损失和伤害的不确定性。

2. 护理风险管理　护理风险管理（nursing risk management）是指对患者、护士、护理技术、药物、环境、设备、护理制度与护理工作程序等风险因素进行识别、处理、评估和评价的管理活动，旨在系统地消除或减少护理风险事件的发生以及风险给患者和医院带来的危害和经济损失，以最低成本实现最大的安全保障。

（二）护理风险的类型

1. 患者因素所致的风险

（1）患者疾病因素所致的风险：患者病情的复杂和多变是护理风险产生的重要因素。在医疗实践中经常有同一疾病表现出多样的症状，或不同疾病出现相似症状，疾病的发展转归也呈不确定性，这些都增加了护理过程中的潜在风险。

（2）患者就医行为所致的风险：患者的参与程度、就医动机以及日常行为模式对治疗效果和疾病恢复起着重要作用。如果患者表现出冒险行为、维持不良生活习惯或不愿意合作，会增加护理过程中的潜在风险。

2. 护理行为所致的风险

（1）护理行为特殊性所致的风险：护士是经过法律认可，具备执行护理操作资格的专业人员。在决定是否执行特定的护理措施时，护士需要基于自己的专业知识和经验，权衡利弊。若预期风险大于好处，护士应告知患者风险，并考虑建议患者在获知风险的前提下接受治疗。

（2）护理行为局限性所致的风险：护理工作环境存在多种因素的限制，存在局限性。患者就医目的是治疗疾病和恢复健康，他们期望护士能够提供高效、快速的护理服务。然而因医疗技术限制，某些疾病尚无法完全治愈，导致患者及其家属产生误解，即护理行为局限性的风险。

（3）护士因素所致的风险：护理风险受到专业知识水平、法律意识以及人员配置等多种因素的影响。如护士法律知识缺乏、专业技能不足或配置不均等都可能对患者安全造成威胁。

3. 系统因素所致的风险　在医院环境中，医疗设备的运作和医疗服务的实施是一个动态过程，其中涉及的所有人员、设备和服务都可能面临风险。如，管理层可能因为管理不善、标准不严格或对潜在的安全隐患缺乏前瞻性，未能及时采取有效措施，或者在风险发生时应对措施不足。此外，各种新技术和新项目的引进也可能增加技术操作方面的风险，如呼叫系统故障可能导致患者抢救延误。

（三）护理风险管理的流程

护理风险管理是一个周期循环过程，其作为医疗风险管理的重要组成部分，包括护理风险识别、护理风险评估、护理风险控制和护理风险管理效果评价 4 个阶段（图 4-6）。这 4 个阶段周而复始，构成了风险管理的周期循环过程，具体的护理风险管理流程见图 4-7。

1. 护理风险识别　护理风险识别（nursing risk identification）是指连续性识别和归类潜在和客观存在的各种护理风险，并分析其原因，是护理风险管理基本程序的第一步。常见的识别方法如下：

（1）风险事件搜集与呈报：风险呈报的目的在于正确收集信息，进一步掌握全院风险事件的动态，从而制订规避风险的措施。应鼓励护士、护士长及时搜集、呈报风险事件，掌握可能发生风险事件的信息。

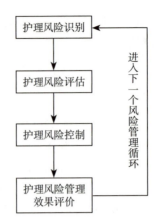

图 4-6　护理风险管理阶段

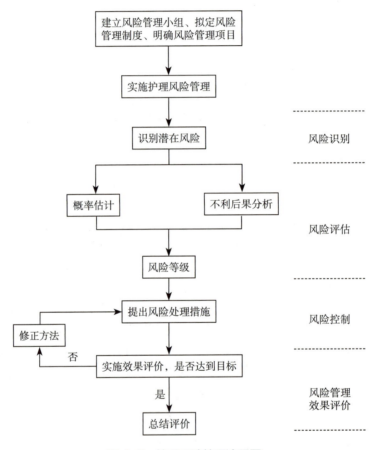

图 4-7　护理风险管理流程图

（2）临床资料积累与分析：在护理工作中，通过积累临床资料和分析，可以识别出高风险环节（如治疗抢救、交接班等）和时段（如夜班、节假日等），以及可能导致患者或医护人员受伤的事件（如医疗事故、医疗纠纷等）。

（3）护理工作流程分析：通过模拟危重患者的诊疗护理情境，勾画护理过程的各种路径与环节，识别临床风险特别是高危环节。如，某医院开展一种新的外科手术项目，模拟接受新外科手术患者的诊疗护理情境，确认实施路径中的主要措施和步骤，继而设想每一措施和步骤可能出现的不良事件，如患者从手术室到复苏监护室的转运风险。

2. 护理风险评估　护理风险评估（nursing risk measurement）是在明确可能出现的风险后，

对风险发生的可能性及可能造成损失的严重性进行估计。对护理项目的风险程度（轻、中、重）和发生频率（低、中、高）进行评估、定量分析和描述，包括护理风险发生的概率、损失程度、风险事故发生的可能性及危害程度，从而确定危险等级，为护理风险管理措施的制订提供决策依据。护理风险评估使护理管理者能关注各环节的护理风险，严格防范，继而降低护理风险发生率。

3. 护理风险控制 护理风险控制（nursing risk handling）是在识别和评估护理风险后实施的一系列措施，旨在有效应对潜在的风险事件，是护理风险管理的核心环节。主要措施包括以下几个方面：

（1）护理环境风险控制：护理环境风险管理应加强医院环境设施的安全管理，为患者提供治疗及护理服务项目的安全管理，加强医疗废物及化学、放射性环境管理等。

（2）护理制度风险控制：护理风险管理中，制度的建立和完善至关重要，如制订院、科两级专业技术责任制度，实施临床护理操作程序，统一护理记录表格和管理标准；制订药物使用安全手册，提高护士对药物事故的警觉性；减轻一线护士工作量，加强对护士人力资源不足部门的支持；设立质量及感染控制管理，加强护理质量和感染监测的呈报制度。

（3）护理组织风险控制：护理组织风险管理主要包括加强对护士的风险管理教育，如沟通交流能力的培训、强调医疗风险管理在制度和法律责任方面的重要性和措施、建立信息数据保护和信息安全管理培训、制订医疗资料保密手册以及护士违纪处理管理办法等，以提高组织风险管理能力。

4. 护理风险管理效果评价 护理风险管理效果评价（nursing risk management evaluation）即信息反馈，如护理文书合格率是否提高、护士的法律意识和防范风险的意识是否增强等，可为今后的管理提供依据。常见方法有问卷调查法、护理文书抽检、不定期组织理论考试等。

第三节 决 策

决策在管理活动中具有重要的地位和作用，整个管理过程都是围绕决策的制订与实施展开的。从本质上讲，编制计划的过程就是决策的过程，决策是计划的核心，计划是决策的具体化和落实。护理管理者在制订计划、建立制度或标准等活动中，科学决策是重要环节之一。

一、决策概述

（一）决策的相关概念

1. 决策 决策（decision making）是指为了达到一定的目标，针对需要解决的问题，运用科学的理论和方法，系统地分清主、客观条件，提出各种可行方案并从中选择以及利用机会的分析判断过程。决策的本质是一个过程，是从若干可行方案中作出选择，是科学管理的前提和目标达成的保证。

2. 护理管理决策 护理管理决策（nursing management decision）是指护理管理者或护士基于护理实践、患者需求、资源管理等内容，作出的关于护理长期规划、护士管理、护理质量控制、医疗资源分配等方面的决策。护理管理者在决策过程中需要注意以下问题：①确保部门决策与医院宏观决策相一致，避免决策冲突。②灵活运用程序化和非程序化决策，充分发挥群体决策的优势，应对紧急情况时可采取非程序化决策或个人决策。③主动提升自身的决策素质，包括知识、能力、经验、对风险的态度和价值观等，决策者应主动学习相关知识，以正确的态度和价值观参与决策活动，确保护理决策质量。

笔记栏

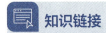知识链接

临床护理决策

　　临床护理决策（clinical nursing decision-making）是针对临床护理工作中不确定的问题，通过一些定量分析方法，从众多备选方案中选择最优方案的过程。护理管理决策属于临床护理决策的一种，临床护理决策可以分为确定型、风险型、不确定型3种。临床护理决策的模式可以分为服务对象决策模式，即护士提供方案，患者选择；护士决策模式，即护士替患者决策；共同决策模式，即护士提供信息，护患双方共同决策。临床护理决策的影响因素包括个体的价值观、知识和经验以及个性特征、病房设置、人际关系、护士自身的状态等多个方面。

（二）决策的分类

　　1. 按重要性分类　分为战略决策、战术决策及业务决策。战略决策是针对组织战略目标的重大事件进行的决策活动，如医院护理学科发展规划决策。战术决策是针对局部的、短期的、具体的行动方案的决策，如医院开展"互联网＋护理"服务决策。业务决策是针对组织中的一般管理和工作的具体决策活动，如患者满意度的调查与收集决策、病区护理设备维护和保养决策。

　　2. 按重复程度分类　分为程序化决策和非程序化决策。程序化决策是指可按照既定的程序模式和标准解决一般性问题的决策，如护理核心制度执行程序、标准化病房设置等。非程序化决策则是解决一次性、偶然性问题所作的决策，如突发公共卫生事件中的护理人力资源调配决策。

　　3. 按决策的方式分类　分为群体决策和个人决策。群体决策适用于所有的决策活动，尤其是对组织能够产生关键性影响的决策，如医院绩效改革方案。个人决策可以明显提高决策效率，多用于日常事务性决策或程序性决策，但决策的效果根据决策者的能力水平等因素有所不同。在决策过程中，应根据需要决策的问题及影响面、决策者能力、时间紧迫性等选择决策方式。

（三）决策的特点

　　1. 目标性　决策必须有明确的目标，目标体现的是组织预期获得的结果，为决策提供方向；同时，目标也是对决策方案进行拟定、选择、实施及控制的检查依据和标准。在制订决策时，决策者须明确组织的期望目标，以确保决策的方向、结果与目标一致。

　　2. 动态性　决策是一个不断循环的过程，在不断变化的环境和信息下，决策者需要灵活应对各种情况，不断调整和更新决策方案，以更好地利用机会解决问题，实现组织与环境的动态平衡。

　　3. 可行性　可行性是衡量决策正确性的标志。组织的任何活动都需要人力、财力、物力和技术条件等资源的支持，决策方案需要与组织的能力和现有的资源相匹配，与组织的内外环境状况相适应。

　　4. 选择性　决策实际上是一个选择的过程，决策者需要在多个可行方案中进行权衡和选择最优方案。由于决策者受自身能力、工作经历、环境、对风险的态度、价值观等因素的影响，对未来状况的预测与实际状况可能存在偏差；而且决策者的偏好不同，对决策方案的理解和要求也不同。因此，决策者须根据已知条件，应用科学的决策方法，进行全面、综合的分析和判断，作出相对满意的选择。

　　5. 整体性　决策的整体性体现在三个方面，一是决策需要涉及组织的所有成员，确保每个成员都参与到决策过程中，共同承担责任；二是决策内容必须考虑到组织的各个方面，保证组织各部门之间的工作协调一致，避免出现局部利益冲突；三是决策过程需要考虑到整个组织或系统的全局利益和影响，而不仅仅是关注某个部分或个体的利益。

二、决策的原则与影响因素

（一）决策的原则

1. 科学性原则 决策必须依照科学性原则，遵循客观规律，实事求是。应掌握和运用科学的分析方法和现代科技手段，对收集到的信息进行科学合理地归纳、整理、比较和选择，以便作出科学的决策。

2. 可行性原则 可行性是衡量决策正确性的标志。管理者应从实际出发，分析现有的人力、物力、财力以及时间等主客观条件，预测决策是否能够实施，以及实施后可能产生的影响，以保证决策可行。

3. 时效性原则 时效性是指信息仅在一定时间段内对决策具有价值，某些管理工作只在一定时期内有效，因此决策必须果断。决策的时效性在很大程度上影响着决策的客观效果。然而，时效性并不意味着仓促决策，而是要求决策科学合理，这是时效性的前提。

4. 灵活性原则 在复杂的环境中，决策应具备一定的灵活性和适应性，以应对组织内外部环境的变化和需求。决策者在决策过程中应考虑到未来可能出现的变化和不确定性，而非受限于固定的思维模式，适时调整所作出的决策，以有效降低未来决策失败的风险，确保决策的及时性和有效性。

5. 择优原则 正确的决策是对多种备选方案进行权衡的结果。但择优不是最优，一般来说，应制订两种及以上的方案，从各方面比较优劣，选出一个最佳方案，因为在管理实践中很难收集到决策的所有相关信息，也很难精准预测每个备选方案的执行结果，因此应择优选择最符合当下需求的决策。

6. 群策性原则 为了克服个人在知识和经验方面的局限性，决策者应集思广益，发挥集体智慧，调动成员积极性，积极征求利益相关者意见，秉持"兼听则明，偏听则暗"的态度，确保决策的准确性。

（二）决策的影响因素

1. 环境因素 环境既是决策的载体，也是决策的实施保障，来自环境的影响因素包括限制目标达成的所有条件。决策者只有准确把握和利用环境信息，并作出正确的判断和反应，才利于有效决策。

2. 既往决策因素 "非零起点"是一切决策的基本特点。大多数情况下的决策都是对既往决策的完善、调整、优化或改革。此外，既往决策对目前决策的制约程度还受到它们与现任决策者关系的影响。如果既往决策是由现在的决策者制订的，那么决策者通常要对自己的选择及后果负责，因此决策者常不愿对组织活动进行重大的调整，而倾向于仍将大部分资源投入过去方案的执行中。相反，如果现在的决策者不是很了解组织过去的重大决策，则会易于接受重大改变。

3. 组织文化因素 在决策层次上，组织文化的特点、所创造的价值观念和行为准则会影响人们对组织变革或变化的态度。在开拓、创新的组织文化中，人们会以发展的眼光来分析决策的合理性，出于对新机遇的渴望而更倾向于支持变化。相反，在保守、怀旧的组织文化中，人们会根据既往标准来权衡现在的决策，担心变化会造成失去，从而对变化产生怀疑、害怕和抵触的心理与行为。因此，新决策实施前，须关注护理组织成员的态度，建立团结、和谐、勇于创新的内部文化。

4. 决策者因素 决策者的个人特征，如决策者对问题的感知能力、处理信息的能力、个人价值观的差异均会影响决策。优秀的决策者应具备预测能力、启发与创新能力、协调能力、判断能力、组织能力、应变能力等，护理管理者应激发内在的多种潜能和创造活力，提高各方面的决策能力和决策水平。

5. 决策问题因素 任何具有时效性的决策，都面临决策速度和质量之间的权衡。根据美国

笔记栏

学者威廉·金和大卫·克里兰的观点，决策可分为时间敏感型和知识敏感型两种类型。时间敏感型决策（time-sensitive decision），即需要迅速而准确作出的决策。如护士在急诊室或重症监护室面对突发情况时，对一些急救措施的选择或药物的应用需要迅速作出决策。此时，决策对速度的要求高于质量。知识敏感型决策（knowledge-sensitive decision）需要人们充分利用已有知识，作出尽可能正确的决策。这种类型的决策效果取决于决策的质量，而非决策的速度。如护士在为患者制订护理计划时，需结合患者主诉、病情和临床指标等，提出现存的健康问题，凭借专业知识和临床经验，为患者制订一份全面详细的护理计划。

三、决策的程序与方法

（一）决策的程序

科学的决策都需要遵循一定程序，决策程序一般包括发现问题、确立目标、判断价值、拟定方案、综合评价、选择方案、实施方案、追踪结果 8 个步骤。

1. 发现问题　只有准确地找出问题、问题的性质及产生的原因，才能确定目标，进行决策。如，某省护理质控中心在护理质量督导过程中，发现某医院的基础护理质量合格率较上一年度有所下降，护理差错率上升，此时应分析质量下降的原因，是技术性问题还是责任心问题？或是护理人力资源配备不足所造成？只有找出问题产生的根源才能发现问题的实质，确定解决问题的方法。

2. 确立目标　合理的目标是有效决策的前提，确定合理的目标要经过调查和研究的过程。决策目标必须具体明确，有明确的时间要求，以便于考核成效。目标数量不宜过多，应当列出要优先解决的目标。

3. 判断价值　确定目标后，还应依靠价值准则对目标进行判定。通常价值指标分为 3 类，即学术价值、经济价值和社会价值。确定主、次、急、缓以及在相互发生矛盾时的取舍原则，抛开表象看本质，才能够更好把握事情的走向。

4. 拟定方案　应拟定至少两个方案，且拟定的方案应存在原则性区别，而不仅仅是细节差异。拟订方案时应广泛征求意见，尽可能地开发创造性思维的方法。拟订的备选方案应尽可能详尽无遗、质量良好，而不是为了备选而拟订。

5. 综合评价　根据要解决问题的性质，从定量分析和定性分析的角度，对备选方案的优劣进行综合评价，对备选方案进行排序。定量分析主要是将各种方案转化为数学模型，求得各模型的解，从而对各方案作出科学的评价。定性分析主要是运用相关人员的知识、经验和能力，根据现有资料和已知情况，对决策方案作出相应的评价。定性分析和定量分析各有优势，要根据解决的问题、情境等因素，将二者互为补充，作出科学的评价。

6. 选择方案　方案择优就是从拟定的备选方案中权衡利弊作出最终决断。决策者从备选方案中选择一个合理方案，可以采用靠经验、做实验、现况调研 3 种方法。最后选定的方案并不一定各项指标都最优，但往往是主要指标较好，又能兼顾其他指标。

7. 实施方案　方案实施中的重点是对方案的可靠性加以验证，严格地按决策的方案要求实施。

8. 追踪结果　决策方案执行以后，应该监督检查实施的结果，检查是否达到预期的目标，并进行分析总结，为今后的决策提供信息、积累经验。

以上 8 个步骤结合起来形成一个完整的决策过程，且各阶段相互影响。决策实际是一个"决策—实施—再决策—再实施"的连续循环过程，如此往复贯穿于管理活动的始终。

（二）决策的方法

为实施最优决策，管理者在决策过程中需要运用各种科学手段和技术，也就是应用科学的方法进行决策。

1. 群体决策（group decision making）　是组织整体或部分对未来一定时期的活动所作的选

择或调整。在现代组织中，最主要的、非常规的决策往往由群体制订，特别是涉及战略性、非程序化、非确定性以及事关组织全局的决策问题时，群体决策更为适用。在护理管理工作中，制订护理质量控制标准和规范、确定护士的培训和发展计划、制订护理工作流程和制度等均需群体决策。群体决策与个体决策的比较见表 4-2。

表 4-2　群体决策与个体决策的比较

项目	群体决策	个体决策
概念	由群体成员共同参与作出的决策	又称经验决策，管理者按照个人的判断力、知识、经验和意志所作的决策
优点	提供更完整的信息、产生更多的方案、提高合法性、更易被理解和接受	决策迅速、责任明确、决策效率高、具有创造性、充分发挥个人主观能动性
缺点	决策迟缓、花费时间长、效率低、责任不明、容易产生"从众现象"	决策质量完全取决于个人的决策水平，容易出现因循守旧、先入为主
应用	复杂、重要以及需有关人员广泛接受的决策问题	常规的管理问题以及信息简单、次要和不需体现共同意志的决策问题

（1）群体决策的效率：群体决策是实现组织目标的有效手段，运用群体决策有助于提高决策效率。群体决策的效率取决于 4 个方面：①群体成员在决策中所作努力的总和。②群体成员在相互作用时所产生的"集合效应"。集合效应是正效应，是"过程获得"，是群体决策的积极作用。③群体活动中固有的过程损失。过程损失是负效应，包括决策时所耗费的附加时间以及决策过程中某些成员不负责任的态度。为提高群体决策的效能，就必须提高集合效应，减少过程损失。④决策任务的复杂程度。当所面临的任务较为复杂，要求综合许多领域的专业知识才能解决问题时，群体决策的效率会相应降低。

（2）群体决策的方法

1）头脑风暴法（brainstorming method）：1939 年由美国创造学家亚历克斯·奥斯本首次提出，是收集人们对某个特定问题看法的一种方法。该方法将有兴趣解决某问题的人聚集在一起，在完全不受约束的条件下，敞开思路，畅所欲言，旨在产生新观念和激发创新设想。如，某医院护理团队就如何应对急诊突发事件开展了头脑风暴会议。在会议中，参与者积极提出各种创新想法和建议，包括开展模拟急救演练、邀请专家进行专题讲座分享急救技巧和经验、建立急救案例共享平台以促进经验交流，以及定期实施急救技能考核和培训效果评估等。头脑风暴的结果对提高急诊科护士应对急救突发事件的能力和水平起到了至关重要的作用。

2）德尔菲法（Delphi technique）：也称专家调查法或专家预测法，该方法采用匿名方式征询专家意见，通过多轮问卷调查，获取专家对特定问题的看法和意见，经过反复征询、归纳、整理和修改，最后形成专家一致性的意见（图 4-8）。如，某医院计划编制压力性损伤预防和护理指南，指南编制者邀请国内压力性损伤领域具有丰富经验和知识的护理专家和临床医生组成专家团队，通过德尔菲法开展三轮调查确定了临床问题，最后归纳、整理和汇总专家团队的意见，得出最终的共识意见，并将其作为指南编制的基础。

3）名义群体法（nominal group technique，NGT）：又叫名义群体技术、名义小组法或课题小组法，于 1971 年由安德烈·德尔贝克和安德鲁·范德文创立。在这种方法中，小组成员不在一起讨论或协商，而是进行个体决策，独立思考对问题的看法。因此小组只是名义上的，这种名义小组可以有效地激发个人的创造力和想象力。如，某医院护理团队针对数字健康技术在护理中

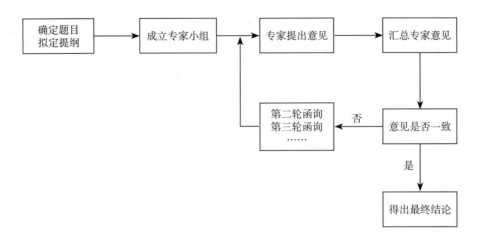

图 4-8　德尔菲法程序图

的应用开展了多次工作坊，深入分析和挖掘护士在应用过程中的阻碍因素，并提出可行性干预策略，为数字健康技术的推广与实施提供了宝贵建议。具体步骤包括：管理者召集小组成员，介绍主题并发放相关材料；针对讨论主题，要求每位成员独立发表意见；按次序逐一陈述自己的观点；最后，小组成员对提出的备选方案进行投票，选出得票最多的备选方案作为最终决策方案，管理者最终有权决定是否接受该方案。

4）电子会议法（electronic meeting）：是一种结合名义群体法与尖端计算机技术的群体决策方法，属于目前较新的决策方式。在医院管理中，电子会议法可被应用于跨地区团队会议、远程培训和教育以及跨部门协作等方面，通过视频会议系统实现远程沟通和协作，提高工作效率和协同能力。目前，电子会议法所需的技术已经比较成熟，操作也相对简单。在电子会议中，参与者通过计算机终端或移动终端（如平板电脑、手机等）参与会议。主办者将问题展示给决策参与者，决策参与者在匿名的情况下，把自己对问题的看法发表在计算机屏幕上，所有个人评论和票数统计都显示在屏幕上。电子会议法的主要优点在于匿名性、可靠性和快速性，同时能够超越空间限制，该方法消除了闲聊和讨论偏题，从而提高了决策效率。然而，由于缺乏面对面的口头交流，可能会导致信息传递不够充分。

2. 决策树法　决策树法是一种通过树形图来分析和选择方案的决策方法。决策树是一种风险决策型方法，通过树的不断分枝来表示事件发生的各种可能性，并利用概率论的原理，以分枝和修剪来寻优进行决策。当前决策树作为机器学习算法模型之一，通过一系列复杂计算和推断，模拟现实生活中人类作决策的过程，有效帮助人们解决基本的分类与回归问题。

（1）决策树的绘制：决策树一般由决策点、方案分枝、自然状态点、概率分枝和结果节点组成。□表示决策点，由决策点引出的分枝为方案分枝，每条分枝代表一个方案；○表示自然状态点，由它引出的分枝为概率分枝；△表示结果节点，在概率分枝的末端，注有各方案在相应状态下的损益值（图 4-9）。

（2）决策树的主要分析步骤：①定义和明确决策问题，列出所有可能的备选方案。②绘制决策树图形，根据已知条件排列各个方案和每个方案的各种自然状态点。③在概率分枝上标注各个状态的概率和损益值。如，对某疾病的结局进行分析决策时，可以从文献中查找相关概率，也可以根据临床经验进行推测。④计算每个方案的期望值，并将其标注在相应方案对应的结果节点上。⑤进行剪枝，比较各个方案的期望值，并标于方案分枝上，将期望值较低的方案分枝剪掉，最后留下的方案为最佳方案。

（3）决策树的应用：在护理管理领域中，决策树算法可应用于住院患者风险管理和护理人力资源管理等方面，比如护理不良事件的风险预测、住院患者病情恶化的早期预警以及建立科学的

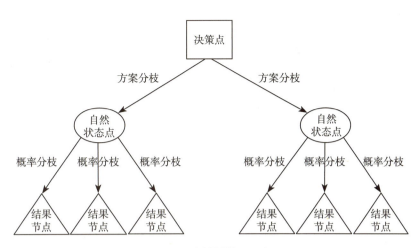

图 4-9　决策树模型示意图

护士绩效考核和薪酬分配制度等。压力性损伤是住院患者常见的并发症,识别高危人群并及时实施干预是压力性损伤管理的关键。某医院利用数字技术构建了决策树模型,将急诊患者的数据进行分析和计算,最终筛选出几条重要的分类规则,可有效帮助护士筛选出高危人群。急诊患者压力性损伤风险预警决策树分析过程见图 4-10。

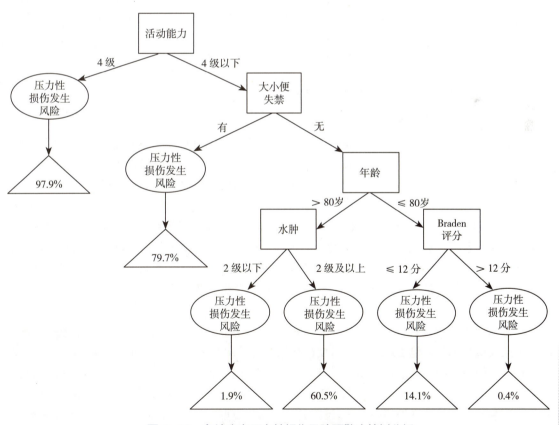

图 4-10　急诊患者压力性损伤风险预警决策树分析

在该案例中,采用决策树筛选出压力性损伤发生的 5 个重要影响因素,分别为活动能力、大小便失禁、年龄、水肿、Braden 评分,通过大数据计算,最终形成了 6 条分类规则,为急诊室护士快速识别患者的压力性损伤风险提供了依据。如,一位就诊患者年龄 82 岁,无大小便失禁,

笔记栏

活动能力为 2 级，水肿 3 级，通过上述决策树分析，该患者发生压力性损伤的风险为 60.5%，发生风险较高，因此护士须重点关注高危人群，并采取相应的干预措施。

（4）决策树的优缺点：决策树是管理人员和决策分析人员经常采用的一种行之有效的决策工具，具有以下优点：①条理清晰，能展示可能出现的各种自然状态以及各个可行方法在各种不同状态下的期望值。②能直观地显示整个决策问题在时间和决策顺序上不同阶段的决策过程。③应用于复杂、多阶段的决策时，阶段明显，层次清楚，便于决策机构集体研究，有利于作出正确的决策。④定量、定性分析相结合，方法简单，易于掌握，应用性强，适用范围广。当然，决策树也存在一些不足：①无法用于不能用数量表示的决策。②确定各种方案出现的概率时主观性较大，可能导致决策失误等。

不同决策方法的具体步骤和流程存在差异，解决的问题也各有侧重，各有优缺点。因此，决策者在进行管理决策时，应考虑所要解决的问题本身以及可利用的资源，综合运用多种决策方法作出明智的护理决策，以此指引护理工作正确前行，确保护理工作稳步发展，进而减少资源浪费，提高工作效率，保证各项计划和目标落实。

第四节　护理战略管理

战略管理起源于 20 世纪 60 年代，由美国著名战略管理学家伊戈尔·安索夫提出，指一种系统性的管理行动，是面向未来的、动态的、持续的管理过程。管理者应遵循实事求是和科学发展的原则，积极分析未来发展的环境变化趋势，从长远和全局出发识别组织发展的优势和机会，应对组织自身的劣势和挑战，实施科学的战略管理，以适应时代的变革和技术的进步。

一、战略管理的概念、特点与作用

（一）战略管理的相关概念

1. **战略**　管理中的"战略（strategy）"是指组织在一定时期内全局且长远的发展方向、管理目标、工作任务，以及因资源调配作出的组织决策和管理艺术，主要指组织在行业竞争中采取的策略。战略既包含组织的目标和使命，也包含协调和处理组织与外部环境的行动计划和执行方法。

2. **战略管理**　狭义的战略管理（strategic management）是指组织对其所作出的战略规划、目标、策略等予以实施的过程，广义的战略管理是指组织为实现更好的发展而寻找和确定合适的发展战略，在行动中创造核心竞争力并实现竞争优势的一门科学和艺术。战略管理的核心在于组织对自身资源和能力基础的准确定位，其本质是组织为获得竞争优势而进行的一个系统管理过程。

3. **护理战略管理**　护理战略管理（nursing strategic management）是指一个组织的整体护理战略的形成及执行过程，包含组织一定时期内全局的、长期的护理发展方向、目标、任务和政策，以及资源调配决策和管理艺术，如《全国护理事业发展规划（2021—2025 年）》是国家卫生健康委员会对这 5 年全国护理事业发展的战略管理，在分析当前护理事业发展现状的基础上提出了发展目标和主要任务，推进护理高质量发展。护理战略管理的核心在于对医疗护理服务需求现状、医疗卫生体制改革进程，以及所在组织护理队伍能力的准确定位，为战略分析、制定和实施奠定坚实基础，其目的在于推动护理事业良性发展。

（二）战略管理的特点

1. **纲领性**　战略的制订是基于组织对自身资源的规划和配置情况的分析，是组织的总体性谋划和发展纲领。如，与经济社会发展和人民群众日益增长的健康需求相比，我国护理事业发展还存在不平衡、不充分的问题，护士队伍数量分布不均且相对不足。为此，《全国护理事业发展规划（2021—2025 年）》中明确提出护理事业需要紧紧围绕人民健康需求，构建全面全程、优质高效的护理服务体系，不断满足群众差异化的护理服务需求等，这充分彰显了战略的纲领性特点。

2. 全局性 战略管理是一种整体性、系统性的安排，是对组织各项管理活动的整体规划，追求组织内部各战略要素之间、战略子系统之间乃至组织与环境之间的整体协调。具体来说，战略管理并非强调组织中某个部门或某项工作的重要性，而是通过明晰组织的愿景、确定使命、制订目标和策略，综合协调相关领域和部门以实现组织的使命、目标和策略。

3. 主体性 战略是组织的顶层设计，组织的最高管理者作为战略管理的主体，应具备全局视角，合理利用战略实施过程中的资源分配权。如《全国护理事业发展规划（2021—2025 年）》的制定和实施是基于各级卫生健康委员会管理者的战略谋划，但战略的制定和管理主体是国家卫生健康委员会。

4. 长远性 战略管理是面向未来的管理，组织发展路径的明确和竞争优势的建立是一个长期过程，应着眼于未来较长时期内组织的生存和发展。因此，护理管理者应目光长远，在决策时既要吸取既往教训，也要科学预测未来发展，还应立足实际合理规划布局，适应持续变化的内外环境。

5. 风险性 组织战略的制订和实施易受到环境、资源和竞争能力等的影响，从而导致战略管理过程的不确定性，即风险性。在护理组织中，考虑风险和实施风险控制对于确保提供高质量护理服务尤为关键。因此，风险控制应当贯穿于战略执行的整个过程，管理者需要进行风险识别、风险评估、风险规避和控制并持续监控风险，防患于未然。

（三）战略管理的作用

1. 提高预见性风险识别能力 科学的战略管理方案可以帮助管理者对组织发展中存在的风险有更加全面清晰的认识，为管理者识别潜在风险和制订应急预案提供依据，引导组织立足自身实际展开内部调整和优化，从而保障战略目标和战略行动的一致性。

2. 组织内部结构优化升级 战略目标的制订需要考虑组织的发展规模、运作方式、资金配置、人员调配等各个方面。通过分析、制订、实施、控制和评价等环节，组织能够实现"战略俯瞰"，从而帮助组织站在全局的角度合理分配和利用资源，提高资源配置效率，推动组织内部结构的优化升级。

3. 组织形成竞争优势 战略管理过程是组织全方位分析自身资源条件、优势及劣势的过程。组织在确定战略目标、制订战略方案、实施战略计划的过程中对自身的优势进行宏观把握，能够明确潜在的竞争优势，并借助行动对其不断进行挖掘，从而不断强化自身的核心竞争力，更好地引领组织的发展。

二、护理战略管理的步骤

战略管理包含整体战略、子单元战略和职能战略 3 个层次。整体战略关注的是组织的总体方向和范围，主要回答组织如何投资和分配资源，以及如何在不同业务单元间平衡资源、管理风险和创造价值。作为战略管理的前提条件，整体战略的作用是指导并贯穿全局；子单元战略是在组织的某个具体业务单元或产品线层面制订的战略，与整体战略紧密相关，但更关注如何在特定的市场或行业内竞争；职能战略发生在组织的职能部门层面，强调对精准、指向性强的计划的落实，如护理部制订的护理技术改进方案，人力资源部门制订的护理绩效考核方案等。

战略管理关系到组织战略发展总体目标的整体规划和布局，具体可分为 5 个步骤，各步骤相互依赖、相互作用，共同作用形成完整的战略管理行动。下面结合实例介绍战略管理的步骤。

笔记栏

（一）护理战略分析

战略分析是组织战略管理的起步阶段，也是确保战略决策具有科学性和前瞻性的必要过程，对组织是否能长期、稳定地发展有重要的指示作用。

1. 战略分析的目的　战略分析的目的是了解组织当前的战略环境和竞争地位，并预测环境的变化趋势以及可能产生的影响。护理管理者作为护理战略规划的主要负责人，在进行战略分析时应找出对组织有利的因素，并弥补或改进组织的硬性缺陷，取长补短，从而达到以下目的：①帮助组织明确当下所处的发展阶段并指明未来发展方向。②为组织制订和选择贴合现实的、科学的竞争战略。③使战略在组织内部得到充分沟通并达成共识。④保持组织内部战略发展方向的一致，实现组织凝聚力的提升。⑤充分发挥组织的竞争优势，实现组织核心竞争力的不断提升。

2. 战略分析的内容

（1）确定愿景和使命：愿景（vision）是指组织对自身长远发展和终极目标的规划和描述，是护理组织价值观的反映。护理管理者所作出的决定和执行者所采取的行动，都应该与愿景保持一致。使命（mission）指明了组织从事的业务以及所服务的患者群体，与愿景相比使命更加具体，且关注护理职业道德标准。愿景是使命的基础，在护理战略制订的前期，要先确定愿景，继而明确使命。使命和愿景共同构成护理组织选择和执行战略的基础。

（2）分析外部环境：外部环境分析常用的方法为英国学者约翰逊和斯科尔斯于1999年提出的PEST分析模型（图4-11）。PEST分析模型能够较为客观地分析宏观环境变量产生的直接和间接影响，并发现环境中的机会和威胁，从而为管理者作出战略决策提供可靠依据。该模型从政治（political，P）、经济（economic，E）、社会（social，S）和技术（technological，T）4个维度对组织所处的宏观环境展开分析。

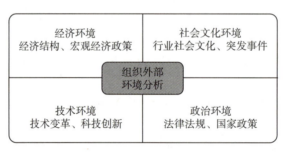

图 4-11　PEST 分析模型图

1）政治因素：是指在战略管理决策制定前已存在的和未来可能会产生作用与影响的政治力量，以及对护理事业发展具有强制性约束力和要求的法律法规及相关政策文件，如医药卫生体制改革、医保政策等。

2）经济因素：应从宏观环境和微观环境两个视角出发进行综合考虑。宏观经济环境是指人口数量及其增长趋势、国民收入、国内生产总值以及这些指标可能对护理事业发展造成的影响；微观经济环境是指某医疗机构所在地区或所服务地区患者的收入水平、储蓄情况、医疗护理需求等因素。

3）社会因素：是指某个区域人民的文化素质、生活习惯以及价值取向等方面的内容，这些不仅贯穿护理战略管理的全过程，而且影响护理政策法规的制定和医疗机构的医疗护理行为。

4）技术因素：是指社会生产力技术的总体水平和各自的变化趋势，不仅包含已经或能够引发革命性变化的创造，也包括与护理实践紧密相关的新技术、新材料的涌现；如人工智能技术对护理工作的影响。

（3）分析内部条件：包括内部资源和内部能力分析。

1）内部资源：包括人力资源、护理环境、财务状况、信息系统和文化建设等。人力资源指护理队伍的数量、学历、职称、年龄结构等；护理环境包括护士工作环境、护理设备数量、后勤支持系统等影响护理工作的硬件支撑，如语音导诊、智能机器人、拍背机、压力性损伤评估软件等；财务状况主要通过工作量指标、收支状况体现，工作量包括门诊量、住院人次、病床使用率、手术量等，收入状况包括门诊收入和住院收入等；文化建设指组织的管理文化，利于组织内部凝聚力的形成。

2）内部能力：指组织的管理架构、护理技术服务能力、财务管理能力等。管理架构包括组织结构和质量管理结构；护理技术服务能力指医疗机构为患者提供护理服务的能力和水平，与医院的护理服务理念和服务资源持有量、配置效率密切相关；财务管理能力指护理组织的盈利能力和营运能力，在医疗机构由专门部门进行盈利能力和营运能力的分析。

3. 战略分析的方法　常用的战略分析方法有 SWOT 分析法、内部及外部因素评价矩阵以及定量战略计划矩阵等。

（1）SWOT 分析法：详见本章第一节计划。

（2）内部及外部因素评价矩阵：内部因素评价矩阵（internal factor evaluation matrix，IFE Matrix），简称 IFE 矩阵，是一种从优势和劣势两方面分析企业自身内部环境的工具。IFE 矩阵通过罗列并评价组织相关的内部资源和能力的优势和劣势，为确定及评价已知因素间的关系奠定基础。IFE 矩阵的建立是一个不断量化的过程，对矩阵中各项因素的通透理解比实际数字本身更为重要。外部因素评价矩阵（external factor evaluation matrix，EFE Matrix），简称 EFE 矩阵，是一种从机会和威胁两个方面分析组织所处外部环境的工具。通过 EFE 矩阵对组织在机会和威胁上的反应进行评分，并赋予每个因素权重，能计算出每个因素以及组织的加权总分，从而汇总出组织面临的机会与威胁。

（3）定量战略计划矩阵：定量战略计划矩阵（quantitative strategic planning matrix，QSPM），简称 QSPM 矩阵，是组织战略决策阶段的分析工具。其基本思想是：以 EFE、IFE 矩阵为因子，以 SWOT 矩阵的各种替代策略为指标，对替代策略进行最优分析。最后根据 QSPM 权重得分对各种策略进行排名，确定最优策略。运用 QSPM 矩阵可以在战略管理中更好地弥补定性工具在决策时的缺陷，通过 QSPM 矩阵分析结果可以客观地指出最佳战略。

（二）护理战略制订

1. 战略制订的内容

（1）确定组织宗旨：组织宗旨是有关组织存在的目的或组织对社会发展应作出何种贡献的描述，也是组织价值观的体现。正确的组织宗旨能够帮助组织在多变的环境中识别发展机遇，作出合理选择。如世界卫生组织（World Health Organization，WHO）的宗旨是"使全世界人民获得尽可能高水平的健康"，在这样的宗旨下，各成员国积极促进从事增进人类健康的科学和职业团体之间的合作，提出了一系列具有重要意义的国际卫生公约、规划和协定，持续推动世界医疗卫生事业的发展。

（2）确立组织战略目标：战略目标的确定是将组织的宗旨转换为特定的绩效目标。在确定组织战略目标时要注意以下问题：①战略目标的主题应清晰明确、有针对性。②目标应积极进取，兼具挑战性、现实性和可执行性。③尽可能采用定量指标描述。④目标任务应该设置明确的期限。组织战略目标可以分解为一系列具体的分目标。如在《全国护理事业发展规划（2021—2025年）》中，为了实现"护士队伍数量持续增加，结构进一步优化，素质和服务能力显著提升，基本适应经济社会和卫生健康事业发展的需要"的战略目标，国家卫生健康委员会进一步具体并量化一系列分目标，即"到 2025 年，全国护士总数达到 550 万人，每千人口注册护士数达到 3.8 人"，使组织战略目标更加明确。

（3）制订组织战略：组织战略与组织生存和发展的全局性、长远性和根本性密切相关。组织战略主要包括以下3类：①专业化战略，旨在进一步加强和深化组织在优势领域的专业性。②一体化战略，又称资源整合战略，是指组织充分利用已有产品、技术、市场的优势，不断延伸产业链，在区域内实现规模化和品牌化的战略。③联盟战略，旨在与同行业其他组织或机构建立战略合作伙伴关系，通过资源与知识共享，汲取发展经验，发挥合作效应。

制订组织战略时须注意以下问题：①密切关注外界环境变化，厘清威胁与机遇并及时作出反应。②注重资源分配的合理性与组织内部的行动协调性，在组织资源有限时，必须考虑资源分配的优先问题。③搭建合理的组织架构，建立有效的管理模式，使得各级职能部门上下协调，为战略实施充分发挥积极作用。如某医院的战略目标是在5年内发展成为县域内一流的民营医院。该院领导在确定战略目标后立刻开展医院特色的挖掘，将康复理疗科和妇科定为重点发展方向，全力推行品牌战略，努力把医院建设成为大专科、小综合的多方位综合性民营医院。

（4）制订组织战略政策：组织战略的政策是对组织战略内容的阐述和说明，是战略顺利实施的重要保障。如某医院通过SWOT分析法、矩阵分析法制订出护理发展双战略：专业化战略包括立足妇科、骨科现有优势科室，坚持护理的精益求精；一体化战略包括进入护理产业的上下游发展，延长医院护理行业的产业链，同时在县域范围内或其他县市区并购其他同类医院或护理机构，开设专科护理中心，努力实现连锁化经营的品牌发展。

2. 战略制订的步骤

（1）分析护理组织外部环境：通过分析外部环境以洞悉组织当下的战略地位和潜在的机遇与挑战，掌握未来一段时期内社会、政治、经济和文化等的动向。

（2）测定和评估护理组织的自身素质：通过评估组织内部环境，测定和发现组织的能力水平和可供挖掘的潜力，合理定位自身状态。

（3）准备护理战略方案：围绕组织宗旨，结合已确定的发展要求和管理目标，借助前述分析方法罗列所有可能达到管理目标的战略方案。

（4）评价护理战略绩效：组织根据护理管理者以及其他利益相关团体的价值观和期望目标，确定战略方案的评价标准，并依照标准对各战略方案逐一进行分析、研究和比较，并以此为基础进行战略调整和反馈。

（5）确定护理战略方案：在方案评价和比较结束后，选择出最满意的方案作为正式的战略执行依据。现实环境中，组织往往可选择一个或多个方案作为后备战略方案。

（三）护理战略实施

战略实施就是战略管理过程的行动阶段，是将已确定的护理发展战略落实并进行自上而下动态管理的过程。战略实施作为护理战略管理的核心步骤，要求护理战略管理者从战略的发动、计划、运作、反馈4方面来提前做好规划部署，确保制订的护理战略能够顺利实施。

1. 战略实施的原则

（1）平衡适度原则：组织制订目标和战略的过程受信息、资源及认识能力等主客观因素的限制，因此其对自身发展及潜在风险的预测存在偏差，导致所制订的组织战略和目标并非一开始就呈现最优状态。因此，战略实施过程中的行动应全程围绕战略宗旨，在不妨碍总体目标及战略实现的前提下，只要能基本达到预定的战略目标，就可认为战略实施具备合理性。

（2）统一领导原则：组织中处于不同层级的管理者对于组织战略的制订会持有不同的观点，高层管理者的视角更为宏大，信息来源更为广泛、对组织的了解更全面，中层管理人员则对于基础性工作更为熟悉。因此，战略实施应当高层领导人员统一领导、统一指挥，中层管理人员统一目标、协调行动，确保组织的资源分配、文化建设、信息沟通及控制、激励制度的建立等各方面维持平衡。

（3）权变原则：组织内外环境的重大变化可能会导致原定战略无法实现，此时则需要对原定战略进行调整，使组织运行和环境发展相匹配，减少外部的反作用力。调整的关键在于对组织环境变化的正确衡量。如某医院护理部因为人才政策的变动，适当扩大了专科护理中心建设的规模，增加了专科护理人才培养的数量，很好地适应了外环境的变化。同时，在战略实施过程中，要对外界环境变化对自身的影响程度作出正确判断，减少非必要调整。

2. 战略实施的过程 战略实施过程包含战略发动、战略计划、战略运作和战略反馈 4 个阶段。

（1）战略发动阶段：战略发动阶段是战略实施过程的起始点，通过有效的战略发动，组织可以确保人员、资源和系统准备就绪，为顺利实施战略奠定坚实的基础。护理管理者应全面分析组织内外环境变化带来的机遇和挑战，不仅要对护士进行动员和培训，帮助其认清战略实施形势，解决其在战略执行过程中遇到的问题，还应积极争取关键执行者的理解和支持，建立组织的共同愿景。

（2）战略计划阶段：护理管理者要将已制订好的战略分解为若干个短期实施阶段，在每个阶段设定明确的目标、任务并对相应的政策方针等进行解读。护理管理者要重视战略计划的重要性，只有提前把战略计划制订好，才能清楚地了解下一阶段组织该做什么、该怎么做、需要多久才能实现阶段目标。

（3）战略运作阶段：战略运作是将战略计划转化为具体行动，并逐渐实现目标的过程。护理组织战略的实施运作主要与以下因素密切相关：护理管理人员的自身素质与价值观、护理机构设置、护理文化建设、资源结构与分配体系、信息网络、控制及激励制度。运作阶段需要考虑这些因素对护理战略实施的影响，并作出相应的工作安排或调整；当组织的各部门都将各阶段的战略计划变成日常化的工作，那么组织也将能按照战略计划的正确发展方向前进，从而使得整个发展战略得到落实，实现组织的战略目标。

（4）战略反馈阶段：反馈阶段的主要工作是建立适合的控制系统、监控绩效系统和纠正偏差系统。战略的实施是在变化的环境中进行的，组织在该环境中执行既定战略受到各方面因素的影响，出现执行偏差，因而组织必须对战略的执行进行必要的评估与及时反馈，才能确保战略目标的实现。

（四）护理战略控制

战略实施过程可能面临组织结构与战略不匹配、组织内部内控体系不完整、人力资源与文化建设不完善、资金缺乏等内外部的各种障碍，因此组织须根据自身特点采取相应的控制措施，才能保障护理战略方案顺利推进。

1. 战略控制的内容

（1）设定绩效标准：以护理组织的战略目标为依据，结合护理组织内部人力、物力和财力等具体条件，科学合理地设定组织绩效标准，为护理战略控制提供参照。

（2）绩效监控与偏差评估：采用关键业绩指标法、平衡计分卡法等方法监测护理组织的实际绩效，将测评结果与护理组织的标准绩效进行对比分析，实际绩效与标准绩效间的距离即可视为护理战略执行偏差，并进一步对偏差产生的原因展开深入分析。

（3）设计纠偏方案：根据偏差分析和评估结果，设计偏差纠正措施或纠正方案，调整护理战略组织结构或改变组织职能管理系统，保证护理组织战略的圆满实施。

（4）监控外部环境关键因素：护理组织的战略实施是外部环境因素持续作用的结果，外部环境的关键因素直接影响护理组织战略的运行基础。组织应密切监控外部环境中的关键因素，顺应环境发展作出调整。

（5）建立激励机制：合理的激励机制对于战略执行主体具有重要意义，能调动其自我控制与评价的积极性，保证护理组织战略的有效执行。

2. 战略控制的方式 战略控制按照分类不同有多种方式。按照时间为基础，可分为事前控制、事中控制和事后控制；按照控制主体状态，可分为避免型控制和开关型控制；按照控制切

笔记栏

入点，可分为财务控制、质量控制、成本控制等。下面重点介绍以控制主体状态分类的战略控制方式。

（1）避免型控制：指采用适当手段，避免不适当行为的产生，从而达到不需要控制的目的。如医院引进自动挂号系统，可以提高患者挂号的速度，减轻护士导诊负担等，避免医院同一时间段内产生患者聚集，无法有效就医的情况。

（2）开关型控制：也称事中控制或行与不行的控制，即在战略实施过程中，按照现有标准检查战略行动，明确可行性。开关型控制包括直接领导、自我调节、共同愿景3种方法。

1）直接领导：管理者对战略活动进行直接领导和指挥，发现差错及时纠正，使其行为符合既定标准。如护理专家小组对临床护士的日常护理实践进行抽查和考核，发现存在的问题并提出改良方案，推动护理质量持续提升。

2）自我调节：管理者通过非正式的、平等的沟通，按照既定标准自行调节自身行为。如某专科护理小组的组长为提升自身护理领导力，参与了一系列领导力培训课程，并在实践中持续调整和改进自身的管理行为。

3）共同愿景：组织成员对目标、战略宗旨认识一致，在战略行动中表现出一定的方向性、使命感，共同实现目标。如某科室为实现"成为年度患者满意度最高的科室"这一目标，所有护士都将提升患者就医体验作为工作重心，自觉遵循安全操作规范，定期进行知识和技能培训并互相监督，以实现科室目标。

3. 战略控制的步骤

（1）制订控制标准：控制标准与组织使命、战略目标保持一致，目的在于衡量战略执行效果，其指标体系包括定性指标和定量指标。在定性指标评价方面，须遵循以下6个标准：①战略内部各组成部分的统一与协调。②战略与环境应保持平衡。③战略执行与战略风险评估的并行。④战略在时间上的相对稳定性。⑤战略与资源的匹配性。⑥战略是否客观可行。制订控制标准应与组织的战略目标和战略任务相关，如某医院护理部在"省级临床护理重点专科建设"的战略规划中，对专科护理队伍建设、专科护理服务能力提升、特色专科门诊打造等方面设定控制标准，作为衡量战略执行效果的评价指标。

（2）衡量实际效益：是战略在执行过程中实际达到目标的程度反映。因此，管理者需要根据设定的组织战略评价标准，对组织运作的实际业绩进行测评与记录，从而为战略监控提供最基础的数据。如在上述省级临床护理重点专科建设过程中，护理部对专科护士培训与引进、先进护理器械购置、护理科研项目审批及所获经费等进行统计测评。

（3）评价实际效益：通过比较预期目标与所取得的实际效益，明确两者间的差距所在，并对造成差距的原因展开分析。实际效益的评价可能包括以下3种情况：①与预期目标基本持平，偏差甚微。②超过预期目标，呈现正偏差。③未达成预期目标，呈现负偏差。护理组织管理者要及时分析造成偏差的深层原因，并思考和制订纠偏方案。

（4）采取纠偏行动：管理者要基于偏差产生的原因展开纠偏行动。纠偏行动的关键在于识别偏差出现的环节、环节所属的主要负责人、偏差出现的时间点以及该时间点潜在的风险因素。纠偏行动主要包括以下3种方式：

1）常规解决：针对偏差小、产生原因简单的问题，一般采用加强教育监管，改进工作方法来纠正。

2）专题解决：针对目前出现的问题展开专题分析、靶向解决，此方法的特点是迅速和精准。

3）事先计划：这种方式能够增强组织处理突发事件的能力，使其对可能出现的问题提前设计应对方案。

（五）护理战略评价

战略评价是护理战略管理实践的关键环节之一，其核心在于护理战略评价标准的建立。缺乏合理的战略评价标准会导致战略评价的失败，继而造成组织整体战略目标的落空。护理战略评价着重强调借助价值判断、挖掘护理发展战略本身是否存在问题，即立足"问题视角"，对护理战略的执行和推进是否与发展着的环境相适应展开深入分析。

1. 战略评价的内容

（1）战略方向评价：对护理组织战略的方向是否符合外部、内部环境作出评价。如某医院开展的"医院－社区线上伤口会诊行动"围绕"互联网＋护理"和慢性伤口患者展开，既满足了患者诊疗需求，又利于发挥护士的作用，说明战略方向的选择是正确的。

（2）战略措施评价：对护理组织战略的实施路径和实施方案作出评价。如某医院计划大力发展糖尿病足专科门诊，但战略方案中未明确门诊的具体服务内容和护士人力资源规划，导致该战略呈现出"空、泛、大"的特点，管理者无法依据方案进行合理的人员配置和任务分配，是战略措施不到位、不具体的体现。

（3）战略效果评价：对护理组织所执行的战略效果作出评价。战略实施效果受到战略方向和战略执行的影响，在一定程度上是护理组织战略有效性的反映，同时也能够督促护理管理者反向追因。因此战略实施效果评价不仅是评估战略的成效，也能帮助护理组织从结果推导出部分影响战略实施的内部因素。

2. 战略评价的步骤

（1）确定战略关键要素：战略关键要素主要分为3类，①内外部环境匹配因素，战略的制订及实施都需要充分考虑内外部环境。②战略规划因素，与战略计划阶段密切相关的成分，战略规划因素的明确能帮助战略实施者理解战略的深层次目的，提高行动的准确性。③战略实施要素，从组织行为和结果的角度对战略进行评判。

（2）建立评价指标体系：应明确评价指标的选取原则，主要包括4个方面。①导向性，以组织发展目标、发展方向为定位，通过对护理组织的发展目标进行分解，结合发展方向制订战略评价指标。②客观性，以科学的战略理论为基础，结合组织现状，制订客观的战略评价指标。③激励性，结合护理组织的发展目标和总体规划，建立激励性发展战略评价指标。④沟通性，在护理组织内部指标制订过程中，要促进内部人员的有效沟通，汇聚多方智慧和经验，制订完善的多元化战略评价指标。

（3）战略评价结果的反馈：在借助战略评价体系对战略的实施情况展开深入分析之后，组织就能够得到战略效果的评估结果。通过对比战略实施的实际结果与预期目标，组织可以全面掌握战略执行的有效性，发现不足并对战略计划进行调整。在这一阶段，战略评价者还应将评价结果和修正建议反馈给决策层和执行团队，确保所有相关参与者都理解当前战略实施的状况和未来的改进方向，从而为战略的进一步优化奠定基础。

第五节 护理项目管理

20世纪80年代以后，项目管理成为管理科学的重要分支，为规划、执行和控制项目提供了系统化的组织形式和管理方法。近年来，项目管理的思想和技术逐渐被人们广泛接受，应用范围逐渐扩大至各行各业，不仅促进了团队的协作和沟通，而且显著降低了项目风险，提高了项目质量。

一、项目管理的概念与特点

（一）项目管理的相关概念

1. 项目 项目是指为创造独特的产品、服务或结果而进行的临时性工作。项目具有以下特

笔记栏

点：①临时性，每个项目都有明确的起始时间和结束时间。②独特性，表现在项目的目标、时间、环境、人员、资源等多方面的独特。③渐进明细，项目的范围和任务逐渐被分解和细化。

2. 项目管理（project management） 是一种以项目目标为导向的管理方法体系。项目管理者通过合理运用系统理论及方法，整合项目所需资源，并进行计划、组织、协调、控制，最终实现项目目标。

3. 护理项目管理 护理项目管理（nursing project management）是指护士采用项目管理的原理和方法，通过详尽的项目规划、合理的资源分配，有效的团队沟通与协作，在有限的资源内有计划地改进活动，以实现特定的护理目标并创造出成果。

（二）项目管理的特点

1. 管理对象是项目或项目化的运作 项目管理是为实现项目特定的目标而组织起来的临时性工作，其管理对象是项目。同时，项目在运作时，需要项目团队对涉及的资源和活动进行管理，因此其管理对象也可以是项目化的运作。

2. 基于团队管理的个人负责制 项目负责人需要集中权力对项目进行管理和领导，并通过整体的规划和协调，实现项目目标。该过程需要项目团队成员的参与，成员能明确其所承担的角色，按时完成工作并对其结果负责。

3. 系统性 项目是一个完整的系统，从开始到结束可被分解成许多责任单元，由其责任者分别完成任务，然后再被汇总、整理成最终的成果。此外，管理者需要全过程管理，注重部分与整体、阶段与全过程的衔接和协调，以保证项目整体目标的实现。

4. 临时性和灵活性 项目的临时性决定了项目组织的临时性，一旦项目终结，使命完成，项目组织就会解散。另外，在项目实施的过程中，管理者需要根据具体情况灵活地调整组织的配置，以满足项目需求。

5. 成果的不可挽回性 项目的独特性决定了项目在启动后应坚持完成，一旦终止或失败，很难重新进行原项目，其创造成果也无法撤销或逆转。

二、护理项目管理的过程

按照项目发展的时间进程，一般将项目管理分为启动、计划、实施、控制、收尾五个阶段（图4-12），其与护士在实践中遵循的护理程序有相似之处（表4-3），都是一种系统性的管理方法，为活动开展和实践提供了组织框架。

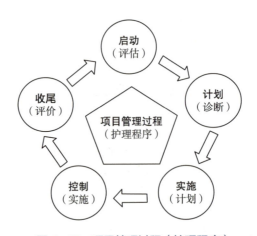

图4-12　项目管理过程（护理程序）

表4-3 项目管理过程与护理程序的异同

阶段	项目管理	护理程序
启动/评估	确定项目目标、范围、利益相关者等，制订项目章程	收集服务对象生理、心理、社会方面的健康资料并整理，发现服务对象的健康问题和需求
计划/诊断	项目团队会根据项目需求和目标制订详细的项目计划，确定资源分配、进度安排等	在评估基础上确定服务对象的护理问题，列出护理诊断，并描述其健康问题
实施/计划	项目团队会按照项目计划执行和实施具体的工作任务与活动	制订护理计划和护理措施
控制/实施	项目团队监控项目的进度、成本、质量和风险，以及时发现问题并采取措施进行调整和控制	将计划中的各项措施付诸行动以达到护理目标
收尾/评价	项目利益相关者根据合同对项目产品进行验收	将患者的实际健康状况与预期目标进行系统性比较并作出判断

（一）护理项目的启动

项目的启动通常从项目想法或需求产生时开始，在开始实际工作之前完成。该阶段护理项目管理团队需要明确项目目标、识别项目的利益相关者，编制项目章程，组建项目团队。

1. 明确项目目标 目标是项目期望实现的结果，与组织的愿景和战略目标保持一致。明确的项目目标，不但可以指导团队作出工作决策和规划，还可以作为项目基准，帮助项目团队设定关键绩效指标和时间表。制订项目目标可采用SMART原则，如某三级综合教学医院为加快护理学科发展并提升护理学科的核心竞争力，依据医院发展战略和年度工作目标，按照SMART原则设置了各护理单元的学科建设目标：

（1）S（明确性）：每个科室每年至少需要发表1篇省级及以上的文章或1项专利，若科室有博士学位的护士，需发表SCI论文1篇；硕士学位的护士，需发表CSCD论文1篇；高级职称护士，需发表CSTPCD论文1篇。

（2）M（可衡量性）：根据每个科室每年完成的省级及以上文章或专利、SCI、CSCD和CSTPCD的论文数量来衡量。

（3）A（可行性）：为不同学术背景和职称等级的护士分配相应的科研任务，使每个人能够达到或超过所要求的目标。

（4）R（相关性）：为护士设定科研任务目标，与促进医院护理学科的发展和提升核心竞争力的总体目标密切相关。

（5）T（时限性）：作为年度考核目标，时限为1年。

2. 识别利益相关者 利益相关者（stakeholders）也被称为项目相关方，是指与项目相关的个人、群体或组织。利益相关者的需求、期望、参与度会影响后续项目的计划和实施，对项目的成败产生潜在的影响。因此，有必要在项目的启动阶段识别项目的利益相关者。护理项目的利益相关者可能涉及以下几类：

（1）患者及其家属：开展护理项目的目标之一是为更好地满足患者的健康需求并提供优质的护理服务。因此，患者及家属的参与和反馈对项目的成功至关重要。

（2）医务人员：医务人员直接与患者接触并为其提供医疗服务，对患者的需求和感受有深入了解，且医务人员也是直接执行计划或方案的人员，其参与和配合会影响项目的实施。

笔记栏

99

（3）管理人员：医院管理层和行政人员负责项目的资源分配、决策制订以及项目整体的监督和评估，其支持和协调对推进项目至关重要。

（4）医疗设备供应商：在一些大型护理项目中，可能需要购买或租赁医疗设备，其供应商提供的设备和技术支持直接影响护理项目的实施。

（5）政府及监管机构：政府和监管机构制定的相关政策、提供的资金支持影响着项目的发展和走向。此外，政府机构可能会对项目的合规性和质量进行严格监督和检查，有利于提升护理项目的质量和推广项目结果。

3. 编制项目章程　制订项目章程是编写一份正式批准项目开展并授权实施活动的文件的过程，其主要作用是确立项目的正式地位并为项目的执行提供指导和授权。项目章程一旦被批准，就标志着项目的正式启动。护理项目章程的关键要素有以下内容：

（1）项目目的：阐述项目的执行原因和总体意图。

（2）项目范围：概括性地说明项目所涉及的工作范围和工作内容。

（3）项目目标和主要可交付成果：描述项目期望实现的可衡量目标或收益，以及产生的可交付成果。

（4）整体项目风险：项目运行可能面临的来自参与者（失访）、资金（不足）、人力资源（流动）、沟通和利益相关者（冲突）等方面的不确定性和潜在威胁。

（5）总体里程碑进度计划：概述项目在主要阶段或关键时间点所要完成的任务。

（6）确定项目成本和财务资源：明确项目成本和可用的财务资源，如直接与护理活动相关的人力成本、耗材成本、检查费用等，以及与护理活动相关，但不能直接归属于具体护理项目的基础设施费用、其他费用等。

（7）关键相关方名单：列出项目的利益相关者。

（8）项目审批要求：明确项目需要经过哪些程序或审批流程才能正式启动，如涉及个人信息、敏感主题、有重大风险和争议性主题的护理项目通常还要提前通过相关机构伦理委员会的批准才能启动。

（9）项目成功标准：定义项目成功的标准和衡量指标，包括项目既定的目标、项目交付任务的数量和质量、满足利益相关者期望等。

（10）项目退出标准：描述项目在何种情况下才能被关闭或取消。

4. 组建项目团队　针对护理项目的规模、复杂程度、潜在风险等因素设置项目管理团队及专职人员，常见的项目团队有职能型组织、项目式组织、矩阵式组织：

（1）职能型组织：按照职能划分组织结构，专业化程度高，部门内部职责明确，便于管理和控制，但缺乏跨部门协作和沟通。

（2）项目式组织：以项目为单位组织，项目结束后即解散。项目经理拥有绝对的领导权力和责任，团队成员全职参与项目，共同致力于完成项目目标，但管理成本相对较高，且难以实现知识和经验的积累与传承。

（3）矩阵式组织：以项目为中心，同时兼顾职能部门的存在。项目经理和职能经理共同管理项目团队，团队成员同时属于项目组织和职能部门，促进了跨部门协作和沟通，但组织结构复杂，容易产生冲突和混乱。

无论是哪种类型的护理项目团队，成员都应具备项目管理、护理学等方面的专业知识和技能，不仅为项目提供专业指导和支持，还可以统筹和协调各方利益，评估和分配资源，解决项目中出现的问题。

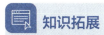

知识拓展

项目经理 vs 职能经理

项目经理的角色不同于职能经理,一般而言,职能经理持续且长期专注于某个职能领域或业务部门的管理和发展,但项目经理通常是临时性地负责特定项目的完成,一旦项目完成,他们可能会转移到其他项目上。项目经理领导项目团队实现项目目标,无须承担项目中的每个角色,但应具备项目管理知识和技术。此外,项目经理还要与职能部门谈判完成工作的资源配置,负责横跨多个不同部门职能线活动的协调和整合。如某医院计划在全院开展预防住院患者深静脉血栓的护理项目,以降低患者并发症发生风险,减少住院天数。在该项目中,静脉治疗专科小组组长拥有丰富的专业知识,可以扮演项目经理的角色,负责制订项目计划和相关制度,并监督项目的进展和质量。而各科室护士长则扮演职能经理的角色,在负责日常科室管理的同时也会在一定程度上配合专科小组共同完成住院患者深静脉血栓的护理项目。

(二)护理项目计划制订

项目启动之后,项目团队须对项目的工作范围、资源和风险进行全面地分析并制订详细计划,作为后期实施的标准。

1. 规划护理项目范围 是对项目实施过程所要涉及的工作范围和工作内容进行界定并详细计划的过程。护理项目管理团队以项目目标和需要交付的成果为导向,分析该项目成果须具备的特征或者功能,再通过调研、设计、开发、测试等方法,决定项目需要开展的能满足项目成果要求的工作,最后据此制订出具体的工作计划。该规划过程有助于深化项目团队对目标和可交付成果的理解,并将其转化为可实施的工作计划。

2. 创建工作分解结构 为帮助项目团队有效执行工作,避免项目范围扩大或蔓延,可以把项目逐步分解成多个便于实施和管理的子任务,这个过程称为创建工作分解结构(work breakdown structure,WBS)。如,某医院拟研发并推广压力性损伤数字管理平台,提升相关数据上报准确性。首先,该项目团队确定了项目的可交付成果为2年内研发压力性损伤数字管理平台并在全院使用,同时在项目执行期内医院的各科室压力性损伤数据上报准确率达到100%。其次,规划了项目的工作范围和内容,并对任务进行分解:①组建研发团队,研发压力性损伤数字管理平台。②组建推广应用团队,开展平台应用培训、日常使用指导。③组建质量控制团队,进行资料收集与质量督导。

3. 规划护理项目资源 护理项目管理中的资源包括人力、物质、资金、信息等资源。合理的资源管理以帮助项目团队更好地预测和评估项目资源需求,并及时调整资源分配,提高项目的执行效率和成果质量。规划项目资源应遵循以下原则:

(1)全面计划原则:资源作为项目实施的约束条件,其规划须全面考虑各阶段所需,并通过分配和协调控制,确保项目在每个阶段都有资源支持。

(2)项目经理及职能部门相互协调原则:由于项目资源由不同的职能部门管理负责,为确保资源的有效利用和分配,项目经理和职能部门经理要做好协调和分配。

(3)资源配置动态控制原则:随着项目的进展和变化,可能需要对资源进行重新调配,以应对项目风险和变化,因而规划资源要使其能被灵活调整和动态控制。

4. 规划护理项目进度 规划进度是为保证项目能够在规定期限内顺利完成的一种管理手段和方法。项目团队需要对项目内全部工作的先后关系与所需资源进行合理预测和安排,从而使项目在满足时间需求的条件下,取得成本与资源合理配置的理想结果。进度规划还要考虑一些潜

笔记栏

在影响因素，如季节变化（季节性疾病的高发期，可能会导致项目需求和工作负荷的波动）、突发的公共卫生事件（如疫情暴发、自然灾害等可能导致项目的暂停、资源调整、工作计划变更）。规划项目进度常用的工具有甘特图、网络计划技术等，详见本章第一节计划编制方法。

5. 规划护理项目风险　护理项目风险是指可能会对实现项目目标产生影响的不确定性事件或条件，项目团队可借助风险识别矩阵、历史数据分析、头脑风暴、专家访谈、SWOT 分析等方法，识别护理项目可能面临的各种内部风险（如研究对象的健康状况、项目所需的技术和设备、项目运行的资金等）和外部风险（如政策环境变化、自然灾害影响、利益相关者需求变化等），并对每个风险进行分析与评估，制订应对的策略，消灭或降低各种不利的结果和可能性，缩小风险事件的损失。

（三）护理项目的实施与控制

护理项目的实施是执行项目计划的过程，同时，还要在活动的过程中做好控制工作。

1. 项目团队管理　在护理项目的实施阶段，充分发挥团队力量，营造高效能的项目团队是管理者和成员共同的职责。项目成员应当谨记项目目标和使命，履行个人在团队当中的角色和职责。项目管理者，须注意以下几点：

（1）设置赏罚分明的奖惩制度：对表现优异的成员给予奖金、晋升机会、公开表彰等，增强其工作成就感和认同感。对工作不认真或违反项目规定的成员，给予警告、通报批评、扣除奖金绩效等惩罚。需要注意的是，奖惩制度应该公平、透明，并且要根据实际情况具体决定。

（2）提供项目成员培训学习的机会：护理领域的知识和技术在不断发展和更新，项目管理者需要为团队成员提供必要的培训和发展机会，使其能更出色地应对项目中的挑战和问题，从而更好地完成项目。

（3）做好项目监督和评估工作：定期对团队成员的工作进行监督和评估，及时发现问题并采取措施解决，避免问题扩大影响项目进展。

（4）及时解决冲突：项目成员之间的冲突可能会破坏团队的合作和协作，及时解决冲突帮助团队成员重新建立信任和合作关系，提升团队的凝聚力。

2. 项目进度控制　项目进度控制是对项目实施过程进行监督和控制的一项活动。项目团队根据前期制订的计划，将实际进程与计划进程进行比较，如果发现项目延误，应采取措施使项目回到正常轨道。项目进度的控制应遵循以下原则：

（1）动态控制：项目的实施是一个动态发展的过程，实施人员需要根据项目的实际情况和变化，对进度进行实时调整和控制。

（2）系统控制：项目的计划和实施系统是由不同的部门、参与主体共同组成的，包含了多个相互关联的部分和环节，系统内部各组成部分之间相互影响、相互制约。因此，必须用系统的管理思想看待和解决进度问题。

（3）信息反馈：项目团队及时收集、分析和反馈项目进展信息，为决策者提供实时的决策依据。

3. 项目质量控制　为确保项目交付的质量、提高项目效率、保护项目利益相关方的利益和提升组织声誉，项目团队需要对项目的质量进行控制。项目的质量控制亦可采用本章第二节控制及本书第八章护理质量管理方法，此处不再赘述。

（四）护理项目的收尾

项目收尾是正式完成或结束护理项目合同的过程，此阶段项目利益相关者可检验和评估目标实现的程度。项目收尾的主要工作包括项目资料验收、项目交接或清算、费用决算、项目审计、项目后评价等。

1. 项目资料验收　项目资料详细记录了项目的完整周期，是项目评价和验收的标准，也是项目交接、维护和后评价的原始凭证，在项目验收工作中起着十分重要的作用。资料验收是指交验方（如护理项目的执行者、护理研究人员等）将整理好的真实的项目资料交至接收方（如医疗机构、卫生监管部门等），并进行确认和签证的过程，内容包括项目在启动、计划、实施和反馈阶段的所有与项目运行相关的文件，如详细的可行性研究报告及相关附件、完整的护理项目计划和进度报告、项目进展报告、质量验收报告、项目收尾报告等。

2. 项目交接或清算　项目的执行结果有成功与失败两种状态，因此项目收尾阶段也会相应地采用正常终止和非正常终止两种方式。正常终止的项目要进行项目交接，是待全部合同收尾以后，在项目监管部门或第三方机构组织协助下，对项目所有权进行移交的过程。若项目没有完成，就属于非正常终止，需要进行项目清算。

3. 费用决算　费用决算是确定护理项目从开始筹建到交付为止，所使用的全部费用。项目团队要依据决算的结果形成项目决算书，经项目各参与方共同签字后，作为项目验收的核心文件。项目决算形成后，还须依据国家的法令和财务制度等接受审计。大部分护理项目多为医疗机构内部项目，但仍应进行院内项目审计，通过审计对项目的整体执行情况进行评估，总结经验教训，并提供改进项目管理和执行的建议。

4. 项目后评价　护理项目收尾阶段还有一个重要的过程就是进行项目后评价。通过项目后评价，评估护理项目交付时间、项目交付任务的质量和完整性，探讨护理项目是否达到了预期的目标，并总结执行过程中的经验教训，提供改进建议，帮助项目团队在未来的项目中更好地规避风险、优化资源利用和提升绩效。

（五）护理项目管理的注意事项

1. 建立有效的沟通机制　项目管理涉及团队成员、项目相关方和利益相关者等多方之间的合作，有效的沟通机制可以确保项目中的所有人都能够共享和理解关键信息，并积极参与到项目相关问题的探讨或冲突的解决过程，以促进多方合作和共识的达成。护理项目团队根据项目的特点和需求，制订详细的沟通计划，确定沟通的时间节点、内容和参与人员，建立明确的沟通流程，并根据沟通结果进行项目调整和改进。

2. 制订详细的项目计划　护理项目管理的顺利实施取决于项目团队是否制订了翔实的项目计划，明确的项目目标和周全的项目计划是避免走弯路和造成资源浪费的前提。因此，需要在项目计划阶段对项目范围、质量要求、时间进度和支配、工作量计算、预算费用等进行深入思考、讨论并作出计划。

3. 积极传播项目成果　通过积极地传播护理项目的结果，不仅能让更多的目标群体受益，提升项目的整体效果和长期影响，而且有助于实现项目的可持续发展，促进护理实践的创新和改进，极大提升项目的实施价值和意义，因此要重视项目完成后的宣传推广工作。

（韩　琳）

小　结

计划是管理最基本的职能，决策是计划的前提与先导，控制则为计划实现提供了保证。本章主要内容包括计划的编制与实施，控制的原则、类型和实施，决策的原则、程序和方法，护理战略管理的步骤和项目管理的过程等。通过学习本章内容，护理管理者能充分认识到计划、控制与决策在管理工作中的重要性，并掌握在临床实际工作中进行科学的计划编制与实施、控制及决策的程序与方法，同时掌握在护理实践过程中战略管理与项目管理的流程与方法，从而提升整体管理工作效率、缓解工作压力，有效推动护理工作质量的提升。

笔记栏

思考题

1. 如何运用计划的编制原则制订计划？请举例说明。
2. 在计划的执行和检查过程中，需要注意的事项有哪些？
3. 控制的方法有哪些？护理管理工作中如何进行控制？
4. 决策的方法有哪些？影响决策的因素是什么？
5. 如何开展护理战略管理和项目管理？请举例说明。

笔记栏

第五章

组织与沟通

ER5-1
本章教学课件

优秀的组织，是由一群平凡的人作出不平凡的事。

——彼得·德鲁克

 导学案例

×× 医院的组织管理模式

×× 医院是集医疗、教学、科研为一体的大型综合三甲医院，其组织管理表现为以下几个方面：

1. 患者至上，数据驱动　医院将"患者需求至上"作为核心理念，实施预防、诊治、康复的全过程健康服务；通过移动管理系统，动态收集、分析患者数据，确保患者在整个过程中无缝衔接服务。

2. 凝心聚力，绩效管理　医院注重吸引和培养优秀人才，建立民主机制，激励员工为医院发展建言献策。薪酬与工作绩效紧密结合，建立基于"平衡计分卡"的管理和测量系统，监测考核其绩效目标，形成医院发展合力。

3. 医教研协同发展　医院秉持医、教、研协同发展的运营管理模式，构建完善的组织架构、实施高质量的人才储备以及完善的资源支持体系，产生了高质量转化成果。

经过多年的努力，×× 医院成为西部最大国家级医疗中心，为医疗卫生事业作出卓越贡献。

请思考：

1. 医院组织管理的核心理念是什么？
2. 您在此案例中对于组织管理有何启示？

第一节　组织管理概述

一、组织的内涵

（一）组织的概念

组织是管理的一大重要职能，是人与人之间或人与物之间资源配置的活动过程。管理学家、社会系统学派的创始人切斯特·巴纳德认为，组织是两个或两个以上的人有意识的协作系统，即当人们集合在一起并且为了达到共同的目标而一致努力工作时，组织就产生了。

从静态去理解，组织代表一个实体，组织（organization）是指人们按照一定的目的、任务和形式编制起来的有一定结构和功能的社会团体，是为了达到一定目标而有意识地建立起来的人群体系，如学校、医院、护理部等。

笔记栏

105

从动态的角度看，组织是一个过程，组织是指人们为了适应环境的变化，达到预期的目标，而维持或变革组织结构，对组织的活动进行合理的分工与协作，从而使组织结构发挥作用的过程。本章节所关注的是后者，即动态的组织。其概念可从以下方面进行理解：

1. 组织具有一定的目标 任何组织的存在都是为了实现一定的目标。组织目标可以是一个，也可以是多个；可以是营利性的，也可以是非营利性的。

2. 分工与合作是组织有效运行的手段 根据组织目标的需要，按照一定的原则可将组织划分为不同层次的职能部门，分别承担不同的工作职责，就是分工。各职能部门之间相互协调与配合，就是合作。分工与合作能够使组织更为高效、高质量地实现目标。

3. 不同层次的权力和责任制度是组织有效运行的重要保障 在分工和合作的基础上，为了便于实现组织目标，必须赋予每个部门甚至每个人相应的权力和责任。组织工作的主要任务就在于明确这一职责结构以及根据组织内外环境的变化使之合理化，进而保障组织的有效运行。

4. 组织的内涵是与时俱进的 由于组织所面临的环境是不断变化的。为了适应环境的变化，组织的活动内容、组织中人员之间的关系、组织的结构、组织的工作方式等都要随之动态发生改变。

（二）组织的分类

组织类型很多，为正确识别组织、发挥组织的积极作用，做好组织管理工作，主要介绍以下几种分类方法的组织：

1. 按照组织的形成方式不同分类

（1）正式组织：正式组织（formal organization）是指明文规定的、组织结构确定的、职务分配明确的群体，具有正规性、目的性和稳定性的特征。

（2）非正式组织：非正式组织（informal organization）是指人们在共同工作和活动中，由于具有共同的兴趣和爱好，以共同的利益和需要为基础而自发形成的群体，具有自发性、内聚性和不稳定性的特征。正式组织与非正式组织的区别见表5-1。

表5-1 正式组织与非正式组织的区别

比较项目	正式组织	非正式组织
存在形态	正式（官方）	非正式（民间）
形成机制	自觉组建	自发形成
运作基础	制度与规范	共同兴趣与情感上的一致
领导权力来源	由管理当局授予	由群体授予
组织结构	相对稳定	不稳定
目标	利润或服务社会	成员满意
影响力的基础	职位	个性
控制机制	解雇或降级的威胁	物质或社会方面的制裁
沟通	正式渠道	小道消息

2. 按照组织形态的具象化程度分类

（1）实体组织：实体组织是为了实现某一个共同目标，经由分工与合作及不同层次的权力和责任制度而构成的人群集合系统。实体组织必须有共同的目标，必须有分工协作，还要具有不同层次的权力与责任制度。

（2）虚拟组织：虚拟组织是以信息技术为支撑的人机一体化组织，主要指两个以上的独立的实体（可能是供应商、客户，甚至是竞争对手），为迅速向市场提供产品和服务，在一定时间内结成的动态联盟。在形式上，虚拟组织没有固定空间和时间限制。组织成员通过高度自律和高度的价值取向共同实现团队的共同目标。从组织结构看，虚拟组织一般不具有法人资格，结构是网络型的，具有短时、高效、组合容易、人力资源成本低等优势。

（三）组织的结构

组织结构是指构成组织的各要素之间的相对稳定的关系模式。组织结构既要保持相对稳定性，也要保持必要的弹性；不同的组织结构决定不同的组织管理。护理管理中最常见的组织结构有以下几种类型：

1. 直线制结构　直线制结构（line structure）又称为单线制结构，组织内按职能、专业来划分部门的组织形式。其特点是：每个部门都专注于自己的特定职能，员工具备专业技能、职责和任务明确。组织中各个主管人员对所属下级拥有直接的一切职权，组织中每一个人只能向一个上级报告。这种组织结构只适用于规模较小、管理层次较简单的一级医院（图5-1）。

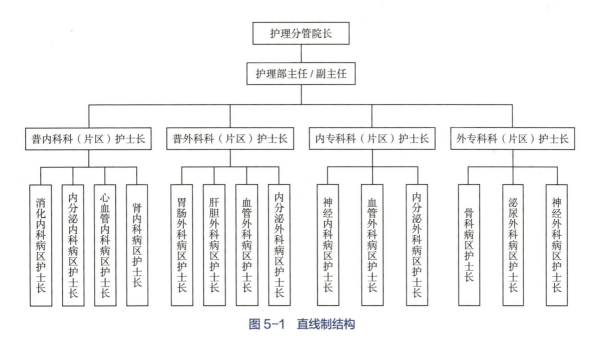

图 5-1　直线制结构

2. 职能制结构　职能制结构（functional structure）又称为多线制结构。在这种结构形式中，各级单位除主管负责人外，还相应地设立一些职能机构，分管职能管理的业务，职能部门在职能范围内有权直接指挥下级单位。这种组织结构的优点是管理分工较细，能充分发挥职能部门专业管理作用，减轻上层管理者的负担。

3. 直线－职能制结构　直线－职能制结构（line and function structure）又称为生产区域制结构，是在"直线制"和"职能制"的基础上，吸取两种组织结构的优点形成的。其特点是：设置两套结构，一套是按照指令统一原则设置的指挥系统，另一套是按照专业化原则设置的职能系统。其中，职能管理人员是直线领导的参谋，只能对下级部门进行业务指导，而不能进行直接指挥和命令，从而既保证了组织的统一指挥和管理，又避免了多头指挥和无人负责的现象。我国二级及以上的医院绝大多数采用这种组织结构（图5-2）。

笔记栏

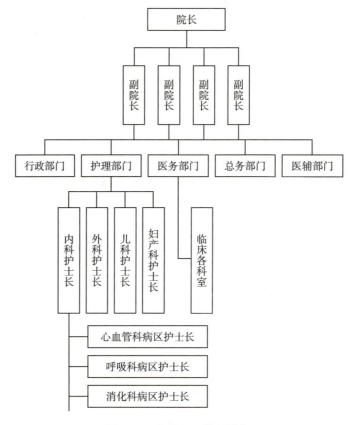

图 5-2　直线 - 职能制结构

4. 矩阵制组织结构　矩阵制组织结构（matrix structure）是在直线 - 职能制结构垂直形态组织系统的基础上再增加一种横向的领导系统，是由系列职能部门和完成某临时性任务而组建的项目系列小组组成，从而同时实现了事业部制与职能制组织结构的有机结合。此结构的优点是有利于组织的纵向和横向关系结合；有利于各部门人员之间的接触交流；有利于充分利用人力资源，提高工作效率和项目质量。缺点是容易使成员产生短期观念和行为；两套管理系统施加了双重领导，造成工作中的矛盾。这种组织结构对护理任务重，护理技术要求较高，业务情况复杂，科研任务较重的大型护理组织是一种行之有效的组织形式（图 5-3）。

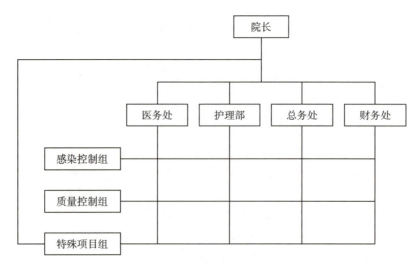

图 5-3　矩阵制组织结构

5. 任务小组结构　是一种用来达成某种特定且明确规定的临时性复杂任务结构，它近似于临时性矩阵组织。来自组织各个部门的人员组成小组，一直工作到有关任务完成后，小组解散，组员回到原部门或进入新的小组。例如医院中的护理质量管理小组、技术革新小组等。在护理管理中，当面临重大突发公共卫生事件时，也采用此种组织结构，从各科室抽出护士，成立临时紧急救援和护理小组。

6. 委员会结构　是指为了一些综合项目和复杂工作的需要，或者为了弥补组织原有部门和职责划分上的疏漏与矛盾，将具有不同经验和背景的一些人组合起来，赋予特定权限，使之能够跨越职能界限，合理处理有关问题的一种组织形式。此结构的优点是：由专家或具有多种背景的人聚集在一起作出的决策比较合理，弥补了个人决策的不足；因为利益相关部门都进行了参与，所以提高了决策的可信程度；由于分散权力，有利于防止独裁和专断。其缺点是：由于委员会的成员之间要达成共识需要花费较多时间，所以难以作出迅速和及时的决策；由于缺乏强有力的领导人，所以容易议而不决，还可能出现少数人专制的情况。

7. 网络组织结构　网络组织结构（network structure）又称虚拟组织，是一种很小的中心组织，依靠其他组织以合同为基础进行制造、分销、营销或其他关键业务的经营活动的结构。网络组织结构是目前正在流行的一种新形式的组织设计，如护理虚拟教研室等。优点在于灵活性强，缺点在于组织对各个职能部门缺乏强有力的控制，其组织员工的忠诚度低。

8. 创新型组织　创新型组织（innovative organization）又称为"活力型组织"，它与"高科技""数字化"联系在一起。创新型组织包容性强，有机性特征突出，而且注重分权化。创新型组织具备适应自身环境的逻辑性和合理性。创新型组织的管理者必须长于人际关系管理，具有劝说、磋商、平衡、求大同存小异的能力和经验，在诚意、善意和个人声望的基础上，把专家们联合起来，组成有效率的工作团队，以顺利地完成创新任务。其优势在于民主成分较多而官僚色彩较为淡化，是一种深受专业人士和年轻人欢迎的流行结构，也是一种利于激发创新活力的特别结构。缺点是组织的创新成果是以无效率的混乱过程换来的，较易失控，也可能不恰当地演变成另一种意料不到的结构。

二、组织管理的概念与内容

（一）组织管理的概念

组织管理（organization management）是指通过设计并维持组织内部的结构以及相互之间的关系，以有效协调工作，实现组织目标的过程。组织管理主要包括两个方面，一是组织内部的管理，即从组织自身的角度对组织内的微观层次进行管理；二是组织外部管理，即从组织外部所处的宏观环境进行管理，以协调组织与外部及社会各相关系统之间的关系，即解决外部矛盾。

1. 组织内部管理

（1）对个人的管理：任何一个组织都是由一定数量的人组成，人在组织管理中占据核心地位。人不仅是组织结构的主体构成部分，而且可以操控组织的运行；人的目标决定了组织的目标，人的行为决定了组织目标的实现。因此，组织管理的核心是对人的管理，是以人为本，研究人的行为规律，激发人的积极性，使人们具有饱满的情绪、高涨的兴致、舒畅的心情和十足的干劲。

（2）对组织整体的管理：对于正式组织，明确规定组织成员之间的职责范围和相关关系，制订组织制度和规范，以及通过合理的制度和激励手段对组织进行管理非常重要。对于非正式组织，了解他们的文化差异、价值观和行为习惯，引导他们对实现正式组织目标起到积极促进作用。

2. 组织外部管理　组织外部管理是一个涉及多个方面的综合性过程，通过深入分析政治、经济、社会、技术、法律等外部环境，识别并管理与组织利益相关者，如政府机构、社区、卫生组织和医药高等院校等，塑造积极向上的品牌形象，建立共享资源、技术、市场和专业发展等合

笔记栏

作关系，履行社会责任，应对危机以及遵守法律法规等策略，更好地应对外部挑战，实现组织的可持续发展。

（二）组织管理的内容

组织管理的内容相当丰富且全面，它涵盖了组织设计、组织文化管理、人员配置与管理、流程与制度管理、沟通与协调、组织冲突管理以及组织变革等多个关键方面，它们相互关联、相互作用共同构成了组织管理的完整体系。人员配置与管理、流程与制度管理在其他章节进行了介绍，本部分重点介绍以下内容：

1. 组织设计　组织设计（organizations designing）是以组织结构为核心的组织系统的整体设计工作，指管理者将组织内各要素进行合理组合，建立和实施一种特定组织结构的过程。当组织目标确定以后，管理者首先要对为实现组织目标的各种活动内容进行区分和归类，把性质相近或联系紧密的工作进行归并，成立相应的职能部门进行专业化管理，并根据适度的管理幅度来确定组织的管理层次，包括组织内横向管理部门的设置和纵向管理层次的划分。无论是纵向还是横向的职权关系，都是使组织能够促进各部门的活动并给组织带来协调一致的因素。

2. 组织文化管理　组织文化（organizational culture）是组织在长期实践活动中形成的具有本组织特征的文化现象，是组织中的全体成员共同接受和共同遵循的价值观念、信仰、行为准则、工作氛围、领导风格及工作作风等群体意识的总称。它们构成了组织内部的一种共同认知和共同行为方式，是组织的核心竞争力。组织文化管理（organizational cultural management）是从文化的高度来管理组织，以文化为基础，强调人的能动作用，最大程度发挥人的潜能，强调团队精神和情感管理，管理的重点在于人的思想和观念。管理者对组织文化的管理在于使组织成员理解组织的使命，并且能主动将自己的行动目标和组织使命相统一。

3. 组织变革　组织变革（organizational change）是指运用行为科学和相关管理方法，对组织的权力结构、组织规模、沟通渠道、角色设定、组织与其他组织之间的关系，以及对组织成员的观念、态度和行为，成员之间的合作精神等进行有目的、系统的调整和革新，以适应组织所处的内外环境、技术特征和组织任务等方面的变化，以提高组织效能的过程。简言之，组织变革就是指对原有组织结构和功能的调整、革新和再设计，组织变革使组织适应内外环境的变化，促进组织发展。

4. 组织管理沟通　沟通（communication）就是我们通常所说的信息交流，是人员之间传递和理解信息、思想和情感的过程。沟通在管理工作的各个方面得到广泛的应用。管理沟通（management communication）是指社会组织及其管理者为了实现组织目标，在履行管理职责、实现管理职能过程中的有计划的、规范性的职务沟通活动和过程。它是管理者履行管理职责、实现管理职能的基本活动方式，以组织目标为主导，以管理职责、管理职能为基础，以计划性、规范性、职务活动性为基本特征。管理沟通是组织的生命线，管理的过程也就是沟通的过程。其涵盖了组织内部以及组织与其他实体之间的沟通活动，以达成管理目标、促进协作和提高效率。

5. 组织冲突管理　冲突（conflict）是指因为利益、观点、态度和价值观等方面的差异或矛盾而导致的争执、对抗或不和谐的现象。冲突在管理过程中可能是普遍存在的。冲突管理（conflict management）是指在组织或团队中，管理者通过一系列的策略和技巧，有效地处理、协调和／或解决不同个体或群体之间的分歧、矛盾或不一致意见的过程。它涉及识别冲突的性质和原因，评估冲突对组织的影响，选择合适的解决策略，以及促进双方的沟通和协商等，有利于创造一个和谐、积极的组织环境，促进组织成员之间的合作与沟通，提高组织的整体效能。

三、组织管理的原则与方法

（一）组织管理的原则

组织管理原则是根据组织使命、宗旨，对社会的责任，对质量的要求，对人的评价和看法、价值分配、员工的权利与义务、报酬与待遇、价值观和行为准则等纲领性的基本问题制订。在护理组织管理中，要遵循以下原则：

1. 人本原则　在组织管理中强调尊重人、理解人、关心人、服务人、培养人，重视人力资源的开发与利用，建立科学的激励机制和价值评价体系，使护理员工在组织中得到全面发展，满足人的需要，实现人的价值。

2. 民主原则　在组织管理中应体现民主参与、民主管理。一方面，管理者具有民主意识和民主作风，广泛吸收各方面的意见和智慧，博采众长；另一方面，要求护理员工具有民主素质和参政能力。在组织中实行民主政策、民主协商、民主对话和民主监督。

3. 公开原则　增加管理者与护理员工之间的管理透明度，增强上下级之间的相互了解和意见沟通，公开办事程序，公开评价标准，对涉及护理员工切身利益的管理制度、分配方案等，征求大家的意见。

4. 公正原则　在组织管理中，对人对事要出于公心。在用人问题上，要做到竞争机会均等，评价客观公正；在利益分配上，要克服平均主义，将按劳分配、多劳多得、优劳优酬，按生产要素分配结合起来；在任务分配上，要根据人的能力大小、工作水平高低，合理确定权重。

5. 科学原则　护理组织管理须科学决策，规范管理。在护理管理过程中，广泛吸收先进的管理经验、管理模式，优化管理程序，提高管理效率。

（二）组织管理的方法

护理组织管理是把人员进行分工和协作，将时间和空间各个环节合理地组织起来，有效地运用护理人员的工作能力，高效地完成护理目标。运用恰当的组织管理方法可以有效提高护理工作的质量、效率和安全性，提高医疗机构整体的护理服务水平。护理组织管理方法主要包括以下三个方面：

1. 确定组织结构　通过确定组织结构，明确护理组织系统各层级人员组成、明晰分工，为落实各级人员职责，达到组织目标提供保障。护理组织结构应根据国家卫生健康委员会、省市级卫生行政机构和医院三个层面设立；医院应按院级、职能部门、临床科室三个层面确定护理组织结构，如医院内实行护理副院长—护理部主任—科护士长—病区护士长的垂直管理体系。

各级护理组织结构均须根据上级要求和实际情况，负责制订护理工作的方针、政策、法规和技术标准，提出发展规划和工作计划，并检查执行情况、组织经验交流、研究解决存在的问题。

2. 设立激励系统　通过设立激励系统进行目标导向，使组织成员按照组织所希望的方向行动，从而提高组织的整体效率。在护理管理中，激励是促使团队成员发挥最佳潜能、提高工作满意度和维持最佳团队合作的关键因素之一。护理管理者可以通过以下方法进行组织激励：

（1）提供认可和奖励：护理管理者可以定期表彰护士的优秀工作表现，包括发放奖金或礼品等物质奖励，以及提名为月度或年度优秀护士等精神奖励。

（2）提供发展机会：提供培训和学习机会，帮助护士提升专业技能和知识水平，从而提高他们的工作满意度和职业发展前景。

（3）设定目标和挑战：护士长和团队护士针对具体的时间段，共同设置具有挑战性、能考核的和可度量的目标，激励他们不断努力提升，追求卓越。同时，为他们提供支持和资源，帮助其实现目标以及个人职业发展。

（4）创造积极的团队氛围：通过鼓励团队成员分享成功故事、提供互相支持和帮助，以及庆祝团队成就等方式，营造积极的团队氛围，激励团队成员积极参与组织建设并作出贡献。

3. 维护职权平衡　维护职权平衡是护理组织管理的一项重要任务，护理组织具有其独特性，包括与患者的直接互动、高度的责任心，以及不断变化的医疗环境等，护理组织须从以下几个方面维护职权平衡：

（1）明确职责与政策流程：要明确护理人员的职责角色、责任范围和工作期望。制订并不断

笔记栏

完善护理工作的政策和流程，以确保护理人员在行使职权时有明确的指导；这有助于减少职权冲突和误解。

（2）合理分配资源：确保人力、物力及时间等护理资源的合理分配，以满足患者的需求和护理人员的工作要求。

（3）团队沟通与协作：促进不同层级和部门之间的有效沟通，鼓励团队成员分享想法、反馈问题并共同解决问题。使护理人员能够相互支持、理解并尊重彼此的工作，有助于建立相互理解和信任，从而维护职权平衡。

（4）建立反馈机制：建立一个有效的反馈机制，让护理人员能够表达对职权平衡的看法和建议。这有助于及时发现问题并采取相应措施。

4. 持续教育培训关注健康成长　为护理人员提供持续的教育和培训，以帮助他们掌握最新的医疗知识和技术，同时关注护理人员的心理健康，通过提供心理支持和辅导，帮助他们更好地应对工作压力，从而维护职权平衡。

第二节　组织设计

组织设计是以组织结构安排为核心的组织系统的整体工作过程，它是在组织理论指导下，着眼于建立一种有效的组织结构框架，对组织成员在实现组织目标中的分工协作关系作出正式、规范的安排。组织设计的目的，就是要形成实现组织目标所需要的正式组织。

一、组织设计的原则

随着经济社会和管理的发展，组织结构设计的理论不断发展，组织结构的形式多种多样，但无论是何种结构，设计者在进行组织结构设计时，都应注意遵循以下基本原则：

（一）任务目标原则

任何一个组织，都有其特定的任务和目标，组织设计者的根本目的是保证组织任务和目标的实现，组织设计者每一项工作都应以是否对实现目标有利为衡量标准。因此，在进行组织结构设计时，首先，要明确组织确立的任务和目标，然后，认真分析为了完成组织任务和实现组织目标，必须做的哪些事情，设立什么机构、什么职务、选什么人来做才能做好这些事。

（二）分工与协作原则

分工与协作是社会化生产的客观要求。随着社会生产力的发展、科学与技术的进步，分工越来越细，这正是现代社会的一个主要特征。但是随之而来的，就是协调工作越来越难，越来越重要；只有分工，没有协作，分工也就失去了意义。因此，在进行组织设计时，要同时考虑分工与协作的问题。

（三）命令统一原则

命令统一是组织设计中的一条重要原则。命令统一原则的实质，就是在管理工作中实行统一领导，建立起严格的责任制，消除"多头领导""政出多门"的现象，保证全部活动的有效领导和有序开展。命令统一原则对组织结构的设计提出下列要求。

1. 在确定管理层次时，使上、下级之间从最高层到最底层形成一条连续的、不间断的等级链，明确上、下级的职责、权力和联系方式。

2. 任何一级组织只能有一个负责人，实行领导负责制，减少甚至不设副职，以防副职"篡权""越权"，干扰正职工作。

3. 下级组织只能接受一个上级组织的命令和指挥，防止出现"多头领导"现象。等级链关系见图5-4，在正常情况下，D和E只接受B的领导，F和G只服从C的命令，B和C都不应闯

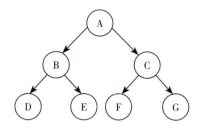

图 5-4 等级链关系

入对方的领地。但是，如果 B 也向 F 下达指令，要求他在某时某刻去完成某项工作，而 F 也因其具有与自己的直系上司相同层次的职务而服从这个命令，就出现了双头领导的现象。这种在理论上不应出现的现象，在实践中却常会遇到。

同理，在正常情况下，A 只能对 B 和 C 直接下达命令，但如果出于效率和速度的考虑，为了纠正某个错误或为了及时停止某项作业，A 就可以不通过 B 或 C，而直接向 D、E 或 F、G 下达命令，而这些下属的下属对自己上司的上司的命令在通常情况下是会积极执行的。

4. 下级只能向直接上级请示工作，不能越级请示工作。下级对上级的命令和指挥必须服从，如有不同意见，可以越级上诉。

5. 上级不能越级指挥下级，以维护下级组织的领导权威，但可以越级检查工作。

6. 职能部门一般只能作为同级直线领导的参谋，无权对其下级直线领导发号施令。

（四）责权利对等原则

有了明显合理的分工，也就明确了每个岗位的职责，即承担某一岗位职务的管理者，必须对该岗位所规定的工作完全负责。但要做到对工作完全负责就必须授予管理者相应的权力，因为组织中任何一项工作都需要利用一定的人、财、物等资源。所以，在组织设计中，规定某一岗位的任务和责任的同时，还必须规定相应取得和利用人力、物力和财力的权力。没有明确的权力或权力应用范围小于工作的要求，则可能使责任无法履行，任务无法完成。当然，权责对等也意味着赋予某职位权力时不能超过其应负的职责，否则会导致不负责任地滥用职权，甚至会危及整个组织系统的运行。职责、权力和利益之间存在着如图 5-5 所示的等边三角形的关系，三者如同三角形的三个边，它们应是对等的。

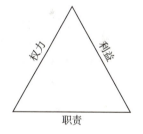

图 5-5 责权利三者关系

（五）集权与分权相结合的原则

这一原则要求根据组织的实际需要来决定集权与分权的程度。集权与分权是相对的，没有绝对的分权，只是程度的不同。一个组织是采用集权还是施行分权，受到各种因素的影响。一个组织集权到什么程度，应以不妨碍基层人员的积极性发挥为限，分权到什么程度应以上级不失去对下级的有效控制为限。另外，集权与分权不是一成不变的，应根据不同的情况和需要加以调整。

（六）执行与监督相分离原则

在组织设计中，为了避免监督者和被监督者利益上趋于一体化，使监督职能失去有效的作用，要求遵循执行与监督相分离的原则。按照这一原则的要求，组织中的执行机构同监督机构应当分开设置，不应合并成一个机构。监督机构在执行监督职能时，要加强对被监督部门的服务职能。

以上是组织结构设计时应遵循的最基本原则。除此之外，还包括效益原则、专业化原则、管理幅度原则、稳定性与适应性相结合的原则等。

二、组织设计的影响因素

每个组织内外的各种变化因素，都会对其内部的组织结构设计产生重大影响，这些因素主要

笔记栏

包括组织战略、组织环境、组织规模和技术等。因此，管理者必须明确这些因素与不同组织结构之间的关系，从而合理地设计组织结构。

（一）组织环境

组织环境分为外部环境和内部环境，对组织结构设计均有一定影响作用。

1. 外部环境对组织结构设计的影响　汤姆·伯恩斯和斯托克两人首先提出组织结构与外部环境的密切关系。系统理论和权变理论认为，一切人类社会组织都是开放系统，它的生存与发展都直接受到其所处环境的影响，对于组织来说，环境中存在不确定因素是必然的，组织对于环境的变化只能设法适应，因此，组织结构要随外部环境的变化来进行设计和调整。

一般而言，多变的外部环境要求组织结构灵活，各部门的权责关系和工作内容需要经常进行适应性的调整，等级关系不甚严密，组织设计中强调部门间的横向沟通；而稳定的外部环境则要求管理部门与人员的职责界限分明，工作内容和程序规定详细具体，各部门的权责关系固定，等级结构严密。

2. 内部环境对组织结构设计的影响　内部环境主要指组织文化，其对组织结构也会产生一定的影响。例如，当组织强调对外应变的"适应文化"时，组织便需要一个密切配合且具有弹性的结构，降低规范程度及集权程度；相反，若组织采用一个重视内部稳定的"贯彻文化"时，则组织结构趋向严谨以较高的规范化及内部集权来加强内部控制，以保证内部的稳定状况。

（二）组织规模

组织规模对组织结构设计的影响是显而易见的。对于一个只有几个人或几十个人的小型组织来说，就不需要复杂的组织结构、严密的规章制度和分权决策。而对于一个数万人的大型组织而言，就需要一个高度复杂的组织结构。英国管理学家琼·伍德沃德等人的研究发现，一个组织的结构设计与其本身规模有直接关系，即组织规模越大，工作就越专业化，标准操作化程度和制度就越健全，分权的程度就越高。

（三）技术因素

技术因素不仅是机器设备和自动装配线，还包括组织信息系统和教育培训方式等。琼·伍德沃德首先对技术与组织设计的关系进行了调查与研究。按照组织的"工艺技术连续性"的程度，把生产技术分为单一和小批量的生产技术、大批量和大量的生产技术及连续性的流水作业生产技术三种类型。这三种技术类型对组织结构的影响见表5-2。

表5-2　技术因素对组织结构的影响

项目	单一生产	大量生产	连续生产
结构特征	低度的纵向分化 低度的横向分化 低度的正规化	中度的纵向分化 高度的横向分化 高度的正规化	高度的纵向分化 低度的横向分化 低度的正规化
最有效的组织结构	有机式	机械式	有机式

（四）权力控制

斯蒂芬·P. 罗宾斯（Stephen P. Robins）在长期研究的基础上总结得出了一个结论："组织的规模、战略、环境和技术等因素组合起来只对组织结构产生50%的影响；而对组织结构产生决定性影响作用的是权力控制。"他在《组织理论》中明确提出以下观点：①组织的权力控制者在选择组织规模、组织战略、组织技术和如何对环境进行反应方面有最终的决策权，因而对组织结构的模型选择也有最后的决策权。②任何组织都由各种利益的代表团体所组成，权力控制集团中各成员都在不同程度地代表着某一利益的集团。③权力控制者总是不愿意轻易放弃自己的权力，他们总是追求权力控制，即使是分权亦以不失去控制为最低限度。④权力控制者会采用合理的方式，即在组织利益的范围内，寻找组织利益与个人或自己代表的利益集团的利益的结合点，既公私兼顾，合理合法。

三、组织设计的内容与方法

（一）组织设计的内容

1. 结构框架设计

（1）职能设计：根据组织目标和任务设置经营和管理职能，并层层分解为具体业务和工作等。如根据医院的级别设置护理部、医务处、后勤管理部门、病区等。

（2）结构设计：结构设计是组织设计的重要内容，包括纵向的层次设计和横向的部门设计。根据对组织职能的划分，确立管理层次、部门、岗位。

（3）协调设计：协调设计是协调方式的设计，主要规定分工和协作。包括分工的各个层次、各个部门之间如何进行合理的协调、联系和配合等。

2. 职能运行设计

（1）规范设计：结构本身要落实到组织的规章制度上。管理规范应保障各部门、各职位服从统一的标准进行活动和组织运作。

（2）职务设计：根据各部门的任务和功能，确定责任、权利、利益，设计具体职务。如护理部主任、副主任职责、护士长职责等。

（3）岗位设计：设计必要的工作岗位，按照职位要求和职位数量配备相应数量和素质的人员。

（4）激励设计：激励包括正向激励和负向激励。根据员工的工作情况给予相应的回应，正向激励包括增加工资和福利，负向激励包括约束和相应处罚措施。

3. 组织文化设计　护理组织文化建设是一个系统工程，需要从多个方面入手，通过明确"以人为本"的护理理念，构建"尊重生命、关爱患者、团结协作、追求卓越"等价值体系，建立科学合理的激励机制和规章制度建设，利用医院宣传栏、网站、社交平台等渠道，广泛宣传护理文化，营造氛围与环境以及创新实践路径等方式，不断提升护理团队的整体素质和护理服务质量。

（二）组织设计的方法

根据组织设计的原则，护理组织设计要充分考虑目标和任务进行层幅设计、部门划分、组建团队、设立岗位，再按照岗位需要选择合适的人员来担负责任、行使权力、落实工作。常见组织设计方法有自上而下和自下而上的两种设计思路。

1. 自上而下的组织设计方法　首先应明确组织目标，根据组织目标确定组织需要的基本职能。其次，依据对组织职能的细分和归类，开设相应的组织部门，并把各部门的任务和功能分解，设置具体职务。最后，为各种职务设计必要的职位，确定职位的数量，配置合适的人员（图5-6）。

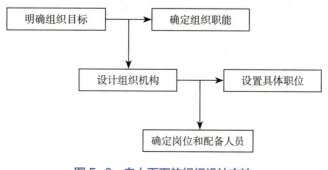

图 5-6　自上而下的组织设计方法

2. 自下而上的组织设计方法 多适用于设计全新的组织。首先，根据组织目标具体分解情况进行职务分析和设计，确定所需的职务类别和人员数量，并根据岗位要求形成职务规范。其次，依据相关的原则和组织环境、资源等条件，根据各职务工作内容的性质和职务间关系，划分不同的部门。最后，调整和平衡各部门、各职务的工作内容和数量，使前两步设计进一步合理化，并根据各部门工作的性质、内容和需要，设计整体组织结构，并规定和划分责任、权力、利益，构成完整的组织结构网络（图5-7）。

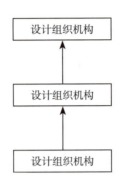

图 5-7 自下而上的组织设计方法

（三）组织设计的步骤

护理组织的设计是一个动态过程，通常包括以下几个步骤：

1. 确定目标，策划活动 确定护理组织的目标和实现目标所必需的活动计划，护理组织是以维护促进人类健康为使命；以为患者提供高质量的护理服务，构建和谐的医患关系，推动护理事业发展为目标。

2. 划分部门，组合活动 根据组织资源和环境条件，对实现目标所必需的活动设计职能部门，合理确定管理跨度、管理层次、职权职责。

3. 配备人员，授予职权 根据工作和人员相称的原则，为各职位配备合适的人员，并通过决策任务的分析确定每个职务所拥有的职责和权限。工作和人员相匹配，职位和能力相适应，也即"人与事相结合"，这是组织设计和人员配备工作中必须考虑的一个重要内容。

4. 部门整合，工作协调 将相似或相关的工作归为一类，建立组织运作方式，制订管理规范、运行制度，确定各项管理业务的工作程序、工作标准和管理人员应采用的管理方法等，使各部门之间的关系达到协调一致。

以上是组织设计的一般步骤，具体的设计过程可能因组织的规模、性质和目标等因素而有所不同。

第三节 组 织 变 革

组织变革是对原有组织结构和功能进行调整、革新和再设计。随着国民经济的快速发展，产业结构的变化及新技术新业务的引进，组织要不断调整其结构，改变其运行机制，开展组织变革，以适应社会及医疗卫生改革的需求。

一、组织变革的模式与分类

（一）组织变革的模式

国内外许多学者对组织变革的程序进行了大量的研究，提出了不同的组织变革模式，随着国内外医疗行业不断发展，医疗体制的改革不断深化，越来越多组织变革的模式运用于医疗及护理管理中。

1. 三阶段变革模式　由美国心理学家库尔特·勒温（Kurt Lewin）提出，以组织变革的不同阶段为线索，着重分析组织变革前期、中期、后期的变动形式，把握组织变革的动态过程，包括解冻、变革和再冻结，不同的时期有不同的任务。

（1）解冻阶段（unfreezing）：即组织变革前期，主要是创造变革的动力和启动变革，通过重新思考组织内部和外部的构造，以及与环境相矛盾的部分，清醒地认识到新的现实，承认旧的做事方式不再被接受，明确组织变革动机。促进解冻的主要方式有：①增强推动力，即增强改变现状行为的力量。②减弱制约力，即减弱阻碍行为，打破现有平衡状态的力量。③以上两种方式的结合，当变革阻力很大时，往往双管齐下以减弱制约力，增强推动力，确保解冻成功。

（2）变革阶段（changing）：即组织变革中期，指明改变的方向，实施变革，使成员形成新的态度和行为，主要通过认同和内化两种方式来实现。认同是组织向组织成员提供态度和行为的新模式、使员工不断地实践新模式、修正旧模式。内化是组织成员将形成的态度和行为运用并解决实际问题、形成稳定的新态度和行为。

（3）再冻结阶段（refreezing）：即变革后期，主要任务是稳定变革，当新的态度、行为与标准等运用于组织时，它们必须被"重新冻结"或固化。再冻结即把组织稳定在一个新的均衡状态、目的是保证新的工作方式不会轻易改变并得到强化。该阶段还需要重新检验变革后的工作状态、行为、模式，并通过有序调整使之成为持久的行为模式，建立良好群体氛围。强化包括连续强化和间断强化：连续强化是在被改变的员工每次接受新的行为方式时，就予以强化，如当即给予肯定和鼓励；间断强化是间隔一定的反应次数就予以强化一次，如有规律的奖励。我国社区卫生保健改革三阶段变革模式见图5-8。

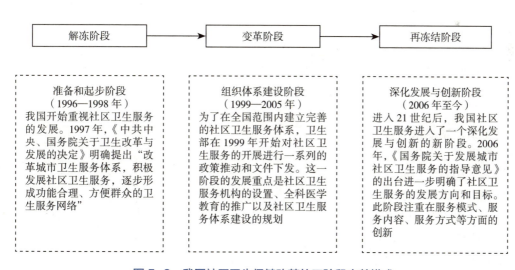

图5-8　我国社区卫生保健改革的三阶段变革模式

2. 计划变革模式　吉普森（Gibson）提出的计划性模式，认为变革可以通过周密的计划和严格的逻辑步骤有效进行。包括以下几点：①要求变革的压力来自组织的内部和外部两个方面。②对问题的察觉与识别，关键在于掌握组织内部信息。③对问题的分析，包括需要纠正的问题，以及问题产生的根源，需要哪些变革，何时变革，变革的目标及衡量的方法等。④识别限制条件，即分析变革中的限制因素，包括领导作风、组织结构和成员特点等。⑤对各种方案和技术的了解。⑥选择方案，根据对现状不满的程度，对变革后可能达到目标的把握，实现的起步措施等与变革的花费和代价进行比较。⑦贯彻方案，主要考虑三方面的问题，即实施的时机、发动的地点和变革的深度。⑧评价变革的效果。⑨反馈，即将评价结果分别反馈给上述第一步和第七步，促使变革者了解所采取的变革措施和深度是否合适，是否达到预期的改革目标（图5-9）。

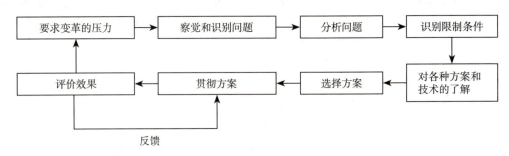

图 5-9　计划变革模式的三阶段变革模式

3. 组织变革过程模式　由系统管理学派代表人物卡斯特提出。该模型认为稳定性和适应性对于组织的生存和发展都是必要的，在此基础上将组织变革分为六个阶段：①对组织本身、组织的优势和缺陷进行回顾、反省和检查，分析研究组织所处的内外部环境，为组织变革做准备。②总结组织中存在的问题，明确进行变革的必要性。③将组织的现状与所期望的状态比较，进一步探寻问题，明确变革的方向。④确定解决问题的方法，对可供选择的多种方法进行讨论及评定、作出最佳选择。⑤试行变革，按照选定的方法进行变革的具体行动。⑥评价变革效果，不断完善改进途径，不断循环，以便使组织不断地得到完善和适应（图5-10）。

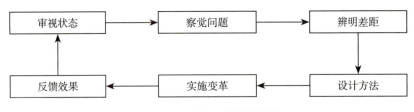

图 5-10　组织变革过程模式

4. 组织变革规范模式　该模式由领导研究与变革管理专家约翰·科特（John P. Kotter）提出，又称科特模式。科特的研究表明成功的组织变革70%～90%归因于变革领导的规范组织，10%～30%归因于管理部门的努力。科特模式分为八个步骤：①创建危机意识，建立急迫感。②组建坚实的变革团队。③开发愿景与战略。④沟通变革愿景。⑤实施授权行动，授权员工为愿景而努力。⑥巩固短期得益，鼓励员工。⑦巩固成果，推动组织变革。⑧深植新的企业文化（图5-11）。

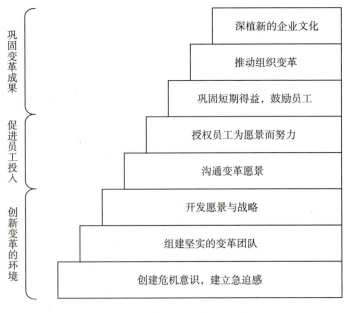

图 5-11　组织变革规范模式

5. 系统变革模式

（1）哈罗德·莱维特（Harold Leavitt）的系统变革模式：美国学者莱维特认为组织变革的模式由四个变量构成。①结构：包括对领导者及组织成员所担负的责任、权力及相互关系进行调整，包括重新划分和合并相关部门、协调各部门工作、调整管理幅度和管理层次、重新设计工作流程等。组织结构变革是完成组织变革的一种最直接和最基本的方式，可以更高效地促进组织结构的更新，使组织发生根本改变。②任务：包括对各部门的工作重新分配和任务重新设计，改变原有各部门之间的合作方式、交流形式和工作流程等、如扩大工作范围和丰富工作内容。③技术：包括完成组织任务的技术工具、方法和手段，改变解决问题的机制和研究解决问题的方法以及采用这种新方法的程序。④人力：是实现所有变革的基础，无论是组织结构的变革，还是任务和技术变革，都离不开人的重要作用。以人为重点的变革主要是知识的变革、态度的变革、个人行为的变革以及整个群体行为的变革。

这四个变量在组织中的关系为互相依存、缺一不可，任何一个变量的变动都会导致其他变量的变化，所以在护理组织变革中要从以下四方面入手：重新设计组织的结构；改变组织的工作任务；改变完成任务的机制、方法和技术；改变人的态度和价值观、人的行为和组织成员之间的沟通状况。

（2）黑尔里格尔（Hellriegel）的系统变革模式：美国学者黑尔里格尔将莱维特的系统变革模式进行扩充，主要因素扩大为六个，即人员、文化、任务、技术、设计和战略。其中任何一个变量的变化可能会导致其他一个或多个变量的改变。进行有计划的组织变革时，可以从六个环节中选准一个变革点，同时兼以其他要素的变革，从而系统地推动组织变革的完成。

（二）组织变革的分类

根据变革的复杂性和不确定性，可将组织变革分为以下4种类型：

1. 适应性变革　又称"改良性变革"，是指为应对组织内外部环境的不断变化和发展，采用较为成熟且组织成员熟悉的管理实践对组织进行小幅度的调整，力求通过一个渐进的过程，实现初态组织模式向目标组织模式的转变。我国护理模式从以疾病为中心的传统护理模式转变为以患者为中心的整体化护理模式，再发展为现在与医生、药师、营养师等其他专业密切配合，跨学科的，以生命全周期、健康全过程的全面护理服务的护理模式变革，就是适应了我国医疗卫生事业的发展。

2. 创新性变革　又称"革命性变革"，是指引入全新的管理实践，进行组织内外的全面调整。创新性变革是一种比较彻底的变革，在组织做重点调整时常常采用，促进组织结构的全面转化并影响整个体系。护理创新性变革主要体现在护理管理模式的创新、护理教育体系的创新和护理技术的创新等多个方面。

3. 激进性变革　是一种能够以较快的速度达到目标状态的变革方式，是对组织进行大幅度、全面、快速的调整。"全员下岗，竞争上岗"是激进性变革的典型特点。通过全员下岗，粉碎长期形成的关系网和利益格局；再通过公平、公正、公开的竞争上岗，激发员工工作热情和对组织的关心，形成新的吸引力，把组织引向新的稳态。这类变革如果能成功，其成果就具有彻底性。

4. 计划性变革　是一种有前期计划、适合组织长期发展的变革方式。这种变革方式是通对组织结构的系统研究，制订出理想的改革方案，再结合各个时期的工作重点，有步骤、有计划地加以实施，员工有较长时间的思想准备，因此阻力较小。例如，为实施延续性护理服务，向出院患者提供在线护理咨询、护理随访、居家护理指导服务等，解决患者出院后的各种健康需求。

二、组织变革的影响因素

（一）组织变革的促进因素

1. 外部促进因素

（1）社会政治因素：国家发展战略和创新思路等社会政治因素对于各类组织形成强大的变革

推动力。如 2010 年卫生部决定在全国卫生系统开展"优质护理服务示范工程"活动，在全国范围内创建了 100 所"优质护理服务示范医院"、300 个"优质护理服务示范病房"，达到了"患者满意、社会满意、政府满意"的目标。

（2）技术发展因素：科学技术的变化是促进组织变革的强大动因。计算机网络技术的临床应用提高了组织运作的效率，如移动护理技术的使用大幅度减少了护士往返病房与护士站的时间，在患者床旁就可完成护理的相关记录工作，增加了护士与患者接触的时间。

（3）市场竞争因素：市场适应性是组织管理有效性的评价标准之一。医院的医疗安全和服务质量须满足市场需求，才能达到良性运作的目的。随着医疗体系的不断扩大，许多营利性医疗服务机构参与市场竞争，使护理服务市场需求呈现多样性和复杂性，这就要求护理管理者根据对医疗护理服务市场的现状、战略竞争特点的分析，制订变革战略。

2. 内部促进因素

（1）组织结构因素：组织目标可以引领组织成员行动的方向，组织内部结构须动态适应外部环境的变化，包括组织结构、人力资源、整个组织管理程序优化和工作流程再造。

（2）人员管理因素：人力资源管理是组织变革的重要推动力之一。由于劳动人事制度改革的不断深入，各级护理管理者和护士的来源和技能背景构成更为多样化，为了保证组织目标的实现，需要对组织的任务作出有效的预测、计划和协调，对组织成员进行多层次的培训，以适应组织发展和变革。

（3）团队工作模式：各类组织日益重视团队建设。组织成员的士气和凝聚力及人员工作的动机、态度、行为等的改变，对于整个组织有着重要的影响。

护理管理者应把握好组织变革的促进作用，积极根据组织发展趋势适时做好组织变革。

（二）组织变革的阻碍因素

随着时代日益发展变化，组织变革作为战略发展的重要途径，总会受到各种风险因素的阻碍。

（1）个人因素：首先，个人需要从组织中获得职业认同感和安全感，组织成员长期处于一个特定的组织环境中并从事特定的工作，就会形成一套较为固定的思维模式，一旦通过组织变革，需要重新适应环境，往往会产生不适和抵触情绪。其次，是地位和经济上的考虑，变革往往会带来许多不确定性，尤其是对于薪酬、职位降低等调整容易产生抵触情绪。

（2）群体因素：包括群体规范和群体内聚力等。群体规范具有层次性，边缘规范容易改变，而核心规范由于得到群体一致性认同，较难改变。同样，内聚力很高的群体，也很难开展组织变革。

（3）组织因素：在组织变革中，组织惰性是最主要的阻碍因素。组织惰性是一种结构惯性，组织固有的结构、机制、关系和规范始终发挥作用，阻碍组织变革。如医院护理部会定期选择部分护士外出学习新技术，这些新技术对旧岗位提出了更高的要求，而旧岗位的工作模式仍循规蹈矩，是阻碍新技术引入和开展的因素。

（4）文化因素：组织文化与群体规范具有根深蒂固的惯性。有时即使个体想改变自身行为，领导也力推改革，却可能因为固有的文化因素束缚，如组织中的论资排辈，或重视学历等在组织成员中固有的价值趋向，也会在干部任命、选拔使用中形成阻力。

（5）资源因素：任何组织在变革时都须考虑成本，有时会因为资源限制导致变革计划的推迟和搁置；有时也会因为组织结构的调整，造成原有部分资源被限制、浪费和损失。

任何组织变革都会遇到困难和阻力，护理管理者要分析阻碍的原因，探讨改革的策略，积极进行组织改革。

三、组织变革的方法

护理组织变革是护理领域为了适应医疗环境的不断变化和提升护理质量进行的必需的调整，

而组织变革是一个复杂而长期的过程，需要做好以下工作：

1. 强烈的紧迫感 面对新时代新质生产力背景下的医疗护理发展改革，护理管理者要积极引导护理人员保持一定的紧迫感；组织讨论、明确现存和潜在的危机，使员工意识到变革的必要性和重要性。

2. 建立指挥团队 护理管理团队应由可信任的、有权威和责任感的人员组成，负责变革过程中的领导工作，以推动和促进变革的进程。

3. 确立变革愿景 根据医院发展目标制订符合实际的、能得到认同的、清晰可行的变革愿景，以激发成员的积极性，让成员明确努力方向。如根据患者需求和信息技术的发展，利用医院信息平台对患者进行健康干预，成立"护理＋服务中心"等。

4. 充分宣传和授权 将变革愿景利用媒介进行正向宣传，使组织变革达成团队共识；充分授权，使团队更多成员采取行动，发挥成员的积极性，带动群体形成组织变革合力。

5. 肯定成绩、巩固变革 变革成功后，变革领导者要肯定和宣传已取得成效，肯定变革成果，鼓舞变革士气。把新的方法制度化，形成一定的文化氛围，以确保护理组织变革适应新时代医疗卫生事业的发展。

第四节 组织管理沟通

"未来的竞争是管理的竞争，竞争的焦点在于每个社会组织内部成员之间及其与外部组织的有效沟通"，护理管理中的有效沟通可以激发组织成员的创新思维、增强组织凝聚力、促进团队合作、提升领导决策力。

一、管理沟通的指导理论

关于管理沟通的研究主要分为功能学派和社会文化学派。功能学派认为管理沟通属于组织管理的一部分。研究重点是沟通与组织效率的因果关系，研究方法偏重管理学理论。社会文化学派的管理沟通理论认为组织沟通研究属于社会文化的范畴。组织不过是社会文化的一个细胞，社会由无数的细胞组成，沟通就像神经网络一样把这些细胞有机地组合成完整的社会文化体系。因而研究重点应放在组织沟通对社会文化的促进作用上，主要运用文化、社会学的一些理论。下面将对组织沟通研究的管理思想学派作简要介绍。

（一）古典学派的管理沟通

古典学派的组织理论主要建立在亨利·法约尔的一般管理理论、马克思·韦伯的行政组织理论、弗雷德里克·泰勒的科学管理理论之上，根据古典学派对企业和组织的界定，古典学派中的管理沟通理论形成了以下特点，见表5-3。此种沟通的主要问题是缺乏反馈，缺少信息的互换和互动的交流。

表5-3 古典学派管理沟通理论的特点

项目	特点
沟通流向	垂直式（从上到下）
沟通模式/渠道	通常是书面的
沟通类型	正式的

笔记栏

（二）人际关系学派的管理沟通

以亚伯拉罕·马斯洛、道格拉斯·麦格雷戈和弗雷德里克·赫兹伯格的理论和思考为基础，形成了人际关系学派（Human Relations Approach）。沟通内容主要有三项，即工作沟通、创新沟通和维持性沟通。沟通流向，大力提倡横向沟通，认为在达到组织目标的过程中，员工之间的互动和从上到下的沟通同样重要。沟通渠道，面对面沟通占据了主导地位。沟通类型以非正式沟通居多；人际关系学派从古典组织管理中的以工作的机械沟通模式向社会的、非正式的沟通模式的转变（表5-4）。人际关系理论学者认为，开放的沟通将通过减少冲突与满足个人喜好提高组织绩效。

表5-4 古典学派与人际关系学派沟通特征的比较

项目	古典学派	人际关系学派
沟通内容	工作	工作和社会
沟通流向	纵向（从上到下）	纵向和横向
沟通模式/渠道	通常为书面	通常为面对面
沟通类型	正式	非正式

（三）人力资源学派的管理沟通

从管理学和组织学角度看，人力资源学派对以往的综合理论的贡献是强调了员工思想和观念对组织的贡献。该理论在任务沟通、社会沟通的基础上强调创新沟通（innovation communication）的重要性。沟通目的是鼓励组织中各方位的信息进行流动和共享。因此这类组织中的沟通包括所有方向——从上到下、从下到上、水平以及交叉方向的传播。在人力资源的沟通理论中，书面沟通渠道以及面对面的沟通渠道都被重视；而对于沟通类型，创新作为组织的追求目标，该理论十分强调非正式类型的传播和沟通。

（四）西蒙决策理论的管理沟通

西蒙决策理论强调了决策过程中信息沟通的重要性，并为组织沟通提供了有力的理论支持。该理论对管理沟通的认知如下：

1. 沟通是决策的基础 决策是组织活动的核心，而沟通则是决策制订的基础。没有有效的沟通，决策过程就会受阻，甚至导致错误的决策。因此，组织必须建立畅通的沟通渠道，确保信息的准确、及时传递，有效的沟通能够提高决策的质量。

2. 组织中双向沟通的重要性 指出信息联系是一种双向过程，包括从组织的各个部分向决策中心的传递，以及从决策中心向各个部分的反馈。这种双向沟通机制有助于确保决策信息的全面性和准确性，有助于增强组织成员的归属感和凝聚力，同时也有助于增强组织成员对决策的理解和认同。

3. 强调非正式沟通渠道的补充作用 尽管正式沟通渠道在组织中占据主导地位，但非正式沟通渠道往往能够传递更多、更真实的信息。因此，组织应该重视非正式沟通渠道的建设和管理，以充分利用其补充作用。

西蒙决策理论对护理组织沟通具有重要启示作用，充分认识到沟通在决策过程中的重要性，并采取有效的沟通策略来确保信息的准确、及时传递和反馈。

二、管理沟通的要素与影响因素

（一）管理沟通的要素

成功的管理沟通首先要界定沟通的目标，为达到想要的目标就需要根据不同的对象提供不同

笔记栏

信息，采取相应的沟通渠道策略与恰当的手段把信息传递给对象。当把信息传递给对象时，要及时识别对象的反应，以便修正与完善沟通方式和路径。由此有效的管理沟通应考虑以下七个方面的基本要素：

1. 信息发送者 就是沟通的主体，是信息的提供者。在信息沟通的过程中，信息发送者要明确沟通的目的，选择恰当的信息，用恰当的方式、方法和时机将信息传递给信息接收者。

2. 信息 沟通的内容，包括文字、数字、符号、图表、图像、声音、姿态、表情、行为等。信息的选择要准确、清晰、完整，要符合接收者的接收能力和实际需要。

3. 媒介 信息的传递方式，如口头沟通、书面沟通、电子沟通等。媒介的选择要根据信息的性质、接收者的特点、沟通的环境和条件等因素来确定。

4. 信息接收者 沟通的客体，也是信息的接收者。信息接收者要认真倾听、阅读或观看信息，理解信息的含义和意图，并给出相应的反馈。

5. 噪声 沟通过程中，可能会遇到一些干扰因素，如沟通环境的不安静、信息传递的失真、接收者的理解偏差等，这些因素都可能影响沟通的效果。因此，在沟通过程中，要尽量消除或减少噪声的干扰。

6. 环境 包括沟通的物理环境（如场地、设施、气候等）和人文环境（如文化背景、组织氛围、人际关系等）。环境对沟通的效果有重要影响，因此，在沟通前要充分考虑环境因素，选择适当的沟通方式和策略。

7. 反馈 信息接收者对信息的反应和回应，也是沟通是否有效的关键。反馈要及时、准确、完整，以便信息发送者了解接收者的理解和接受程度，及时调整和改进沟通方式和方法。

（二）管理沟通的影响因素

影响组织管理沟通的因素很多，大致可以将它们概括为一般化因素、组织个性特征和管理模式三大因素。

1. 一般化因素

（1）主观性因素：信息传递者与接收者拥有不同的知识、经历、经验基础，对沟通内容与信息源所想表达的内容对应存在差异。在面对面沟通中，信息的发送者与接收者的角色是不断转换的，沟通主体要有效地理解对方和让对方理解，沟通过程中，保持积极心态，根据不同的对象采用不同的沟通方式和沟通风格，提高沟通的有效性和准确性。

（2）沟通环境：包括组织的整体状况、组织中人际关系的和谐程度、组织文化氛围、领导者的行为风格等。另外，特定的沟通过程所处的环境对沟通有着非常直接的影响。例如病室内突然遇到患者因死亡引起的冲突，此时的双方很难沟通。

（3）沟通渠道和媒介：在组织沟通管理中，沟通的正式渠道和非正式渠道是同时存在的，正式渠道具有传递速度快、约束力强、效果好等优点，而非正式渠道则具有不拘泥于形式、直接明了、易于交流真实情感和想法的优点，管理者应该有效地利用这两种通道来提高组织沟通的效率。沟通媒介包括电话、文件、信函、电子邮件等各种形式，同样的信息采用不同的媒介沟通，沟通的效果是不同的，如视频会议要比电子邮件沟通直接、效率快；对于一个特定的组织，在渠道和媒介的选择上要根据组织自身的特点和媒介来决定。

2. 组织个性特征

（1）社会环境：社会环境具有不同的文化价值观念，对组织沟通起到决定作用。我国和谐社会民主制度为组织间的有效沟通创造了良好条件，组织中的民主气氛浓厚，组织的沟通程度就较深，有利于组织沟通信息的交流，促进组织发展。社会环境与组织沟通间也存在动态相互作用，社会环境如文化习俗对沟通有约束和塑造作用，同时可以通过沟通策略主动适应和改造社会环境。

（2）组织结构形式：组织结构形式对有效的组织沟通起到决定性的作用。传统组织结构形式

笔记栏

123

包括直线制、职能制等类型，其指示和情况汇报都具有较严格的指挥链条；现代组织结构形式包括事业部制、矩阵制等，需要正式沟通和非正式沟通相结合，才能达到沟通效果；网络组织结构等可以充分利用现代化通信技术，使沟通更为迅速和便捷。可以根据不同结构形式，选择不同的沟通方式。

（3）组织文化：组织文化直接决定着员工的行为特征、沟通方式和沟通风格。组织文化中的精神面貌、工作态度、沟通的积极性等决定沟通的效果；组织制度文化又直接以文件规范的形式规定着组织中信息传播的流程和传递的方式、信息披露程度和层次，组织物质文化还决定着组织沟通中的技术状况、沟通媒介和沟通的渠道等。管理者要重视组织文化对组织的影响作用。

（4）组织角色：组织中的角色不同，看问题的方式和角度便不一样。组织角色对沟通影响的主要是上下级之间的沟通。领导角色不仅要求注意上级的任务职能，而且要注意下级的社会情感职能，沟通中注意换位思考，平衡两种角色要求。下级出于前途和安全性考虑，在与上级沟通时，可能会对沟通的内容加以选择和控制，甚至出现沟通内容不真实，使沟通发生扭曲现象。沟通中要保持心态平和，着力于组织发展的大局，达到沟通的目的。

3. 管理模式

（1）命令型：对于所完成的工作比较复杂、时间紧迫，且下属又经验不足，缺乏主动性，最适合的方式就是命令型的管理模式。如对于新入职的年轻护士，上级管理者需要向他们解释有哪些工作需要去做，告诉他们怎么去做，及时发现他们的困境，沟通特点是自上而下的单向模式。

（2）指导型：若下属比较主动且具有较为丰富的工作经验与热情，管理者可以选择指导模式。多与部下进行沟通，以友好的方式向他们详细地说明工作性质，并帮助员工理解工作并实现目标。指导型管理最大的功效是帮助部下热爱他的工作。为了提高能力给予持续的指导，为了避免热情下降而强化支持。同时，上司有义务帮助员工实现个人愿望，给予员工衷心的赞赏，明确的反馈。沟通特点是自上而下为主，也会采取其他的沟通方式。

（3）支持型：如下属对所要求的技术熟知，上下级关系较为密切，此时最适合的管理方式是支持型的管理模式。上级要经常赞赏部下良好的工作表与绩效，与部下一起讨论问题，倾听部下的"心声"，共同开展"头脑风暴"式沟通，寻求改善方案。这种沟通模式可增加彼此的信任与信心、保持热情，促进组织目标完成。沟通特点是一种自下而上的模式。

（4）授权型：如下属能够独立且有效地工作，上级管理者可以大胆、放心地让下属自己去做。使下级主动承担重要职责，与其他同事共享成功，培训其他员工，共同讨论组织愿景，共同参与上层决策。

三、管理沟通的类型

护理组织管理沟通是日常管理中的主要组成部分，是按照一定的渠道、方向、顺序而进行的，通过沟通影响人的行为促进组织目标的达成。管理沟通根据其沟通渠道、沟通方式以及信息源不同分为多种类型，最常用的有以下两种：

（一）正式沟通

正式沟通（formal communication）指由组织内部明确的规章制度所规定的沟通方式，它和组织的结构息息相关，主要包括按正式组织系统发布的命令、指示、文件，组织召开的正式会议，组织正式颁布的规章、手册、简报、通知、公告等，组织内部上、下级之间和同事之间因工作需要而进行的正式接触。护理管理中的交接班报告、护理记录、病案讨论、不良事件上报等均属于正式沟通。其优点是严肃，约束力强，易于保密，可以使信息沟通保持权威性，沟通效果直接，重要消息和文件传递组织的决策等一般都采取这种形式。其缺点是沟通速度慢，刻板，为使组织信息顺利沟通，有时需要依赖非正式沟通以弥补正式沟通的不足。

（二）非正式沟通

非正式沟通（informal communication）是一类以社会关系为基础，与组织内部明确的规章制度无关的沟通方式。它的沟通对象、时间及内容等各方面都是未经计划和难以辨别的。因为非正式组织是由于组织成员的感情和动机上的需要而形成的，所以其沟通渠道是组织内的各种社会关系，这种社会关系超越了部门、单位及层次，如医院护理团队中的同学关系、老乡关系等这些非正式组织之间的沟通渠道不是由管理者建立的，不受上下级之间沟通的约束，其沟通弹性较大，可以是横向的和斜向的，而且速度很快。

由于非正式沟通一般是以口头方式进行的，不拘泥于形式，直接明了，有许多在正式沟通中不便于传递的信息却可以在非正式沟通中传递，且来自非正式沟通的信息反而易于获得接收者的重视。护理管理的创新改革起始阶段及组织冲突过程中可以充分利用非正式沟通，了解护理人员的真实意见和情绪表达，促进改革的进程及冲突的解决。非正式沟通的缺点是难以控制，传递的信息容易失真，而且可能导致小集体、小圈子，影响组织的凝聚力，所以护理管理者应予以充分甄别，杜绝消极作用的小道消息，充分利用非正式沟通为实现组织目标服务。

四、组织管理沟通策略

（一）网络沟通策略

随着信息技术、多媒体技术、网络技术等的不断发展和日益丰富，出现了大量的、多姿多彩的虚拟世界中的以互联网为工具，以文字、声音、图像及其他多媒体为媒介的沟通方式，成为人与人之间交流的最重要方式之一。网络沟通的主要形式有电子邮件、网络电话、网络传真、网络新闻发布和网络聊天工具等。

1. 电子邮件沟通　针对电子邮件沟通所具有的特点，在采用电子邮件沟通时，要注意分析接收者对信息的第一反应会是什么，将重要信息着重强调和清楚说明，以此克服邮件沟通中无法看到对方的即时反应这一不足。另外，可将电子邮件与移动手机端相关联，用手机网络收取邮件，提高邮件的及时反馈性及信息的时效性。注意对机密的重要邮件可以采用信息技术加密的方法来保障沟通信息的安全性。

2. 电话沟通　进行电话沟通时，应该针对其特点采取相关策略，扬长避短。要注意准确地发送和接收信息，重视非语言的因素包括声音大小、音调高低、抑扬顿挫、语气语法等在电话沟通中的应用。可以对沟通的关键内容进行记录，并注意沟通的时间。

（二）个别沟通策略

个别沟通是指护理管理者通过正式或非正式的方式在组织内同下属或同级交谈，是管理沟通中的一个主要形式。护理管理工作中的许多具体问题，都适宜通过个人谈话加以解决。这种形式大都建立在相互信任的基础上，双方表露真实的思想，提出不便在其他公开场合提出的问题，有利于增进双方的信任感和亲切感，有利于统一思想、认清目标、体会各自的责任和义务。

1. 个别谈话前准备技巧　要明确谈话目的、了解谈话对象、制订谈话提纲、选择合适的谈话环境，如护士长办公室，创造对谈话有利，适宜、易于敞开心扉的气氛，选择合适的谈话方式和选择适当的谈话时机，护士在工作中出现差错，应及时与之谈话，防止其再次发生同样的错误；但是对于护士间矛盾等问题，则应该进行冷处理，待双方情绪稳定后，再进行教育帮助。

2. 个别正式谈话时的技巧　个别谈话需要保持良好、冷静的情绪，做到积极倾听，激发谈话愿望，抓住主要问题，适时反馈和善于把握沉默，如果对方是一时紧张出现思考盲点，不必立刻打破僵局，稍加耐心等待即可；如果对方有所顾虑或对某些问题一时不愿回答，应注意耐心引导和鼓励；如果对方出现明显的对抗性沉默，则应尝试继续沟通的可能性，如无可能，则暂时友好地结束沟通。例如，某护士向护士长反映近期大家对护理管理工作的不满情绪，护士长须保持冷静客观的心态，不要急于发表意见，妥善解决问题。

笔记栏

125

（三）群体与会议沟通策略

1. 群体沟通　是指在组织中，通过各种形式的交流与沟通方式，使得组织内部成员能够有效地相互交流、协调工作，并共同完成组织的任务与目标的过程。影响群体沟通的因素有很多，主要分为可控变量和不可控变量。其中，不可控变量又分为群体变量、环境变量和任务变量（表5-5）。

表5-5　影响群体沟通的因素

类型		因素
可控变量		领导风格
		群体对任务的激励
		成员间的友好关系
		成员参与的方式与程度
不可控变量	群体变量	群体规模
		成员的个人及心理特点
		成员的和谐共存
		成员原来的地位
		预先建立的交流渠道
	环境变量	群体的自然位置
		群体在组织等级制度中的位置
		群体在组织/社会的相互关系
	任务变量	任务的性质
		困难程度
		任务要求

群体沟通中的领导风格、群体对任务的激励、成员间的友好关系、成员参与的方式与程度为可控变量。对于民主式领导风格，应鼓励成员积极参与和讨论决策。权威式领导风格，应清晰明确地传达目标和期望。定期与团队成员沟通任务进展和成果，鼓励成员分享成功经验。鼓励团队成员之间开放和坦诚沟通，建立有效的管理和沟通平台，如：定期召开会议、在线协作工具等，以提高群体沟通的效率和质量。

2. 会议沟通　是群体沟通的一种重要方法，也是与会者在组织中的身份、影响和地位的表现。护理工作中的重大决策离不开会议这种沟通形式，通过会议可传递信息、集思广益、达成共识。

（1）会议前准备的技巧：会议前的准确工作包括4方面。①明确会议目的、时间、地点、主持人、参会人员、讨论内容、议程、预测可能出现的问题及对策等。②提前通知参会人员会议的主要议题或将相关资料分发给参会人员，使其做好充分的参会准备。③会议组织方应提前准备好会议讨论稿或相关材料、以便参会人员开会时能进行高效讨论。④准备好必要的仪器设备，如电脑、投影仪等，并做好与本次会议相关的信息收集等。随着经济的发展和科技水平的提高，多媒体会议、数字会议广泛应用，其便捷性、即时性、远程性突破了实体会议的很多局限，逐渐成为组织会议形式的潮流。

（2）组织会议的技巧：在会议过程中，应注意以下方面：①主持人应使用参与型领导方式，创造民主的气氛，调动参会者的积极性，鼓励大家发表意见，允许有不同意见的人表达自己的想法。②连续性的讨论会议应回顾上次会议情况，保持会议连贯性。③控制会议中出现的干扰因素，应围绕会议主题，集中解决主要问题，避免会议讨论偏离主题，例如，讨论如何激励护士的会议会偏离主题讨论到护士地位、护患冲突等问题，组织者应及时将讨论拉回到主题。④会议结束时，应尽量达成结论性的意见。对不能立即作出结论的问题，应明确再次讨论的时间和拟解决的办法。⑤会议应做好记录并妥善保存，以便后期查阅。

（四）跨文化沟通策略

随着护理全球化时代发展，跨文化沟通不但体现人与人之间的理解和尊重，更直接影响到国际的合作与发展，对于不同文化背景的组织沟通有以下几个方面：

1. 正视差异，求同存异　在跨文化沟通过程中，由于不同文化背景的沟通主体，各自按照自己的文化习惯处事，跨文化冲突的存在是不可避免的，首先我们要以积极心态来寻求发展，正视文化冲突的客观存在，做到相互尊重，心平气和地进行协商调解，以"求同存异"的理念去解决冲突问题，必要时作出适当让步，其次，在尊重个人偏好和环境的前提下，选择合适的跨文化沟通的方法和途径，建立相互间的信任最终找到沟通的方案。

2. 取长补短，兼收并蓄　跨文化沟通给大家提供了自由交流、相互学习、取长补短、共同进步的机会。护理人员要熟练掌握外语这一沟通的技能，既能宣传自身的文化优点，又懂得赞美其他文化的优点，及时了解当地的风土人情，敏锐地意识到文化差异，积极主动沟通，获得有效沟通效果。

3. 兼顾多元，差别管理　在进行跨文化沟通的活动中，由于文化的多元化，会导致方法和途径的多样化，同一组织内部，可能有来自全国或世界各地的员工，一个组织可能会同时与不同国家交流。在这样的背景下差别化管理将是跨文化沟通中一个有效的途径。差别化管理首先要求管理者为所有不同文化背景的沟通双方提供平等的机会和公平的意愿，其次要根据所处的社会主流和非主流文化的特点，考虑双方的文化偏好，选择相应的沟通方式和方法；最后注意遵守法律和制度，按照既定的、为大家所公认的规则行事，避免因疏忽法律规定而出现投诉行为。对于工作紧急，如护理科研项目合作等，短期内无法适应"文化差异"带来的巨大冲击，也可以考虑接触比较中性的、与自己的文化达成一定共识的第三方作为中间方进行协调与沟通。

📋 **管理故事**

国家之患

春秋时期，晋平公问叔向："国家所面临的危险当中，哪种是最大的？"

叔向道："古人说：天子住在瓮城城门和宫门两重门之内，每天待在帐幕之间、大厦之中，坐在毛皮织成的褥垫之上，很少走出帐篷，但是他却能知道天下一切情况。不是因为别的，是因为他不断地与身边的贤明臣下进行沟通啊。一个人的观察永远不如众人的观察更清楚，所以，他的判断如果不集中大家的意见，就不会明智。大臣过于看重职位而不能向君主知无不言，言无不尽，左右亲信的侍从因为害怕挨打而不敢吐露真情，下情不能上达，这就是国家所面临的最大的危险。"

晋平公道："讲得好。"并马上向全国下令："如果有人想给我提供意见，向我提出要求，而门房不给通报的，就把门房处以死罪。"

管理启示：护理管理组织要强化沟通意识，建立科学顺畅的沟通渠道和机制，加强跨部门、跨专业、跨领域的沟通与合作，以更好地促进护理发展。

笔记栏

第五节　组织冲突管理

冲突在组织中是普遍存在的，它可能发生在人与人之间，人与群体之间，群体与群体之间。冲突是一种动态的相互作用过程，每位管理者大约有 20% 以上的时间用于解决组织中的冲突问题，以保障组织按一定规律和秩序发展并顺利完成组织变革。

一、冲突的概念与产生原因

（一）冲突的概念

传统观念对冲突的认识集中在冲突是可以避免的，冲突足以妨碍组织的正常运作，致使最佳绩效无从获得；最佳绩效的获得，必须以消除冲突为前提条件；管理者的任务之一，即是消除冲突。现代观念则认为在任何组织形态下，冲突都是无法避免的；冲突可能导致绩效的降低，亦可能导致绩效的提升；最佳绩效的获得，有赖于组织中适度的冲突存在；管理者的任务之一，即是将冲突维持在适当的水平。一般来说，冲突可以被描述为个体或组织在达到目标或所关心的事物中察觉或经历挫折的过程。

（二）冲突产生的原因

冲突并不是凭空出现的，其原因主要包括以下几个方面：

1. 沟通差异　沟通不清晰、不及时或不准确可能导致误解、不满和冲突的产生。语言障碍、信息不对称、传达方式不当等都可能是沟通不畅的原因。大部分人认为沟通不畅是所有冲突产生的原因。虽然有相当多的证据表明，沟通过程中的问题会阻碍协作、加深误解，但是沟通不畅绝对不是冲突产生的全部原因。

2. 架构差异　组织在横向和纵向上都进行了区分。组织首先进行任务分解，然后归结相同的任务组成部门，之后在部门之间建立规章制度，以协助部门间进行标准化互动。这种架构的划分使组织中的个体之间可能无法就目标、决策、绩效标准和资源分配等达成一致，这就导致由组织自身的内在结构引起的冲突发生。预算、升职、加薪、增补人员、办公室空间、对决策的影响力等，都是必须进行分配的稀缺资源。横向（部门）和纵向（组织层级）的划分，一方面通过专业化和协作带来效率，但是同时也带来了潜在的结构冲突。

3. 个体差异　冲突的第三种来源是个体差异，其中包括了构成个人特质和差异的价值观体系和个性特征。如员工注重家庭的温馨，老板注重物质富有；员工认为薪水应该基于资历增长，老板却认为应该基于工作绩效增长。个人、群体或组织之间的价值观念可能存在差异，导致在行动、决策或行为上产生冲突。同样，某些人之间复杂的相互作用使得他们很难共同工作。诸如背景、教育、经验和培训等因素会塑造出个体独特的人格，某些人格类型之间会互相吸引，而有些类型就像油和水一样永不相容。这种情况会导致有些人在他人眼里就是粗暴无礼、难共事、怪异或者不可信的。这些都会导致个体之间的冲突。

二、冲突的类型

组织在发展、运营过程中，时刻会出现冲突，根据其性质、产生原因等分为不同类别。

（一）根据冲突的性质和影响分类

1. 建设性冲突　建设性冲突（constructive conflict）是指团队成员或组织成员之间，虽然目标一致，但在实现这些目标的过程中，由于方法、途径或手段的不同而产生的冲突；又称功能性正常冲突，是一种在团队或组织中普遍存在的现象。其特点是冲突双方都关心实现共同的目标和解决现有的问题，双方愿意了解彼此的观点，并以争论问题为中心，双方争论的目的是寻找更好的方法来解决问题，这种积极的态度有助于推动问题的深入分析和最终解决。它能够促进组织内部与小组间的公平竞争，提高组织效率，防止思想僵化，提高决策质量，并激发员工的创造力，使组织能够适应不断变化的外界环境。

2. 破坏性冲突　破坏性冲突（devastating conflict）是指由于认识上的不一致、组织资源和利益分配方面的矛盾，员工之间发生相互抵触、争执甚至攻击等行为，从而导致的冲突。其特点是双方极为关注自己的观点是否取胜，而不愿意妥协或寻求共识。将以问题为中心的争论转化为人身攻击，进一步加剧冲突。对组织和团队发展起消极破坏作用，涣散士气，破坏组织的协调统一，使组织难以形成合力应对挑战，阻碍组织目标的实现。

（二）根据冲突所在的不同层次分类

1. 个人层次的冲突　管理心理学家库尔特·勒温（Kurt Lewin）把个人目标冲突分为以下三种类型：

（1）双趋冲突（approach-approach）：当个体面对两个或两个以上都具有吸引力而互不相容的目标时，需要作出选择，这往往会让人感到左右为难。例如，一个人可能同时想追求高薪工作和舒适的工作环境，但这两个目标往往难以兼得，这时常常会选择其中相对更优的一个。

（2）双避冲突（avoidance-avoidance）：当个体面对两个或两个以上都不利、都有危害的目标时，需要作出选择，这同样会让人感到难以抉择。比如，员工可能既不喜欢上司的管理方式，又不喜欢现有的工作内容，但由于种种原因（如经济压力、就业市场等），个人会比较二者的差别，"两害相权取其轻"。

（3）趋避冲突（approach-avoidance）：当某种目标既具有肯定特征又具有否定特征时就会发生趋避冲突。其肯定性吸引了个人，而否定性又排斥个人，使人内心发生冲突，如一个人可能渴望升职加薪，但又担心升职后工作压力增大、责任加重等。这时会选择肯定因素。

勒温的冲突分类理论为理解和管理个体内心冲突提供了重要的视角。通过识别不同类型的冲突，护理管理者可以更有针对性地采取应对策略，从而减轻内心冲突带来的负面影响，对组织管理具有重要的应用价值。

2. 团体和组织层次的冲突

（1）个人与团体内的冲突（individual-group conflict）：团体的目标要求个人行为"非人格化"，但个人也有自己的目标，希望个体完全忽视个人的目的而为团体目的服务是不可能的，必然会产生冲突。巴纳德曾经提出了"组织存续理论"，即"诱因贡献→组织存续"，只有当组织给个人的报酬大于或等于个人为组织所作的贡献时，个人才愿意为组织目标的实现作出努力和贡献。大量的研究表明：员工对团体的责任比团体对员工的责任要大。这种个人与团体之间的不对等关系必然导致两者之间的冲突。

（2）团体间的冲突（intergroup conflict）：是指两个或两个以上的团体在目标、利益、认识或情感等方面存在互不相容或相互排斥的情况，进而产生心理或行为上的矛盾，导致抵触、争执或攻击事件。这种冲突可能发生在组织内部的不同部门、团队之间，也可能发生在不同组织、机构之间。如当护理部提出改善病区环境，而后勤部门因资金、人员等因素不能达到护理部提出的目标，此时就很容易产生部门间的冲突。

三、冲突对组织的影响

冲突的作用具有双重性，对组织的影响既有积极的一面，也有消极的一面。管理者要洞察冲突的性质，发挥冲突的积极作用，降低冲突的消极作用。

（一）冲突对组织的积极影响

1. 促进创新和变革　当组织成员或部门在观点和方法上产生分歧时，这些分歧可能会引发新的想法和解决方案。通过充分讨论和辩论，组织能够获取更多元的观点，从而推动创新和改进。

2. 提高决策质量　冲突有助于组织更全面地审视问题，深入思考和讨论各种因素。在冲突

笔记栏

的讨论中，各方会提出不同的观点和论证，有助于组织制订更明智的决策，避免盲目的一致性，减少决策失误。

3. 增强组织合作能力　处理冲突需要有效的沟通和协作。当组织成员学会处理冲突时，他们的组织合作能力会得到提升，能够更好地协同工作，共同实现组织的目标。同时，冲突也有助于组织成员更好地理解和尊重彼此的观点和需求。

4. 打破官僚主义　冲突有时能够打破组织内部的僵化环境，鼓励人们提出不同的意见和建议。这有助于打破组织内部的权力结构和传统做法，促进组织的灵活性和适应性。

（二）冲突对组织的消极影响

1. 对组织成员心理的影响　冲突可能给组织成员带来紧张、焦虑等负面情绪，使他们感到消沉和痛苦，甚至可能增加人际敌意。

2. 对人际关系的影响　冲突可能导致组织内部人与人之间的排斥、对立、威胁和攻击，削弱组织的凝聚力，使组织变得涣散。

3. 对工作动机的影响　冲突可能会使组织成员情绪低落，不愿与有冲突的同事配合，甚至不愿意服从与之有冲突的领导的指挥，这会破坏组织内部团结和愉快的工作氛围，削弱成员的工作动机。

4. 对组织协调的影响　冲突可能导致组织中人与人之间的互不配合，以及团体与团体之间的互相封锁和拆台，这破坏了组织的协调统一和工作效率。

5. 对组织绩效的影响　冲突可能会降低决策和工作效率，因为组织成员可能会互相攻击，而不是专注于工作。此外，冲突还可能导致资源的浪费和积压。

6. 对组织生存、发展的影响　当冲突达到一定程度时，双方可能不再关心对方的整体利益，这有可能使组织在内乱中濒临解体。

四、冲突的处理策略

管理者采取何种态度和策略解决冲突，化害为利，对于促进组织的和谐与发展至关重要。管理者处理冲突可以采取的策略概括归纳为以下六种：

（一）回避策略

回避是处理冲突的常见策略，但使用回避策略的前提是，冲突的严重程度没有损害组织的效能。回避策略让冲突双方有恢复平静的机会。协调者可以将冲突双方的注意力引向他们之间的共同点，而尽量设法掩饰他们的分歧。回避群体间冲突的原因，问题没有得到解决，因此冲突可能依然存在，冲突的严重程度可能在日后加剧，极大损害组织创造成果。组织的协调者采取回避这样的消极策略，其结果可能会使组织在今后花费大量的人力物力来解决群体间的冲突，使组织难以承受。虽然对于群体间某些不太严重的冲突，回避方法是合适的，但协调者在处理群体间的冲突时，往往需要直面冲突、积极寻求解决方案。

（二）建立联络小组

当组织内的群体交往不是很频繁，而组织目标又要求他们协同解决问题时，群体间就可能产生冲突。这时采取建立联络小组的方法可以帮助两个群体之间建立沟通渠道、促进理解和解决问题。联络作用可以被看作是内部边界的扩展——在两个群体间架起一座桥梁。联络小组，或称边界扩展小组，是由代表冲突各方的成员组成的团队，小组的成员通常经验丰富，具有谈判、调解和协调能力，他们被委任为冲突各方之间的联系人和调解者。联络小组的成员必须保持中立和客观，以确保公正和有效地促进冲突的解决。联络小组负责组织双方之间的对话和交流，促进彼此之间的理解和沟通。确保对话环境开放、尊重和安全，鼓励各方分享他们的想法和感受。帮助各方共同制订解决冲突的方案和行动计划。鼓励他们寻求共赢的解决方案，平衡各方的利益和关注点。

（三）树立越级目标

树立越级目标是处理群体间冲突的另一种策略，尤其在群体之间存在着相互依赖关系的情况下，这种策略有助于协调者处理组织冲突和提高组织效率。其核心思想是通过设定更高层次的共同目标，使各方在解决冲突的过程中团结合作。越级目标使冲突双方的成员感到有紧迫感和吸引力，然而任何一方单独凭借自己的资源和力量又无法达到目标，在这种情况下，冲突双方可以相互谦让和作出牺牲，共同为这个越级目标作出贡献，使原有的冲突可以与越级目标统一起来，因而有助于确保组织自觉地为这个目标努力。

（四）强制策略

强制策略的实质是借助或利用组织的力量，或是利用协调地位和权力形式，或是利用来自联合阵线的力量。这种策略有两大优点：第一，协调者或是上级组织的领导者来解决冲突，这种解决冲突的办法只需要花费很短一段时间，协调者作出一个决定便可解决群体间的冲突。第二，某种形式的强制存在，至少会使这些群体作出某种决定，而不是简单地回避问题。

采用强制策略处理冲突的主要缺点是，在解决问题的过程中本来应该进行考察的重要情况往往得不到考虑。处于冲突的另一方可能会觉得他们的观点没有被考虑，所以在执行决策中不可能发挥很高的效能。在短期内，强制办法可以节省协调者的时间，但久而久之，甚至需要花费更多的时间和人力物力，才能处理群体之间在日后可能发生的更严重的冲突。

（五）合作策略

合作是一种双赢的冲突解决方法。冲突双方进行有效沟通，清楚地了解自身的需求及对方的需求，确定双方都能接受的共同目标。双方根据明确的需求和共同目标，制订一个可行的合作方案。这个方案应确保每一方都能从中受益，实现双赢。双方在制订方案时，可以考虑资源共享、风险共担、利益分配等关键因素，确保合作的公平性和可持续性。双方按照合作方案实施，确保各项任务按时、按质完成。在实施过程中，双方应密切关注合作进展，及时发现问题并采取相应措施进行解决。

（六）明确责任，有效沟通

组织在制订目标过程中要相关部门共同参与，确保组织成员对目标的清晰认识，并明确各自的责任和角色以及分配和权利的界定，减少因职责不清而产生的摩擦和冲突。做到信息公开和共享，确保组织内的信息流通畅通无阻，减少因信息不对称或误解而产生的冲突。同时加强团队之间和成员之间的正式会议、报告等正式沟通，鼓励非正式的交流，如茶话会、团建活动等，以增进彼此的了解和信任，有利冲突的和解，如冲突双方不能达成共识可委托顾问处理与仲裁。

 管理故事

新院区建设：从部门冲突到协同驱动

某大型三甲医院在有限时间内完成新院区建设，出现了下列问题：

目标冲突：不同部门对新院区建设的目标和优先级存在分歧，医疗部门希望优先建设病房等。后勤部门更关注基础设施的完善。

资源冲突：建设资金、人力资源、施工材料等方面，各部门之间存在争夺和分配不均的问题。

技术冲突：新院区建设涉及医疗管理、土建施工、信息化技术等多个专业领域，各专业技术人员在施工进度、交叉施工等方面发生矛盾。

针对以上冲突，医院建立了跨部门协作沟通机制，定期召开项目协调会议，明确新院

笔记栏

区建设的总体目标和各阶段的优先级，对建设资金、人力资源和施工材料进行了科学规划和合理调配，鼓励专业技术人员在施工中积极创新，探索新技术、新方法的应用。通过上述措施的实施，医院成功地将冲突转化为推动新院区建设的动力。

管理启示：管理者要善于识别冲突的类别，对于建设性冲突要建立开放的沟通环境，提升多元化和包容性，建立明确的目标和期望，提高组织决策质量和效率。

（陈海英）

小　结

本章主要探讨了组织及组织管理中的组织设计、组织变革、组织管理沟通与组织冲突管理等内容，护理组织管理实践中以科学、系统的方法建立完善组织体系，根据护理目标设计组织结构，落实组织管理职能，提升管理队伍内涵建设，达到全面促进护理高质量发展。

思考题

1. 护理管理者应如何进行护理组织设计？
2. 分析护理组织变革的动力和阻力具体有哪些？如何克服组织变革的阻力？
3. 正式沟通和非正式沟通的差异有哪些？结合个人的护理实习经历，谈谈对非正式沟通的体会。

笔记栏

第六章

领导与团队管理

ER6-1
本章教学课件

管理是把事情做对，领导是做对的事情。

——彼得·德鲁克

 导学案例

构建磁性医院文化，提升医疗服务水平

"磁性医院"由美国学者 McClure 首次提出，主要指在护士资源严重短缺的情况下，仍然能像磁铁一样吸引专业护士加入，降低护士离职率，拥有高质量的护理人员队伍并提供优质护理服务的医院。在全球医疗健康领域，"磁性医院"已成为卓越医疗服务的代名词。

浙江省某医院于 2019 年成为我国首家通过"磁性医院"认证的医院。该院基于"磁性医院"理念，首推垂直扁平化护理管理模式，构建以护理副院长 / 护理部主任—科护士长—单元护士长为垂直的行政领导团队。护理副院长作为护理团队领导者，参与医院总体决策，持续推进护理模式改进，提高护士在临床决策中的发言权；牵头组织"跨学科护理团队"，打破学科壁垒，提升护理团队效能。为确保信息传递及决策的高效性，各科室护理管理者积极组建"参与共治委员会"，鼓励护士共同参与决策，提升护理团队凝聚力；同时，关注护士职业成长，完善护士培养体系，为护士提供全方位护理继续教育，建设高质量护理团队。该院通过"磁性医院"管理理念的引入与实践，为医院护理团队建设及服务质量的提升注入新的活力。

请思考：

1. 领导者该如何提升领导的有效性和影响力？
2. 护理管理者应如何构建高效护理工作团队？

第一节　领导与领导者

领导（leadership）是组织运行与发展的核心和主导因素，贯穿于管理活动的整个过程。领导者是领导行为过程的主体，决定了组织的运行方向与发展水平。深入研究和掌握领导的动态规律，探索并提炼有效领导者的特质和能力，有助于充分发挥领导作用，高效完成组织目标。

一、领导的内涵

领导既可以指领导者，即承担领导职责、实施领导过程的个人或集体；也是指领导在指挥、带领、引导和鼓励团队成员为实现目标而努力的过程。关于领导的概念，许多学者有不同的解释和表述。著名管理学家彼得·德鲁克认为，领导就是创设一种情境，使人们心情舒畅地在其中工作。美国管理学家哈罗德·孔茨认为，领导是一种影响力，引导人们的行为，从而影响他们心甘

笔记栏

133

情愿地为实现组织或群体目标而努力的艺术过程。美国学者斯托格笛尔（Ralph Stogdill）提出，领导是对组织内群体或个人施加影响的活动过程。从不同表述中可归纳为，领导是引导和影响个人或组织，使他们主动追随并致力于实现组织目标的行动过程，其内涵包括四个层面：①领导是一个动态过程。②领导是由"指引"和"影响"的概念衍生而来。③"追随"即追随者与领导者的契合程度，并主动为领导者着想的行为。④领导的目的是实现群体或组织的预期目标。领导具有以下特征：

1. 领导是人与人之间关系的一种体现　人际关系学说认为，人们在各自组织中所处的地位决定人们之间的感情和联系方式。领导是领导者通过协调领导与被领导、控制与被控制、指挥与被指挥的各种关系，激发成员的积极性和创造性，使人力资源得到充分发挥，从而实现组织目标的过程。

2. 领导是一种"投入"与"产出"　领导实质上是一种"投入"，而它的"产出"则表现为他人的行为（包括领导者所领导组织的行为）。因此，领导效率的高低和领导工作的成功与否，并不完全反映在领导者行为本身，更多是由追随者的行为效率来评定。

3. 领导是领导者、追随者和情境的函数　任何一个组织都处在特定的情境中，而情境往往对人们的行为产生重要影响。领导者的行为不仅需要改变情境，还要适应情境的要求。对于追随者而言，领导者行为是情境因素的重要组成部分。因此，领导这一动态过程实际上是由领导者、追随者和情境三个要素共同作用而成的复合函数。

4. 领导体现的是一种"互惠效应"　在领导工作中，领导者往往会通过其职权或人格魅力对其追随者产生各种影响。通常人们主要关注领导者对追随者的影响，而忽视追随者对领导者的影响。实际上影响是相互的，领导者在影响追随者的同时，也必然受追随者某方面的影响。

二、领导的构成要素

领导是由特定要素构成的统一体，是领导者影响、率领和引导追随者在一定的客观环境条件下，实现双方共同价值观和目标的社会活动过程。弗雷德·费德勒（Fred Fiedler）洞察了领导者、追随者和情境在领导过程中的重要性，创立权变领导模型。霍兰德（Holland）等学者在此基础上构建了领导互动过程框架，这一框架（图 6-1）表明领导是一个由领导者、追随者和情境构成的职能，领导活动实际上是这三个要素交互作用、动态平衡的过程。

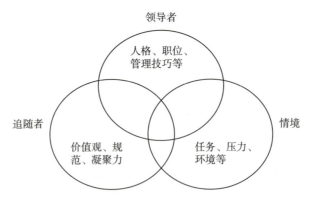

图 6-1　领导互动过程框架

1. 领导者　领导者（leader）是指领导过程中承担指引任务或发挥影响作用的个体，是领导活动中的关键要素。领导者在领导活动中起主导作用，是领导行为的主体。在特定情境下，领导者通过其职权与素质的共同作用对所辖组织和人员活动产生影响力，这种影响力的大小与领导者的职权、人格和素质成正比。

（1）不同的领导者具有相同的特性：尽管各行业领导者的职务、职责不同，但成功的领导者往往在人格特质、领导力等方面具有共同的特性，如：自信谦逊、才智出众、情商卓越等。这些共同特性可以帮助领导者有效地引领组织前进，提高组织的竞争力和创新力，为组织的可持续发展作出更大的贡献。

（2）领导者获取领导地位的方式影响领导力：相对于由上级任命的领导者，成员对选举出的领导者信任度和忠诚度较高，这是由于后者权力源于追随者。领导者根据特定社会群体的价值追求和利益需求，与追随者一同整合价值、共启愿景、制订目标规划并组织实施。

（3）领导者的经历和资历影响领导有效性：从组织内部提升上来的领导者较来自组织外部的领导者而言，更为熟悉组织文化和政策，有利于视情况变化协调各种关系、修正和完善决策，其经历和资历有助于发挥领导活动中的统领作用。从领导者与职位的关系来看，可以将其分为正式领导者与非正式领导者两类，其区别可从 4 个方面剖析。

1）产生方式不同：正式领导者由组织任命，而非正式领导者由组织内部成员自发选择产生。如病区的护士长既是管理者也是正式领导者，如果另一位护士更受大家的拥戴和追随，那么她就是一位非正式领导者。非正式领导者比正式领导者更具备组织内在的统一性与和谐性。

2）职能不同：正式领导者拥有正式职位、权力和地位，其重要功能是根据程序和规章制度领导组织达成目标。非正式领导者的地位主要凭借其某方面的才能及自身魅力赢得众人拥戴，其领导活动常按人们的需要进行，如协调各种关系，帮助解决问题等。

3）对组织的影响程度不同：正式组织中的领导职位不会因某领导者的去职而消失，他人可以填补职位。而非正式领导者的离开则可能导致整个非正式组织的解体。

4）权威基础不同：正式领导者具有组织法定的强制力，其权威基础由组织赋予；而非正式领导者的权威完全基于组织内部成员的信赖，其号召力和影响力不可低估。

成功的领导者应兼具正式领导者和非正式领导者的特质。明智的领导者应在发挥其正式领导者作用的同时，重视非正式组织的作用与功能，将德才兼备的非正式领导者吸纳到正式组织的领导岗位，防止对抗性非正式领导者的出现。必要时，领导者可促成非正式组织瓦解，或改变其影响，使领导活动向有利于组织目标的方向转化，以促进组织目标的实现。

2. 追随者　追随者（follower）是领导活动中的基本要素，是指在社会共同活动中处于被领导地位的人员。对领导者而言，他们是客体；对群体价值和目标而言，他们又与领导者共同构成领导活动的主体。追随者的自身素质和能力、对组织的关心程度以及工作积极性是影响领导活动成效的重要因素。没有追随者的认同、支持和参与，领导者就无法实施领导活动。因此，在领导活动中，追随者并不是单纯意义上的被支配者，原因在于：

（1）领导者与追随者是对应存在的，二者之间相互影响。领导者与追随者的关系，实质上是一种相依相生、共荣共存的关系，两者之间的影响力是等量齐观的。因此，在医院，即便拥有护理管理者的职权，倘若缺乏护士们的信服与追随，也很难成为真正意义上的护理领导者。

（2）领导者与追随者角色是动态变化的，两者位置具有可调整性。由于组织或团体运作方式和权力资源配置的变化，追随者可以采用不同方式承担新的领导任务和责任。

（3）领导者与追随者是互相助益的，两者构成利益共同体。在领导活动过程中，领导者要时刻关注并回应追随者的价值追求和利益诉求，发挥其应有的主体作用。罗伯特·凯利（Robert Kelly）按照追随者的"追随力风格"从思维和行动两个维度将追随者归纳为 5 种类型。

1）疏离型追随者（alienated followers）：此类追随者习惯于向他人指出组织中的所有消极方面。尽管疏离型追随者认为自己不随大流，对组织持有怀疑态度也属正常，但领导者往往认为这些人愤世嫉俗、消极、敌对，是麻烦制造者。

2）顺从型追随者（conformist followers）：此类追随者习惯于服从组织的命令，但如果他们所接受的指令与社会行为标准、组织政策相违背，则可能给组织带来危险。这类追随者多半是由苛求、独裁的领导者，或者过于僵化的组织结构而造成。

3）实用型追随者（pragmatist followers）：此类追随者在组织体系中往往知道如何顺利完成工作任务，但又与权力中心保持一定的距离。这类追随者留给领导者的印象总是在肯定与否定之间模棱两可。

4）消极型追随者（passive followers）：此类追随者缺乏工作的积极主动性和责任感，如果没有领导者持续的指导与激励，他们不愿意主动承担额外的任务。领导者可能把他们看成是无效的追随者。

5）楷模型追随者（exemplary followers）：此类追随者积极独立并主动向领导者提出异议。即便是在面对持消极工作态度的同事时，他们仍将自己的才华努力用于对组织有益的事情上。楷模型追随者对于组织的成功至关重要，领导者可通过营造有利的环境激励下属。

3. 情境　情境（situation）是指领导者与追随者发生互动时所处的特定环境，是领导过程中的第三个关键要素。任何领导活动都是在特定环境中展开的，不但受到广泛的、外部社会环境的影响，还受到具体的、内部组织环境的制约。

（1）领导环境的基本分类：根据影响范围和特性划分为微观环境和宏观环境。①微观环境：是指领导者所处的具体工作环境。如医院医护群体组织、人际关系、物质条件及护士素质等。②宏观环境：是指领导者所处的自然环境和社会环境，如政治、经济、文化及科技等。

（2）领导环境的层次划分：以组织为边界划分为外部领导环境和内部领导环境。①外部领导环境：是指组织外部对领导活动发生影响和作用的各种有效因素的总和，具有时间范围长、跨度大的特点，主要从整体上影响领导活动的性质和方式。②内部领导环境：是指从事领导活动的组织或群众在领导实践中形成的一种领导氛围。内部领导环境的存在形式和作用机制对领导活动的开展具有直接、迅速的影响。

（3）领导环境的自身特点：任何领导活动总是同客观存在的物质世界乃至人们的精神世界发生各种各样的联系，并受其影响和制约。领导活动正常、高效地运行，离不开对环境的认识、适应、利用和改造。领导环境的具体特点包括特定场合的规定性，随社会变迁而产生变化的动态性，常量与变量交互作用的复杂性以及主观与客观互动的交错性。

领导过程是领导者、追随者和情境三者相互影响、相互作用的动态过程，这种错综复杂的交互关系共同构成了领导生态。从领导者与追随者的互动视角来看，领导者通过领导过程影响追随者，追随者也通过追随过程影响领导者，两者相互依赖、互为推动，该互动过程更多表现在双方信任关系的建立上。从领导者与情境的互动视角来看，领导者领导能力的发挥还与所处情境相关。领导者对待追随者的行为是否恰当，只有在特定情境中评价才具有实际意义。面对复杂多变的情境，领导者往往会选择被动适应与主动调整，无论哪个方向，都是领导者、追随者同特定情境互动和博弈的结果。对于护理领导者而言，要出色地完成领导工作，不仅要深刻理解领导过程的一般规律，更要精准把握各项实际工作的特殊规律，根据不同的情境和问题灵活采用适宜的领导方法，推动护理工作高效运行。

三、领导者人格特质模型

人格特质（personality traits）是指在不同时间与不同情境中保持相对一致的行为方式的一种倾向。曼（Mann）和斯托格笛尔（Ralph Stogdill）提出领导者在素质上与追随者没有本质差异，但"正确的素质"能增加一个群体成功完成目标的概率。在实际工作中，尽管特质本身难以直接观察，但它们可以通过行为的一贯模式推导出来，并用特定工具加以度量。人格特质模型是连接行为模式与特质内核的桥梁，为理解和描述个体人格特质提供一个全面、系统的分析框架，有助于揭示个体的潜在优势和劣势，从而为组织的人才选拔和团队配置提供有力保障。MBTI人格模型和人格五因素模型提供了识别人格特质的途径，并揭示了不同人格特质与工作业绩之间的联系。

（一）MBTI 人格模型

迈尔斯 – 布里格斯人格类型量表（Myers-Briggs Type Indicator，MBTI）是当今全球最为著名和权威的性格测试。MBTI 由美国的心理学家凯瑟琳·库克·布里格斯（Katherine Cook Briggs）及其女儿伊沙贝尔·布里格斯·迈尔斯（Isabel Briggs Myers）在心理分析学家荣格（Carl G. Jung）的心理类型理论的基础上著成，已被普遍运用于揭示个体的人格特质。这一人格测验将人的特质分为 4 个维度，每个维度都存在对立的两极。

1. 社交倾向　外向型或内向型：外向型（extroversion，E）的个体具有变革意识和进取心，善于与人相处，有影响他人的能力。外向型的人需要的工作环境是富于变化、合作与创新。内向型（introversion，I）的个体较为关注自我的内部状况，关注思想和情感的内部世界。内向型的人倾向安静而专一的工作环境，能独处一处，喜欢深度而非广度。

2. 信息收集　感觉型或直觉型：感觉型（sensation，S）的个体循规蹈矩，按部就班，着眼于当前事物，习惯于用感官来感受世界。直觉型（intuition，N）的个体着眼于未来和预感，喜欢接受挑战、解决新问题，从潜意识及事物间的关联理解世界。

3. 决策偏好　情感型或思考型：情感型（feeling，F）的个体偏好使用价值观及自我中心的主观评价来作决定。思考型（thinking，T）的个体偏好使用逻辑来分析结果或作决定。

4. 决策风格　理解型或判断型：理解型（perceiving，P）的个体充满了好奇心、主动性、灵活性、变通性和包容性，倾向于了解所有信息后再决策。判断型（judging，J）的个体目标明确、坚决果断和要求严格，倾向于有秩序的组织生活，对事物能迅速作出决策。MBTI 根据这些倾向的组合，形成了 16 种人格类型。

不同的人格类型会影响领导者的社会交往和处理问题方式。在任务匹配方面，人格类型与任务选择具有显著关系。例如，情感型（F）护理领导者擅长处理与人相关的问题，适合需要激发热情和感情作用的任务；判断型（J）护理领导者通常善于组织和计划，适合快速作出决策和处理日常事务。因此，MBTI 可以协助护理领导者选择与其匹配的任务类型，并为组织对护理领导者选拔和培训方面提供指导。此外，MBTI 还有助于护理领导者选择与特定工作类型相匹配的团队成员。在理解人格和预测个体行为差异方面，尽管人格特质相对稳定，但护理领导者的行为会因情境而异。护理领导者的效能实际上取决于其人格特质与情境变量之间的协调程度。

（二）人格五因素模型

人格五因素模型（five-factor model，FFM）是现代人格研究领域的主流模型之一。美国心理学家科斯塔（Costa）和麦克雷（McCrae）根据个体行为模式的特质将 FFM 归纳为 5 类人格维度。

1. 外倾性（extraversion）　个体喜爱交际、善于言谈、果断自信。这是经常表现在群体环境下的行为方式，通常与在生活、工作中获得成功有关。领导者往往需要比非领导者有更高的外倾性得分。

2. 随和性（agreeableness）　个体性情随和、与人合作、值得信任。这项人格维度关注的是个人如何与他人合作、和睦相处、值得信任。为了促进团队和谐运作，领导者需要比他人有更高的随和性得分。

3. 尽责性（conscientiousness）　个体富有责任感、可靠、始终如一，这些特质与一个人的工作方式有关。尽责性水平较高的人更有可能成为有效的领导者。

4. 情绪稳定性（emotional stability）　个体对压力、失败或个人批评的反应可能包括平和、热情、紧张、焦虑和失望。情绪稳定的领导者在突发事件或压力下，能有效助力工作群体坚持完成任务并渡过难关。

5. 经验开放性（openness to experience）　个体富于幻想、具有艺术方面的敏感性及智慧性。在需要完成标新立异任务时，经验开放性显得尤为重要。

人格五因素模型为领导者提供了一个人格 – 领导绩效研究的有效模型，有助于领导者理解

笔记栏

和解释不同情境下个体的人格特质和行为倾向。大量研究表明，不同人格特质与工作绩效、人才选拔与测评、领导行为及职业适应性等方面有着密切联系。例如，尽责性高且外倾性高的领导者通常会为自己设定较高的目标，并高效地朝着目标前进，他们往往能取得出色的绩效表现。而尽责性高且外倾性低的领导者，由于缺乏地位提升的野心，其绩效表现相对较低。普遍认为，外倾性、随和性、尽责性和经验开放性与领导成功呈正相关，领导者在这四项人格维度上得分越高，就越有可能成为有效领导者。对于护理领导者而言，深刻认识到不同人格特质的个体在解决问题、作出决策和工作交流等方面存在差异至关重要。因此，重视接纳不同人格类型的护士，并将其与适合其特质的护理工作岗位匹配，是构建一个高效满意的护士工作团队、提升业绩水平、最终实现组织目标的关键所在。

知识拓展

卡特尔 16 种人格因素问卷

美国心理学家雷蒙德·卡特尔（Raymond B. Cattell）认为人格是由许多彼此独立的特质因素构成的复合结构，这些特质可以通过因素分析方法进行有效分离。卡特尔强调只有"根源特质"才是人类潜在的、稳定的人格特征，是人格测验应把握的实质，并在此基础上编制了《卡特尔 16 种人格因素问卷》（sixteen personality factor questionaire，16PF），是人格测量中最为经典和权威的工具之一。该测验在人格测试、人才选拔、心理咨询和职业指导等各个工作领域得到了广泛应用，为人事安置、调整和合理利用人力资源提供指导，更好地满足领导者选拔和管理的需要。

四、有效护理领导者的特质

当今社会变革与经济发展迅速，环境日趋复杂多变，尽管有效领导者并不能保证必然的成功，但他们确实展现出一些与众不同的特质。有效（effective）意味着领导者强有力，能够创造较高的业绩和团队士气。许多与工作情境相关的因素提示，优秀的个人特质能够提高领导的有效性。根据个人特质与个人生活和任务完成的联系，可将其分为一般性个人特质与任务相关个人特质。

1. 一般性个人特质

（1）动力与热情：有效护理领导者的共同之处是具有旺盛的精力，并因他们的积极主动和对工作的热情而受到人们的关注。

（2）自信与谦逊：自信是护理领导者显著的特征之一，它是对自身能力和技术的确信。谦逊并非故作姿态的低调和策略性示弱，而是一种对自身真正价值的正确认知。当谦逊和自信相结合时，护理领导者就可能变得更加有影响力。

（3）正直与诚信：正直被认为是主要的领导特质。获得成员信任的一个重要方式就是敢于承担责任、言行保持一致。有效护理领导者应明确建立强有力的成员信任才能实现高效业绩和提升成员忠诚度。

（4）才智与情商：有效护理领导者拥有出众的口才、感知力和推理能力，能在复杂的环境中作出明智的决策，促进工作业绩的提升，推动团队和组织持续发展。与此同时，领导者的高情商同样也是推动工作业绩提升不可或缺的关键。只有拥有高情商和才智，才能成为有效护理领导者，实现最佳的工作绩效。

（5）幽默感：幽默感能增加护理领导者的可接近性和人际取向，有助于领导者调和紧张的氛围以及减少冲突，帮助护理领导者在团队中发挥权力的作用，建立良好的团队关系。

（6）个性特质：在有效护理领导中，个性特质扮演着重要角色，对提升领导效能至关重要。护理领导者需要具备高度的情绪稳定性，外向、乐观、善于交际、具有强烈的责任感和勇气，其中外向性格是最符合有效领导特质的因素。

2. 任务相关个人特质

（1）激情与勇气：有效的护理领导者需要充满激情和勇气，勇于面对挑战、承担风险，并积极主动地引领团队发展。

（2）内控力与决策力：内控力是护理领导者掌控局势的能力，强大的内控力有助于提升自信心。决策力是护理领导者必备的核心能力之一。有效护理领导者应具备敏锐的洞察力、判断力和大局观，能够综合考虑环境趋势、团队能力及资源状况等各种因素，以作出明智的决策。

（3）弹性与适应性：弹性是根据不同情境灵活调整的能力，长期以来被视为一项重要的领导特质。有效护理领导者能够及时调整领导策略，以适应环境变化的需求，确保团队和组织在复杂多变的环境中保持稳健的发展态势。

（4）情绪智力：情绪智力是个体监控自身及他人的情绪和情感，以指导自身思想和行为的能力。有效护理领导者对集体情绪发展具有正向引导作用，能更有效地促进团队成员沟通协作，激发其积极性和创造力，从而提升团队整体绩效。

第二节　领导理论与领导艺术

领导理论作为研究领导有效性的关键学说，是组织行为领域的重要组成部分。领导艺术是领导者在履行领导职能的过程中，富有科学性、艺术性及创造性的领导方法。对于现代护理领导者而言，不仅需要掌握系统的领导理论、培养科学的领导理念，还应善于运用领导艺术，探索并创新领导思路与策略，推动护理组织蓬勃发展。

一、领导理论

领导理论是对领导活动进行科学与系统的研究后，对其规律进行总结的综合性理论，目的在于揭示领导现象中的因果关系，寻找实现有效领导的因素或条件。领导理论大致可归纳为3类：领导特质理论、领导行为理论和领导权变理论，分别从不同的角度阐述了领导者所应具备的特质和领导力。

（一）领导特质理论

领导特质理论（trait theories）重点关注领导者应具备的人格特质。研究者通过对大量领导者的考察、分析和研究，从个性、生理、智力及社会因素等方面寻找领导者的特质，以便选拔或培养领导者。该理论认为领导工作效率的高低与领导者的素质、品质和个性有密切的联系。领导特质理论可分为传统领导特质理论和现代领导特质理论。传统领导特质理论认为领导的品质和特征是先天存在的。现代领导特质理论认为领导的品质和特征是在后天的学习和实践过程中培养形成的。主要的代表有斯托格笛尔（Ralph Stogdill）的领导个人因素论、吉塞利（Edwin Ghiselli）的领导品质论、鲍莫尔（William Jack Baumol）及鲍尔（Marvin Bower）的领导品质论。

（二）领导行为理论

领导行为理论（behavioral theories of leadership）研究的重点是领导行为模式，分析各类领导行为的特点与领导有效性的关系，以确定最佳领导行为和领导风格及其对组织成员的影响。代表性的理论有：领导方式理论、领导行为四分图理论、管理系统理论以及管理方格理论。

1. 领导方式理论　由美国心理学家库尔特·勒温（Kurt Lewin）于1939年提出。研究发现，领导者并不是以同样的方式表现他们的领导角色，领导者们通常使用不同的领导风格，并对组织

笔记栏

成员的工作绩效和工作满意度有不同的影响。该理论以权力定位为基本变量，将领导方式分为专制型、民主型和放任型三类。其研究结果提出：放任型领导方式效率最低，虽达到社交目的但未完成工作目标；专制型领导方式通过严格管理可达成工作目标，但群体存在消极情绪，缺乏责任感；民主型领导方式工作效率最高，不但完成工作目标而且群体和谐。领导者要根据所处的管理层次、工作性质和成员条件等因素灵活选择主要领导风格，并辅之其他领导风格。

2. 领导行为四分图理论　由美国俄亥俄州立大学的领导行为研究者于 1945 年提出。该理论将领导方式分为"关心工作"和"关心人"两种维度，"关心人"是指领导以人际关系为中心，强调下属的需要，尊重下属意见，与下属建立相互信任的关系；"关心工作"是指领导以工作任务为中心，注重利用各种组织资源实现组织目标，总是把焦点放在完成工作任务上。基于这两个维度，可以形成以任务导向或以人员导向为主的四种不同类型的领导行为，即高任务低关心人、高任务高关心人、低任务高关心人及低任务低关心人。研究发现，高任务高关心人的领导风格，相对于其他三种领导风格更能使成员在工作中取得高绩效并获得工作满足感。

3. 管理系统理论　由美国密歇根大学利克特（Rensis Likert）的研究小组于 20 世纪 40 年代后期提出。该理论将领导者分为以工作为中心和以人为中心两大类。在此基础上提出了 4 种领导形态：专制式的集权领导、仁慈式的集权领导、协商式的民主领导和参与式的民主领导。利克特构建的管理系统测定表，归纳了各类型领导者在上下级关系和工作激励方面的特征（表 6-1）。管理系统理论指出，领导者的领导方式对组织业绩的高低有极为重要的影响，领导方式越民主、合理，团队成员参与度越高，组织业绩就越高。

表 6-1　利克特的管理系统测定表（部分）

组织变数		形态 1 专制式的集权领导	形态 2 仁慈式的集权领导	形态 3 协商式的民主领导	形态 4 参与式的民主领导
上下级关系	信任程度	对下属缺乏信心	有主仆之间的信赖关系	上下级之间有相当但不完全的信任	有完全的信任
	交往	极少的交往或交往在惧怕和不信任下进行	交往是在上级屈就，下属惶恐的情况下进行	适度的交往并在相当的信任下进行	深入友善的交往，有高度的信赖
	沟通程度	上下级之间不沟通	有一定的沟通	比较沟通	上下级意见完全沟通
工作激励	奖惩程度	恐吓、威胁和偶尔的报酬	报酬和有形无形的惩罚	报酬和极少的惩罚	优厚的报酬启发自觉
	参与程度	下层极少参与做决策	上层制订决策，某些方面先由下层拟定	重大决策上层制订，下层对具体问题有决定的权力	下层参与决策，控制过程分布在组织中，低层完全参与控制

4. 管理方格理论　在领导行为四分图理论基础上，美国心理学家布莱克（Blake）和莫顿（Mouton）于 1964 年提出管理方格理论（management grid theory），改变以往各种理论中"非此即彼"式（以生产为中心或以人为中心）的绝对化观点，指出两种领导方式之间可以进行不同程度的结合，并构建了管理方格图，包括贫乏型、乡村俱乐部型、团队型、专制型和中庸型 5 种典型领导方式。其中团队型被认为是最有效的管理模式。在医疗环境中，团队型护士长凭借其独特的人格魅力、丰富的知识储备以及出色的非权力影响力，能有效强化团队凝聚力，激发护士情感力

笔记栏

量，从而高效推动科室护理工作的开展。管理方格理论可用于衡量管理者的领导形态，对于领导者的培养、选拔和评估具有重要意义。

（三）领导权变理论

领导权变理论（contingency theories）主要研究与领导行为有关的情境因素对领导效率的潜在影响。该理论认为，领导是一种动态的变化过程，有效的领导行为应根据情境因素的变化作出适当调整。领导权变理论主要包括：连续统一体理论、费德勒权变理论、情境领导理论和路径 – 目标理论。

1. 连续统一体理论　由美国学者罗伯特·坦南鲍姆（Robert Tannenbaum）和沃伦·施密特（Warren Schmidt）于 1958 年提出。该理论认为领导者选择何种领导方式，主要从三个方面进行评估和考虑：领导者（价值观、领导风格类型、对成员的信心）、成员（素质、责任心、对工作和任务的兴趣、对组织目标的理解和接受度）和情境（组织价值观、群体状态、时间压力）。根据领导者职权和成员自主权的范围，将领导模式看作一个连续变化的分布带，从完全以领导者为中心的独断型到完全以下属为中心的放任型，分为 7 种典型的领导模式（图 6-2）。

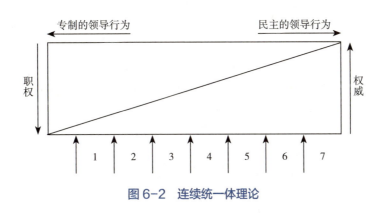

图 6-2　连续统一体理论

2. 费德勒权变理论　由管理学家弗雷德·费德勒（Fred Fiedler）于 1951 年提出。费德勒认为个体的领导风格是稳定不变的，可根据领导风格将领导方式分为"任务导向型"和"关系导向型"，强调情境与领导方式匹配的重要性，并确定了情境因素的 3 项权变维度：上下级关系、任务结构和职位权力。基于 3 项权变维度可组成 8 种情境（图 6-3），不同的情境适合不同的领导方式，有效的群体绩效取决于领导情境与领导方式的匹配程度。提高领导者有效性的两大策略，包括选择领导者以适应情境与改变情境以适应领导者，通过重构任务、调整权力等手段，确保领导者能高效发挥作用。

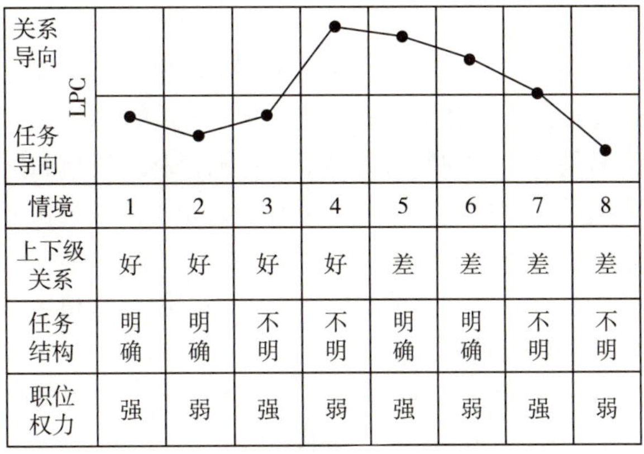

LPC								
情境	1	2	3	4	5	6	7	8
上下级关系	好	好	好	好	差	差	差	差
任务结构	明确	明确	不明	不明	明确	明确	不明	不明
职位权力	强	弱	强	弱	强	弱	强	弱

图 6-3　费德勒研究模型

笔记栏

141

3. 情境领导理论　又称领导生命周期理论，由管理学家赫塞（Paul Hersey）和布兰查德（Kenneth Blanchard）于 1976 年提出。该理论的核心观点是，领导者的风格应适应成员的成熟度。成熟度即个体对自身行为负责任的能力和意愿大小，包括工作成熟度和心理成熟度。根据成员的成熟度不同，可将领导方式分为 4 种：命令式（低关系 – 高任务）、说服式（高关系 – 高任务）、参与式（高关系 – 低任务）和授权式（低关系 – 低任务）。当成员成熟度不高时，领导者要给予明确的指导和严格的监控；当成员成熟度较高时，领导者只需给出明确的目标和工作要求，由成员自我管理并完成任务。因此，在医院，病区护士长可根据护士的业务能力、敬业精神以及心理承受能力有机整合评估其成熟度，并采取相应的管理方式，最大程度提升管理效果。

4. 路径 – 目标理论　由加拿大学者埃文斯（Evans）于 1977 年基于领导行为四分图理论和激励理论提出，并由罗伯特·豪斯（Robert House）等人发展而成。该理论同以往的领导理论不同，它立足于下属，而不是领导者本身。路径 – 目标理论强调领导者要帮助成员确定合适的目标，并帮助成员克服通向绩效目标途径中的障碍。该理论提出了 4 种领导方式，供领导者在不同的情境下选择，即指导型领导、支持型领导、参与型领导和成就型领导。在选择领导方式时，应考虑两种情境因素：成员的特性，如能力、独立性、适应性等；工作环境的特点，包括工作结构、权力结构、奖励机制及人际关系等。

（四）现代领导理论

20 世纪 80 年代以来，组织面临的环境发生巨大改变，更加动荡的环境、全球经济一体化的进程加快，以及信息技术的迅速蔓延，改变了组织的管理及工作方式，向领导实践提出各种新挑战。为应对这些挑战，管理学家相继提出一些领导理论，较有代表性的是交易型领导理论、变革型领导理论及魅力型领导理论，并在护理管理领域得到广泛应用。

1. 交易型领导理论（transactional leadership theory）　由贺兰德（Hollander）于 1978 年基于社会交换理论提出。该理论认为领导者和被领导者之间的互动是一种基于默契契约的交换过程，以领导者的资源奖励（包括有形和无形资源奖励）和成员对领导者的服从作为交换条件，双方在这种交换中实现相互满足和共同发展。整个过程类似于一场交易，因而称其为交易型领导。由交易型领导管理的组织具有明确的界限、井然的秩序、严格的规则和强力的控制。

（1）明确的界限：在角色功能、技术流程、控制程度、决策权以及影响力范围等方面都有划分清晰的界限，并置于管理和控制之下，以期达到预期目标。

（2）井然的秩序：任何事情都有时间上的要求、地点上的规定以及流程上的安排。

（3）严格的规则：对工作的每一层面都设定了具体的操作标准与方式，任何违反程序、方法和流程的行为都被视为问题。

（4）强力的控制：交易型领导者力图使组织获得有序结构，不喜欢混乱的和不可控的环境。因而，领导方式往往是强力控制型的。

交易型领导者强调绩效、组织性、公平公正、努力和责任心。其工作风格决定了交易型领导的 3 个基本特征：①领导者用成功后才给予的业绩报酬来激励成员。②领导者与团体成员之间存在着相互交易。③领导者重视任务是否能顺利完成，强调成员的遵从。

在护理管理领域，交易型领导强调明确的界限和规则，制订清晰的护理工作职责、流程和标准，有助于维护护理工作的秩序和效率。同时，交易型领导注重绩效和结果的达成，用奖惩机制激励护士完成工作任务，可以确保护士明确工作目标，提高工作效率。但交易型领导过于强调规则和绩效，忽视护士的个人需求和成长，可能导致护士缺乏创造力和自主性，降低工作积极性和满意度，造成护士职业倦怠感和离职率增加。

2. 变革型领导理论（transformational leadership theory）　由美国政治社会学家詹姆斯·麦格雷戈·伯恩斯（James MacGregor Burns）于 20 世纪 80 年代提出。变革型领导者通过让成员意识到所承担任务的重要意义和责任，激发或扩展成员的高层次需要，从而将团队或组织的利益置于个人利益之上。此后，伯纳德·巴斯（Bernard Bass）和阿沃利奥（Bruce Avolio）等将变革型理论进行完善，将变革型领导行为方式概括为四个方面。

（1）理想化影响力（idealized influence）：是指能使成员产生信任、崇拜和追随的领导者行为。它包括领导者树立行为典范、展现个人魅力以及关注成员成长等方式，以得到成员的认同、尊重和信任。

（2）鼓舞性激励（inspirational motivation）：是领导者向成员表达对他们的高期望值，激励他们加入团队并成为同心协力的成员。

（3）智力激发（intellectual stimulation）：是指领导者鼓励成员创新、挑战自我，包括向成员灌输新观念，启发其发表新见解，鼓励成员用新手段、新方法解决工作中遇到的问题。

（4）个性化关怀（individualized consideration）：是指领导者关心并重视每一位成员的需求和愿望，帮助他们在应对挑战的过程中成长。

变革型领导者有崇高的价值观和理想，通过自身行为表率树立榜样；关注成员需求，与其建立紧密联系；激励成员将组织利益置于个人利益之上；描绘组织愿景，营造变革氛围，在高效完成组织目标的过程中持续推动变革。国外学者一般认为，变革型领导是在交易型领导的基础上发展而来，并对成员产生额外的影响效果。巴斯等研究结果表明，较交易型领导而言，变革型领导对成员的有效性及满意度的影响更为显著和深远。阿沃利奥等研究也显示了变革型领导对于团队效能的影响比交易型领导要大。而国内学者则认为，交易型领导与变革型领导两者是共存的、互相补充的，领导者要因人、因时、因地采用灵活的领导方式。

在护理管理领域，实践变革型领导须采取相应策略：①树立明确的愿景和目标：设定清晰的团队目标，与医院的总体战略和护理专业的未来发展方向相一致，积极促进护士的心理授权、创新行为和工作投入度。②关注患者的需求与体验：根据患者的反馈和建议，不断改进和优化护理服务流程和质量。③培养和发展团队成员：关注护理团队成员的职业发展和成长，为其提供必要的培训和学习机会。④注重护理团队的沟通与合作：创造一个积极、开放、互相信任的工作环境，提升护理团队整体效能。在护理实践中，变革型领导风格与交易型领导风格常常相互交织，共同构成了护士长多元领导风格的重要组成部分。其中交易型领导风格注重规则、秩序和绩效，变革型领导风格则更加注重激发护士的内在动机和潜能，两种风格可实现优势互补，保证护理工作的有序进行和高效完成。

3. 魅力型领导理论　魅力型领导理论（charismatic leader theory）由豪斯等学者于20世纪70年代后期提出，是指领导者利用其自身的魅力鼓励追随者并作出重大组织变革的一种领导理论。魅力型领导理论超越了传统领导特质论，融合领导行为理论和领导权变理论的特点，更加全面地考虑领导行为、影响过程以及情境变量等多个因素。豪斯指出，成为魅力型领导者的关键在于领导者品质的高低以及领导者采用什么样的策略影响成员。魅力型领导者的特征包括具有远见、感召能力强、赢得信任的能力和自尊感。

（1）具有远见：魅力型领导者须具备高瞻远瞩的真知灼见，能够预测未来潜在的机遇，远见卓识显现出的魅力会使其吸引更多的追随者。

（2）感召能力强：出众的沟通和交流技巧可以帮助领导者向成员描绘宏伟的规划与前景，并积极为成员提供挑战性机会，鼓励成员成长并追求卓越。

（3）赢得信任的能力：良好的个人信誉使领导者能赢得追随者的信任和支持，即使组织处于劣势和威胁的环境下，也能有效地处理与工作相关的任务。

（4）自尊感：领导者需要保持适度的自尊感，既要有足够的自信应对挑战和困难，又要保持开放和谦逊的态度，尊重并倾听他人的意见和建议。

在护理管理领域，魅力型领导者应做到：①以榜样的力量影响人：从品格方面、道德品行、个性特征、工作作风、能力知识等方面加强人格魅力的塑造与磨炼，在护理团队内形成较强的影

笔记栏

响力。②以共同的愿景鼓舞人：将个人愿景整合为部门或医院共同的愿景，使每个护士都受共同愿景的感召而努力，增强护理团队的凝聚力和向心力。③以创新的意识激励人：护理领导者须摆脱思想和体制上的束缚，以创新和变革的眼光观察和发现问题，用开拓和科学的方法分析和解决问题。④以有效的沟通感染人：护理领导者须善于表达自己的思想，擅长运用各种言辞和非言辞的表达技巧，促进组织或群体目标顺利实现。

二、领导艺术

领导艺术（leadership arts）是凝聚人心的艺术，指领导者在履行领导职责和职能的活动中凭借一定的知识、经验和辩证思维，富有创造性地运用领导原则和方法的才能。常用的领导艺术包括授权艺术、激励艺术和创新管理艺术。

（一）授权艺术

授权（delegation）是指在不影响原来工作责任的情形下，领导者将某些特定的任务分派给成员，并给予其执行过程中所需要的权力。授权者对被授权者有指挥权、监督权，被授权者应及时向授权者同步工作进展。护理领导者适当授权有助于将其从日常事务中解脱出来，专心处理重大问题；提高护士工作积极性，充分发挥护士专长，提高其工作效率；亦有利于后备护理管理人员的培养，以弥补护理领导者自身才能的不足。

1. 授权的过程　授权前应分析明确授权的内容、人员、职责、完成的时间等，包括以下流程（图6-4）：

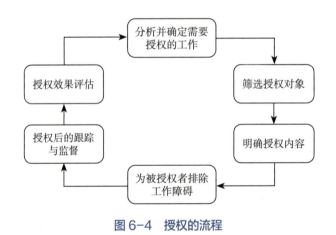

图6-4　授权的流程

（1）分析并确定需要授权的工作：在对授权工作有充分了解的前提下，将能控制预期结果的工作予以授权。

（2）筛选授权对象：护理领导者在考虑授权人选时应注意，准备授权的工作需要被授权者具备什么样的知识、技能，哪些下属具备这些条件，谁有兴趣做这项工作，对下属工作胜任力要进行完整的评价，以保证授权对象有能力和动力做好所授予的工作。

（3）明确授权内容：护理领导者须根据任务的性质、环境条件和护士的状况，明确工作的任务、权力和职责。

（4）为被授权者排除工作障碍：授权前，应提醒被授权者在工作过程中可能遇到的困难，使其做好充分的心理准备。授权时，要充分考虑授权人面对的困难，及时给予相应的支持。

（5）授权后的跟踪与监督：护理领导者应建立执行授权工作情况的反馈系统，监控被授权者的工作进度，当发现其偏离工作目标时，应及时进行纠正。

（6）授权效果评估：按预定的工作标准对授权工作的完成情况进行评估，被授权人完成任务后要进行验收，并将评价结果作为奖罚、晋升的参考依据。

2. 授权的原则

（1）明确目标：领导者向被授权者授权时，应明确所授工作任务的目标，不能含糊不清、模棱两可。只有当被授权者清楚地了解工作目标时，才能有效地开展相关工作。

（2）合理授权：通过合理的程序，为实现合理目的而进行的正当授权，是领导者授权应当首先坚持的基本原则。领导者给下属授权时，要做到适当授权，既不能把大权、小权都握在自己手中，事无巨细地亲自作决定，也不能完全放权、完全不管。领导者应当权衡实际情况，确定授予的权限范围和程度，做到合理授权。

（3）以信为重：授权本身就是信任的标志，监督控制是出于上级的责任、关心和爱护。当领导者向下属授予权力后，要信任下属，不应在下属的职权范围内随意干预，阻碍他们独立处理问题。同时，领导者也不应擅自另行作出决定或下达指令，以免破坏既有的授权安排。

（4）以能授权：能力是受权者的关键前提。选定被授权对象后，应根据其能力水平和个性特征授予相应的权力。授权并非简单的权力和利益再分配，而是需要领导者深入了解下属的德才素质，根据每个人的才能和特长，赋予相应的权力，确保权力与能力相匹配。在授权之前，领导者应对被授权的下属进行全面考察，仔细分析他们将承担的工作难度。一般来讲，工作难度应比承担工作者平时表现出的个人能力大些，使其产生压力感，完成工作才有成就感。

（5）权责明晰：授权者在授予权力时，应当明确地告知被授权者相应的权责，这样不仅有助于下属有效完成工作任务，也可避免下属寻找推卸责任的借口。授权时应确保被授权者的权力与责任相匹配，即有多大的权力，就应该担负多大的责任，做到权责一致。

（6）授中有控：权力是领导的核心，领导者因缺乏适当控制，而造成授权的无效及授权的过度或不足，因此领导者在实施授权之前，必须先设置一套健全的监督、检查、考核制度，制订可行的工作标准和适当的报告制度，以便进行全过程的有效控制，在被授权者不能胜任或偏离目标时及时补救或纠正。真正做到权力能放、能控、能收。

（7）授权留责：授权只是把一部分权力分散给下属，而不是把与"权"同时存在的"责"分散下去。领导者把权力授给下级以后，下级如果在工作中出了问题，下级要负责，但同时，领导者也要负领导责任。

3. 授权的方法

（1）制约授权法：护理领导者可将组织目标进行分解，由各部门、各科室护士分别承担，并相应地授予权力和责任，使不同科室相互制约，避免盲目授权和授权失当。

（2）充分授权法：护理领导者将完成任务所需要的组织资源交给护士，并准许其自行决定行动方案。这种授权适用于培养核心成员和重点护理人才。

（3）不充分授权法：护理领导者要求护士就重要程度较高的工作，做深入细致的调查并提出解决问题的全部可能方案，经过护理领导者审核后，选择具体方案批准执行，并将部分权力授予护士。

（4）弹性授权法：当工作任务复杂，护理领导者对护士的能力、水平没有把握，或当环境条件多变时，适宜采用弹性授权法。护理领导者可根据实际需要，对授权的范围和时间予以变动调整。

（5）逐步授权法：当护理领导者对护士的品德和才能不完全了解时，可以先在小范围内进行授权，根据工作成效逐步扩大授权范围，避免不当授权造成较大的损失。

（6）引导授权法：护理领导者在授权时，不仅要充分肯定护士优点，充分激发其积极性；同时也要指出护士的不足，给予适当的引导，防止其偏离目标。

4. 授权艺术在护理管理中的应用

（1）明察下属审慎授权：护理管理者需要深入了解护士的能力、工作成熟度和成长阶段，选择责任心强、原则性高、无私奉献、独立工作能力强、团队协作默契且勇于创新的护理人才作为理想的授权对象。

（2）正确分解组织目标：护理管理者须具备卓越的战略眼光，针对所在护理单元的总目标进行深入而科学的分析，将总目标巧妙分解为若干个子目标，并将这些子目标逐级、有序地分配给护士，确保每个子目标能得到精确执行，最终实现整体目标。

（3）明确权力与职责：护理管理者必须向护士明确授权事项的目标和范围，确定护士的权力和相应承担的义务及责任，确保护士在授权范围内有效地行使权力、履行职责，提高护理工作的质量和效率。

（4）灵活应用授权方法：护理管理者在授权时可以灵活运用不同的授权方法。对于工作重要性较低或较为简单的任务，可以采用充分授权法，给予护士足够的权力去完成任务，而不必事事向上级报告或寻求指示。对于重要或较为复杂的任务，采用弹性授权法，在任务的不同阶段给予护士不同的权力和责任，及时了解任务的进展情况并提供必要的支持和指导。

（二）激励艺术

激励（motivation）是指利用外部诱因调动人的积极性、创造性和主观能动性，引发其内在动力，以提高其工作绩效和实现组织目标的过程。美国哈佛大学教授威廉·詹姆士的调查发现：按时计酬的员工只要发挥其能力的20%~30%，就能保住饭碗，而如果给予充分激励的话，其能力可发挥到80%~90%。激励是培养人才的有效催化剂，通过激励能更有效地开发成员的潜能，充分发挥其才能和智慧。

1. 激励的过程　激励的过程就是满足需要的过程，其基本过程为：未满足的需要—动机—行为—目标—结果—反馈与调整，以此构成循环。未满足的需要是激励的起点与基础，当需要未被满足时，会推动个体产生内在驱动力，即动机。动机驱使人们开展寻求特定目标的行为，在此过程中，个体会根据目标及环境反馈结果来调节行为。若目标最终被实现，则需要得到满足，继而产生新的需要，并引发新的动机和行为；若需要未得到满足，人们会继续寻求特定目标，直到目标得以实现。

2. 激励的原则

（1）目标导向原则：设置目标是激励机制的关键环节。目标设置应同时体现医院目标和护士需求，以达到理想的激励效果。

（2）物质、精神、信息激励相结合原则：人的行为动力主要有物质动力、精神动力和信息动力。领导者应当根据成员需要的不同，灵活采用多种激励方式，包括绩效激励、满足自尊与自我实现的精神激励、外派学习等，以达到激励效果。

（3）引导性原则：引导性原则是激励过程的内在要求。激励措施产生的效果不仅取决于激励措施本身，还取决于被激励者对激励措施的接受程度。因此，领导者要与成员进行有效沟通与引导，使外部激励措施转化为成员的自觉意愿。

（4）合理性原则：激励是否合理主要从措施适度和奖惩公平两个方面评判。从措施适度来看，激励过大或过小会使成员产生过分满足感或失落感而影响激励效果。从奖惩公平来看，取得同等绩效的成员，应获得同等程度的奖励。

（5）时效性原则：把握激励时机是有效激励的重要因素。领导者要善于观察和评估组织成员的工作状态和情绪变化，根据不同情况灵活把握激励时机，有助于成员创造力的充分发挥。

（6）正负激励相结合原则：正激励是对成员符合组织目标的期望行为进行奖励，负激励是对成员违背组织目标的非期望行为进行惩罚。正负激励都是必要而有效的，领导者须结合情境灵活使用，以正激励为主，负激励为辅。

（7）按需激励原则：成员的需要因人、因时而异。领导者须了解成员的个性特征、需要层次和结构变化，针对性地采取激励措施，以达到事半功倍的效果。

（8）明确公开直观原则：确保激励的目标、标准、方式和结果的明确性和公开性，明确授予奖励和惩罚的指标和方式，对成员关注的问题公开，如奖金分配、职称晋升等问题。

3. 激励的方法

（1）薪酬"自助餐"激励：在护士充分参与的基础上，建立不同的薪酬组合系统，并定期根据护士的需求变化，作出相应的调整。

（2）"后院"激励：指激励护士要从关爱护士家属开始。将家庭与团队通过护士联系起来，体现了"以人为本"的现代管理思想。

（3）"导师"制激励：指高年资护士带低年资护士的"导师"制度，不仅能使低年资护士尽快熟悉岗位职责和技能要求，而且能让高年资护士获得满足感和荣誉感，也反映部门对高年资护士的重视和尊敬，从而起到激励作用。

（4）危机激励：指在竞争激烈的护理行业中，分析护士物质待遇、职业发展机会等方面存在的潜在风险和挑战，激发护士的危机意识，促使其更加努力工作，以应对潜在的挑战和危机。

（5）文化激励：医院要重视文化的导向功能，用明确的愿景来引领护士，通过价值观的塑造与传递指引护士的行为，激发护士内心的信念或信仰，产生真正的凝聚和激励作用。

4. 激励艺术在护理管理中的应用

（1）适时激励，及时反馈：护理管理者在进行激励时，需要注意适时进行，以确保激励措施能够达到最佳效果。当护士完成任务或取得成绩时，护理管理者应及时给予反馈和激励；在护士面临挑战、压力或困难时，也应适时给予支持和鼓励。

（2）因人而异，满足需求：护理管理者须了解不同护士的个人情况、职业目标、价值观以及工作动机，合理分析护士需求。对于合理可行的需要，在分类排序、分清轻重缓急之后，结合组织的实际条件逐步满足，尤其是对普遍需求和迫切需要应优先满足。同时，还要根据个体差异制订对应的激励策略，以实现最佳的激励效果。

（3）多策并用，灵活激励：护理管理者应采取多种激励策略，灵活应用新型激励方法，以精神激励为主，物质激励为辅。在精神激励方面，营造良好的文化氛围、支持护士参与继续教育、提供自我实现和发展的机会等，调动护士的工作积极性；在物质激励方面，重视护士的物质条件，提供合理的奖酬金分配、舒适的工作环境、职业安全防护设施等，形成长效的激励机制。

（4）奖罚结合，正负平衡：护理管理者需要采取正负激励并重策略，即奖罚结合，以奖为主，维持健康、高效的护理工作环境。当护士表现出色时，适时适度使用正向激励，但要注意避免过度激励，以免产生自满情绪。在纠正护士不良行为时，谨慎使用负向激励，也要避免过于严厉的惩罚，以免伤害护士的自尊心和积极性。

（三）创新管理艺术

创新（innovation）是形成一种创造性思想并将其转换为有用的产品、服务或作业方法的过程，具有新颖性和适用性。创新管理（innovation management）是领导者在完成观念和理论超前跨越的基础上，辅以组织结构和体制的创新，确保组织采用新技术、新设备、新物质、新方法成为可能，通过综合运用计划、组织、领导、控制等管理职能，为社会提供新产品和服务的管理活动。

1. 创新的内容 组织在运行过程中的创新涉及许多方面，大致可以归纳为七种。①观念创新：改变人们对某事物错误的、背离时代的或不利于实践的既定看法和思维模式，从新角度得出新结论或观点，从而采取新态度或方法去行动。②技术创新：主要表现在要素创新、要素组合方法的创新和产品创新。③制度创新：主要包括产权制度、经营制度和管理制度3个方面。④组织创新：是指根据行为科学的知识和方法，把人的成长和发展希望与组织目标结合起来，通过调整和变革组织结构及管理方式，使其能够适应组织内外环境的变化，提高组织效益的过程。⑤环境创新：是组织通过积极的创新活动，改造并引导环境朝着有利于组织经营的方向发展。⑥管理创

笔记栏

新：是将更有效的、尚未被采用的新管理要素或管理要素的新组合引入组织，使组织具有更高的管理效能。⑦文化创新：是对构成组织文化的各种要素进行必要的创新，使之成为推动组织发展的重要力量。

2. 创新的过程

（1）寻找机会：创新源于对原有秩序中不协调现象的敏锐洞察与有效利用。护理领导者须密切关注、系统分析护理组织运行中出现的各种不协调现象，系统分析这些问题的本质和根源，以寻求创新契机。

（2）提出构想：护理领导者须分析不协调现象的原因及其后果，激发创新思维，形成创新构想，提出多种解决问题、消除不协调的方案。

（3）迅速行动：创新成功的秘诀在于迅速行动。护理领导者应该鼓励护士将构想付诸实践，通过实践检验，完善构想，同时避免过度追求完美而错失良机。

（4）坚持不懈：创新过程是不断尝试、不断失败、不断提高的过程。护理领导者要有足够的自信心、较强的忍耐力，正确对待失败并从中总结经验教训，以获得最终的成功。

3. 创新管理艺术在护理管理中的应用

（1）营造创新管理的科室氛围：护理管理者要树立全面创新的理念，营造一种"人人谈创新、时时想创新、无处不创新"的组织氛围，使护士认识到只有不断提出新思路、探索新方法、尝试新程序，才能持续提升自身竞争力，并为护理团队发展注入活力。

（2）制订弹性的护理工作计划：创新意味着打破旧的规则，意味着时间、物质等资源的计划外占用，这就要求护理工作计划必须有弹性，从而使创新的机遇有可能发现，创新的构想有条件产生。同时须为创新者提供创新实践所需的资金、信息、时间、设备和场所等条件，促使护士有时间思考、有条件尝试创新。

（3）构建良好的信息获取机制：创新是创新思想实现的过程，也是知识和技术信息传递的过程。充分、及时、准确的信息沟通可以使创新者减少各种不确定因素，提高创新成功的可能性。既要与医院外部信息源和技术信息源实现有效联结，又要在医院内部建立通畅的信息沟通渠道，保证创新过程顺利进行。

（4）建立合理的创新奖酬制度：合理的奖酬制度能够极大地激发护士的积极性和创造力。通过制订合理的奖酬标准，建立激励创新的长效机制，确保奖酬制度的透明度和公正性，设定多元化的奖酬形式，注重物质奖励和精神奖励相结合，推动护理服务的持续创新改进。

第三节　领　导　力

领导力是推动组织可持续发展的核心驱动力，决定组织的战略方向与发展目标、共同愿景与职责使命、精神文化与价值取向，促进组织不断创新和变革，是影响组织绩效的关键条件。深化理解领导力的内涵及构成要素，从领导力的不同层次剖析处事法则，有助于提升领导力，以引领组织走向成功。

一、领导力的内涵

领导力是指在管辖范围内充分利用人力资源和客观条件，以最小的成本投入获得最大团队效率的能力、行为和艺术。与领导所强调的领导职位、领导内容及领导过程不同，领导力侧重领导者的综合素质及其领导实践的表现与效果。

领导力具有不同的内涵：从领导科学角度而言，领导力是思考力、决策力和执行力的统一。思考力是组织价值观取向、文化传承与创新的基石，决策力是组织发展方向和战略定位的核心驱动力，执行力是提高组织工作效率、实现组织预期目标的关键；从管理层面来看，领导力是对组织制度的一种补充，有助于完成复杂任务和解决社会问题；从战略层面来看，领导力有助于利用组织资源和人力资源实现组织战略目标，确保组织的功能符合外部环境的需要，在组织与外部动态环境的相互作用中，提高组织协调运作能力。

领导力是在特定环境中塑造和培养的社会产物，除了受到政策、法律、经济和文化等因素的影响，还与事件因素、个体因素和组织因素有关。

1. 事件因素　具体事件能够影响领导者的自我认知、情感倾向和知识技能，从而改变领导者的领导力风格和领导行为倾向。尤其是积极正向的事件，能对领导者的个人成长轨迹以及领导力发展方向产生深远影响。

2. 个体因素　领导力与领导者的个体属性存在紧密联系。人格特质（如智力、魅力、自信、责任心等）是最典型的个体属性，是领导风格和领导力的基础。

3. 组织因素　组织的规章制度、文化和价值观约束并影响领导力。领导者须根据组织战略或目标，充分利用组织资源，适时调整领导力风格，提升领导效能以推动组织发展。

发展和提升领导力是一个漫长而复杂的过程，须掌握领导力的内涵，灵活应对各种挑战和机遇，为组织的发展提供有力的支持。

二、领导力的构成要素

领导力是决定领导行为的内在动力，是实现群体或组织目标、确保领导过程顺利运行的关键。领导力五力模型（图6-5）是基于领导过程提出的领导力框架，通过五个关键要素来评估领导者的能力和潜力。该模型指出领导力的构成要素包括感召力、前瞻力、影响力、决断力和控制力。

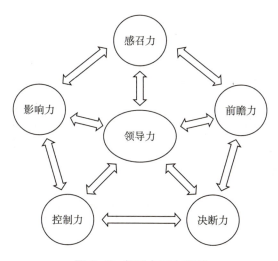

图6-5　领导力五力模型

1. 感召力　是由个人的信念、修养、知识、智慧、才能等组成一种内在的吸引力，领导者的感召力越强，吸引的追随者就越多。在护理工作中，感召力主要来自：①崇高的理想和高尚的人格。②坚定的专业信念和严谨的专业精神。③完善的专业修养和充足的自信。④卓越的智慧和丰富的阅历。⑤不安现状、勇于挑战护理事业的激情。

2. 前瞻力　是领导者在自身战略理念引导下，通过洞察组织外部环境的发展趋势和规律，持续预测、把握和调整组织发展方向和战略目标的能力。在护理工作中，前瞻力主要来自：①护理组织所处的宏观环境的发展趋势。②医疗卫生事业的发展规律。③护理组织的核心能力。④护

笔记栏

理领导者和领导团队的领导理念。⑤护理组织利益相关者的期望。

3. 影响力　是领导者通过各种手段、技能和艺术影响并改变追随者信念和行为的能力，是一种软约束力。在护理工作中，影响力主要体现于：①护理领导者对护士需求和动机的洞察与把握。②与护士之间建立的各种正式与非正式关系。③维护和平衡护士利益的相关行为。④与护士进行沟通的方式、行为与效果。⑤所拥有的有效影响护士的权力。

4. 决断力　是领导者判断、选择、执行及修正决策方案的一种综合能力。敢于决断、善于决断是作为领导者的必要条件。在护理工作中，决断力主要体现为：①掌握和善于应用各种决策的理论、方法和工具。②具备快速和准确评价决策收益的能力。③具备预见、评估、防范和化解医疗护理风险的意识与能力。④具有实现护理目标所需要的资源。⑤具备把握最佳决策及实施时机的能力。

5. 控制力　是通过确定和塑造价值观、倡导或制订规范、选拔和监督干部、预防和解决冲突、利用和处理信息来保障组织依照既定目标运行和发展的综合能力。在护理工作中，控制力主要体现为：①确立护理组织的价值观并被所有护士接受。②制订各项规范并保证护士遵守。③合理分配护士人力实现组织的分层管理。④建立有效的信息反馈系统，掌握全局。⑤控制和有效解决各种现存和潜在冲突，保证护理组织目标顺利达成。

领导力5个构成要素中，感召力处于领导能力的顶层，是最核心的领导力；前瞻力和影响力处于中间层面的领导能力，是感召力的延伸或发展；决断力和控制力是处于实施层面的领导能力。多数领导者都具备这五种能力，但往往发展不均衡，只有少数杰出领导者能实现领导力的全面发展。由于护士角色的多样性和护理工作的特殊性，在应用领导力五力模型指导护理团队工作时，需要根据情境进行适当调整，以更好地适应护理工作的实际需求，提高临床护理质量。

　知识拓展

卓越领导力模型

美国学者詹姆斯·库泽斯（James Kouzes）和巴里·波斯纳（Barry Posner），通过对1 300名管理者领导行为的研究，提出卓越领导力模型，指出卓越领导者需具备五种习惯行为和十项能力要素。①以身作则：体现为自省力与榜样能力，领导者须自信、自知、情绪稳定，通过言行一致树立榜样。②共启愿景：体现为战略力和影响力，领导者须描绘鼓舞人心的蓝图，促进团队成员共同追逐目标。③挑战现状：体现为创新力和专注力，领导者须敢于打破旧规，勇于创新，从失败中不断成长。④使众人行：体现为信任力和培养力，领导者须建立相互信任的团队氛围，培养团队人才，构建卓越团队。⑤激励人心：体现为认可力和凝聚力，领导者须认可成员，营造积极团队氛围，增强团队凝聚力。

三、领导力的层次

领导力是推动组织变革与发展的根本力量，是衡量领导者能力素质的基本要素。领导力并非静止不变，它会随着领导者个人的成长、经验的积累以及组织环境的变化而不断发展。约翰·麦克斯韦尔（John Maxwell）博士根据领导力的进阶过程，将领导力划分为5个层次，包括职位型、认同型、业绩型、育人型以及领袖特质型领导力。

1. 职位型领导力　职位型领导力是最初级的领导力层次。在护理工作中，此类护理领导者的影响力仅来源于医院赋予的职位职权，依靠政策条文和医院的规章制度来管控护士，而护士也只会在职责范围内完成工作任务，不愿意承担额外的责任。职位型领导力限制了护理团队的创造性和主动性，可能影响到整体护理质量和患者满意度。职位型领导力可运用的法则包括盖子法则、过程法则和导航法则。

（1）盖子法则：领导力是制约护士或团队潜力发展上限的因素，即"盖子"因素，其水平高低直接决定了成员或组织的办事效力。护理领导者应常评估自身领导力水平，制订领导力提升计划，领导组织发挥更大潜能。

（2）过程法则：领导力是一个逐步发展、持续积累的过程，而非一蹴而就的结果。护理领导者须制订职业发展规划，根据具体的、可衡量的个人发展目标，不断丰富知识、实践锻炼、反思总结，形成良性循环过程，逐步提升自身领导力。

（3）导航法则：护理领导者在带领护理组织的过程中须发挥引领作用，不仅要指明组织前进方向、规划发展路径，还要考察组织内外部环境变化情况，调配组织资源以确保组织高效运作。

2. 认同型领导力 认同型领导力以人际关系为基础。在护理工作中，此类护理领导者应用人际关系来发挥影响力，而非仅用职位和职权来命令护士，是一种更为有效和人性化的领导力方式。护理领导者通过建立并维持与护士的良好人际关系，增强护士的认同感和归属感，营造和谐的工作氛围，为护理团队的高效运作打下牢固的基础。认同型领导力可运用的法则包括影响力法则、增值法则、根基法则、吸引力法则、亲和力法则和接纳法则。

（1）影响力法则：影响力是领导力的本质和核心要素。领导力的本质在于号召他人参与，领导力水平可通过其对追随者的影响力大小进行判定。护理领导者通过个人品质、知识技能、前瞻性和战略性思维等特质发挥影响力，号召护士加入组织。

（2）增值法则：通过提升他人的价值来实现组织的整体增值。护理领导者需要关注护士的职业发展，鼓励其定期参加培训、在线学习、行业研讨会或进修课程，以提升专业技能。

（3）根基法则：信任是领导力的根基，是组织凝聚力的来源。护理领导者应保持真诚坦率的沟通态度，做到言行一致，并始终公平对待和尊重每一位护士，以获得护士的信任，建立稳固关系。

（4）吸引力法则：物以类聚，人以群分，领导者会吸引具有相似特质的追随者。护理领导者通过人格魅力、扎实的专业知识、丰富的实践经验、鼓舞人心的愿景等方面吸引志同道合的护士加入组织。

（5）亲和力法则：得人之前必先得其心。护理领导者须以真诚、关心、理解的态度与护士交往，通过倾听、尊重、包容和支持等手段建立亲善关系，发挥亲和力的作用，实现团队的高效运作。

（6）接纳法则：人们会先选择具有吸引力、值得信赖的领导者来追随，而后才接纳领导者所规划的目标，并共同为实现目标而努力。护理领导者可通过增进个人特质、优化行为方式、维持良好人际关系等途径赢得护士的接纳。

3. 业绩型领导力 业绩型领导力以组织效益为基础。在护理工作中，此类护理领导者能积极面对并准确把握问题的本质和关键，兼顾患者的需求与组织的效益，作出明智抉择破除困局，将护士引领至新的高效工作水平，使得护理团队士气高涨、护士流动率降低、科室及医院效益增加，由此获得影响力与公信力。业绩型领导力可运用的法则包括尊重法则、镜像法则、致胜法则、动势法则、优先次序法则和"舍得"法则。

（1）尊重法则：尊重包括领导者对成员的尊重和成员对领导者的尊重。护理领导者须尊重权力或地位低的护士，规避暴力或胁迫的领导方式；并在专业能力、公平公正、以身作则以及承担责任等方面展现优秀品质以获得护士的尊重。

（2）镜像法则：领导者是组织的榜样和标杆，其言行举止、价值观和行为模式会被成员观察与模仿，如同"镜像"一般。护理领导者须以身作则，展现出高效工作习惯、积极态度和解决问题能力，以激发护士的积极性、增强组织效能。

（3）致胜法则：优秀的领导者须为团队找出致胜之道。护理领导者应把危机当成机遇，把困境当成历练，在压力下激发护士潜能，有效配置组织资源、建立高效团队以及持续改进和优化护理流程，以达成护理组织目标。

（4）动势法则：动势是指团队奔腾向前的态势。护理领导者要掌握团队动势方向，发挥带动作用，塑造积极向上的团队文化和价值观；建立清晰明确的沟通机制，打造和谐的工作氛围；营造公平的竞争环境，提供公平合理的待遇和福利，以此激发护士的工作动力。

（5）优先次序法则：领导者须根据任务的重要性和紧急性对其进行排序。护理领导者要做有效率的事情，即以最少的资源投入获得最大的产出；要做有效果的事情，即能够直接推动团队或组织目标实现的活动；要做正确的事情，即符合组织价值观、道德标准和法律法规的活动。

（6）"舍得"法则：领导者须先"舍"后"得"。护理领导者须放下个人得失和私利，优先考虑团队利益和成员利益；当组织面临困难和挑战时，领导者须勇于承担更多的责任和义务，以获得个人的成长、团队的认可及组织的成功。

4. 育人型领导力 育人型领导力以人才培养为基础。在护理工作中，此类型护理领导者充分运用自身的职位权力、人脉关系与生产能力投资护士，着力培养他们成为新的护理领导者。通过加大对人力资本的投入，增进护理领导者与护士之间的人际关系，进而推动团队协作迈向新的高度，护士的工作表现及临床护理质量实现质的飞跃。育人型领导力可运用的法则包括核心圈法则、授权法则和爆炸性倍增法则。

（1）核心圈法则：领导者的潜力能否充分发挥取决于核心成员的素质。护理领导者须根据优势互补原则组建领导核心圈；不断优化工作流程，持续改善核心圈质量，确保核心圈始终保持高效运转。

（2）授权法则：人才能否发挥潜能，取决于领导者的授权能力。护理领导者首先需要确保授权的范围和程度适中，既要避免过度干预又要防止放任自流；其次，需要关注护士的反馈和意见，及时调整和改进授权方式。

（3）爆炸性倍增法则：培养跟随者，组织业绩加法式增长；培养领导者，组织业绩乘法式增长。护理领导者应建立个性化的领导力培训机制，安排实践锻炼机会、建立导师制度等方法，将更多的资源和精力投入发掘、塑造和发展具有领导潜质的护士，而非仅满足于培养能够执行任务的追随者。

5. 领袖特质型领导力 领袖特质型领导力是最高层次的领导力。在护理工作中，此类护理领导者须突破个人能力边界，为团队、组织甚至整个护理行业作出更大的贡献，制订接班规划，致力于培养具备育人型领导力的护理领导者，将其积极影响力延伸至不同的职位、科室或组织，而这也是最具难度的领导力任务。领袖特质型领导力可运用的法则包括直觉法则、时机法则和传承法则。

（1）直觉法则：直觉作为一种非逻辑性的认知方式，可以帮助领导者在复杂多变的环境中迅速作出判断和决策。护理领导者须通过广泛阅读和深入思考培养灵敏的直觉；结合逻辑分析和数据支持，以确保决策的全面性和准确性；通过集思广益来验证和补充直觉判断；回顾分析直觉判断的成功与失败案例，优化直觉运用能力。

（2）时机法则：掌握时机和善于策略同样重要。护理领导者须具备敏锐的洞察力，时刻关注外部环境的变化，包括护理行业的发展趋势、其他医院的最新动态等，积极收集、分析和解读各种相关资讯，从而在最合适的时刻作出决策或采取行动。

（3）传承法则：领导者的长久价值是由其继承者决定的。护理领导者不仅要在自身任期内取得卓越成就，还须挑选潜在领导人才，通过言传身教及分享成功的领导经验，为护理组织的未来培养优秀的继承者，以确保组织的可持续发展。

在护理管理领域，护理领导力不仅是职位和头衔，护理领导者须具备让护士认同并信服的能力，建立高效护理工作团队以取得优秀的科室或医院业绩，培养具备领导才能的接班者，将自身领导经验、智慧与技能传授给新一代的护理工作者，推动护理事业可持续发展。

四、护理领导力提升方法

以护士为主导、以团队为单位的护理工作模式，要求护理领导者不仅须具备专业的护理技能，还须具备护理领导力来提升团队协作效率、保障患者护理质量。护理领导力的提升主要包括以下几个方面：

1. 注重道德品格修养 成员的自愿追随源于其对领导者道德品格的敬佩。护理领导者须将原则和规范内化为个体的人格品质和道德素质，以身作则树立榜样，通过自身言行来影响和引导组织成员。

（1）树立正确价值观：护理领导者须秉持关爱生命、以人为本的价值观；突破自我的局限思维，放眼于长远的目标；树立正确的护理伦理道德观，保障患者权利，尊重患者隐私，维护护士权益。

（2）塑造良好品格：护理领导者须提升人文素养，保持积极乐观、谦逊自省的态度，积极倡导和践行医疗公益精神，提升个人品格，并公开承诺践行道德行为规范，率先垂范，树立楷模。

（3）自我约束和监督：严格规范日常行为和道德操守，加强自我约束和监督，定期反思自身行为和决策是否符合伦理道德标准，勇于承认自身的错误和不足，及时调整和纠正。

2. 树立正确的用人观 用人，即对人力资源的配置，是领导各项职能落实的基础，也是领导决策顺利实施的保证。护理领导者要树立科学的用人观念，加强人才培养，做到唯才是举，知人善任，使护理人才各施所长。

（1）独具慧眼，识别人才：护理领导者要全面了解护士综合素质，清楚掌握其德、勤、绩、廉情况；通过面试、笔试或技能考核等方式，评估护士的执业素质；客观公正评价其长处与不足，根据岗位需求判断其是否具备胜任力。

（2）知人善任，人尽其才：护理领导者在任用护士时，强调以事择人，人岗相适。优先在人才擅长的领域内设置岗位，力求最佳和最合理的人力资源配置，善于发挥护士的长处，回避其缺点，充分发挥护理人才的价值。

（3）用人不疑，适时监督：在任用人才的过程中，需要把握好授权和监督之间的平衡。护理领导者须提供充足的信任和必要的资源支持，并通过明确的规章制度进行必要的约束和监督。

（4）赏罚分明，宽严相济：护理领导者须建立和完善人才考核评价机制，予以适度、公正和及时的奖惩措施；同时注重人性化管理，在严格要求护理工作规范性和效率的同时，也要给予护士一定的宽容和理解。

3. 运用适宜的权力 用权是指领导者在特定组织或团队中，依据其职务和职责所赋予的权力，有效推动组织目标的实现。权力是领导者实施管理的基本条件，护理领导者在临床实践中，应合理行使领导权力。

（1）有效执行法定权：指组织赋予领导者的岗位权力，具有强制性和合法性。护理领导者行使法定权时，应明确法定权的内容与范围，遵循医院规章制度，并保持公开性和透明度，避免权力滥用和腐败；增强公信力，保持公平公正，避免偏见和歧视。

（2）充分运用奖酬权：指领导者为组织成员提供报酬、奖金等有形奖励和赞许、荣誉等无形奖励的权力。护理领导者行使奖酬权时应制订工作绩效的量化标准，坚持公平、公正、公开原则；明确奖励的标准和条件，并根据护士的不同需求设计个性化奖励方案；优化奖酬发放流程，及时兑现奖酬。

（3）审慎行使强制权：指领导者通过负面威胁或处罚来影响组织成员言行的权力，包括批评、训斥、分配不称心工作、降薪、解聘等。护理领导者在使用强制权时要明确告知工作要求和处罚规定；维持处罚威信，有错必罚；充分调查了解事实真相，采取逐步的劝诫方式；要保持冷静和客观，适时行使处罚，且尽量避免公开处罚。

笔记栏

（4）积极发挥专家权：指领导者因具备某种专业知识和技能而在组织中产生的一种影响力，是领导者自身知识和技能等所展示出来的一种综合能力。护理领导者建立和运用专家权时应注意：不断学习和掌握护理学科发展的最新知识；针对护士的具体需求和问题，提供有针对性的指导和建议；冷静自信应对危机事件，制订有效应对策略并迅速采取行动。

4. 培养科学的决策力　领导决策是指领导者对群体或组织未来路径的选择和确定方案。为保证决策的高效性和科学性，促进决策良好执行，护理领导者须制订兼具经济性、高效性与效能性的综合决策方案。

（1）辨明问题的特性：决策始于问题，护理领导者须先辨明问题特性属于常态性或偶发性。常态性问题应制订规范处理流程，偶发性问题则一事一议。护理领导者应优先解决常态性问题，再应对偶发性问题，确保问题得到根本解决，避免频繁应对。

（2）明确决策的底线：决策底线是领导者可接受的最低条件，可确保决策不偏离初衷，维护其核心利益。护理领导者应明确价值观与原则，分析风险与利益，考虑长期与短期影响，清晰界定并坚守决策底线，确保决策有效性和合理性。

（3）界定决策的标杆：决策标杆是领导者预设的理想方案。护理领导者须根据护理实践指南、护组织发展目标、患者需求和期望设定决策标杆，再结合决策底线，寻求折中平衡的最佳决策方案。

（4）推动决策的实施：决策的实施须考虑其在护理临床实践的可执行性。护理领导者须通过培训和教育提升护士的专业知识及技能，提供实施决策所必需的组织资源，优化组织沟通与协调，关注患者体验与满意度。

（5）追踪决策的反馈：决策方案在实践中须经历检验与修正。护理领导者要保持开放心态，接受方案调整，将其视为决策过程的正常环节，而非能力评判。初始方案应作试行，预留调整空间，确保决策适应实际情境。

护理领导力的提升对增强护理组织凝聚力、推动护理行业发展具有重要意义，护理领导者可通过注重道德品格修养、树立正确的用人观、运用适宜的领导权力以及培养科学的决策力等方式，不断在实践中提升护理领导力，以适应不断革新的医疗环境。

第四节　团队与团队管理

团队（team）是指由两个或两个以上成员组成的相互影响、相互协调以完成特定任务目标的组合，具有高效、灵活性强和反应迅速等优点，正逐步成为组织的基本结构。团队工作模式在提高工作效率、降低成本、持续质量改进、提高成员凝聚力等方面具有明显的优势，对实现组织目标具有重要意义。在全球化不断推进的时代背景下，团队工作模式更有利于共享信息、启迪创新思维，为组织创造新业绩提供契机。

一、团队的基本要素与特征

（一）团队的基本要素

团队的基本要素是构成团队的基本框架，也是建立团队的基础。团队的基本要素主要包括：目标、人员、定位、权力和计划。

1. 目标　是团队存在的价值，也是团队成员的行动方向。团队目标必须与组织目标保持一致性，目标的设立既要体现团队的整体意志，也要体现成员的个人意愿。团队目标设立有助于提升成员凝聚力，提高团队工作效率。

2. 人员　是构成团队的核心要素。团队需要由具有不同能力的成员组合而成，承担各项工作任务，如评估、计划、实施、质量监督、绩效评价等，以保证高效完成团队目标。因此，人员的选择是团队建设与管理的重要组成部分。

3. 定位 包括团队定位和个人定位。团队定位包括团队在组织中的地位，以及成员的选择、成员行为激励机制的制订和团队负责事项的确定等。个人定位包括角色定位、工作任务确定等。成员个人优势与岗位需求越匹配，就越能调动成员的工作积极性。

4. 权力 是保证团队任务顺利完成的基本条件，主要包括团队权力和成员权力。团队权力主要与两个方面有关。首先是明确团队在组织中拥有的决策权，如财产决定权、人事决定权、信息决定权等。其次是组织规模、组织对团队授权的程度及范围等。团队成员的权力与团队发展阶段有关，在团队发展初期，管理者权力相对集中，伴随团队发展成熟，管理者的权力相应减弱。

5. 计划 是团队未来的行动方案，也是实现团队目标的有力保障。计划的制订须充分考虑团队内外部环境，合理、高效利用现有资源，以保证计划的顺利实施。

（二）团队的基本特征

理解和明确工作团队的特征，有助于管理者在现有人力资源的情况下，实现工作效率最大化。一般来说，团队应具备以下 6 个基本特征：

1. 组织形成 团队具有正式团队和非正式团队之分。正式团队是组织或管理者为了实现绩效或生产力最大化而建立的，负有完成特定任务以达成组织目标的责任。非正式团队通常是由一些有共同兴趣和爱好的人员集合而成，成员之间彼此相互鼓励，力求行动一致，注重实效。

2. 管理和领导 正式团队的管理者可由组织直接任命，也可以由团队成员选举产生。非正式团队没有官方任命的管理者，通常由成员自行选举产生。在团队发展的成熟阶段，团队授权程度较大，许多情况下团队成员可以共享管理者的决策权。

3. 工作责任 是成员在工作中应尽的责任和义务。在团队中，工作任务要落实到个人，明确职责分工，有序推进各项工作。团队的高效运行有赖于成员之间的协作，为实现团队目标彼此负责，共同承担责任。

4. 目标和协作 目标是团队未来发展的预期设想，协作是团队在实现目标过程中，成员之间的协调与配合。合理的工作目标能够鼓舞团队士气，明确团队发展方向。工作团队通过成员的共同努力产生良好的协同作用，使成员齐心协力，在团队发展的过程中能够更快地应对挑战、抓住机遇，进而提升集体绩效。

5. 工作技能 是团队成员完成工作任务所具备的知识、经验等。团队强调成员能力的多样性，将具有不同知识、技能、经验的成员综合在一起，优化成员组合，实现优势互补，达到提高团队效率的目标。同时，成员可学习新技能，以适应团队工作需求，增强团队应变能力。

6. 工作成果 衡量工作成果的指标包含绩效目标、工作质量、任务完成情况等多方面。所有团队成员互相负责、共同努力，充分发挥成员能力，可以使整体工作成果远优于个体工作成果的总和，从而达到 1+1＞2 的效果。

从团队的基本特征来看，团队工作的独特优点在于成员目标一致、相互负责、协同作用增强，实现成员间优势互补，促使团队获得良好的工作成果。但并非所有的工作团队都能发挥团队工作模式的优势，若团队在理念、制度及流程等方面未随之优化，则团队发展就会受到制约。

二、团队发展阶段及护理管理特点

美国心理学家布鲁斯·塔克曼（Bruce Tuckman）于 1965 年提出团队建设和发展须经历形成、震荡、规范、运行共四个阶段。1977 年，塔克曼与詹森（Jensen）在前四阶段的基础上加入了调整或解散阶段（图 6-6）。团队五阶段模型对不同阶段的阶段过程、成员行为特征和各阶段的管理特点进行阐述。

笔记栏

155

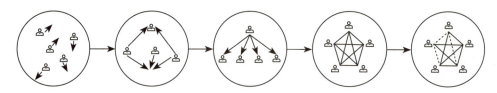

图 6-6　团队五阶段模型

1. 形成阶段

（1）阶段过程：形成阶段是团队建设的起始阶段，团队不确定性大，往往缺乏统一和明确的团队目标及规范，团队认同度低、工作效率差。此阶段主要任务是制订团队目标及规范、定位团队角色、促进成员相互了解。

（2）成员行为特征：成员进入团队初期，较为紧张和兴奋，并伴有焦虑、不安全感。由于新成员尚未融入团队，保持很强的个人主义意识，对团队和职权有一定依赖性，需要管理者为其指明工作方向并接受各种权力或职权的监管。

（3）形成阶段护理管理特点：本阶段的工作重点是建立护理团队运行的整体框架，确定团队目标和规范，促进成员相互了解。护理团队管理者可设立清晰且有价值的团队目标，增加目标的可操作性和可实现性，与成员分享团队目标的意义，帮助其更好地理解和接受团队目标；建立合理、有利于团队运行的规范，并促使认同规范、遵从规范；鼓励成员发表自己的意见和观点，帮助成员相互认识并建立友好关系。此阶段，护理领导者应采用命令型管理风格，沟通形式多为自上而下，建议增加监督频次。

2. 震荡阶段

（1）阶段过程：团队经过一段时间的运行，进入震荡阶段。团队隐藏的问题在此阶段逐渐暴露，成员显露个人角色意识和个性特点。团队及成员的期望与现实间的落差逐渐显现，团队内部出现冲突和对立，甚至对抗团队规则的现象。

（2）成员行为特征：由于期望与现实脱节，团队成员感到挫折和焦虑，导致团队士气低迷。团队内缺乏凝聚力，冲突增加，人际关系紧张，成员对管理者表现出抵触、不信任或敌对等态度。团队成员更专注于人际关系维护，对团队工作效率产生不良的影响，无法保证工作目标的实现。

（3）震荡阶段护理管理特点：本阶段的工作重点是协调护理团队人际关系，营造良好团队氛围。护理管理者要树立个人威信以排解冲突，着手建立工作规范，鼓励成员参与团队决策，发表意见，重视护理成员的意见和看法。此阶段，护理管理者应采用多指挥、多支持的管理风格，及时进行双向沟通，进一步提高监督力度。若护理管理者不能带领团队成功度过震荡阶段，则团队发展就会停滞不前。

3. 规范阶段

（1）阶段过程：经历震荡阶段后，团队矛盾得到有效解决，成员关系逐渐和谐，团队顺利进入规范阶段。此阶段，团队内部对共同目标、行为规范逐步达成共识，成员间彼此尊重理解，团队内部形成凝聚力。

（2）成员行为特征：团队成员间的人际关系缓和，沟通渠道更加通畅，成员间的信任感增强。此阶段，成员行为受到团队工作规范和运行流程的约束，工作效率得到提高，工作特色逐步显现。

（3）规范阶段护理管理特点：本阶段的工作重点是进一步完善护理团队规范，鼓励合理化建议，培养团队归属感。护理管理者可通过组织团队活动与成员进行更频繁的交流，引导成员提出合理化建议，促进团队规范进一步完善，也让成员充分感受到团队的尊重和重视。此阶段，护理管理者应采用支持型管理风格，减少命令式指挥，与团队成员保持沟通并及时给予反

笔记栏

馈。当护理团队成员的意识和行为趋于成熟，管理者可减少监督，并尽量通过协商的方式作出团队决策。

4. 运行阶段

（1）阶段过程：由于团队规范等问题得以解决，团队正式进入运行阶段。此阶段，团队处于发展成熟期，团队内部展开紧密合作，团队效率处于较高水平。

（2）成员行为特征：本阶段团队成员信心增强，拥有完成任务或实现目标的使命感和荣誉感。成员更加专注于自身与团队工作，自由发表不同的意见，互相分享信息，成员之间开展高效合作，共同解决各种问题。

（3）运行阶段护理管理特点：本阶段护理团队的工作重点是高效完成组织下达的任务，解决团队发展遇到的问题。护理团队内部持续优化工作方法，淡化管理者团队角色，充分调动成员的积极性，提高协作度，肯定成员的努力和贡献，鼓励其不断成长。此阶段管理特点是要充分发挥护理团队成员的智慧，思考和推动团队创新与变革，提出更具挑战性的发展目标，持续提升工作效率。

5. 调整或解散阶段

（1）阶段过程：调整阶段主要出现在需要长期运行的团队中，当团队遇到发展瓶颈期，就需要通过调整团队内部成员或结构以保证团队的可持续发展。解散阶段主要出现在临时性团队，当这些团队的任务圆满完成或面临的问题得到有效解决，这时团队就进入解散阶段，如抗震救援医疗队。

（2）成员行为特征：本阶段成员之间已建立良好的合作关系，凝聚力较强。处于即将解散团队的成员会为任务的完成感到激动，也为团队面临解散而感到失落。当成员面对团队解散后的不确定前景，会感到不安和沮丧。而面临团队调整的成员，则会感到茫然、不知所措，其工作积极性会受到较大影响。

（3）调整或解散阶段护理管理特点：对于即将解散的临时性护理团队而言，本阶段管理者的工作重点是向团队成员说明团队调整或解散的意义，帮助成员及时调整好心理状态。而对于需要维持较长时间的护理团队而言，管理者在这个阶段要针对新的问题进行调整，以维持护理团队的持续发展和高效运行。

当前，团队建设是否遵循这5个阶段的发展轨迹仍然具有争论。有研究者认为，团队发展的5个阶段依次进行，对于有时间限制的临时性团队，其阶段性发展界限可能并不明显。也有部分研究者认为，不是所有团队的发展都遵循这个发展理论。但是，无论护理团队发展的具体过程如何，这个理论框架都可以帮助护理管理者了解护理团队发展的阶段过程和管理特点，使护理管理者能够有针对性地解决护理团队发展过程中遇到的难题。

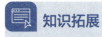 **知识拓展**

间断－平衡模型

间断－平衡模型（punctuated-equilibrium model）是一种适用于在有限时间内完成特定任务的临时团队的发展阶段模型，它将团队发展过程分为两个阶段。第一阶段，在明确团队发展总目标和行为模式后，团队活动主要依照惯性进行，即使对最初形成的行为模式和行为假设出现新见解，也难以及时调整。随着团队内部发生重大变革，集中爆发革新，质疑旧有模式，接纳新视角和新观点，团队开始进入第二发展阶段。第二阶段，团队开始实施在变革期间形成的新计划，讨论团队任务遗留的所有问题并作出决定，在有限时间内加快工作进度，以便完成工作任务。

笔记栏

三、护理团队行为基础

组织行为学和管理学家斯蒂芬·P.罗宾斯认为，组织中影响团队行为的因素主要包括团队的外部因素、成员因素和互动过程。从组织行为学的角度了解团队行为基础、影响因素、团队行为与工作绩效的关系，有助于护理管理者更好地理解和预测护理团队整体行为，从科学的角度出发进行护理管理，以提高护理团队工作效率。

（一）护理团队的外部因素

护理团队外部因素指对护理各项活动具有直接或间接作用的各种条件和因素的总和，包括组织战略、组织权力结构、组织规章制度、组织资源、组织成员选择标准、组织绩效评价和薪酬体系、组织文化和物理工作环境等8个方面。

1. 组织战略 来自组织高层领导的决策与规划，决定组织的发展目标和实现工作目标的方针，同时也决定相关部门对资源的分配。随着医疗技术和管理模式更新，组织战略的形式和内容作出相应调整，可为护理工作提供清晰的方向与保障支持。此外，组织战略也反映护理管理者对护士行为、绩效之间联系的理解，有利于实现团队目标。

2. 组织权力结构 是由组织的决策过程、资源配置等方面构成，决定了组织成员行为和相互关系（如上下级关系）。医院授予护理管理的权力结构决定护理团队在组织结构中所处的位置，决定护理团队管理者和护士之间的关系。在外部环境变化的情况下，组织必须调整权力结构来适应医疗制度的变革，推动组织或团队发展。

3. 组织规章制度 是组织成员必须严格遵守和执行的规则。规章制度和行为规范是护理团队工作行为指南，对护士行为起到约束和规范作用。护理团队的规章制度主要包括组织纪律、管理者对护士的授权、护士考核与晋升制度等方面。通过组织规章制度的制订，有助于帮助组织内部成员理解制度的产生过程、共性特征，促进制度的规范应用，保障管理活动的顺利进行。

4. 组织资源 是工作团队的行为基础条件，组织分配给团队的各种资源，如成员、资料、资金、时间及仪器设备等。组织资源的丰富程度对护理团队成员行为产生不同的影响，如果组织有丰富资源可供分配，护理团队及护士就拥有充足的设备及工具来完成护理工作任务，有利于提高工作效率。此外，护理组织应该充分发挥和利用团队及成员的优势，实现组织资源利用最大化。

5. 组织成员选择标准 决定组织工作团队成员的类型及工作效率。组织制订成员选择标准时须考虑三方面因素，包括岗位因素、组织因素以及成员因素。医院或医疗机构规定的护士选择标准，将决定团队中护士的类型，区分护士的差异，有利于提高护士的甄选质量，为团队持续发展提供人员保障。

6. 组织绩效评价和薪酬体系 科学、合理、公平的组织绩效评价和薪酬体系，有助于提高团队成员工作积极性和满意度。护理团队的绩效评价指标和薪酬奖励标准对护士行为起到激励和约束作用，能够帮助评估护士的工作表现，制订护士的职业发展计划，提升护士的工作能力。

7. 组织文化 是组织在长期实践中形成的、成员普遍认可和遵循的价值观念和行为方式的总和。根据组织文化涵盖的范围，可分为主文化和亚文化。主文化经过发展和演变，进而分支产生亚文化，例如不同科室的护理团队会形成各自独特的文化等，促使护士共同实现护理团队目标，有利于提升护理质量，产生良好的社会效益、经济效益。

8. 物理工作环境 是组织结构的重要外部力量之一。组织根据物理环境因素及变化作出决策，是影响组织运行的关键。医院的工作环境直接影响护理团队行为和医疗服务质量，例如工作环境中护士站的设计、病房布局和设备位置等因素，既可成为护士间互动的障碍，也可为医护人员的交往提供机会。

（二）护理团队的内部因素

护理团队的内部因素包括团队结构和成员因素。了解团队结构和成员因素有助于护理管理者根据组织目的建立结构合理、成员优势互补的团队，促进护士协调一致、密切配合，提升团队绩效水平。

1. 护理团队结构 护理团队结构对成员行为具有塑造作用，使护理管理者能够了解成员行为，预测团队绩效。护理团队的结构主要包括团队规模、团队构成、团队规范、团队管理者和成员地位等。

（1）团队规模：团队规模的大小影响护理团队整体行为和绩效。在成员参与解决问题方面，大团队比小团队表现要好；而在完成任务方面，小团队的速度比大团队快。组织行为学研究发现社会惰化（social loafing）与团队规模密切相关，成员在团队工作时不如单独工作时努力而导致整个团队工作效率降低。德国心理学家林格尔曼（Max Ringelmann）的研究显示，团队规模与个人绩效呈负相关。此外，合适的团队规模让护理管理者能够关注和支持每一个护士的成长，激励护士实现更好发展。

（2）团队构成：团队构成会影响团队的工作效率。团队构成合理、成员搭配适当，团队内部和谐一致，成员能力因团队的凝聚和配合而放大，从而实现团队高绩效。异质团队由不同类型个体组成，在性别、人格、能力、个性、技能和眼界等方面存在差异，有更多完成任务的特征，在执行任务时比同质团队更有效，但团队内部存在巨大差异，易导致冲突率增加。例如在由经历不同的成员组成的团队中，成员沟通困难，成员离职率较高，同样，护士加入工作团队的时间不一致，护理团队内部的流动性就可能升高，这些特点应该引起护理管理者的重视。

（3）团队规范：又称团队行为规范，是指团队成员共同接受并遵守的行为标准。护理团队规范通过最少的约束手段使护士明确在特定环境条件下应采取的行为。主要分为四类：①与工作绩效有关的规范，如工作规章制度、工作成果等，能够在一定程度上对护士绩效作出预测。②与护士形象有关的规范，包括护士的着装、形象等要求。③与社会交往有关的规范，用来规范和约束非正式团队内部成员，包括参加社交活动、交友选择等。④与资源分配有关的规范，用于调整护士之间资源或利益的分配关系，主要涉及薪酬标准、工作设备、任务分配等。

（4）团队管理者：管理者对成员行为和团队绩效有较大的影响。护理管理者的管理风格、人格特点、教育背景和综合能力等能够对团队发展和护士行为产生影响。此外，管理者的性别、生物学基础等不可控因素也会对团队绩效和成员行为产生影响。

（5）成员地位：成员地位是指个体在团队中的相对职位或等级的一种社会界定。即使在小团队中，团队成员也能通过角色、权力、仪式等方面显示自己的地位。在护理团队中，地位可以是组织正式赋予的某种头衔或职务，也可以通过教育、经验等非正式途径获得。地位高的个体拥有更大的权力和影响力，拥有更多特权。在实际护理工作中，地位等级与工作程序的符合程度对上下级关系及工作绩效会产生影响。因此，护理工作程序应该与护士的实际地位等级相符合，这样才能改善护士之间的关系，提高工作效率。

2. 护理团队成员 护理团队成员的个人行为倾向和工作积极性会影响团队绩效，这很大程度上取决于成员个人给团队带来的资源情况，其中团队成员的个人能力、人格特点以及期望和需求等个人资源情况，能够直接或间接地影响团队行为和绩效。

（1）成员的个人能力：护理团队成员与护理工作有关的能力、知识和智力是影响团队绩效的重要因素之一。护理团队绩效虽不能单纯认为是护士个人能力的总和，但护理管理者可根据护士的不同能力安排合适的工作岗位。护理团队成员能力与团队绩效的研究表明，如果护士具备能够在团队中胜任特定岗位的关键能力，则参加护理活动的意愿更高，作出的贡献就更多，成为团队管理者的可能性也更大。此外，个人能力与团队绩效关系还受到团队规范、工作任务类型以及管理者行为方式等因素影响。护理管理者应充分发挥护士的个人能力，提升工作满意度，创造团队高绩效。

（2）成员的人格特点：成员的人格特点与团队行为、团队态度之间存在密切联系。善于社

笔记栏

159

交、自我依赖、独立性强等具有积极意义的人格特点，对团队工作效率、士气和凝聚力具有正向影响；而独断、统治欲强、反传统性等具有消极意义的人格特点，则具有负向影响。护士人格特点通过护士在团队内部相互作用方式而影响团队绩效。研究表明，任何单一的人格特点影响力都很小，但把人格特点综合考察分析，对团队发展就具有重要意义。

（3）成员的期望与需求：期望与需求是指团队成员通过对内、外部获得的信息进行综合分析、评估的基础上，结合团队提供的工作岗位、薪酬等资源而形成的一种期待和需要。不同团队能够为成员提供不同利益，满足不同需要。个体对团队的需要价值取向取决于其价值观能动地作用于需要客体和需要手段。个体对团队满足自己需求的期望程度，是决定其加入团队的动因，影响其完成团队任务的积极性和主动性，从而影响团队绩效。护理管理者应加强对护士的期望管理，不合理的要求予以说明和剔除，合理的要求予以最大程度的满足，同时引导护士建立正确有效的期望，促进实现共同目标。

（三）护理团队的互动过程

团队的互动过程是团队成员与其他成员之间为了完成某项任务而产生相互作用、相互适应的过程。团队的互动过程对于理解护理团队成员行为和团队绩效也具有重要意义。在完成任务过程中，管理者难以准确衡量各护士所作出的实际贡献和工作绩效。研究发现，团队的互动过程能够为团队工作效率带来积极或消极结果，从而影响团队绩效与成员行为。

1. 社会协同效应 是指团队在工作与管理的不同环节、不同阶段、不同方面共同利用相同资源而产生的整体效应，包括正效应和负效应。这一概念有助于管理者理解护理团队的互动过程。研究发现，社会惰化现象易产生负协同效应，指团队绩效小于个体绩效之和。而护理团队工作应该结合护士的不同技能来完成个人无法完成的任务，使护理团队绩效大于个体绩效之和，达到正协同效应。

2. 社会助长效应 又称社会促进效应，是指个人在完成某种活动或任务时，由于他人在场而产生活动绩效提高的现象。虽然这不一定是团队现象，但在团队情景中更可能提供社会助长效应的发生条件，护理管理者要重视此现象对护理团队行为的影响。当他人在场时，护士从事简单、常规性的任务就会更快、更精确，完成熟悉任务时会做得更好，例如护士在技能考试时进行配药、输液等操作活动。

3. 社会抑制效应 又称社会致弱效应或社会促退效应，是指个体在工作时因他人在场而导致工作绩效降低的现象。社会抑制效应与个体心理素质、能力水平、表现欲及他人的评价方式有关。在护理团队中，当护士自发行为和团队行为保持一致时，有利于促使社会抑制效应向社会助长效应转变。此外，护理管理者可对护士提供支持和鼓励、增加有效沟通等方式，有利于护士增强自信心，努力在他人面前获得更好表现，提升工作绩效。

4. 社会标准化效应 是指团队成员行为在团队规范的影响和制约下，其意见、观念和行为趋向统一的倾向。在单独的情境下，成员间的行为差异大于团队情境下的行为差异，成员在团队中会失去个人意识而采取非本人独处时采取的行为。在护理团队中，护士的注意力从自我行为向团队行为标准转变，受到护士之间相互作用、从众心理的影响而形成护理团队的行为模范和标准，最终表现为社会标准化效应。这种行为标准一方面具有引导护士行为的作用，另一方面发挥评价尺度的作用，例如为了避免临床工作中发生人身伤害和其他事故，护士愿意接受安全行为、心理调适的标准化培训。

总体而言，团队成员的互动过程对团队成员行为和团队绩效产生积极和消极效果。当团队的互动过程带来积极效果时，出现"过程增量"，则团队实际绩效大于潜在绩效；反之，当互动过程带来消极效果时，出现"过程减量"，使团队实际绩效小于潜在绩效（图6-7）。因此，掌握团队的互动过程影响团队成员的行为和团队绩效的基本规律，可增强护理团队互动过程对科室或团队带来的积极效果。

笔记栏

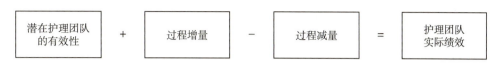

图 6-7 护理团队互动过程的影响

第五节 高效护理团队建设

团队工作模式作为一种合作方式，对于有效执行工作计划具有重要作用。护理团队是由相互协作的护士为了实现特定护理计划和目标而组成的正式群体，作为团队工作模式的类型之一，能够提高护理工作人员的工作参与度及自主性。护理管理者通过不断创新护理管理模式，规范团队成员行为，共同协作完成护理任务，致力于打造高效护理团队。

一、高效护理团队特征

高效护理团队是指护理团队实现和维持高水平的绩效和护士满意度，并为未来发展保持生机。了解高效护理团队特征，有助于护理管理者根据团队的工作任务和特点，采取有效管理和激励措施，创造高绩效团队。高效护理团队具有下列特征：

1. 明确的目标 为护理团队成员提供具体行为指南并确定成员努力方向。高效护理团队具有具体的岗位职责和工作衡量标准，成员明确护理团队的目标以及如何有效完成工作任务。明确的目标激励护士保持对团队成果的关注，团结协作、相互支持，愿意为团队目标作出承诺，创造护理团队高绩效。

2. 适中的规模 团队规模对团队效能的影响呈倒 U 形，即规模过大或过小都不利。有专家认为不超过 12 人，也有专家建议不超过 20 人，但具体的规模要以任务的性质要求及成员能力进行调整。过小的团队规模缺乏观点和技能的多样性，不利于发挥协同作用；而团队人数太多易产生分化，护士难以形成凝聚力、忠诚感和信赖感，导致成员间沟通、成员共识等问题的管理难度增加。

3. 成员优势互补 高效护理团队重视成员能力与团队绩效之间的关系，在工作设计和任务安排时注重护士在专业和工作能力上的互补和协作。在护理团队中，护士需要具备技术特长、解决问题和决策特长、人际关系特长等不同技能，例如专家型护士、决策人员、沟通协调人员等，管理者要善于发挥护士的个人特长，利用优势互补、形成合力，共同实现团队目标。

4. 成员协同工作 协作是团队精神的源泉，成员的密切协作不仅可以减少矛盾和冲突，还可以实现成员间的智力资源共享，增强核心竞争力和优势。高效护理团队成员具有为实现团队目标而努力的意愿和行为动机，能够主动履行个人职责。同时，护理团队成员在相互尊重、相互信任的基础上协同工作，处理工作安排、时间分配等事项，共同完成工作目标。

5. 有效的沟通 有效的沟通可以增强团队成员间的信息交流，为成员表达观点、倾听建议提供良好的环境。通过沟通，能够增强护士之间的相互理解，减少和消除误会。护理管理者与护士之间的信息反馈也是良好沟通的重要特征，有助于指导护士的具体行动，例如鼓励护士之间保持开放、坦诚的交流，及时分享信息、反馈问题、提出建议，促进相互合作。

6. 强大的凝聚力 团队凝聚力强是高效团队的重要因素之一，主要体现在成员之间吸引力强、工作氛围和谐、共同关注团队利益以及主动承担团队责任等方面。护理团队凝聚力强弱程度通过护士之间相互关系以及集体责任感、荣誉感和归属感来衡量。护理团队的凝聚力越强，护士归属感就越强。此外，高凝聚力团队的护士得到管理者的支持，有利于提高工作效率。

7. 成员贡献得到认可 通过认可成员的工作、成就和奉献精神，有利于培养积极的工作文

笔记栏

161

化和减少成员的流失率，促使成员不断进步和成长。具体体现在护理管理者对护士的个人贡献给予高度重视和充分肯定，这种正面的认可对于激发护士的工作热情和创造性具有积极作用，由此形成良性循环，不断提高护理团队绩效水平。

二、高效护理团队成员角色及管理者特征

（一）高效护理团队成员角色

英国剑桥大学梅雷迪思·贝尔宾教授（Meredith R. Belbin）发现在团队不同发展阶段需要不同的角色来完成各种任务，他将团队角色定义为具有特定性格特征和能力并为团队发展作出贡献的成员，他认为团队中成员的组合模式和履行职责的情况对团队运行有重要影响。由于团队和管理者难以改变成员的个性特点，因此在团队运作中需要合理运用行为角色，以适应团队发展。团队成员的行为角色可以划分为行动导向型、人际导向型、谋略导向型三种类型。

1. 行动导向型 主要负责执行团队任务，专注于高效和时间管理，重视工作表现，适用于高度规范化、目标明确的工作环境。该类型护理团队成员直接参与团队管理与发展的主要事项，通过实际行动来实现护理目标。

（1）实干者：有责任感、工作计划性强，效率高；有自控力和纪律性，对组织忠诚度高，以整体利益为重。主要根据团队和组织的需要完成工作，高效、可靠的能力在团队中发挥重要作用。

（2）推进者：性格外向且干劲十足，富有工作激情，办事效率高；目的明确，自发性强，能够有效解决困难。推进者是保证团队高效运行的最有效成员，也是高效的管理者。

（3）完美者：工作动力源于内心的渴望，注重细节，力求完美；有毅力，尽职尽责；事必躬亲，不喜欢委派他人。在处理重要任务中发挥重要作用，关注细节、崇尚高标准，确保团队按时完成工作。

2. 人际导向型 通常在决策和行动时，优先考虑人际关系，倾向于使用支持和参与的方式管理，适用于良好的合作和人际关系的工作环境。该类型护理团队成员具有较强的人际交往能力，能够有效地与团队成员沟通、协调和合作。

（1）协调者：成熟且自信，有控制力；办事公正，不带个人偏见；善于发现成员优势并应用，引导成员向团队目标努力。协调者擅长管理具有各种技能和个性特征的成员，协调团队内外各种错综复杂的关系。

（2）信息者：性格外向，充满热情与好奇心；善于交际，在交往中获取信息；反应敏捷，对团队环境敏感。信息者具备从自身角度出发获取信息的能力，适合担任外联工作，善于调查团队外的意见、事态进展和资源并及时向团队汇报。

（3）凝聚者：是团队中最积极、受欢迎的成员；善于交际，理解关心他人，合作性强；性格温和但敏感。凝聚者善于调和团队工作中的人际关系，促进合作；同时善于采取行动改变或克服团队分歧，有利于提高团队士气。

3. 谋略导向型 负责发挥想法、创意与提供专家智慧，在团队管理和决策中发挥策划与推进作用的能力。在护理管理和决策中，不同阶段需要不同的谋略导向型角色来协调团队工作。

（1）监督者：具有很强的批判能力，处事理智，谨慎决策；要求苛刻，在团队中不太受欢迎。监督者善于分析和评价，处于团队战略性位置，通过谨慎决策，权衡利弊来选择最优方案，从而获得成功。

（2）创新者：是团队中"点子型人才"，想象力丰富，创造力强。创新者在团队任务刚启动或陷入困境时发挥重要作用，善于提出新的观点或见解，为团队开拓新思路和新方法。

（3）技术专家：专注专业领域，主动性强，致力维护专业标准；拥有奉献精神，掌握专业知识、技能。技术专家在团队中要求成员服从与支持，通常会根据知识和经验作决策，为团队提供

专业的技术支持。

管理者需要识别不同团队角色的特点，明确各角色在团队中的职责分工，充分发挥护士专长，避免重复工作。团队获得成功的关键在于成员角色是否达到有效定位与平衡，护理管理者应利用成员角色与团队管理进行科学结合，以实现团队工作的高效协同。

（二）高效护理团队管理者特征

团队绩效与团队管理者的特征密切相关，不同特征的管理者适合不同类型的团队。高效护理团队管理者的卓越能力不是与生俱来的，而是在实践中培养出来的。高效护理团队管理者的特征有：

1. 擅长时间管理 善于利用时间是管理有效性的基础，其意义在于提高工作效率。时间的利用率是影响护理管理者能力的最大因素之一。护理管理者通过合理分配时间、制订目标、简化工作流程以及授权等举措，保证护理团队在有限时间高质量完成工作。

2. 注重贡献和工作绩效 重视贡献是管理有效性的关键。优秀的护理管理者能够重视成员的贡献，并以取得高效团队绩效为己任，将工作与长远目标相结合。护理管理者需要以实现团队贡献为目标从内部转换到外部视角来看待工作团队的成果，树立新的价值观，提高团队绩效。

3. 擅长用人所长 用人所长是有效管理者必备的素质，是有效团队工作的关键。为了实现团队目标，护理管理者必须用人所长，充分发挥护士才干。同时能够为护士匹配合适岗位、提供所需资源，促进共同协作，致力于打造优势互补、各有所长的护理团队。

4. 处理优先要事 要事优先的关键在于始终保持清晰的目标和优先级，管理者需要把最重要、最有价值的任务放在首位，有助于节约时间、提高效率。护理管理者需要按照护理工作的轻重缓急，安排完成任务的先后次序，把现有资源投入后期工作创造中，有效引导团队、协调资源，推动护理团队实现目标。

5. 有效的决策 正确决策能够提高团队绩效，实现可持续发展，而决策失误则易导致团队衰退。因此，护理管理者在决策时需要掌握全面的知识和信息，做到科学合理、公平公正，敢于承担决策责任、接受潜在风险；同时也需要拥有良好沟通和协调能力，领导和管理决策，促进团队的高效发展。

三、护理团队凝聚力与士气

高效的护理团队往往具有强大的凝聚力和士气。凝聚力是团队合作的核心动力，表现为团队成员间的融合度和团队士气。士气是护理团队的工作精神，高昂的士气可以增强团队凝聚力，应对团队工作中的困难和挫折。

（一）护理团队凝聚力

团队凝聚力指团队对成员的吸引力、成员对团队的向心力及团队成员之间相互吸引，这不仅是维持团队存在的必要条件，而且对发挥团队潜能具有重要作用。

1. 团队凝聚力的作用 护理团队凝聚力使护士产生向心作用，是护理团队持续发展和实现目标的基础。护理团队凝聚力越强，成员对团队归属感就越强，团队对护士的影响力也就更大。当护士越强烈地感到自己属于团队，其违反团队规范的可能性就越小。研究证明，高凝聚力团队的成员更忠于团队目标，并积极参与团队活动，为团队的成功感到骄傲，而低凝聚力团队成员的表现则与之相反。

2. 影响团队凝聚力的因素 团队凝聚力主要受团队特点和环境两大因素的影响。团队特点包括团队相互作用、人际关系、共同目标及个人对团队的吸引力。护理团队相互作用反映护士之间的互帮互助、联系密切。护士人际关系融洽，相互理解和支持，有助于激发工作热情和创造潜力。团队护士的共同目标、目的和使命越一致，护理团队就越团结。团队凝聚力也会增强护士个人对团队的吸引力，成员彼此的工作态度和价值观越相似，团队氛围就越和谐，进而提高护理团

笔记栏

队凝聚力。环境因素中的竞争、团队的成功以及外界评价等对护理团队凝聚力也具有影响。团队之间适度竞争有利于提高团队稳定性和凝聚力，团队的成功可使护士对组织的忠诚度增加，为组织的长远发展奠定良好基础。

3. 团队凝聚力的结果　团队凝聚力主要产生两种结果即士气和生产力。凝聚力强的团队，成员交流频繁，对团队的认可度和忠诚度高，归属感强，成员能够共同决策和行动，为其满意度和士气带来积极影响。团队凝聚力与团队绩效的关系较为复杂。研究证实，团队凝聚力会影响成员业绩。在高凝聚力团队中，成员工作一致性高，业绩水平的差异性较小；而低凝聚力团队无法对成员的行为进行控制，成员之间业绩差异性较大。凝聚力在团队整体生产力水平方面也具有影响。研究发现，凝聚力高的团队生产力可能更高，但生产率的水平还依赖于管理层与团队之间的关系，当高凝聚力团队成员感觉到管理层的支持时，其工作更有效率；当管理者对团队表现出消极或敌意态度，则高凝聚力团队也会发生低生产率的情况。

（二）护理团队士气

美国心理学家史密斯（Smith）认为"士气"就是对组织感到满足，愿意成为组织成员并协助组织达成目标的一种态度。团队士气并非所表现的行为或行为的结果，而是隐藏在行为背后的一种心理倾向。在护理工作团队中，士气是建立于护士的工作信念以及其对实现团队目标的责任感。

1. 团队士气的特征　美国心理学家克瑞奇（D. Krech）认为，士气高昂的团队具有以下7种特征：①群体团结来源于内部凝聚力，而非外部压力。②团队成员没有分裂为相互敌对的小团体。③团队本身具有适应外部变化及处理内部冲突的能力。④团队成员之间具有强烈的认同感和归属感。⑤每个成员都明确知晓团队目标。⑥成员对团队目标及领导者抱有肯定和支持态度。⑦成员承认团队存在的价值，具有维护团队存在和发展的意向。

2. 团队士气与生产率　成员士气是提高生产率的必要条件之一，士气与生产率很大程度上取决于组织机制与管理者的领导方式。研究者认为，士气和生产率间具有以下4种关系：

（1）高士气、高生产率：如果成员在团队中能够获得工作满足感，体会到组织目标与个人需求的一致性，正式组织与非正式组织的利益相协调，成员就能无后顾之忧地实现组织目标。因此，高士气团队可能带来高生产率。

（2）高士气、低生产率：虽然成员在团队中能获得工作满足感，但组织目标与个人需求关联性较低，导致成员对工作缺乏热情，影响团队生产率的提高。当高士气团队与组织目标相抵触，可能形成生产障碍。

（3）低士气、低生产率：成员在团队中无法获得满足感，且团队目标与个人需求不一致，成员可能出现缺乏工作积极性及消极怠工的现象，影响部门或组织生产率的提高。

（4）低士气、高生产率：管理者通过提高劳动报酬提高成员的工作投入度，使团队生产率在一段时间内达到较高水平。由于这种方式忽略了成员的其他需求，长期如此也可能会引起成员的不满而使生产率降低。

护理团队生产率的提高不仅与护士团队士气有关，还需要管理者和组织创造与生产率相关的其他条件，如有效的激励和约束机制、护士整体职业素质建设、科学合理的护士配备、仪器设备充足、物资供应保障等。

3. 提高护理团队士气的策略　保持高昂的团队士气是提高护理团队和组织绩效的关键条件之一。管理者可从以下7个方面加强护理团队士气：

（1）对组织目标的认同感：从认知能力的角度看，护理团队士气是成员的一种集体意识。它代表个人成败与团队成就密切相关的心理，这种心理只有在个人目标与团队目标相协调时才会存在，即团队成员对组织目标的认同。

（2）合理的薪酬制度：经济报酬不仅是护士赖以生存的物质基础，同时也是护士个人在团中成就与贡献的价值体现。护理管理者要变革以个人导向为基础的绩效评估与薪酬体系,提高薪酬制度的合理性,调动成员工作积极性和满意度,由此提高护理团队士气。

（3）对工作的满足感:工作满足感也称工作满意度,指组织中的工作给护士带来良性感受的心理状态。这种感觉主要包括工作符合个人兴趣、适合个人能力、能够实现个人职业理想和抱负。因此,管理者要将护士个人能力与岗位要求相结合,使护士有机会在工作中施展才能、实现抱负,提高护士工作满足感。

（4）管理者良好的品质和风格:护理管理者的个人品质和领导风格对团队成员的工作态度和精神面貌有很大影响。研究表明,士气高昂团队的管理者重视成员工作和生活上的诉求,尊重、信任、支持下属,大都具有严于律己、博采众议、决策民主、体谅下属等良好的个人品质和领导风格。

（5）和谐的工作氛围:成员齐心协力、密切配合,是护理团队取得成功的必要条件之一。士气高昂的护理工作团队必然具有很高的凝聚力,成员之间有强烈的认同感、一致性和合作精神。从群体动力学观点看,护理管理者强调护士相互尊重和协同合作,鼓励团队整体的成功,有利于提升护理团队的合作精神。

（6）畅通的沟通渠道:良好的沟通在护理团队士气中扮演着重要角色。成员之间、上下级之间沟通顺畅,可提高成员满意度,增强团队士气。在护理团队活动中采用双向沟通方法,保持良好的沟通关系,将有助于提高护理团队成员的工作激情和协作精神。

（7）良好的工作环境:适宜的工作环境对成员的身心健康具有重要影响。营造良好的工作环境,有助于降低成员生理和心理上的疲劳,提高成员的工作热情及工作效率,提升团队士气。

四、高效护理团队的维持与发展

护理团队有效性与绩效水平的高低受到许多因素影响,包括团队规模、团队成员能力及角色分配、成员对团队目标的承诺、团队成员社会惰化程度及责任心、团队绩效评估及薪酬管理体系以及团队成员的相互信任。

1. 护理团队规模 适当的护理团队规模,可降低成员在相互交流和配合时的障碍,促进凝聚力、组织忠诚感和相互信赖感,有助于团队成员顺利开展工作。因此,管理者在构建工作团队时应注意成员数量的把握。如果一个自然护理工作单元规模较大,可以将工作团队分为几个小的护理工作团队,以保证整体工作的高效率,如较大规模的病房中组建不同的护理专科小组。规模对护理团队效益的影响能够为护理管理者在实际工作中选择适当的团队规模提供参考（表6-2）。

表6-2 规模对团队的影响

维度	团队规模		
	2～7人	8～12人	13～16人
1. 对领导的要求	低	中	高
2. 领导的指挥	低	中	中～高
3. 成员对领导指挥的容忍度	低～中	中	中～高
4. 成员心理障碍	低	中	高
5. 规章程序使用	低	中	中～高
6. 作出决定的时间	低	中	高

笔记栏

2. 团队成员的能力 护理团队成员所具有的职业技能和专业知识，直接关系到所在团队完成任务的能力及团队的发展。团队高效运作需要 3 种不同技能类型的成员：技术专长型、解决问题和决策技能型及人际关系技能型。另外，护理团队管理者对不同技能护士的合理组合也同样重要。单一类型的护士过多，其他类型的人就会相对减少，护理团队绩效就会受到负面影响。如果护理团队在一定发展阶段缺乏某类技能人员，可通过护士培训、人才引进等不同渠道，弥补团队所缺乏的某种技能，促进综合工作水平的不断提高。

3. 团队成员角色分配 任何组织或团队内成员的人格特质都存在差异性，团队工作设计和任务安排的特点就是尊重个人工作兴趣和能力特点，按照不同岗位要求合理匹配、选拔人才，给予不同任务和待遇，鼓励每个成员展现特长，营造有效的护理工作氛围。高绩效护理团队注重对个人优势和劣势的评估和识别，并根据个人优势将护士安排在最适合的岗位上，促进团队内成员和睦相处，进而充分调动成员工作积极性，使其为护理团队作出最大贡献。

4. 成员对团队目标的承诺 高效护理团队具有成员共同认可和追求的目标，这是团队成员的努力方向和行为动力，可激发团队成员为实现目标贡献力量。成功护理团队注重讨论、修改和完善在集体和个人层面上都被护理成员接受的目标，以此指引团队工作的方向。管理者应重视将护理团队目标转变为具体、可衡量、可行的团队成员绩效目标的体系建设过程，这也是提高护理团队绩效水平的关键。

5. 社会惰化和责任心 团队工作时，由于个人贡献无法直接衡量，护理成员可能隐身于团队中而降低自己的努力投入程度，出现社会惰化现象。针对这一现象，护理管理者首先需要明确护理团队成员在工作中承担的个人责任及共同责任，并在团队建设初期制订护理团队成员的行为规范，帮助消除团队出现社会惰化的倾向。

6. 绩效评估与薪酬体系 激励理论专家赫茨伯格认为，组织规章制度与合理的报酬水平是影响员工满意度的重要变量，进而影响组织生产力。因此，制订科学合理的绩效评估和薪酬体系是提高护理团队绩效水平的另一关键要素。在绩效评估和薪酬制度执行方面，应将个人绩效或团队绩效两者进行综合考量，强化团队成员的集体奋进精神和承诺，才能不断创造团队的高绩效水平。

7. 团队成员的相互信任 团队成员之间相互信任是高绩效团队的特点之一。从人际关系的角度看，人与人之间的信任是比较脆弱的，需要很长时间建立。就团队成员之间的信任关系而言，研究发现，正直程度和能力水平是判断个体是否值得信任的两个最关键特征。重视个体正直程度是因为相互信任的基础是对他人道德性格和诚实的把握，重视个体能力水平是因为团队成员完成工作任务需要同伴的相互作用。因此，管理者在塑造高绩效护理团队时应重视成员之间相互信任的影响因素。

（林雁娟）

小 结

通过对本章节的学习，掌握领导要素与互动过程的规律，深入研究并内化有效护理领导者的特质，灵活应用领导理论和领导艺术，不断提升护理领导力。在团队管理中，分析团队发展阶段，结合高效团队行为的外部因素、内部因素及团队互动过程，掌握团队角色及管理者特征，以发挥护理团队最大效能，建立高效护理团队。

笔记栏

思考题

1. 你认为作为护理管理者，应当怎样结合护理工作特点来提升领导力？
2. 团队的发展经历哪几个阶段？各阶段的管理特点分别是什么？
3. 作为护理管理者，如何建设一支高效的护理团队？

笔记栏

ER7-1
本章教学课件

第七章

人力资源管理

带走我的员工把工厂留下，不久后工厂就会长满杂草；拿走我的工厂把员工留下，不久后我们还会有个更好的工厂。

——安德鲁·卡内基

 导学案例

人才战略助力医院护理发展

× 医院是一家拥有 1 059 张开放床位的三甲综合医院，医疗护理业务量大，医院实际床位使用率为 116.5%，在区域范围具有较大影响力。医院现有卫生技术人员 1 443 人，其中护士 668 人，全院床位与护士之比为 1∶0.63。随着不断增加的护理服务需求以及区域市场竞争的逐渐加剧，医院面临护士数量与质量的"人才瓶颈"挑战。为此，医院制订了一系列人力资源管理策略：一是在深入分析外部环境与医院发展需求、现有护理人才总量与结构现状的基础上，科学制订护理人力资源规划。二是实施医院人才开发策略，通过培训、职业生涯规划，甄选护理后备人才进行内部孵化；通过优化招聘和人才引进机制，加大优秀人才引入与扶持力度。三是构建医院人力资源管理综合系统，通过优化考核评价体系、提供有竞争力的薪酬等人才开发多维保障机制吸引、激励和留住护理人才。通过以上三方面举措，医院的护理人才战略发展初见成效。

请思考：

1. 如何根据医院的发展战略制订护理人力资源规划？
2. 如何根据岗位要求进行护理人才的招聘与甄选、培训与开发？
3. 如何科学实施护理绩效和薪酬管理？

第一节　概　　述

人力资源管理的概念是在彼得·德鲁克 1954 年提出人力资源的概念之后出现的。1958 年，怀特·巴克（Wight Bakke）出版《人力资源职能》一书，首次将人力资源管理作为管理职能加以论述。

一、人力资源管理功能与特征

人力资源管理（human resource management，HRM）是指运用现代科学的技术方法，通过对组织中人和事的管理，充分发挥人的潜能，对人力资源进行获取、开发、协调和控制，以充分发挥人的主观能动性，使人尽其才，才尽其用，事得其人，人事相宜，最终实现组织目标的过程。

人力资源管理实质上就是在合适的时间，把合适的人配置到合适的岗位上，从数量和质量两

笔记栏

168

方面实现对人力资源的管理。其中，对人力资源数量的管理是根据组织发展变化的需要，对人力资源的数量、结构实施调整，使人与岗位匹配，人力与物力有机结合，发挥出最佳效果。对人力资源质量的管理是指对人的心理和行为的管理，通过运用现代化的科学方法，对员工的思想、价值观、心理、行为态度进行有效的管理，充分发挥员工的主观能动性，促进员工个人目标和组织目标的实现。人力资源管理在医院管理中具有多种功能及基本特性。

（一）人力资源管理的功能

1. 获取与整合功能　首先根据组织目标、工作要求及人数等条件，进行规划、招聘、测试、选拔与考核，为组织选取最适合组织需要的成员，再通过合理的人员管理，如进行组织文化、价值观和技能培训，对已有员工进行有效整合，从而达到动态优化配置的目的，实现人力资源的精干和高效，取得最大的使用价值。人力资源的获取与整合是基础，为人力资源管理其他功能的实现提供了条件。

2. 激励功能　是通过一系列薪酬、考核、晋升奖励等管理措施，适时反馈员工的表现，为员工创造安全健康的工作环境，充分调动并保持广大员工的积极性和创造性，让员工在现有工作岗位上创造出优良的绩效。

3. 开发功能　通过组织内部的一系列管理活动，提高员工素质和整体效能，促使员工掌握当前与未来工作需要的知识和技能。人力资源管理的最终目标是个人与组织的发展。开发功能是人力资源管理的手段，只有让员工掌握相应的工作技能，激励功能的实现才能具备客观条件。

4. 维持功能　让已加入组织的员工继续留在本组织。维持功能是人力资源的保障，只有将选取的人员继续留在组织中，激励的功能才会有稳定的对象，作用才能持久。

（二）人力资源管理的特征

1. 以人为中心的整体性　人力资源管理是以人为中心的管理，将人作为一种重要资源加以开发、利用和管理，重点是开发人的潜能、激发人的活力，使员工能积极主动创造性地开展工作。人力资源管理强调一种动态管理和整体开发，既要根据组织目标和个人状况，帮助员工做好职业生涯规划；也要不断培训，进行横向及纵向岗位或职位调整，做到量才使用，人尽其才。

2. 人性化管理的战略性　人力资源管理始终贯彻的主题是"员工是组织的宝贵财富"，应实行人性化管理，做到以人为本。这就要求充分考虑人的情感、自尊与价值，发挥个人特长，体现个人价值，注重人力资源整体开发、预测与规划，并根据组织长远目标制订人力资源的开发战略措施，要为组织的战略目标服务，为战略目标的实现承担责任、作出贡献，实现战术性与战略性结合。

3. 科学性与艺术性　人力资源管理追求管理的科学性和艺术性，采取科学的技术和方法，完善考核系统、测评系统等科学手段，应用软件系统、信息检索等为人力资源决策提供科学依据。但人力资源管理也不是一成不变的，没有一套人力资源管理方法是不必修改而可以直接引用的，也没有一套放之四海而皆准的最佳人力资源管理方法。各个组织只有根据自己外在环境和内部条件的实际情况，才能找到一套适合自身的人力资源管理系统。

4. 服务性和利益共同性　人力资源管理不仅服务于组织的整体战略，更重要的是为组织内部的各级员工提供人事政策的相关服务、提供持续的人力资源培训与开发，建立支持与求助系统，为员工提高工作绩效提供条件。人力资源管理高度强调组织与员工的"共同利益"，在保证组织战略目标实现的同时，要充分考虑员工的个人利益，以发掘员工更大的主动性和责任感。

二、护理人力资源管理的目标与内容

（一）护理人力资源管理的目标

1. 人与事的匹配　通过人力资源管理，实现人的数量和质量与工作要求相匹配，即有多少事需要多少人去做，事的难易程度与人的能力水平的对应关系。护理人力资源管理应为医院提供

笔记栏

训练有素的护士，并把合适的人安排在合适的岗位，做到事得其人、人适其事、人尽其才、事尽其功，使医院的护理服务更有成效。

2. 人与人的匹配　即人与人合理搭配，协调合作，使护理组织的人员结构合理，优势互补，提高护士群体工作效率。

3. 人与物的匹配　即护士的需求和贡献与工作报酬相匹配，护士的能力与劳动工具和物质条件相匹配，使得人尽其才、物尽其用，最大限度发挥激励作用，实现医院护理人力资源的可持续发展。

（二）护理人力资源管理的主要内容

基于人力资源管理的核心功能，护理人力资源管理的主要内容也是护理人力资源管理的专业职能，主要包括以下几个方面（图 7-1）：

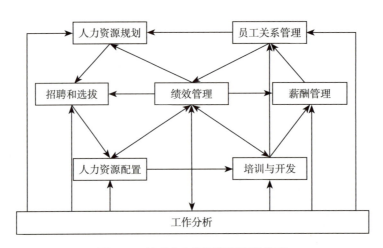

图 7-1　护理人力资源管理职能体系

1. 人力资源规划　就是要确定为实现医院总体战略需要一支怎样的护士队伍，包括人员必需的知识、技能、素质及文化特征等。它为制订护理人力资源招聘、调配、培训及开发等方面政策和措施指明方向。护理人力资源规划的基础工作是岗位分析，其目的是明确护理工作领域要做的"事"，从而确定护理部门应当设置的岗位数量、岗位的主要工作职责和任务及任职人员应具备的任职资格条件，最终形成职位说明书。职位说明书为护士招聘、选拔、任用、培训、岗位评价、薪酬决策和绩效管理提供了标准和依据。

2. 招聘和选拔　护士招聘和选拔解决的是护理部门如何获得为组织做"事"的"人"。一般先采用人才交流会、接受推荐等方法和手段，从组织内、外获得足够数量的求职者以供筛选，再通过面试、笔试、心理测试、评价中心等方法从求职者中选出合适组织需要的人。护理职位说明书和岗位胜任力模型等工具的利用，将大大提高护士招聘和选拔的有效性。

3. 人力资源配置　这是护理人力资源管理的重要方面，通过对护士进行科学、合理的配置，来提高工作效率、实现人力资源最优化。护理人力资源的合理配置是组织获得竞争力的有力保障，对提高整个卫生人力系统利用效率也起到重要作用。

4. 培训与开发　这项工作是为了保证护士具有完成现在或未来工作所需的相关知识、技能、能力和态度，可以帮助提高护士绩效，同时也是组织吸引、留住人才的重要手段。护士职业生涯规划是其中的一个重要主题，它从组织和员工的双重需要角度出发，制订并实施帮助护士在组织内部成长和发展的路径及相关支持手段，从而在实现组织目标的同时实现护士个人目标，并获得职业满意感。

5. 绩效管理　护理绩效管理将解决如何确保"人"做"事"以及做得怎样的问题，是护理

笔记栏

人力资源管理的一个中心环节。护理绩效管理过程包括制订绩效计划和绩效目标、进行绩效辅导、绩效评价、绩效反馈和结果应用五个重要环节，缺一不可。护士绩效评价有利于帮助护士完善工作、提高绩效，其结果也是护理管理人员、部门和组织对护士进行奖惩、培训、晋升等的重要依据。

6. 薪酬管理 薪酬管理解决的是"人"做了"事"以后应当得到何种报酬的问题。护理薪酬管理是护理管理者确定、分配和调整组织内护士报酬支付标准、发放水平、要素结果等的过程，具有重要的激励作用。薪酬体系是确保护士工作积极性、长期保持良好工作绩效及较好的组织承诺的重要因素。薪酬体系的设计是否科学直接关系到护理队伍的稳定性。

7. 员工关系管理 员工关系是指组织与其员工之间的内部关系。员工关系管理则关注如何妥善处理护理组织与护士之间的关系，以确保实现组织目标和长期发展，其内容包括护士参与管理、护士满意度测量、护士离职管理、护理组织文化建设、护士职业安全与健康、劳动关系管理、护士援助计划等。

三、护理人力资源管理的挑战与发展趋势

（一）护理人力资源管理面临的挑战

人力资源是医院最核心、最重要的资源，医院的管理工作都是围绕"人"展开的。护理人力资源的现状以及时代的快速进步都对护理人力资源管理提出了挑战，主要体现在以下几个方面：

1. 护理人力资源短缺 2020年4月7日，世界卫生组织（WHO）与国际护士会（ICN）联合发布《世界护理状况报告》指出，全球护士人数2 790万，其中专业护士1 930万，远远无法满足全球医疗服务需求，护理人力资源短缺已成为全球护理人力资源管理面临的重要挑战。护士短缺现象在全球分布不均，我国截至2023年底注册护士总数虽达到563万，但每千人口注册护士数为4人，远低于欧美发达国家水平。特别是人口老龄化进程加速、疾病谱的改变等导致健康服务需求快速增长。因此，面对护士人力短缺与健康服务需求增长之间的突出矛盾，亟须在保障有效人力的前提下对人力资源进行合理配置和科学管理。

2. 公立医院高质量发展 《国务院办公厅关于推动公立医院高质量发展的意见》指出，公立医院发展方式从规模扩张转向质量效益，运行模式从粗放行政化管理转向精细化、信息化管理，资源配置从注重物质要素转向更加注重人才、技术要素。为适应公立医院高质量发展的要求，优化护理人力资源管理与改革是实现医院持续发展的关键。护理管理者应找准目标定位，充分调动护士的积极性，激发潜能，盘活护理人力资源。

3. 人才多元化发展 随着医疗卫生人事制度改革的不断深化，我国卫生机构组织成员关系也从单一、固定、终身的劳动关系转变为更加灵活多样的聘用关系。如何体现不同劳动关系护士之间的管理公平性，如何将护士的个人利益及职业发展前途与医院的生存发展紧密联系起来，如何吸引、留住和激励优秀护理人才，已成为现代医院护理人力资源管理正在面对和亟待解决的重要挑战，护理管理者必须以前瞻性的战略眼光和创新性思维去积极应对。

4. 信息化技术的发展与应用 随着现代化信息技术的快速发展，医院人力资源信息系统软件的开发和应用，医院人事管理相关数据的应用更加及时、可及和便利，有利于减少管理层次，合理调整护理组织结构，可有效降低人力资源管理成本，提高管理效率。但新的信息处理技术层出不穷，在管理中应用的广泛性与多样性，也对医院护理人力资源管理人员的职业素质提出了更高要求。

（二）护理人力资源管理的发展趋势

现代护理人力资源管理正在向以人为本、能本导向、绩效导向、具有战略协调性、系统性、科学性的管理转变。其发展趋势主要包括以下几个方面：

1. 重视人本管理 现代护理人力资源管理更加关注人性的特点，注重通过护士参与管理、

护士满意度测量、护士离职管理、护理组织文化建设等实践和研究，探索护理人力资源管理表象之后的人性本质；通过护士职业安全与健康管理、劳动关系管理和员工援助计划等，关心、爱护护士，切实帮助护士提高工作绩效。

2. 注重能力本位管理 社会医疗护理服务需求的增加、医学学科的发展，要求组织采取有效方法，最大限度挖掘和发挥护理人力资源效能，实现能力价值最大化。护理管理人员应注重通过职位分析、构建基于胜任素质模型的护士能级体系，并依此进行护士招聘、人才选拔、培训和岗位评价，不断提高护士队伍知识结构、综合素质和服务能力，营建学习型组织和创新的护理文化。

3. 关注护士职业生涯的可持续发展 研究和实践证明，以职业发展为导向的职业生涯管理比传统的职业生涯管理对护士更具吸引力。因此，组织在对护士进行职业生涯管理时，应更多考虑护士的个人特点，基于护士的兴趣、能力等变量进行岗位配置，建立明确的护士职业发展通道，并提供相关信息，增加基于护士特点的个人开发计划和目标设定，增加护理培训投入，从护士职业发展需求出发，调动护士工作积极性。

4. 人力资源管理的信息化与科学化 信息技术的飞速发展及其对社会经济各方面的强力渗透，对人力资源管理产生了深刻的影响。医院人力资源信息系统软件的开发及信息技术在人力资源管理领域的应用，极大改变了护理人力资源管理的工作方式，使护理人力管理相关数据的采集和应用更加及时和便利，也为护理人力资源优化配置与实时优化调度，实现人力资源信息的共享与有效整合提供了技术与算法，为护理人力资源管理的科学化、数据化奠定了基础。

第二节 护理人力资源规划

科学、可靠的护理人力资源规划有利于组织战略目标的实现，有利于保持护理人力资源管理系统的稳定性、一致性和有效性，实现对护理人力成本的合理控制，从而有利于组织的健康、可持续发展。本节将重点介绍护理人力资源规划的基础性工作——岗位分析，并着重阐述如何制订护理人力资源规划。

一、人力资源规划

（一）人力资源规划的内涵

人力资源规划（human resource planning）是指组织的人员供求规划，即根据组织未来的人力资源需求与供给分析，找出供求之间的差距或矛盾，从而帮助组织制订在未来平衡人力资源供求关系的各种相关计划。从广义上讲，人力资源规划包括人力资源战略规划、人员供求规划、培训与开发规划、绩效规划等与人力资源职能相关的各种规划活动。

（二）人力资源规划的基本原则

人力资源规划必须在人力资源管理原理指导下，根据组织内外部环境的实际情况，以组织发展战略为目标，达到组织内部各类人力需求的平衡。通常在制订护理人力资源规划时，应遵循整体性、科学性、能级层序性、适度流动性和组织与员工共同发展原则。

1. 整体性原则 整体性原则首先体现在将组织内部众多数量的人力资源联结成有整体竞争能力的核心力量。在护理人力资源规划中应注意整体护理人力资源的知识、能力、性格、年龄结构，形成知识互补、能力互补、性格互补、年龄互补的人力资源结构，有效发挥整体能力大于个体能力之和的优势。另外，护理人力资源规划还要从组织整体的经营战略规划出发，将护理人力资源规划置于组织发展战略、社会经济环境中去考虑，使得护理人力资源规划与组织整体战略、社会整体发展相符合、相协调。

2. 科学性原则　人力资源规划必须遵循人力资源发展、培养的客观规律，以人力资源需求分析及供给预测为基础，进行科学、客观的人力资源规划，并根据组织战略目标、内部和外部环境的变化及时调整。

3. 能级层序性原则　组织结构可以分为决策层、管理层和操作层，不同层级职位对人员的素质要求不同。其中，决策层员工需要的是强大的决策能力、一定的管理能力和少量的操作能力；管理层则需要一定的决策知识、强大的管理能力和一定的操作能力；操作层所需要的是少量的决策知识、一定的管理知识和强大的操作能力。因此，在护理人力资源规划过程中，要根据能级层序原则充分考虑不同层级职位知识结构的要求。

4. 适度流动性原则　适度的人员流动可使护士队伍长期充满活力。流动率过低将使大部分护士长期困在一个工作岗位，导致工作积极性和创造性日渐低下；流动率过高则说明护理人力资源管理存在缺陷，将同时增加组织的培训成本和运营成本。因此，在护理人力资源规划中要注意研究护理队伍的人员流动特性，使其保持在适度范围。

5. 组织与员工共同发展原则　组织发展与员工发展相互支撑、相互促进。护理人力资源规划不仅为组织战略发展服务，还应为促进护士自身发展服务。组织的发展离不开高素质的护士队伍，护士自身素质的提高也是个人职业发展的基础。

二、岗位分析

（一）岗位分析的相关概念

1. 岗位分析　岗位分析（job analysis）又称为工作分析、职务分析或职位分析，是人力资源管理的基础性工作（图7-2）。它是运用一系列程序和方法对一个岗位承担的主要职责及其职责对应的具体岗位、工作环境或工作条件及职位承担者必须具备的知识、经验和技能等信息进行分析，且以一定的形式描述这些信息的过程。其结果包括岗位描述和任职资格两类信息。

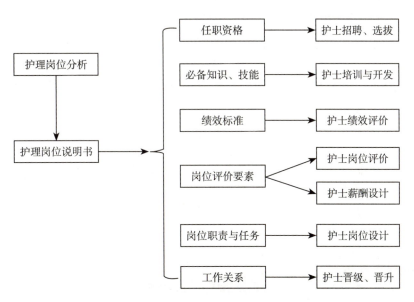

图 7-2　岗位分析在护理人力资源管理中的应用

2. 岗位描述　岗位描述（job description）又称工作描述，是对岗位的性质、任务、责任、工作内容、工作方法等与工作相关的环节所做的书面记录。护理岗位分析是通过收集数据、工作要素分析，对特定护理岗位（如专科护士、辅助护士、临床教学老师、护士长等）工作的实质进行评价，确定工作的具体特征，由此形成岗位描述，又称工作说明。护理岗位描述包含岗位名称、

笔记栏

工作活动和程序（包括岗位任务、职责、工作流程、工作中的上下级关系等）、工作条件和物理环境、社会环境（如同事的特征及相互关系）。

3. 任职资格　任职资格（job certification）是根据岗位描述制订的相应岗位和实际工作承担者的任职条件，主要内容包括对文化程度、工作经验、工作态度、健康状况、岗位相关的知识和特殊能力等方面的具体要求。

（二）岗位分析的常用方法

岗位分析获取信息的方法很多。以岗位描述、获取工作职责和内容清单为主要目的时，可以选择访谈法、问卷调查法、观察法、工作日记/日志法、专家咨询等传统方法（表7-1）；以确定薪酬、进行职位价值比较为主要目的时，可以采用职位分析问卷法等定量分析方法。选择岗位分析方法的基本原则就是要适合于分析目的。

表7-1　传统岗位分析方法优缺点比较

方法	优点	缺点
访谈法	面对面访谈便于收集其他方式没有办法发现的信息	容易受到应答者对访谈目的的曲解而导致信息扭曲
问卷调查法	快速、高效	设计问卷、数据测算技术要求高、耗时长，可能因应答者的理解不一致导致信息偏离
观察法	直观	只能观察外部表现，无法体察内在的反应和思维；受观察时间段的限制，无法全面观察复杂情况；被观察者可能存在伪装性
工作日记/日志法	直接提供有关任职者工作活动的概要信息及时间分配	增加任职者工作量，需要其配合；遗忘、记录不及时及刻意隐瞒等可能造成信息失真；无法了解长期性、周期性变化的工作活动

（1）资料分析法：为降低岗位分析的成本，利用现有资料和信息对护理岗位的任务、责任、权力、工作强度、任职资格等进行基本了解，如通过工作日记/日志法，让任职者每天按时间顺序，以日志的形式记录一天工作中的各种活动，再对这些信息进行进一步分析，为进一步调查、分析奠定基础。

（2）访谈法：根据访谈对象的不同分为个人访谈、群体访谈和直接上级访谈。根据访谈提纲的结构化程度（即访谈提纲的细化程度）分为非结构化访谈和结构化访谈。其中，结构化访谈是在访谈之前制订核查清单式的提纲来指导访谈。提纲示例如下：

管理工具

岗位分析访谈提纲示例

1. 您做的是什么工作？
2. 您的主要工作职责有哪些？
3. 在每一项工作职责中需要从事哪些具体工作？
4. 每一项工作任务是怎样完成的？工作对象和流程怎样？
5. 完成每一项工作任务大约需要多长时间？

6. 完成每一项工作任务有什么主要难点？

7. 工作中需要遵循哪些组织规章、政策或操作规程？

8. 完成每一项规章职责应该达到什么样的绩效标准？

9. 您认为目前的工作量怎样？

10. 完成这些工作有什么样的学历、经验和技能要求？

11. 完成工作的环境和条件如何？

12. 完成这些工作有哪些生理、情绪和心理方面的要求？

13. 完成这些工作会遇到什么风险吗？工作时的卫生、安全条件如何？

……

（3）问卷调查法：是通过让任职人员或相关人员填写与其岗位职责有关的调查问卷来进行岗位分析的方法。常常采用的调查工具为岗位分析问卷（position analysis questionnaire，PAQ），该问卷共包含194个项目，用于评价某一岗位在决策/沟通/社会责任、运动技能、身体活动、操作设备、信息处理等五大类活动方面的信息。岗位分析问卷法的优势在于职位分类，可对职位相对价值进行定量比较。结构化的问卷也便于计算机处理与统计，能从众多问卷中迅速得到信息，节省时间和人力；缺点是问卷的设计需要花费较多的人力、物力和时间，单向沟通方式不能保证信息的准确与全面。根据问卷的结构化程度，岗位分析所用问卷又可分为开放性问卷和结构化问卷，前者比较简单，但收集到的信息通常没有规律，多种多样，整理起来较为困难；后者在编制时比较困难，但便于信息整理和归纳。实际应用中通常结合两种问卷形式进行综合运用。

（4）观察法：是由岗位分析者对任职者现场工作进行直接或间接的观察、记录，了解特定岗位的工作内容、工作过程、特点、性质，人与岗位的关系以及工作环境、工作条件等，并用文字或图表记录下来进行归纳分析的方法。该法对外显操作、行为性的岗位分析更为适用，但不适用于单独以脑力劳动为主的岗位，或是对抽象的智力活动和心理素质的分析。实际工作中，将观察法与访谈法联合使用往往能取得较好的效果，即首先对任职者在一个完整工作周期中所完成的工作进行观察并记录，当信息积累到一定程度再通过访谈解释、补充，也可以边观察、边提问。

（三）岗位分析的基本步骤

岗位分析大体上可以分为准备、执行、分析整理、结果运用和修订四个阶段，具体步骤包括：

1. 明确岗位分析目的　岗位分析的目的将决定选择哪些信息以及如何获得，即确定收集方法和工具。比如访谈法更适用于编写岗位描述和为特定岗位挑选合适的护士；定量方法则更有利于已确定薪酬时的职位对比。

2. 确定参与人员　参加岗位分析的人员应包括人力资源管理专家、工作的实际承担者以及直接主管，也可纳入与本部门有工作联系的其他部门的工作人员。对临床一线的护理岗位来说，服务对象也是一个重要的工作信息来源。

3. 审查　审查组织结构、工作流程和已有的工作描述信息，确保职位分析结果最终是人力资源专家、护士及上级主管等参与人员共同决策的结果。

4. 选择分析样本　包括确定合适的样本量和抽样方法，以保证获取职位相关的所有信息。

5. 信息收集与岗位分析　采用合适的方法收集与岗位有关的工作活动、对护士的行为要求、工作条件、任职资格要求等，并对收集到的信息进行总结、归纳、综合、整理、分析，形成符合需要的文本格式。

6. 核实与修订信息　与任职者、直接主管共同核实所得到的信息，必要时进行修正。

7. 编写正式的岗位说明书　根据所收集的信息，编写正式的岗位说明书。

8. 结果的运用和修订　即根据岗位分析结果进行人员招聘、培训和开发等管理实践，并在实践过程中重审组织岗位设置的情况，根据需要对岗位描述和任职资格条件及时调整。

特别应注意的是，在岗位分析的整个过程都应注重与组织相关成员的沟通，向其传达关于岗位分析的目的、意义和作用等信息，以获得组织成员的认同和合作，消除疑虑，取得其信任，从而确保信息的正确性和完整性。

三、护理人力资源规划

（一）护理人力资源规划的基本概念

护理人力资源规划（nursing human resources plan）是组织人力资源管理部门和护理职能部门根据组织发展战略目标，评估护理业务范围、护理人力资源现状及发展趋势，收集并分析护理人力资源供给与需求信息，利用科学的方法准确预测护理人力资源供给与需求趋势，从而制订护士招聘、调配、培训、开发及发展等方面的政策和措施的活动。其目的是确保护士在数量和质量、长期和短期上能满足岗位需求，从而使组织和员工个体均得到长期的利益。

护理人力资源规划是医院护理人力资源管理的首要任务，主要包括医院护理人力资源总体规划和子系统规划两个层面。总体规划是根据医院发展战略进行的医院护理人力总体需求与供给预测、人力资源规划的定期评价与调整等；子系统规划主要包括护士的更新规划、晋升规划、开发规划等。

（二）护理人力资源规划的基本步骤

要有一套科学的人力资源规划，就必须遵循编制人力资源规划的基本程序与步骤。人力资源规划的制订主要包括以下 7 个步骤：收集分析有关信息资料，预测人力资源需求，预测人力资源供给，确定人员净需求，确定人力资源规划的目标，人力资源方案的制订，对人力资源计划的审核与评估（图 7-3）。

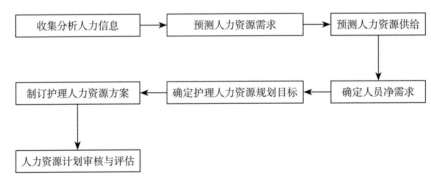

图 7-3　人力资源规划流程

1. 收集信息，对现有人力资源进行核查　是护理人力资源规划的基础，对人力资源规划的制订具有重要影响。与人力资源规划有关的信息资料包括组织的经营战略和管理目标、组织结构分析、岗位说明书等，并与现有护理人力资源的数量、质量、结构及分布状况等人力资源现状进行核查与比较。

2. 预测人力资源需求　主要是根据组织发展战略规划和组织内外环境选择恰当的预测技术，对人力需求的结构和数量进行预测。人力资源需求预测分为现实人力资源需求预测、未来人力资源需求预测和未来流失人力资源需求预测三部分，将三部分汇总即得到组织整体人力资源需求。

人力资源需求预测的具体步骤包括：①根据岗位分析的结果确定岗位编制和人员配置。②进行人力资源盘点，统计出护理人员的缺编、超编情况及是否符合岗位资格要求。③将上述统计结论与部门管理者进行讨论，修正统计结论，并将该结论确定现实人力资源需求。④根据组织发展规划，确定各科室、部门的工作量。⑤根据工作量的增长情况，确定各科室、部门还需增加的岗位及人数，并汇总，并将该统计结论确定为未来人力资源需求。⑥对预测期内退休的护理人员数量进行统计。⑦根据历史数据，对未来可能发生的离职情况进行预测。⑧将上述⑥和⑦的统计与预测结果进行汇总，得出未来流失人力资源需求。

3. 预测人力资源供给 供给预测包括内部人员拥有量预测和外部供给量预测两方面。内部人员拥有量预测即根据现有护理人力资源及其未来变动情况，预测出规划期内各时间点上的护理人员拥有量；外部供给量预测即确定在规划期内各时间点上可以从医院外部获得的护理人员数量。一般情况下，内部人员拥有量是比较透明的，预测的准确度较高；而外部人力资源的供给则受组织外部环境的影响，具有较高的不确定性。因此，组织在进行护理人力资源供给预测时应把重点放在内部人员拥有量的预测上，外部供给量的预测对象则应侧重于关键人员，比如特殊护理人才、技术骨干人员等。

人力资源供给预测的具体步骤包括：①进行人力资源盘点，了解组织内部护理人力资源的现状。②分析组织岗位调整政策和护理岗位调整历史数据，统计出岗位调整的比例。③向各科室、相关部门了解可能出现的人事调整情况。④将上述②和③的情况汇总，得出组织内部护理人力资源供给预测。⑤分析影响组织外部人力资源供给的地域性因素，包括组织所在地区的护理人力资源整体现状、有效护理人力资源的供给现状、组织能够提供的各种福利对护理人才的吸引程度。⑥分析影响外部护理人力资源供给的全国性因素，包括全国护理专业的毕业人数及就业情况，国家关于就业的相关法规和政策，全国范围内的护理人才供需状况，全国范围内从业护理人员的薪酬水平和差异等。⑦根据上述⑤和⑥的分析，得出组织外部护理人力资源供给预测。⑧将组织内部护理人力资源供给预测和外部护理人力资源供给预测汇总，得出组织人力资源供给预测。

4. 确定人员净需求 人员需求和供给预测完成后，就可以将组织的护理人力资源需求的预测数与同期内组织内部可供给的人力资源数进行对比分析。从比较分析中可测出护理人员的净需求数。净需求既包括人员数量，又包括人员结构、人员标准，即既要确定需要多少人，又要确定需要什么样的人，数量和标准需要对应起来（表7-2）。如果净需求数为正，则表明组织需要招聘新的员工或对现有的员工进行有针对性培训；如果需求数为负，则表明组织的护理人员过剩，应精简或对护理人员岗位进行调配。

表7-2 人力资源净需求评估

	人员状况	第一年	第二年	第三年	……
需求	①年初人力资源需求量				
	②预测年内增加的需求				
	③年末总需求				
供给	④年初拥有人数				
	⑤招聘人数				
	⑥人员损耗				
	退休				
	调出或升迁				
	辞职				
	辞退或其他				
	⑦年底拥有人数				

续表

人员状况		第一年	第二年	第三年	……
净需求	⑧不足或盈余				
	⑨新进人员损耗总计				
	⑩本年度人力资源净需求				

5. 确定护理人力资源规划目标　人力资源规划的目标随医院所处的环境、组织战略、组织结构与员工工作行为的变化而不断改变。可以依据组织的战略规划、年度计划，在摸清医院护理人力资源需求与供给的情况下，制订医院护理人力资源规划目标。具体包括有关计划期内护理人力资源开发利用的总目标、总政策、总的实施步骤及预算安排。

6. 护理人力资源方案的制订　包括护理人力配备计划、退休解聘计划、补充计划、使用计划、培训开发计划、职业计划、绩效与薪酬福利计划、劳动关系计划等。这些计划中既要有指导性、原则性的政策，又要有可操作性的具体措施。

7. 对人力资源计划的审核与评估　组织相关人员成立护理人力资源管理委员会，定期与非定期进行人力资源计划审核工作，既可通过目标对照审核法，以原先制订的目标为标准逐项审核评估，也可广泛收集某一时期内护理人员变动、离职、迟到，报酬和福利等有关数据并进行分析研究，检查护理人力资源政策的执行情况，并对政策的修订提出修改意见。通过对人力资源计划的审核和评估，调整有关护理人力资源的项目及其预算，提高人力资源管理工作的效益。

（三）护理人力资源需求预测

1. 常用护理人力资源需求预测的方法

（1）经验判断法：是最简单的护理人力资源需求预测方法，主要凭借中高层管理者的主观感觉和工作经验来进行预测。该法主要适用于规模小的组织进行短期预测，但对管理人员的要求比较高。

（2）德尔菲法：通过专家咨询，汲取多名专家意见，可采用匿名的方式避免专家从众效应，通过多轮咨询提高预测的准确性。但其结果来源仍具有主观性，且易受到专家学术水平及经验的影响，因此专家人数不能太少，专家的挑选要具有代表性，咨询问题设计要合理，尽可能详细地提供判断所需依据，从而保证专家能够作出相对准确的预测和判断。

（3）比率分析法：是基于某种关键指标与人员需求量之间的固定比率关系进行未来人力资源预测的方法。该法简便易行，可用来预测供给和需求两方面的变化情况。例如，某医院拟开设肿瘤科病房，预计床位数45张，如果该病房拟设置的床护比为1∶0.4，则可以推算应为其配备18名护士。但此种方法基于固定的人均生产率，要求供求相对稳定且假定人均生产率保持不变，比较粗糙，本例中如果新科室收治病种、开展医疗技术、护理业务范围和护理流程发生变化时就需要综合考量。

（4）趋势分析法：即简单的时间序列分析法，是根据组织过去几年的雇用水平的变化趋势预测未来人力资源数量的方法。该法拟合度较高、实用性较强，可用于短期、中期和长期预测，但只考虑到时间因素，只有在其他影响因素没有发生大的变化时才能找到简单的规律，且实际运用时要确保组织环境是稳定的。具体操作时可以将影响人力资源需求的指标作为横坐标，如年份、医院床位数、年住院患者数、护理工作量等；将人员数量作为纵坐标，绘制出散点图。例如，某医院计划2025年床位数增至1 000张，历年床位数与护士数情况见表7-3，绘制成散点图，添加趋势线并延长，即可估计出医院1 000张床位数时需要的护士数（图7-4）。

表 7-3　某医院历年病床数与对应护士数

变量	2017 年	2018 年	2019 年	2020 年	2021 年	2022 年	2023 年
床位数 / 张	200	300	400	500	600	700	800
护士数 / 人	180	270	270	400	550	620	710

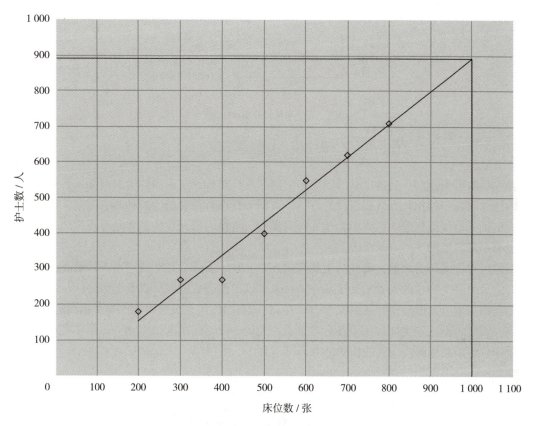

图 7-4　某医院病床数与护士数的散点图趋势分析

（5）回归分析法：是通过建立回归方程来确定人力资源需求数量与其影响因素之间的函数关系，再将影响因素的未来估计值代入方程而计算出未来人员需求量的方法。例如，上述举例中，可将床位数设为自变量 X，护士数设为因变量 Y，则两者之间的线性回归关系可以表示为 $Y=a+bX$。将表 7-3 中床位数与护士数代入，可得 a=2.321，b=0.891，则其回归方程为 Y=2.321+0.891X。也就是说，每增加 1 张床，需增加 0.891 个护士。根据此回归方程可预测医院床位变化时护士数量的相应变化，假设明年医院床位增加至 1 000 张，则 X=1 000，将其代入所构建的回归方程，计算可得此时所需护士数量 Y=2.321+0.891×1 000=893.321 ≈ 894 人。

总体来说，在相关条件能够满足的情况下，定量方法较主观判断更为精确，但在缺乏历史数据或环境变化很大时主观判断可能更具优势，实际预测时应两者结合。

2. 常用人力资源预测模型　模型预测法适合于大、中型组织的长期或中期人力资源预测。用于人力资源预测的模型主要包括人员接替模型和马尔可夫模型。

（1）人员接替模型：也称为岗位置换卡，是通过一张人员替代图来预测组织内的人力资源供给情况。人员接替模型是通过建立组织内的某些职位候选人的评价模型来预测组织内部人员供给的一种方法，多用于组织内重要岗位的人力资源供给分析。人员替换图中应包括部门、科室、岗位名称、在职员工姓名、工作、绩效与潜力等各种信息。人员接替模型要求跟踪每一位岗位候选人，确定至少两方面的信息：一是当前绩效，二是提升潜力。当前绩效一般由考核部门或上级领导确定，提升潜力则是在前者的基础上由人力资源部门通过心理测验、访谈等方式得出，具体的人员接替模型如图 7-5 所示。

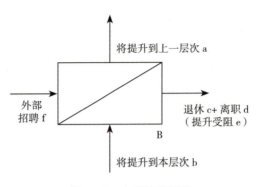

图 7-5　人员接替模型

（2）马尔可夫模型：是通过全面预测组织内部人员转移，从而预知组织内部人力资源供给的一种方法。它是一种比较有效和合理的方法，有利于管理者综合考虑各种影响因素，系统地考虑企业内部的人员供给状况。但该模型建立的前提是：组织内部人员的转移是有规律的，且其转移概率也有一定的规则。

马尔可夫模型所考虑的人员变动主要有调入、上升、下降、平调或调出五种情况。通过计算某一时间段内某个岗位的人员变动比率，来对未来该工作岗位的人员数量作出估计。表 7-4 所呈现的是利用马尔可夫模型预测某组织 A、B、C、D 四类岗位的人员供给情况时所用到的矩阵示例。该矩阵左方是目前这四类岗位初始各有多少人，经过一段时间的人员变动，得到在将来某一时刻这四类岗位各需要招聘多少人的预测结果。

表 7-4　某组织人力资源供给的马尔可夫矩阵

现有人数 （T0 时期）	人员岗位变动可能性矩阵 （T 时期）				招聘人数预测 （T+1 时期）
岗位名称 及初始人数	岗位名称	岗位变动			
		岗位 A	岗位 B	岗位 C	岗位 D	
岗位 A：xx	岗位 A	继续留任	调整至 岗位 B	调整至 岗位 C	调整至 岗位 D	岗位 A 需要 招聘人数
岗位 B：xx	岗位 B	调整至 岗位 A	继续留任	调整至 岗位 C	调整至 岗位 D	岗位 B 需要 招聘人数
岗位 C：xx	岗位 C	调整至 岗位 A	调整至 岗位 B	继续留任	调整至 岗位 D	岗位 C 需要 招聘人数
岗位 D：xx	岗位 D	调整至 岗位 A	调整至 岗位 B	调整至 岗位 C	继续留任	岗位 D 需要 招聘人数
	离职人数	X	X	X	X	离职岗位需要 招聘人数

应当注意，本例中计算的变动率只是某一个时期内的人员变动。在实际运用中，常常需要收集多个时期的人员变动率数据，再以平均值作为人员变动率数值，用以预测未来的人员流动情况，以使人员变动率更加准确可靠。得到人员变动率后，再据此分别对未来某特定工作时期的人员数作出预测。

一般而言，在信息充分的条件下，统计学方法的准确性和可靠性高于主观判断法，因而受到越来越多的关注。但统计学方法的准确性和可靠性是以其灵活性和对完全信息的依赖为代价的，由于现代的劳动力市场已经变得越来越纷繁复杂和难以预料，因此单纯使用以历史趋势为依据的统计学方法就很可能会带来偏差。因此，对实际人力资源预测，可综合运用统计学方法、主观判断法和模型预测法等多种方法，以实现优势互补，提升人力资源预测的准确性。

第三节　招聘与护理人力配置

招聘是通过招募、甄选和录用等工作，为医院寻找合适的护理人员填补岗位空缺的过程，以保证人员补充计划的有效实施和组织新陈代谢的正常运行。医院通过对新入职人员的知识、能力、个性特征与护理岗位要求进行匹配的过程就是护理人力资源配置，其目的是使护理人力的结构趋于合理，同时也最大限度地实现人尽其才、才尽其用，使每个人的才智和潜能都得到充分地发挥。

一、招聘与甄选

（一）招聘与甄选概述

1. 招聘与甄选的相关概念

（1）招聘：招聘（recruiting）是组织采取科学有效的方法寻找足够数量、吸引具备资格的个体到组织应聘，并从中选出适合人选予以录用的管理过程。护士招聘活动的关键点是寻求足够数量具备护理岗位任职资格的申请人，以使组织在人员选择上具有更大的自主性，通过保证护士整体队伍质量来实现确保护理服务安全的目的。

（2）甄选：甄选（selection）也称为筛选或选拔，有甄别、选择之意，是通过运用一定的工具和手段对已经招募到的求职者进行鉴别和考察，从而最终挑选出最符合组织需要的、最为恰当的职位空缺填补者的过程。这里的"求职者"包括来自组织内部和组织外部的候选人。因此甄选具有复杂性和一定的风险性，需要依赖科学的人才测评手段和方法。有效的甄选在为组织选择正确的人、节约招聘的直接成本和机会成本、减少对求职者伤害等方面具有重要意义。

（3）人才测评：人才测评（talent assessment）是一种建立在管理学、心理学、行为科学、测量学及信息技术等理论基础上，通过心理测量、考试、资历评审、效果评价等手段对人员的知识水平、能力、个性特征等方面进行综合测量与评价的方法体系。

（4）护理人才测评：护理人才测评（nursing talent assessment）是根据人才测评的理论和方法，对护理专业人才、护理管理人才进行素质测评，实现人才与职位匹配的技术和方法的总称。

2. 护士招聘程序与步骤　护士的招聘和选拔是一个复杂的、系统的、程序化的操作过程，涉及组织内部各用人部门以及诸多环节。整个招聘过程应遵循因事择人、公开招聘、公平竞争、择优录取的原则，由各部门及其管理者协作完成。护士招聘工作一般包括以下步骤：

（1）招聘决策：在招聘工作正式开始前，基于护理人力资源规划的结果，对招聘工作进行具体计划的过程，包括招聘类型、招聘人数、人员招募范围、招聘标准、时间、地点、经费预算、招聘的具体实施方案等。

（2）人员招募：根据招聘计划确定策略，通过适宜的招聘渠道发布招聘信息，吸引合格的应聘者，最大可能地获取职位候选人。

（3）人员甄选：在吸引众多符合标准和条件的应聘者后，医院对候选人的任职资格和工作胜任程度进行客观的测量与评价，甄选出最合适的人员。

（4）录用决策：根据护理岗位的要求和录用标准，综合分析招聘测试的结果，择优选择护士，作出初步录用决定。

（5）招聘工作评估：包括对招聘结果、成本和方法等方面的评估，目的在于对整个招聘工作进行总结和评价，进一步提高下次招聘的质量和效率。

（二）甄选的主要方法

甄选依赖于各种测试方法，从根本上说，一项测试就是某个人行为的一个样本。这里要强调的是，任何一项测试或甄选工具都应当达到的最基本要求是要具有良好的信度和效度。因此，在选择和使用测试工具时必须首先注意评价其信度和效度。

1. 心理测试 心理测试（psychologic tests）是一种根据心理学原理和技术，以客观化、标准化的程序观察人的具有代表性的行为以及贯穿在人的行为活动中的心理特征，并依据确定的原则进行推论和数量化分析，以判定个体差异的一种科学手段。最早可以追溯到 1905 年法国心理学家比奈（A. Binet）和西蒙（T. Simon）合作开发的智力测验量表。近年来，很多学者认为，在人才素质测评中应主要测量人格特征、能力倾向和职业兴趣等特质。

（1）人格测试：人格是人们所具有的个体独特的、稳定的、对待现实的态度和人们习惯化了的行为方式，是一个人区分于他人的稳定的心理特征，包括需要、动机、兴趣、情感、态度、性格、气质、价值等。人格测试（personality test）是心理测试一个非常重要的领域，在人才测评中有着广泛的应用。近年来人力资源管理领域运用较为广泛的两项人格测试是迈尔斯 – 布里格斯人格类型量表和"大五"人格测试。其他较为成熟的包括明尼苏达多相人格问卷（Minnesota Multiphasic Personality Inventory，MMPI）、卡特尔 16 种人格因素问卷（Sixteen Personality Factor Questionnaire，16PF）、艾森克人格问卷（Eysenck Personality Questionnaire，EPQ）、爱德华个性偏好量表（Edwards Personal Preference Schedule，EPPS）、加州心理问卷（California Psychological Inventory，CPI）等。

（2）能力倾向测试：不同职位对任职者的能力要求不同，比如适合管理的人才不见得适合科学研究工作，这就产生了人才的分类和定位问题，也由此产生能力倾向测试（aptitude test）。常用能力倾向测试分为认知能力测试、运动和身体能力测试两种类型。

（3）兴趣测试：职业兴趣很大程度上反映一个人的职业偏好，会影响其职业选择、职业满意度、职业的稳定性，甚至是职业发展水平和最终取得的成就。兴趣取向越来越受到教育家、心理学家和企业界的重视。最早的职业兴趣测验是斯特朗（Strong）于 1912 年编制的斯特朗职业兴趣调查表（Strong Vocational Interest Blank，SVIB）。目前国内外广泛应用的兴趣测试（interest test）主要是霍兰德（Holland）的职业偏好测试（Vocational Preference Inventory，VPI）和斯特朗 – 坎贝尔兴趣问卷（Strong-Campbell Interest Inventory，SCII）。

2. 学绩测试 学绩测试（achievement test）又称为熟练性测试或成就测试，目的是考察一个人在多大程度上掌握了对于从事某种具体工作而言非常重要的知识或技能。需要注意的是，学绩测试属于认知测试，但区别于认知能力测试。前者评估一个人在接受教育或培训之后获得的学习成果；后者则往往用来考察一个人是否有能力接受某种课程或专业技能训练。学绩测试包括知识测试和工作样本测试两种类型。

（1）知识测试：知识测试（knowledge test）即通常所说的考试，考察的是一个人在一定的领域中掌握的知识的广度和深度，可以划分为综合知识测试、专业知识测试、外语测试等各种类型。通常以笔试方式完成，但并非所有笔试都属于知识测试，可以用单项选择题、多项选择题、是非题、简答题、问答题、案例分析题等各种题型进行测试。

（2）工作样本测试：工作样本测试（work sample test）是指对实际工作的一部分或全部进行模拟的环境中，让求职者实地完成某些具体工作任务的测试方法。基本操作程序是，在职位分析基础上，从对于一个职位非常关键的几项任务中选择一个样本对求职者进行测试，由一位或几位观察员来监控、记录和评价求职者在执行每项任务时的表现。工作样本测试在护士招聘中已有广泛应用，例如选择"三基"护理操作中的静脉输液、注射法、无菌技术等基础护理操作进行考核，以考察护士的基本操作技能、核心制度落实和综合表现等。工作样本测试的优点在于测试行为与实际工作要求和工作绩效有直接且明显的联系，所以效标关联效度和内容效度都比较高；缺点在于工作样本测试专门针对特定职位设计，普适性较低，需针对不同职位开发不同的测试，因此有一定的开发成本。

3. 评价中心技术　评价中心技术（assessment center）也称为管理评价中心技术，是通过情景模拟的方法，由多位评价专家对于求职者在一系列练习中的表现进行评价的过程，主要用于考察求职者是否具备从事管理类工作所需要的人格特征、管理技能、人际关系技能和团队合作技能等。实质也是一种工作样本测试，只是采用模拟的工作任务进行测试，而前面所讲的工作样本测试采用的是实际工作任务。这里主要介绍公文筐测试、无领导小组讨论、角色扮演三种典型的测试方法。

（1）公文筐测试：公文筐测试（in-basket）又称为公文处理测试，是评价中心技术最常用、最核心的技术之一，是一种情景模拟测试。在这个练习中，被评价者在假设的组织背景下所发生的实际业务及相对具体的管理环境中，在规定的条件和时间（通常1~3小时）内，现场处理一大堆装在文件筐或计算机文件夹里的报告、备忘录、来电记录、信函、请示及其他资料，提出对各类文件进行处理或处置的办法。评价专家通过观察应试者在规定条件下处理过程中的行为表现和书面作答，评估其计划、组织、预测、决策和沟通能力。

（2）无领导小组讨论：无领导小组讨论（leaderless group discussion，LGD）是采用情景模拟的方式由一定数目的应试者（通常5~7人）组成一个临时小组，就给定的题目进行集体讨论并作出决策，评价者观察其在讨论过程中的表现。讨论之前评价者会介绍需要讨论的问题、所要达到的目标及总体时间限制。讨论过程中成员处于平等的地位，不指定谁是领导，也不指定受测者应坐的位置，让受测者自行安排组织；评价者观测应试者的组织协调能力、口头表达能力，辩论的说服能力等各方面的能力和素质是否达到拟任岗位的要求，观测应试者自信程度、进取心、情绪稳定性、反应灵活性等个性特点是否符合拟任岗位的团体气氛，由此来综合评价应试者之间的差别，从而对应试者的能力、素质水平作出判断。无领导小组讨论中所使用题目大概包括五种形式，即开放式问题、两难性问题、多项选择题、操作性问题和资源争夺问题。

（3）角色扮演：角色扮演（role play）是要求被试者扮演一位管理者或某位员工，让他们根据自己对角色的认识或担任相关角色的经验，来进行相应的语言表达和行为展示。比如可以请被试者扮演护士长角色，对病房护士就如何改善绩效问题进行一次40分钟左右的面谈，其中下属的角色通常由评价中心设计小组管理者或成员承担。

其他方法如案例分析不但可以测评一般能力，还可以通过精心设计对被试者进行多层次多角度的测评；管理游戏可以观察被试者的团队精神与合作能力、适应能力与领导能力、理财能力、思维灵敏性和紧张情况下的效率。评价中心技术中的各种练习所衡量的技能见表7-5。

笔记栏

表7-5　评价中心技术各种方法所衡量的技能

技能	练习			
	公文筐测试	人格测试	无领导小组讨论	角色扮演
领导力	√	√	√	√
问题解决能力	√		√	√
人际交往能力		√	√	√
行政管理能力（组织和规划能力、书面沟通能力）	√		√	
人格（抗压能力、自信心）		√	√	√

管理工具

测试指南

1. 测试不能作为唯一的甄选工具，只能作为面试、背景调查等的一种补充手段。

2. 使用测试工具时必须在本组织中进行效度检验，以确保该测试对本组织甄选的适用性和有效性。

3. 明确选用测试或甄选方案的目的，思考为什么要采用该测试，该测试与求职者未来在职工作行为有什么关系。

4. 控制测试环境，应当在比较私密、安静、照明适度、通风良好的环境中实施，并确保相对稳定；测试前应注意对管理人员和测试人员进行保密方面的培训。

5. 测试结果报告人员必须具有相关资质、工作经验并熟知相关法律，保证测试结果的科学性、客观性。

6. 保留准确的测试记录，并对结果进行分析。

7. 随着组织需求和求职者能力倾向的变化，定期重测测试效度。

（三）面试的目的与基本类型

1. 面试目的　面试是经过精心设计的、在特定场景下进行、以面对面交谈和观察为主要手段、由表及里地测评应试者有关素质的一种招聘和选拔方法，目的是通过分析被试者的回答及观察他们所作出的各种反应，考察求职者是否具备相关职位的任职资格条件，包括知识技能、个性特点、求职动机等。面试具有简便快捷、容易操作、不需要复杂的专用测试工具和方法等优点，且面对面的观察可以产生比较真切的整体性感受，因此得到广泛应用。但面试是面试考官小组或个人主观判断得出的结果，所以必须经过精心设计，采取相关措施来提高人才甄选的有效性。

2. 面试的基本类型　面试的种类很多，从结构化程度来分主要包括结构化面试、非结构化面试和半结构化面试。

（1）结构化面试：结构化面试（structured interview）又称标准化面试，是指面试前就对涉及的内容、试题的评分标准、评分方法、分数使用等一系列问题进行系统的结构化设计的面试方式。面试时使用结构化的面试指导表。这种面试对任意环节都有严格规定，考官不能随意变动。由于程序、内容以及评分方式等的标准化程度比较高、面试结构严密，结构化面试的信、效度比较高。但面试过程固化，不便于面试者和应聘者的发挥。

（2）非结构化面试：非结构化面试（unstructured interview）是指在面试过程中，不存在结构化面试指南或必须遵循的格式，对面试实施的内容、程序的技巧在面试前完全不确定、实施时随机而定的面试。非结构化面试的优点在于面试方式灵活，可以根据应聘者的个性特征进行深入探讨，但面试的信、效度相对比较低。

（3）半结构化面试：半结构化面试（semi-structured interview）是一种介于非结构化面试和结构化面试之间的面试形式，它结合两者的优点，有效避免单一方法的不足。在这种面试中有些内容会做统一要求，有些内容不作统一规定，面试者可以向应聘者提出一些随机的问题，做到结构性与灵活性相结合。

知识拓展
良好招聘的 6R 目标

1. 恰当的时间（right time）　即在适当的时间完成规定的招聘工作任务。
2. 恰当的范围（right area）　即在恰当的空间范围内进行招聘活动。
3. 恰当的来源（right source）　即要选择适当的渠道来寻求目标人员。
4. 恰当的信息（right information）　即对组织和空缺职位作出全面和准确的描述，使应聘者利用相关信息对自己的应聘活动作出判断。
5. 恰当的成本（right cost）　即以最低的成本按质按量完成招聘工作，提高招聘有效性。
6. 恰当的人选（right people）　即是吸引合适的人员来应聘，包括数量与质量两个方面。

二、护理人力资源配置

（一）护理人力资源配置原则

人力资源配置（human resource allocation）是为组织目标能够高效优质的实现，组织对内部人力资源进行的统筹和优化。护理人力资源配置（allocation of nursing human resources）是以护理服务目标为宗旨，根据护理岗位合理分配护士数量，保证护士、护理岗位、护理服务目标合理匹配的过程。护理人力资源合理配置主要包括以下三方面：一是护士的数量与事的总量的匹配；二是护士的能力与事的难易程度的匹配；三是护士与护士之间知识、能力、性格等结构的匹配。为此，护理人力资源配置应遵循以下原则：

1. 以国家法律法规为依据配置原则

（1）依据《护士条例》：2008 年 1 月 31 日国务院公布《护士条例》，2020 年进行第一次修订，对我国护士配置作出明确规定。条例第 20 条规定"医疗卫生机构配备护士的数量不得低于国务院卫生主管部门规定的护士配备标准"，并在第 28 条进一步指出，卫生主管部门将对"违反本条例规定，护士的配备数量低于国务院卫生主管部门规定的护士配备标准的"医疗机构依法给予处分。

（2）依据等级医院评审标准和实施细则：包括《三级医院评审标准（2022 年版）》、三级心血管医院、儿童医院、肿瘤医院、妇产科医院、眼科医院、传染病医院、精神病医院、口腔医院等评审标准。比如，《三级医院评审标准（2022 年版）》实施细则中指出，护理人力资源配备与医院功能和任务相适应，有护理单元护理人员的配置原则，以临床护理工作量为基础，根据收住患者特点、护理级别比例、床位使用情况对护理人力资源实行弹性调配，临床护理岗位护士数量占全院护士数量不低于 95%。

（3）依据《卫生部关于实施医院护士岗位管理的指导意见》：2012 年卫生部颁发该指导意见指出，"病房护士的配备应当遵循责任制整体护理工作模式的要求，普通病房实际护床比不低于 0.4∶1，每名护士平均负责的患者不超过 8 个""新生儿监护病房护患比为（1.5～1.8）∶1""门

（急）诊、手术室等部门应当根据门（急）诊量、治疗量、手术量等综合因素合理配置护士""护理工作量较大、危重患者较多时，应当增加护士的数量"。

2. 基于患者需求动态调配的原则　护理人力资源配置要以临床护理服务需求为导向，基于患者的实际需求进行动态调配。患者的临床服务需求随着患者数量、疾病严重程度以及治疗措施的变化而变化。随着人们生活水平的提高、健康意识的增加，护理的工作地点和工作内容也在逐渐拓展，因此进行护理人力资源配置时还要充分考虑患者除治疗外的护理需求，包括心理护理、舒适护理、居家康复护理等。科学的护理人力资源配置应通过评估患者的实际需求，进行动态、弹性调整。

3. 按护理工作量弹性调配原则　护理工作量受组织规模、功能、任务、各专科收治患者的疾病严重程度等因素影响。护理人力资源应根据工作量大小弹性配置。比如三级医院危重、病情复杂、高难度手术的患者多，教学医院除常规工作外，还有教学、科研任务，护理工作量大；急重症科室患者病情复杂、治疗量大，这些情况都应相应增加护士配置。

4. 结构合理配置原则　护理单元整体效率不仅受个体因素影响，还直接受到群体结构的影响。护理单元群体结构是指科室不同类型护士的配置及其相互关系。结构合理化要求护士在专业结构、知识结构、智能结构、年龄结构、生理结构等方面形成一个优势互补的护理人力群体，有效发挥护理人力的个体和整体价值。

5. 成本效益原则　人力资源管理的出发点及最终目的都是实现效益最大化。在护理人力资源配置过程中，管理者要结合实际不断寻求和探索灵活的人力配置方式，重视护士的能级对应及分层次使用，在分析个人能力与岗位要求的基础上实现个体与岗位的最佳组合，充分调动护士工作积极性，高效利用护理人力资源；根据护理工作量的变化及时增减护士数量，由此降低人员成本，提高组织效率。

（二）护理人力资源配置方法

1. 比例配置法　指按照医院的不同规模，通过床位与护士数量的比例（床护比）、护士与患者数量的比例（护患比）来确定护理人力配置的方法。这是目前我国常用的医院护理人力资源配置方法之一。卫生行政主管部门的相关政策和规定，对医院的护士数量做了基本要求，被用作比例配置法的计算依据。例如，根据《全国护理事业发展规划（2021—2025 年）》发展目标，到2025 年，三级综合医院、部分三级专科医院（肿瘤、儿童、妇产、心血管病专科医院）全院护士与实际开放床位比为 0.85∶1，全院病区护士与实际开放床位比为 0.65∶1；二级综合医院、部分二级专科医院（肿瘤、儿童、妇产、心血管病专科医院）全院护士与实际开放床位比为 0.75∶1，全院病区护士与实际开放床位比为 0.55∶1。

2. 按护理工作量和工时测算　该方法主要是根据护士所承担的工作量（workload）及完成这些工作量所消耗的时间来计算护士数。其中护理工作量的测算是基础。测算方法包括单位时间工作量（unit time workload）测算、按护理级别分类测算、按患者日常生活活动（ADL）分级分类测算和按患者照顾需要分类测算等。

（1）工时测算法：是确定护理工作量的最基本方法，也是确定直接人力成本的基础。它是通过护理工时测定表测量 24 小时内护理工作量，即 24 小时各项护理工作的工时，通过工时消耗测算护理人力需求的理论值。在具体统计护理工作量时，除直接护理时间内外还须考虑间接护理时间和机动、抢救及特殊护理服务等所需时数，并视机动项目的多少、抢救人次及时间长短增加护士人力。通过专家会议、工作流程分析和流程再造、现场观测确立护理工时测算表，得出不同班次、级别的护士对不同护理级别患者的直接护理时间、间接护理时间和护理工作负荷，从而建立合理的护士分层配置模型。

（2）以患者分类系统为基础计算：患者分类系统（patient classification system，PCS）也称患者病情严重程度系统或工作量测量系统，是一种用来清楚表达在某一特定时间段内护理一个或几个特定患者工作量的测量工具。患者分类系统将特定时间内所需护理工作量相近的患者归为一类，以此确定护理等级、合理配置人力资源。常用于护理人力配置的患者分类系统主要有以下几种：

1）原型分类法：也称标准分类法，20世纪60年代初期提出，根据患者对护理的需求将患者分为三类或三类以上，每类患者具有相似的特点如日常生活能力、治疗需求等，如按患者对护理的需求将患者分为完全照顾、部分照顾、自我照顾三类，通过测量每类患者所需的平均护理时数来计算所需护理时数和工作量。我国的分级护理也属于原型分类法，主要根据患者病情和生活自理能力，将患者分为特级、一级、二级和三级四个护理级别。原型分类法简便易行，但由于对患者分类较为宽泛，在准确反映患者个体的实际护理需求方面受限。

2）因素型分类法：是选定发生频率高、花费时间长的护理操作项目，测量每个项目所需的护理时数，再根据每位患者每天/班所需护理项目及其频数，计算所需护理时数并据此进行护士人力分配。罗斯麦迪可斯量表——患者分类系统是因素型分类法的代表。因素型分类法的优点在于考虑了患者的个体化需求，缺点是每项护理活动标准时间的确定较复杂，且标准时间随着操作水平的提高而呈现动态变化。

3）混合型分类法：20世纪70年代由美国学者提出，兼具原型和因素型分类法的优点。Medicus法是混合法中颇具代表性的一种，它采用原型分类法对患者进行分类，但分类依据不是护士的主观判断，而是由主管护士选取能反映患者需求的护理操作项目进行护理活动的工时测定，再由计算机对患者的具体情况进行权重处理后将患者划分到相应的类别，仅为配置护理人力。混合型分类法的优点是各医院、病房可根据自己的工作特点确定影响工作量的具体因素，计算简便，缺点是计算机数学模型中护士结构是固定的，使其应用的灵活性受到影响。

4）疾病诊断相关的定额付费法：疾病诊断相关的定额付费法是以病种结构为基础的一种收费方式，由美国耶鲁大学组织和管理系统学院的汤普森（John Devereaux Thompson）和费特（Robert Barclay Fetter）于1981年提出，1983年开始实行。它的发明形成了一种新的患者分类方法即模型分类系统。这种分类系统根据疾病或病情进行分类，反映的是不同种类疾病或病情所需的平均护理时间。因为该系统不需要每天对患者进行分级，所以护理时间统计方面的工作量减少。但其缺点也显而易见，既缺乏个体针对性，不能针对个别患者的实际护理工作需求进行连续测定，也缺乏对预先安排护理时间的准确性的连续监测。

第四节 护士培训与人力资源开发

人是生产力中最基本、最活跃的因素，人力资源已成为组织发展的第一资源与核心竞争力。现代组织竞争的实质是员工素质的竞争。培训与开发是提升护士工作能力及医院绩效水平的重要保障，也是增强医院组织和护士个人的应变与适应能力，满足护士自我成长与职业发展需求，提高其职业和组织认同感的关键环节。

一、培训与开发的类型及原则

（一）培训与开发的类型

1. 相关概念

（1）培训：培训（training）是组织出于自身发展需要，为促使组织成员学习和掌握工作有关的知识、技能，形成良好的工作态度或习惯而采取的一种有计划的培养和训练活动，是组织吸引、留住人才的重要方面。

（2）开发：开发（development）是以未来为导向，侧重于培训员工尤其是管理人员的综合素

笔记栏

质，为未来发展做准备，着眼点在于员工的成长。开发的对象一般为较高层次的管理人员和专门的技术人员。

可见，培训和开发的概念有联系也有区别：前者关注当前的工作需要，后者更多关注未来组织和员工的发展需要。但由于现在培训工作逐具战略性，两者在形式、内容和手段上也存在一定的交叉和重叠，界限越来越模糊，目的都是帮助护士达成良好的工作绩效以持续为组织作出贡献。

（3）培训管理：培训管理（training management）是组织对于各种培训活动所开展的一种有目的、有计划的管理活动。其意义在于确保护理培训与组织发展战略、组织文化保持一致，促进护士不断提高知识和技能，促使护士态度和行为的转变，从而使培训内容成功转化为护士个人及其群体的工作实践，提升组织绩效，同时有利于成本预算和节约成本。

2. 培训与开发的类型 按照培训与开发的对象与重点划分，护理人力资源的培训与开发主要包括岗前培训、岗上培训以及护理管理人员开发等。

（1）护士岗前导向培训：是使新护士熟悉组织，适应环境和岗位的过程，目的是帮助新护士学习新的工作准则和有效的工作方法，尽快适应岗位的要求。首先，要使新护士在和谐的气氛中融入工作环境，为其今后的有效工作打下良好的基础；其次，要使护士了解医院的组织文化、服务流程和发展目标，帮助护士熟悉胜任工作的必要知识、技能和职业道德规范，了解医院和护理系统的有关政策、规章制度和运转程序，熟悉岗位职责和工作环境。

（2）护士岗上培训：又称上岗后培训或在岗培训，主要指医院根据工作需要，对从事具体护理岗位的护士开展的各种知识、技能和态度的教育培训活动，帮助其提高工作效率。

（3）护理管理人员开发：通过研讨、交流、案例研究等方法，对护理管理人员和部分可能成长为护理管理人员的护理骨干进行培训，帮助其掌握必要的管理技能，学习先进的管理理念和知识，以改善管理绩效。

（二）培训与开发的原则

1. 与组织战略发展相适应原则 要从组织的发展战略出发，结合医院和部门的发展目标进行培训内容、培训模式、培训对象、培训规模、培训时间等综合方案的设计，保证培训为组织发展服务，促进组织战略目标实现。

2. 按需施教，学用一致原则 从护士的知识结构、能力结构、年龄情况和岗位的实际需要出发，注重将培训结果向生产力转化的实际效果。培训结果要能够促进组织、部门和护士的竞争优势的发挥和保持，使护士的职业素质和工作效率得到不断提高，实现组织培训效益最大化。

3. 综合素质与专业素质培训相结合原则 护士培训除了要注意与护理岗位职责衔接，提高护士专业素质外，还应包括组织文化建设的内容，使护士从工作态度、工作理念、价值观、人生观等方面符合组织文化要求。培训与开发要帮助护士在提高职业素质的同时，完成其在组织中的社会化过程。

4. 重点培训和全员培训相结合原则 医院的培训需要投入成本，因此，培训与开发必须要有侧重点。首先要对医院护理工作的发展影响力大的护理技术骨干力量，特别是对护理管理人员进行培训。另外，组织中的每一位护士都有接受培训和教育的权利，管理者在制订培训计划时既要注意对组织中的骨干进行培训提高，同时又不能忽略护理队伍整体素质的提高，做到全员培训。

5. 长期性与急用性相结合的原则 科学技术发展的日新月异要求组织对人员的培训必须坚持长期性的原则。护士只有不断学习，不断接受新的知识和信息才能保持自己的专业能力与医疗护理的发展同步。另外，护士培训目的是更好地完成本职工作，如果岗位职责和工作内容发生了变化，就应该及时针对岗位需要培训急需的知识和技能，满足组织和部门新业务、新技术、改革项目等对人员素质的基本要求。

二、护士培训与管理

（一）培训管理过程模型

完整的培训管理过程模型包括培训需求分析并制订培训计划、实施培训计划、培训成果转化、培训效果评估四个阶段（图7-6）。

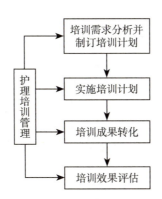

图 7-6　护理培训管理四阶段模型

1. 培训需求分析并制订培训计划　该阶段是组织确定是否有必要进行培训以及需要什么样的培训的过程，具有非常重要的意义。

（1）培训需求分析：了解医院和护士个人的培训需求是制订合理的培训目标和良好培训计划的前提与基础。护理人力资源培训与开发需求分析可从组织分析、人员分析和任务分析三个层面，回答以下问题：组织中存在哪些可以依靠培训来解决的问题？哪些人需要培训？在哪些方面需要培训？

常用的培训需求分析的方法主要有观察法、问卷调查法、资料查阅法和访谈法等四种。观察法指直接到工作现场，通过观察护士的实际工作情况来识别培训需求；问卷调查法是将有关问题编制成问卷，通过让护士填写问卷来收集信息并进行培训需求分析；资料查阅法就是通过查阅有关的资料，比如护理专业期刊、工作记录等来对培训需求进行分析；访谈法是通过访谈的方式对护士个体或群体的培训需求进行收集与分析。

（2）制订培训计划：在明确培训的必要性之后，就要确定培训的目的、目标、对象、培训时间长度、培训地点、培训方法、培训教师、培训预算等具体问题，制订详细的培训计划，从而保证培训的针对性和有效性。其中培训方法包括传统方法和团队建设培训法，前者如课堂教授法、自我指导学习、师徒培训法、案例分析法、角色扮演法、情景模拟法、视听技术（如幻灯片、视频资料、教学录像等）、远程学习、基于互联网的移动学习等；后者如拓展训练法、团队培训法、行动学习法等。

2. 实施培训计划　该阶段的重点是按照培训计划，采用适当的步骤和方法，选择恰当的培训形式，营造良好的培训环境，保证培训效果。由于培训对象都是成人，因而成人学习理论对于保证培训效果具有重要意义。

3. 培训成果转化　培训的最终目的是促使培训对象将所学知识、技能应用到实际工作中，产生工作态度或习惯上的改变而提高工作绩效。培训成果转化水平往往受到多种因素影响，如上级和同事对运用培训内容的支持程度、组织是否存在应用的机会、应用以后可能产生的效果、受训者是否愿意担负成果转化的责任，以及个人是否具备运用新技能和实施新行为的自我管理能力等。组织应引起足够重视，采取针对性措施促进成果转化，从而真正达到培训的目的。

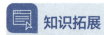

知识拓展

培训迁移相关理论

　　培训迁移是指员工持续有效地将所学到的知识、技能、态度和行为方式等运用到工作中的过程。培训迁移理论主要有以下几种：

　　1. 相同要素理论　桑代克等认为，只有当两种情境中有相同要素，刺激相似且反应也相似时，迁移才能发生，且相同要素越多，迁移越大。

　　2. 概括化理论　贾德在认知主义框架的基础上发展而来，认为概括化的原理和经验是迁移得以产生的关键，对原理学习得越透彻，对新情境的适应性就越强，迁移就越好。

　　3. 认知迁移理论　奥苏伯尔以信息加工模型为基础而提出，认为培训转化效果取决于受训者回忆所学知识、技能的能力，其原有认知结构的清晰性、稳定性、概括性、包容性、连贯性和可辨别性等都可影响新近学习的获得、保持与转换。

　　4. 培训效果评估　有助于组织明确培训管理改进方向，提高培训有效性及进行成本 – 效应分析。培训有效性评估最有代表性的评估模型是柯克帕特里克（Kirkpatrick）所提出的柯氏评估模型，该模型主张从被培训者的反应、学习情况、行为表现和绩效结果四个层面，多角度对培训效果进行评估。

管理工具

柯氏四层次评估模型

　　反应评估：是指被培训者对培训项目的满意度，关注其对培训项目内容及有效性的主观感受，可通过直接询问或采取问卷调查法、面谈法、座谈法等进行评估。

　　学习评估：是指被培训者在接受培训后，在知识、技能、态度等方面的提高或改变程度，更关注认知层面的改变，可采取考试法、实际操作、自我评价量表等方法进行评估。

　　行为评估：是指被培训者在接受培训以后工作行为发生改变的程度，关注对学习成果的运用程度，可采用 360 度反馈法从多方面进行评估，或者采用行为评价量表进行评估。

　　结果评估：与组织利益最为相关，是衡量经过培训后组织的绩效是否得到了改善和提高，多采用不良事件发生率、服务质量，以及成本效益等指标进行评估。

（二）培训方案制订

　　培训方案是培训目标的具体化与操作化，是培训活动能够顺利实施的具体保证。一个比较完备的培训方案一般应当涵盖 6 个 W 和 1 个 H 的内容，即培训的目标（why）、培训的内容（what）、培训的对象（whom）、培训者（who）、培训的时间（when）、培训的地点及培训的设施（where）、培训的方式方法以及培训的费用（how）。

　　1. 培训目标　是培训活动所要达到的目的，即医院期望护士以什么标准，在什么条件下去完成什么样的事情，以最终提高工作绩效。培训目标的制订不仅对培训活动具有指导意义，也是培训评估的重要依据。

　　2. 培训内容　主要可以分为知识类培训、技能类培训和态度类培训三大类。知识类培训又称为认识能力学习，目的是通过培训使护士具备完成岗位工作所必需的基本业务知识，如了解医院的基本情况、发展战略、经营理念、规章制度等；技能类培训又称为肌肉性或精神性运动技能

笔记栏

190

的学习，通过培训要使护士掌握完成岗位工作所必备的技术和能力，如操作技术、应变能力、沟通能力、分析能力等；态度类培训又称为情感性学习，与护士职业认同感和价值观的塑造密切联系，目的是通过培训使护士具备完成岗位工作所要求的积极态度，如合作性、积极性、自律性和服务意识等。一般都要将培训的内容编制成相应的教材，以便于培训者学习。培训的内容不同，教材的形式也不尽相同。

3. 培训师资 培训师资选择得恰当与否对整个培训活动的效果和质量有直接影响，优秀的培训师资应具备良好的职业素养、丰富的培训经验和优秀的培训能力，包括讲解或口头表达能力、沟通与交流能力、问题的发现与解决能力、多媒体使用能力，以促使培训工作更加富有成效。培训师资的来源一般来说有外部渠道和内部渠道两个渠道，各有利弊。外部渠道的培训师资一般比较专业，有先进的理念和培训经验，更易得到组织的关注和培训者的接受，但由于外部师资对组织了解不足，可能导致培训内容不实用、针对性不强等，且培训费用较高；而内部渠道的培训师资对组织情况更了解，培训的针对性强，培训费用较低，但可能缺乏培训经验、新理念和新思维。因此，组织应当根据培训的内容和要求选择恰当的培训师资。

4. 培训的方式方法以及培训费 一般情况下，企业应该根据培训的内容以及成人学习的特点来选择相应的培训方法。汤姆·戈特（Tom W. Goad）总结了成人学习的16条原理值得培训时借鉴。此外，由于培训也需要支出费用，因此在培训计划中还需要编制培训预算。一般只计算直接发生的费用，如培训场地及设备费、培训资料费、培训师资授课费等。培训费用预算既便于获取资金支持以保证培训的顺利实施，也是进行培训评估的重要依据。

知识拓展

成人学习原理

1. 成人是通过干来学的。
2. 运用实例。
3. 成人是通过与原有知识的联系、比较来学习的。
4. 在非正式的环境氛围中进行培训。
5. 增加培训方式、教具或培训环境的多样性。
6. 消除成人学习者的恐惧心理。
7. 培训师避免单向讲授，做成人学习的促进者。
8. 明确学习目标。
9. 反复实践，熟能生巧。
10. 引导启发式学习。
11. 给予信息反馈。
12. 循序渐进，交叉训练。
13. 培训活动应紧扣学习目标。
14. 良好的初始印象能吸引学员的注意力。
15. 培训师要有激情。
16. 重复学习，加深记忆。

5. 培训实施 在培训实施过程中，可通过制作培训实施计划表和培训方案具体实施表，来落实培训对象、培训讲师、培训地点、培训时间、培训内容等各种事项，确保培训的实施和取得相应的效果。

笔记栏

6. 培训评估与反馈　可依据护士接受培训后所获得的知识、技能、态度的变化及其将培训应用于工作的程度和有效性来反映培训效果。培训效果评估的具体方案有事后评估、事前 – 事后评估和时间序列法。其中事后评估是培训完成后立即进行的效果评估，该法简单易行，但无法反映培训对护士知识、技能、行为和组织层面的长期影响；事前 – 事后评估可以说明培训对改进绩效的效果；时间序列法是在培训之前、之后的一段时间内按既定的时间间隔收集信息，从而评估培训结果在一定时间内的稳定性，常用于容易产生随时间延续而发生变化的可观察性结果（如不良事件发生率、缺勤率等）。

（三）护士培训与开发的形式与方法

1. 脱产培训　脱产培训（off-the-job training）是一种较正规的人员培训方法，根据护理工作的实际需要选派不同层次、有培养前途的护理骨干，脱离工作岗位，集中某段时间到学校、研究机构或其他培训机构进行学习。脱产培训多用于理论知识方面，培训内容有一定深度且较为系统，因此对被培训者的素质和专业能力具有积极影响，对医院的长远发展有利。但由于培训成本较高，在培训人员数量上受到一定的限制。

2. 在职培训　在职培训（on-the-job training）是在日常护理工作环境中一边工作一边受指导、教育的学习过程，是以学习新理论、新知识、新技术和新方法为目的的终身制培训形式。在职培训可以是正式的，也可以是非正式的。例如，护士的操作技能培训是在职培训的主要内容之一，培训方法多为导师制，即由处于职业生涯的高年资护士指导处于职业起点护士的工作支持和教育培训过程。导师的指导作用不仅体现为对低年资护士的操作技能进行指导，同时对其价值观的形成、人际关系的建立、团队合作精神的形成等方面都有指导责任。在职培训多与分层级培训相结合，以满足不同层级护士的培训需求。

3. 轮转培训　轮转培训（rotary training）是组织护士在几种不同职能领域之间或同一职能领域不同部门或不同岗位之间的轮转计划。国内的轮转培训主要针对新护士，也称为护士规范化培训，通常为两年时间，通过完成急诊科、重症监护病房、内外科相关科室的轮转，培养新护士病情观察和应急处理能力。国外某些医院还对所有护士均采用工作岗位轮转制，护士在某个科室工作一定年限后即会被安排至另一科室工作。

岗位轮转可以使护士积累更多的临床护理经验，拓宽专业知识和技能，增强解决临床护理问题的能力，使其胜任多方面的工作，并为今后的职业发展打下良好的专业基础；同时有利于护士总体把握组织目标，增强对组织中不同职能的理解和认识，也为在组织内形成护理人才的合理流动，更加有效地安排护理人力资源创造了条件。但也存在一定的问题，如轮转期护士看问题或解决问题的方式趋于短期化；由于停留期较短，不易发展某些特定的岗位专业技能；接受轮转和提供轮转人员的部门可能因为需要提供培训或其他配套资源而影响工作效率，或出现部门负担加重的情况等。

三、护士职业生涯规划与管理

护理人力开发具有未来导向性，因此越来越和护士职业发展联系在一起。实际上，以留住和激励护士、发现开发需求并满足这种需求为目的的护士开发过程，就是组织对护士的职业生涯管理。

（一）职业生涯相关概念与管理原则

1. 相关概念

（1）职业生涯：职业生涯（career）是一个人根据心中的长期目标所形成的一系列工作选择及相关的教育或训练活动，是有计划的职业发展历程。

（2）职业生涯规划：职业生涯规划（career planning）又称为职业生涯设计，是个人与组织相结合，在对一个人的知识、技能、兴趣、能力、动机和其他特点进行综合分析基础上，帮助个人获得关于各种机会和选择的信息，确定与职业相关的目标，并制订计划来实现这些特定目标的过程。其目的不仅是帮助个人按照自己的资历条件找到一份合适工作、实现个人目标，更重要的是帮助个人真正了解自己，根据主客观条件设计出合理且可行的职业生涯发展方向。

（3）职业生涯开发：职业生涯开发（career development）是一种有助于个人进行职业探索、职业确立、取得职业成功及获得职业满足的贯穿终身的连续性活动。

（4）职业生涯管理：职业生涯管理（career management）是个人和组织对职业历程的规划、职业发展的促进等一系列活动的总称，包括职业生涯决策、设计、发展和开发等内容。职业生涯管理分为个人职业生涯管理和组织职业生涯管理。个人职业生涯管理以实现个人发展的成就最大化为目的，通过对个人兴趣、能力和个人发展目标的有效管理实现个人的发展愿望。组织职业生涯管理的最终目的是通过帮助员工的职业发展，求得组织的持续发展，实现组织目标。

（5）护理职业路径：护理职业路径（career pathway of nursing）是组织为本单位护士设计的职业发展的路线，以使护士的职业目标和发展计划与医院护理岗位需求结合起来，有利于双方的共同发展。护理职业路径见图7-7。

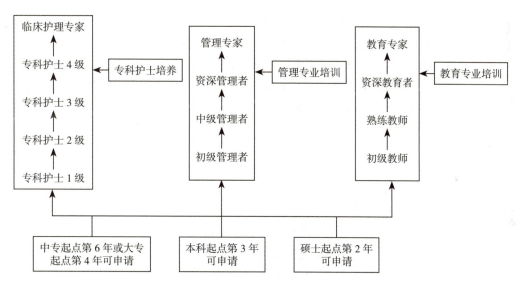

图7-7 护理职业路径

2. 职业生涯管理的作用

（1）有利于对组织未来的人才需要进行预测：组织可以根据发展需要，预测未来组织的人力资源需求，通过对员工的职业生涯设计，为员工提供发展的空间、培训的机会和职业发展的信息。使员工的发展和组织发展结合起来，有效地保证组织未来发展对人才的需要，避免职位空缺而找不到合适人选的现象。

（2）有利于组织留住优秀护理人才：优秀护理人才流失有多方面的原因，如专长没有得到发挥，薪酬不理想，缺少晋升机会等。对员工来说，最关心的就是自己的事业发展，如果能在工作中发挥自己的才能并得到肯定，就不会轻易离职。职业生涯管理重视对护士职业生涯的设计和发展，有利于增加护士的工作满意度，也利于留住和吸引更多优秀的护理人才。

（3）有利于医院护理人力资源开发：职业生涯管理能使护士的个人兴趣和特长受到组织的重视，有利于更好地挖掘其工作潜能，从而有效地开发组织的护理人力资源，使医院发展更适合社会的发展和变革的需要。

3. 护士职业生涯管理原则

（1）统筹性与差异性原则：组织应将职业生涯规划与管理视为一个系统工程，纳入组织的发展战略，从组织战略的高度来提供支持，实现横向统筹和纵向统筹。横向统筹是指在职业生涯管理中，组织本身、管理者、员工本身都是参与者，应发挥各自的作用；纵向统筹，是指职业生涯管理应该贯穿于医院人力资源管理工作的整个过程。而差异性原则要求医院在制订和管理职业生涯发展过程中，充分考虑不同护理岗位和专业之间的实际情况，充分考虑护士性别、年龄、个性、价值观等方面的个体差异，有针对性地制订职业发展目标。

（2）长期目标和短期目标相结合原则：目标的选择是职业发展的关键，明确的目标可以成为个人追求成功的行为动力。目标越简明具体，越容易实现，就越能促进个人的发展。长期目标是职业生涯发展的方向，是个人对自己所要成就职业的整体设计，短期目标是实现长期目标的保证。长短期目标结合更有利于个人职业生涯目标的实现。通常目标的设置以短期＜3年，中期3~5年，长期5~10年为一个阶段。

（3）阶段性与发展性原则：实施职业生涯管理时，医院要充分考虑组织当前所处的发展阶段与个体当前的发展阶段，以及组织和员工未来的发展规划，有步骤、有顺序地进行。同时要以促进护士个人发展为目的，把岗位实践与有效的培训结合起来，对与医院及护理专业未来发展相关的技能要提前培训，为组织的未来发展储备高能力的护理人才。

（二）职业生涯管理的相关理论

无论是组织职业生涯管理，还是个人职业生涯管理，均需要职业生涯理论的指导。职业生涯管理的理论很多，概括而言，主要可分为职业选择理论和职业发展阶段理论两大类，职业选择理论更多用于解释个体选择某种职业的原因，而职业发展阶段理论则更倾向于对已经入职的个体职业发展的过程进行阶段划分，以帮助个体实现职业发展上升与成长。

1. 职业选择理论　该理论从个体的角度探讨职业行为，重视个体内在因素在职业选择和发展中的重要作用，认为职业选择是依照个人的职业理想、兴趣、性格、能力等选择适合自己职业的过程，目的在于使个人能力与职业要求相符。代表性理论主要有帕森斯（Parsons）的人 – 职匹配理论、佛隆（Vicor H. Vroom）的择业动机理论、约翰·霍兰德（John Holland）的职业性向理论。

如霍兰德的职业性向理论认为，个体的价值观、动机和需要等是决定其职业选择的重要因素，当人的个性与职业相匹配时，会表现出最高的满意度和最低的离职率。霍兰德基于对职业性向测试研究，将个人的职业兴趣划分为现实型、调研型、艺术型、社会型、企业型和常规型6种，同时也将职业类型相应地分为上述6种类型，认为组织应将个体特有的个性与相宜工作进行匹配，以提高其人力资源的使用效率和效益。

2. 职业生涯发展阶段理论　职业发展理论是个体职业发展的阶段性理论，让员工个人可以清楚看到自己处于生涯发展哪个阶段，充分认识到人生发展的各阶段的特点和规律，更好地规划其职业生涯。该类理论尝试将个体的职业生涯划分为不同的发展阶段，假设每一个阶段都有自己独特的问题和任务，并提出了解决这些问题、完成这些任务的方法与对策。如斯蒂芬·P. 罗宾斯（Stephen P. Robins）将人的职业生涯划分为职业探索、职业建立、职业发展、职业成熟、职业衰退5个阶段；金斯伯格（Ginsberg）将职业生涯划分为幻想期、尝试期和实现期三个阶段；而唐纳德·E. 舒伯（Donald E. Super）将职业生涯分为成长期、探索期、确立期、维持期和衰退期五阶段。

在护理领域应用最为广泛的两个职业生涯发展阶段理论有：

（1）"职业锚"理论：由美国著名职业指导专家埃德加·施恩（Edgar H. Schein）提出。该理论认为，个体的职业规划和发展是一个持续不断的探索过程，在该过程中，每个人都会根据其天资、能力、动机、需要、态度和价值观等慢慢形成较为明晰的与职业有关的自我概念。随着个体对自己越来越了解，就会越来越明显地形成一个占主要地位的职业锚。职业锚（career anchor），是个体通过实际工作经验达到自我满足和补偿的一种长期的职业定位，当个体不得不作出某些职业选择的时候最难以割舍。职业锚是个体动机、需要、价值观和能力相互作用和逐步整合的结果，不同个体的职业锚可能不同，同一个体的职业锚也可随着个体的发展而发生变化。施恩还提出了五种职业锚，包括技术/功能型职业锚、管理型职业锚、创造型职业锚、安全稳定型职业锚、自主型职业锚，用于描述不同个体所追求的职业定位。

职业锚理论能帮助组织识别个人的职业期望模式和职业成功标准，使组织在深刻了解个体与职业相关的才干与能力、动机与需要、态度与价值观的基础上，有针对性地开发个人职业技能、规划其职业发展路径、有效管理其职业生涯，促进员工心理契约的形成。

（2）"从新手到专家"模式：由美国护理理论家帕特丽夏·本纳（Patricia Benner）针对护士的职业生涯发展阶段而提出，认为护士专业技术的获得和职业发展要经历从新手到专家5个不同的水平。

1）新手：对拟从事的护理领域完全没有经验，缺乏对现任工作的了解，主要依照操作规程及规章制度指导临床实践，工作中容易忽略情境因素，无法作出当前情境下的正确判断，护理行为受到较大限制，灵活性差。

2）初学者：已具备一些临床护理经历，对从事的护理工作有一定的了解，可以依据经验直觉进行思考分析，能预见环境中经常出现的某些状况，解决某些实际问题，并展示一定的护理能力。

3）胜任者：已在某一护理岗位具备2~3年的实践经验，对所处的工作情境形成了整体的概念，能对问题进行思考和分析，面对紧急情况，能及时采取应对措施，并根据工作的重要性、急迫性来确定各项工作的优先顺序。

4）精通者：在工作胜任的基础上，能将护理工作情景理解为一个整体，对护理工作具有预见性，能从较多的经验中发展出对当前情境的即刻正确反应，并在多种工作中识别最重要的工作任务，并根据所发生的情况调整护理工作计划，具备评价判断能力与决策能力。

5）专家：从技术熟练水平演变到专家水平，是一个从量变到质变的飞跃过程。这就要求专家型护士应具有丰富的临床护理经验，对所从事护理工作有深刻理解，能直观把握面临的护理工作情况，确认问题症结并进行处理，对非预期状况具有准确的临床判断力，有优秀的临床工作能力和良好的沟通协调能力。

（三）护士职业生涯管理的流程

1. 自我评估 是个人对职业发展的相关因素进行全面、深入、客观地评估和分析的过程，评估内容包括个人的职业价值观、兴趣特长、性格特点、思维方式等，分析自身所掌握的专业知识与技能等。通过评估，明确自身职业发展的优势和局限，在此基础上形成自己的职业发展定位，选择适合的职业发展路径，如专科护士、护理教学老师、护理管理人员等。

2. 内外环境分析 是对内外界环境因素进行全面了解和深入分析，包括分析所处环境的特点与发展趋势、职业与环境的关系、个人在环境中的地位、环境对个人的要求、环境中对职业发展的有利和不利因素等，以便在复杂的环境中避害趋利，准确识别适合自己的职业目标和发展方向。

3. 选择职业发展路径 是以自我评估和环境评估的结果为决策依据，选择职业发展的方向和路径，以及对自己职业定位进行调整的过程。职业定位主要考虑以下三方面的问题：一是结合自身价值观、理想、成就动机、目标取向等因素，明确个人希望从哪一条职业路径发展；二是结合自身性格、特长、学历、工作经验等要素，明确个人适合从哪条职业途径发展，确定自己的能力取向；三是结合自身所处环境，明确个人能够从哪条职业途径发展，确定自己的机会取向。如果所选择的职业发展路径与所处环境条件不相符，就难以达到理想的职业发展高度。例如，优秀的护士不一定能成为优秀的护理管理者；优秀的护理管理者也不一定能成为一名优秀的护理教师。

4. 设置职业发展目标 职业发展目标要依据所处实际环境和个人条件而制订，所处环境和个体情况不同，具体职业发展目标的设置也应有所区别。职业发展目标的设置应遵循以下原则：适合自身特点；符合组织发展需要和社会需求；目标要具体可行；同一时期不宜设定过多目标。就整个护理职业生涯而言，有针对性地制订阶段目标更为切实可行。因此，目标设定应该是多层次、分阶段的，长期目标、中期目标和短期目标相结合。

5. 职业行动计划与措施　职业目标的实现依赖于个人积极的行动与有效的策略。护士实现职业发展目标的具体行为不仅包括在护理工作中的实际工作表现与业绩，还包括个人为未来发展所作出的前瞻性准备，如业余时间的学习提高、岗位轮转、学历提升、参与社会公益活动等。此外，在实施职业计划的过程中还应该兼顾职业、生活和家庭的平衡，以保证职业生涯的可持续发展。

6. 评估与调整　内外环境等诸多因素的变化，可能会对职业发展目标的实现带来不同程度的影响，这就需要个人根据职业生涯发展过程中所出现的问题进行分析和总结，及时调整自我认知，必要时重新设定职业发展目标。

（四）护士职业生涯管理的角色与任务

1. 组织的责任与任务　护士职业生涯发展是个人与医院相互依存、相互作用、共同发展的，双方各自作出努力以使个人的职业发展与组织的需要相符的过程。医院在护士个体职业生涯管理中的任务主要包括：确定护理组织的发展目标和职业需求规划；帮助护士开展职业生涯管理；将护士的绩效评价与职业生涯发展规划结合起来；护士职业生涯发展评估与岗位调整相匹配；确定不同职业生涯期护士的职业管理任务等。

2. 护理管理者的责任与任务　护士长是护士的直接上级，作为一线护理管理者，其在护士职业生涯发展中的责任和任务主要包括：对本部门护士的日常工作能力进行评估，提供建议和反馈，进行有效的职业指导，帮助护士的职业定位；根据护士个人特长进行分工，为护士展现和发展个人潜能提供机会；对护士个人职业生涯发展规划提供咨询和参考意见；促进和鼓励本科室护士在组织内晋升。

3. 护士自身的责任与任务　从护士的职业路径看，护士在其职业发展中可成为临床护理专家、护理管理者、护理教育者等。护士在制订自身职业生涯发展规划时，首先要进行自我分析，明确自己的职业定位，然后通过完成本职工作培养职业责任感和敬业精神，并结合所获得的职业生涯发展信息，对自己的职业发展方向和路径进行调整。

第五节　护理绩效管理

绩效（performance）是员工在工作过程中所表现出来的与组织目标有关的并且能够被评价的工作业绩、工作能力和工作态度。绩效管理（performance management）则是管理者与被管理者为了达到组织目标共同参与的绩效计划制订、绩效考核评价、绩效结果应用、绩效目标提升的持续循环过程。

一、护理绩效管理的功能与原则

（一）护理绩效管理的功能

1. 诊断功能　护理管理者能够依据绩效目标，及时发现科室及部门绩效现状及存在问题。通过对护士的工作绩效进行评价、分析与沟通，识别护士的职业素质与护理岗位任职要求之间的差距，从组织、部门和个人等多个层面寻找影响护理绩效的原因，有针对性地采取措施，以实现工作绩效的持续改进。

2. 决策功能　绩效评价结果可以为护士的晋升晋级、培训活动、人事调整、奖惩与留用等护理人事管理决策提供依据。科学合理的绩效评价机制还可以为正确识别人才、合理使用与开发护理人力资源提供客观依据。

3. 激励功能　绩效评价结果可以帮助管理者确定护士对组织的贡献水平，以此作为组织实施奖惩等激励措施的依据。根据客观的绩效考核结果，对实际工作绩效优异者给予奖励，对工作绩效低劣者进行惩罚，是保证奖惩公正性的根本措施，也是绩效管理激励功能的重要表现。

4. 导向功能　绩效管理的基本目标是营造良好的工作氛围，促进护士个人、组织与医院的共同发展，提高护士、护理单元和医院的整体工作效率，促进个人目标和组织战略目标的实现。因此，科学合理的绩效管理机制和具体可量化的绩效评价指标可为个人和组织的努力方向提供导向功能。

5. 规范功能　绩效管理体系，以及对护理行为和结果评价指标可为护士的执业行为起到规范作用。以客观指标为主要形式的护士绩效评价体系可进一步规范护理行为，促进医院和部门护理工作流程的标准化和护理人力管理的有效性。

（二）护理绩效管理的原则

1. 岗位为主原则　护士绩效考评标准应根据岗位职责和工作内容来建立，如护士、护士长、护理部主任的岗位职责和工作内容不同，其评价指标和评价标准也应有所区别。制订评价标准时应尽量使用可衡量的描述，以便提高绩效评价的可操作性。

2. 标准化原则　绩效管理的标准化有四层含义：第一，在同一管理者领导下从事同种护理工作的人，应使用同一评价方法或工具进行评价；第二，评价的间隔时间应基本相同；第三，重视并有效落实评价反馈；第四，提供正式的评价文字资料，被评价人应在评价结果上签字。

3. 公开化原则　主要体现在两个方面：一是绩效评价标准公开化，建立的护士工作绩效评价标准应在实施评价前公之于众，使护士明确知道组织的期望行为和绩效要求，帮助其找准努力的方向；二是绩效评价结果公开化，好的评价体系应随时向护士提供持续性反馈，也允许护士询问评价结果，帮助其不断改进工作绩效。

4. 激励原则　通过绩效考评，将护士聘用、职务聘任、培训发展、评先评优等人力资源管理工作相结合，激励护士不断提高工作绩效。实行成就激励，通过绩效考评结果的比较，对工作出色的护士进行肯定与奖励，以巩固和维持组织期望绩效水平；对工作表现不符合组织要求的护士应给予适当批评教育或惩罚，帮助其找出差距，树立危机意识，促进工作改进。

5. 反馈原则　绩效评价结果应通过面谈的方式进行反馈，这为管理者和下属提供了双向交流的极好机会。面谈对护士本身的发展也极为重要，一般包括 3 个方面的内容：讨论被考评人的工作业绩；帮助被考评人确定改进工作的目标；对实现这些目标所应采取的措施提出建议。

二、护理绩效评估的工具与方法

（一）护理绩效评估指标体系构建

1. 护理绩效评估指标体系构建的依据　《卫生部关于实施医院护士岗位管理的指导意见》指出，护士绩效考核要"以岗位职责为基础，以日常工作和表现为重点，包括护士的工作业绩考核、职业道德评定和业务水平测试"。其中"工作业绩考核主要包括护士完成岗位工作的质量、数量、技术水平以及患者满意度等情况；职业道德评定主要包括护士尊重关心爱护患者，保护患者隐私，注重沟通，体现人文关怀，维护患者权益的情况，其中护理管理岗位还应当包括掌握相关政策理论、管理能力、德才兼备的情况；业务水平测试主要包括护士规范执业，正确执行临床护理实践指南和护理技术规范，为患者提供整体护理服务和解决实际问题的能力。"该意见对护理绩效指标构建的要素和内容做了明确指示，为护理绩效指标的建立提供了依据。

2. 护理绩效评估指标的设计　护理绩效评估指标的设计可以参照以下步骤：首先在组织层面，设计者应采用不同的方法，构建适合组织特点和战略目标的组织、部门的绩效评估指标库，如工作量、工作质量、满意度、成本效益等；其次针对不同护理单元和护理岗位的职责和工作特征，设计多维性的具体绩效评估指标，如护理单元的绩效评估常用工作量、工作质量、成本效率、患者满意度等指标进行评估，临床护士的绩效评估则常围绕工作态度、工作能力、工作完成情况等指标进行；最后，确定具体绩效评估指标的权重，其中最重要的影响因素是组织的战略目标，具体可以通过专家咨询等方法进行认证。此外，由于绩效评估指标是一个组织战略目标在具体部门和岗位的体现，随着战略目标的调整，各层级的绩效指标项目、权重都应作相应的调整。

（二）护理绩效评估的主要方法

绩效评估的方法主要可分为两大类：一是结果导向型的绩效评估方法，该类评估方法的重点在于对事件已经产生的结果进行评估，如目标管理法、关键绩效指标法等；二是行为导向型的绩效评估方法，该类评估方法的重点在于对事件的发生过程进行评估，如关键事件法、360度绩效评估方法等。下面集中介绍几种常用的绩效评估方法。

1. 目标管理法　目标管理法（management by objectives，MBO）是由上下级共同决定具体的绩效目标，并定期检查完成目标进展情况，以激励团队成员的一种绩效管理方法。通常包括：明确目标、参与决策、确定期限和绩效反馈等四个要素。MBO的优点是促进管理者与下属之间双向互动与共同参与，缺点在于难以在不同科室、不同个体之间设定统一的目标，不利于横向比较。

2. 关键绩效指标法　关键绩效指标法（key performance indicator，KPI）是将绩效评估精确为几个关键指标，并将其作为绩效评估的标准。关键绩效指标是一个标准化的体系，一般具有可量化和可行为化的特征，是连接个体绩效和组织战略目标的桥梁，是对组织战略目标有明显增值作用的绩效指标。KPI的优点是指标数量少、标准明确，有利于将组织战略目标的压力逐层向下传导，促进各部门、岗位之间的团结协作，缺点是关键指标体系的创建和量化存在难度，且对关键绩效指标以外的其他内容缺少评估。

3. 关键事件法　关键事件法（critical incidents technique，CIT）是通过观察、记录被考评者的关键事件，对被考评者的工作绩效进行评价的一种方法。所谓关键事件，是与关键绩效相联系的关键行为及其结果，能够反映个体的行为特征，对岗位本身、团队或组织能够产生较大的作用，员工常规性履职行为、非工作行为及其结果不应视为关键事件。CIT要求评估者对被考评者具有代表性的"特别好"或"特别坏"的职务绩效进行书面记录，并据此进行绩效评价。该方法的优点是考虑了职务的动态特点和静态特点，将关注焦点集中在工作行为上，缺点是归纳事例会耗费大量时间，并会遗漏不显著的工作行为。

📋 管理工具

记录关键事件的STAR法

也称"星星法"，要求从四个方面记录关键事件，形成星星的四个角：
1. S（situation）代表情境，记录这件事情发生时的具体情境。
2. T（target）代表目标，记录为什么要做这件事。
3. A（action）代表行动，记录当时采取什么行动。
4. R（result）代表结果，记录采取这个行动获得了什么结果。

---

4. 360度绩效考核法　360度绩效考核法（360-degree feedback）又称全方位考核法，是由被评价者的上级、下级、同事和/或服务对象以及被评价者本人从多个角度对被评价者的工作绩效

进行的全方位衡量并反馈的方法。该方法可从多个层面搜集工作绩效反馈信息，包括被考核者的优点、缺点以及需要改进的地方等，通过信息反馈和沟通，有效发挥绩效考核的导向作用，引导员工不断改进工作方式、提升工作绩效。该方法的优点在于扩大了评价者的来源和类型，从不同角度收集关于护士的工作绩效信息，以保证评价的全面性、准确性和客观性，缺点在于使用该方法的考核成本较高。

5. 平衡记分卡法 平衡记分卡法（balanced score card，BSC）是通过财务、服务对象、内部运营、学习与成长等四个方面来设定适当的目标值，并赋予不同的权重，从而形成全面完整的绩效考评体系。该方法可将组织战略目标逐层分解转化为各种具体的相互平衡的绩效考核指标体系，并对这些指标的实现状况进行不同时段的考核，从而为组织战略目标的完成建立可靠的执行基础。该方法的优点是与组织战略目标的实现密切联系，避免组织的短期行为，且能将财务指标和非财务指标结合起来，缺点是指标体系构建困难，实施难度大。

三、护理绩效管理的流程

完整的绩效管理流程应包括制订绩效计划、绩效辅导、绩效评价、绩效反馈、绩效改进和评价结果应用六个环节（图 7-8）。

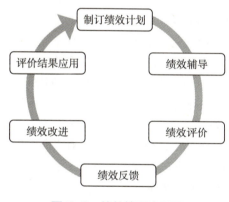

图 7-8 绩效管理流程图

（一）绩效计划

绩效计划（performance planning）是护理绩效管理的起始环节，是确定组织对护士的绩效期望并得到护士认可的过程。制订绩效目标是绩效计划中最重要的内容，一方面绩效目标计划应与组织发展战略目标和年度绩效计划相一致；另一方面，目标要明确、可行、可测量，目标分解要有连贯性且各层级目标要相互衔接。

绩效计划还包括绩效考核指标的制订，明确被评价者应该做什么，以及做到什么程度两方面指标，包括工作职责、工作的质和量等相关的指标，形成具体的工作要求和工作表现标准描述。由于不同护理岗位的工作要求存在一定程度上的差异，应对每项护理岗位的各项评价指标赋以不同权重系数，以反映各个护理工作要素的相对重要程度，保证绩效考核管理过程客观公正、重点突出。

（二）绩效辅导

按照绩效计划开展工作，对护士工作行为的过程和结果进行指导、监督和反馈，并根据实际情况调整绩效计划的过程。该环节主要完成两大工作内容：一是持续的绩效沟通；二是工作表现的记录。在这一过程护理管理者与护士应保持双向沟通，指出护士实际工作中的优缺点，并给予针对性指导，帮助护士更好地提高工作绩效。

（三）绩效评价

绩效评价（performance appraisal）又称为绩效考核、绩效评估、绩效考评。通常在一个绩效周期结束时进行，目的是对员工和组织的绩效作出准确的衡量，是绩效管理的核心环节，是绩效管理模型发挥效用的关键。这个环节出现问题将会给绩效管理带来严重的负面影响。因此，绩效评价应遵循以下原则：

1. 公平公正原则 是确立和推行绩效评价制度的前提。

2. 基于本职原则 考评内容应基于被考评护士的岗位职责和工作要求。

3. 单头考评原则 应由被考核者的"直接上级"进行考评，更有利于加强组织的指挥功能。

4. 严格考评原则 是指应依据明确的考核标准、严格的考核制度、科学的考评程序及方法等严肃认真的绩效评价。

5. 客观考评原则 应当根据明确规定的考评标准，针对客观考评资料进行评价，尽量避免渗入主观性和感情色彩。

6. 差别考评原则 考核的不同等级之间应当有鲜明的差别界限，使考评具有激励性。

7. 结果公开原则 考评的结果应对本人公开，这是保证考评民主的重要手段。

（四）绩效反馈

绩效反馈（performance feedback）是绩效管理的重要环节，是在绩效周期结束时通过考核者与被考核者之间的沟通，就某一周期内的绩效情况进行意见交换，让医院和护理部门了解护士整体的绩效水平，让被考核护士了解自己的工作情况，在肯定成绩的同时，找出工作中的不足并加以改进。如果只做评估而不将结果反馈，评估便失去其重要的激励、奖惩与培训的功能。

绩效反馈有多种途径，但其中最直接、最有效的是直接上级与下级之间就下级的绩效评估结果进行面谈。绩效评估面谈（performance appraisal interviews）不但可以准确地将绩效评估的结果告知下级，更重要的是在面谈中上级与下级可以面对面地交流，双方可以针对评估结果，共同讨论研究制订出改进的方案。绩效评估面谈应做到对事不对人，将焦点置于以数据为基础的绩效结果上，首先不要责怪和追究护士的责任与过错，尽量不带威胁性；其次是要拿出具体结果来支持结论，援引数据，列举实例；最后通过双向沟通，共同商量制订相应的改进计划。此外，绩效评估面谈应选择不受干扰的地点，并留有足够的时间。

（五）绩效改进

在绩效评价和绩效反馈后，针对存在问题，制订绩效改善计划和方案，提高护士的行为、能力和素质，持续改进护理绩效。绩效改进需要管理者和护士对绩效评价达成一致性看法，共同分析绩效评价结果，量身定制培训和辅导方案，协商下一个绩效周期的目标与标准，落实绩效改进计划。

（六）评价结果应用

绩效评价结果应用是绩效管理取得成效的关键，如果运用不合理，那么绩效评价对个人绩效改进和能力提升的激励作用就得不到充分体现。绩效考核的结果一般可用于以下情形：

1. 薪资调整 绩效考核结果用于薪资调整将有利于提高薪酬的内部公平性，体现对护士的激励。一方面，对于绩效不良的护士降低其绩效工资，促进其尽快改善；另一方面，对于绩效优良的护士的薪资调整形成一个客观的衡量尺度，根据绩效优良程度进行不同等级的加薪。

2. 培训需求分析 管理者在进行培训需求分析时，应把绩效考核的结果作为一个重要材料进行深入研究，从中发现护士表现与所在职位要求的差距，进而判断是否需要培训以及需要什么样的培训。

3. 人事调整方案制订 绩效考核的结果为护士的晋升与降级提供依据。对于绩效考核成绩连续优良的护士，可以将其列入晋升的名单；对于连续绩效不良的护士，就要考虑降级或者辞退。对于不适应现有岗位而造成的不良结果，则可以考虑通过岗位轮转来帮助护士改善。

4. 护士职业发展规划 每个人在实现组织目标的同时，也在实现着个人的职业目标。考核作为一种导向和指引，明确了组织的价值取向。考核结果的运用一方面强化了护士对组织价值取向的认同，明确个人的职业发展目标；另一方面，通过对护士绩效和组织发展战略的分析，有利于护士职业发展规划的制订。

第六节 护理薪酬管理

薪酬（compensation）是 20 世纪 80 年代开始出现在管理学范畴，此前曾使用工资、薪金、薪水或薪资等概念。薪酬是员工在向组织付出其劳动或劳务使用权后所获得的多种形式的报酬和补偿。薪酬管理（compensation management）是一个持续、复杂的系统工程，不仅关系到每个护士的切身利益，也是医院吸引、激励和留住护理人才的关键要素。

一、薪酬的构成及管理原则

（一）薪酬的构成

薪酬主要包括基本薪酬、可变薪酬和间接薪酬三大部分。

1. 基本薪酬 基本薪酬（basic compensation）是指一个组织根据员工所承担或完成的工作本身或者是员工所具备的完成工作的技能或能力而向员工支付的稳定的报酬。大多数情况下，组织是以护士所承担的工作的重要性、难易度、责任大小或者对组织的价值来确定的，是护士从组织获得的较为稳定的经济报酬，为护士提供了基本的生活保障。因此，这一薪酬组成部分对护士来说至关重要。

2. 可变薪酬 可变薪酬（variable compensation）是组织对员工提供的超额劳动或劳务的报酬，包括奖金、红利、利润分享、股票认购等，也称绩效薪酬（performance incentives）。它是薪酬系统中与绩效直接挂钩的经济性报酬，因此对护士具有很强的激励性。它有助于个人和团队达成优秀绩效，从而达到提高工作效率、改善质量和增加收益等多种目的，对组织绩效目标的达成起着非常积极的作用。

3. 间接薪酬 间接薪酬（indirect compensation）又称员工福利。与前两者不同的是，间接薪酬不以员工向组织提供的工作时间为单位计算，其表现形式主要是组织为员工提供的各种与工作和生活相关的物质补偿和服务，包括非工作时间付薪、向员工及其家庭提供服务（如儿童看护、工作期间的餐饮、家庭理财咨询等服务）、健康及医疗保健、企业年金及国家法定福利等。间接薪酬可以满足护士多种形式的工作和生活需求，具有货币薪酬不能比拟的、以提供服务来增强组织凝聚力的功能。

（二）薪酬管理的原则

薪酬管理对任何一个组织来说都是一个比较棘手的问题。不同的组织有不同的薪酬管理政策，同一组织的不同部门、不同环节也有不同的薪酬管理办法。但薪酬管理作为人力资源管理的核心，必须体现统一的原则和精神。护理薪酬管理同样要遵从以下 6 项原则，主要包括：

1. 合法性 是指组织薪酬管理体系的设计和管理过程是否符合国家相关法律法规。从国际通行情况来看，与薪酬管理相关的法律主要有最低工资法、同工同酬法和反歧视法等。我国主要有《中华人民共和国劳动法》《中华人民共和国劳动合同法》和有关最低工资标准薪酬支付行为规范等方面的规定，这是对薪酬制订的最基本要求。

2. 补偿性 薪酬的本质是员工在向单位让渡其劳动或劳务使用权后获得的各种形式的报酬和补偿，要求薪酬能补偿员工恢复工作精力所必需的衣、食、住、行费用，以及补偿员工为获得工作能力所先行付出的费用。

笔记栏

3. 公平性　是员工对组织薪酬管理系统以及管理过程的公平性、公正性的看法或感知，是一个组织薪酬分配是否合理的重要标准。公平性包括外部公平性（竞争性）和内部公平性（一致性）。

4. 有效性　有效性原则是指薪酬管理系统在多大程度上能够帮助组织实现预定的战略目标，包括财务指标、服务水平、产品质量或服务质量、团队建设以及组织和员工的创新和学习能力等方面的一些定性指标的达成情况。

5. 竞争性　是指薪酬水平可以吸引和留住员工，同时人工成本又可以控制在组织容许的最大限度范围内。

6. 激励性　薪酬实际上是组织在向员工传递的一种特别强烈的、让员工了解到什么样的行为、态度及业绩是受到鼓励的信号。激励性原则要求薪酬管理能有效地发出刺激员工努力工作、多作贡献的激励信号，将支出的费用变为高度激励员工取得良好绩效的动因。

二、薪酬管理的内容与影响因素

（一）薪酬管理的内容

1. 薪酬体系的设计　主要任务是确定组织决定员工薪酬的基础是什么。一个设计良好的薪酬体系应直接与组织的战略规划相联系，从而使员工能够把他们的努力和行为集中到帮助组织战略目标实现上去。

2. 薪酬水平的确定　是指组织中各类职位以及组织整体平均薪酬的高低程度，反映了组织支付薪酬的外部竞争性。

3. 薪酬结构的构建　是指同一组织内部的薪酬等级数量以及不同薪酬等级之间的差距大小。它反映了组织支付薪酬的内部一致性，体现的是内部公平性。

4. 薪酬形式的决策　是指计量劳动和支付薪酬的方式，主要有计时工资、计件工资、绩效薪酬、间接薪酬等。

5. 薪酬管理政策的制订　是组织管理者对组织薪酬管理运行的目标、任务和手段的选择和组合，是组织在员工薪酬方面所采取的方针策略，它基于特定的组织发展战略和人力资源战略而制订。

（二）薪酬管理的影响因素

1. 薪酬政策与环境　不同国家、地区和行业的薪酬政策是医院制订薪酬方案的重要依据。薪酬政策常涉及不同国家和地区的医院薪酬管理的重要运作标准，如工资增长的基本标准，薪酬变动标准，医护人员加班工资的发放政策，病事假、假期、接受培训等特殊时期的薪酬标准等。社会经济、科技发展、市场服务需求等外界环境也可对薪酬水平产生影响。

2. 护士劳动力市场的供需状况　当护士供给不足时，医院可能会提高其薪酬水平以吸引合格的护士填补空缺；反之，就可能降低薪酬水平。此外，同等条件的护士在不同地区的劳动力市场也会存在薪酬存在差别。

3. 护理岗位价值　不同护理岗位的岗位价值多表现在工作的复杂性、风险程度、岗位责任的大小、工作质量要求的高低、工作量的大小等因素。护士薪酬水平的前提条件是其在护理工作中付出劳动量的多少及对组织的贡献大小，也是导致护士薪酬水平差别的基本原因。

4. 护士个人的能力与素质　一般来说，护士在医院和科室的工作时间越长，工作经验越丰富，对医院的累积贡献度也就越大，薪酬水平也越高，工作年限也往往在制订护士薪酬政策时被视为医院对护士累积贡献的补偿形式。此外，高技能与高素质护士的薪酬水平也相对更高，这也是组织补偿护士在学习知识和技术的过程中所消耗的时间、体能、智慧、心理压力等直接成本，以及因学习时间长而导致收入减少所造成的机会成本。

5. 医院经济负担能力　护士的薪酬水平与所在医院的发展阶段、发展水平、业务范围、市场占有等经济指标直接相关，同时也要考虑医院薪酬负担与支付能力。不同等级、不同医院、不同岗位的护士薪酬水平也会有区别。

三、护理薪酬管理的模式与设计

（一）常用护理薪酬管理模式

1. 基于岗位的薪酬模式 岗位薪酬模式是一种成熟、稳定、运用广泛的基本薪酬模式。此种模式主要依据岗位在组织内的相对价值为员工付酬。具体而言，根据员工所处岗位的工作难易程度、技术复杂程度、责任大小、劳动繁重程度等，对岗位本身价值作出客观评价。岗位的相对价值高，其工资也高，反之亦然。通俗地讲就是"在什么岗，拿多少钱"。在这种薪酬模式下，员工工资的增长主要依靠职位的晋升。因此，其导向的行为是遵从等级秩序和严格的规章制度，通过努力来获得晋升、晋级的机会。

2. 基于绩效的薪酬模式 绩效薪酬模式的依据是绩效目标的完成情况。在环境不确定性极大、变革成为常规的今天，组织要求员工根据环境变化主动设定目标，挑战过去。在强调做正确的事的同时，还要好的结果。绩效薪酬依据可以是组织或部门的整体绩效，也可以是团队或个人绩效。绩效付酬导向的员工行为很直接，员工会围绕着绩效目标开展工作，为实现目标会竭尽全能。

3. 基于技能的薪酬模式 技能导向的薪酬模式的依据很明确，就是员工所具备的技能水平。这种工资制度假设技能高的员工的贡献大，员工所获得的薪酬与知识、技能而不是与职位联系在一起，其目的在于促使员工提高工作技术和能力水平。技能工资制度下的员工往往会偏向于合作，而不是过度的竞争。

4. 基于市场的薪酬模式 基于市场的薪酬模式是指参照同等岗位的劳动力市场价格来确定薪酬待遇。该模式立足于人才市场的供需平衡原理，具有较强的市场竞争力和外部公平性。可以将组织内部同外部劳动力市场进行及时地有机互联，防止因人才外流而削弱组织的竞争力。

5. 基于年功的薪酬模式 年功薪酬模式的假设是认为服务年限长者工作经验多，工作经验多，业绩自然会高；老员工对组织有贡献，应予以补偿。在基于年功的薪酬模式下，员工的工资和职位主要是随年龄和工龄的增长而提高。其目的在于鼓励员工对组织忠诚，强化员工对组织的归属感，导向员工终身服务于组织。

（二）护理薪酬管理的设计

《卫生部关于实施医院护士岗位管理的指导意见》指出，"根据岗位职责，结合工作性质、工作任务、责任轻重和技术难度等要素，明确岗位所需护士的任职条件。护士的经验能力、技术水平、学历、专业技术职称应当与岗位的任职条件相匹配，实现护士从身份管理向岗位管理的转变"。要"实行岗位绩效工资制度，护士的个人收入与绩效考核结果挂钩，以护理服务质量、数量、技术风险和患者满意度为主要依据，注重临床表现和工作业绩，并向工作量大、技术性难度高的临床护理岗位倾斜，形成有激励、有约束的内部竞争机制，体现同工同酬、多劳多得、优绩优酬"。因此，护理薪酬管理的设计的基本要求是基于不同护理岗位价值和实际工作业绩作出客观评价，确定薪酬。具体设计包括以下 5 个步骤：

1. 岗位分析 是确定薪酬的基础。医院结合服务目标，对各种护理岗位的服务范围和工作项目进行分析，确定岗位职能和任职条件，在此基础上制订护理岗位说明书，主要目的在于评价各种工作岗位或职务的相似与差异，并判断这些差异是否需要用不同的薪酬来体现。

2. 岗位评价 岗位分析反映了医院对各个护理岗位的工作期望及要求，但不能揭示各项岗位之间的相互关系，因此要通过岗位评价准确评估各个岗位对组织的相对价值，根据各护理岗位的工作内容、技能要求、责任大小等，确定每个护理岗位本身的价值及其对医院的贡献度，这是实现薪酬公平的第一步。常用岗位评价方法有职位排序法、职位分类法、因素比较法、要素计点法，以及在以上几种方法的基础上发展而来的海氏工作评价法。

（1）职位排序法：是根据一些特定的标准，例如工作的复杂程度、对组织贡献大小等，对各个职位的相对价值进行整体比较，进而将职位按照相对价值的高低排序。其优点是简单易行、省时省力；缺点是主观性较大，无法准确确定相对价值，适用于较小规模的组织。

（2）职位分类法：是通过制订出一套职位级别标准，将职位与标准进行比较，并归到各个级别中去。职位分类法的关键是建立一个科学合理的职位级别体系，确定职级的数量，并为每一个等级建立对应的定义与职级描述，据此将组织中的不同岗位归到合适的级别中去。该方法的优点是便于理解和操作，灵活性较强，在组织中职位发生变化时，可迅速将新职位归到合适的类别中，适用于大型组织对大量岗位的评价；缺点是对职位等级的划分和界定存在一定的难度，有一定的主观性。如果对职位级别划分得不合理，将会影响对全部职位的评价。

（3）因素比较法：是一种量化的职位评价方法，实质上是对职位排序法的一种改进。这种方法与职位排序法的主要区别在于：职位排序法是从整体的角度对职位进行比较和排序，而因素比较法则是分析基准职位，找出一系列共同的付酬因素，通过薪酬因素体现出岗位之间的本质区别，例如岗位责任、工作复杂程度、工作压力水平、工作所需的教育水平和工作经验等。然后将每个基准职位的工资或所赋予的分值分别配置到相应的薪酬因素上。该方法的优点是精准科学，便于实现以岗位为基础的管理；缺点是薪酬因素选择的科学性和特异性难以控制，且需要经常根据市场同类岗位工资的波动情况及时调整基准职位的工资水平。

（4）要素计点法：是选取若干关键性的薪酬要素，并分别对每个要素的不同水平进行界定，形成结构化的量表，同时给各个水平赋予一定的分值，这个分值也称作"点数"，再按照这些关键的薪酬要素对职位进行评价，得到每个职位的总点数，再根据总点数所处的点数区间来确定岗位的级别，以此决定职位的薪酬水平。该方法优点是采用量化方法提高岗位薪酬决策的准确度；缺点是操作过程较为复杂，并提前与员工充分沟通，以便对薪酬要素的理解达成共识。

（5）海氏工作评价法：即海氏三要素评估，是国际上使用最广泛的一种岗位评估方法。据统计，世界500强企业中有1/3以上的企业在岗位评估时都采用了海氏三要素评估法。该方法主要通过知识技能水平、解决问题的能力和应承担的岗位责任三个通用薪酬要素对岗位价值进行评估，每个通用薪酬要素又继续分为不同数量、不同等级的子要素，最终通过计算得到具体分值以反映并确定岗位等级。海氏工作评价法的优点是有一套现成的工作评价方案，实用性强，可免除专门研发作评价方案所带来的成本，且对报酬因素以及因素等级的界定精细，提高岗位评价结果的准确性；缺点是评价过程较为复杂，需要聘请专家进行，因此岗位评价成本较高。

3. 岗位等级结构 以岗位评价的结果为依据，系统地确定各护理岗位之间的相对价值，并据此进行排序，形成岗位等级。然后确定不同岗位等级对应的薪酬等级，再根据员工个人能力水平的高低区分同一薪酬等级的不同档次，并根据绩效考核结果逐年调整。

4. 薪酬调查 是保证薪酬设计外部竞争性的重要基础。通过搜集其他同等级医院薪酬信息，为相应护理岗位确立起薪点和医院调整薪酬水平提供依据。除组织薪酬调整外，薪酬调查还可以为组织新岗位的薪酬定位提供依据，通过了解市场人力成本，为组织留不住人才、引不进人才、激励不了人才等特定人力资源问题的解决提供方案。薪酬调查的内容包括：

（1）国家宏观经济政策及国民经济发展的有关信息，如国家财政政策、消费者物价指标等。

（2）区域内同行业组织的薪酬策略、薪酬水平、薪酬结构、薪酬构成以及变化情况，如果区域内没有同行业组织或数量不足，也可参照其他区域同行业组织的薪酬情况。

（3）区域内同行业典型岗位的薪酬数据，也可以参考区域内相关行业的薪酬数据，或者其他地区同行业的薪酬数据。

（4）组织内部薪酬管理现状调查，了解员工对目前薪酬管理方面的意见和建议，为薪酬设计与调整提供基础信息。

　　通过对数据进行分析汇总，最终以薪酬报告的形式呈现薪酬调查结果，内容一般包括薪酬调查的组织实施情况分析、薪酬数据分析、政策分析、趋势分析、组织薪酬状况，以及薪酬水平或制度调整建议等。

　　5. 岗位定薪　根据岗位评价结果和职位结构关系，参考薪酬调查结果，确定薪酬的构成项目及各部分所占比例，最终确定医院内不同护理岗位的实际薪酬水平。根据组织的不同薪酬定位，岗位薪酬水平可分为三种基本形式：领先型、追随型、滞后型。领先型是指所在组织的岗位薪酬水平高于市场平均水平；追随型是指组织的岗位薪酬水平与市场平均水平基本相当；滞后型是指组织的岗位薪酬水平落后于市场平均水平。进行薪酬定位时，既要考虑不同定位对现有人力资源管理能力和水平，特别是对甄选能力、不同护理人才的同化能力等方面所提出的要求和挑战，也要考虑不同薪酬定位对组织核心竞争力以及战略目标实现进程的影响。

（马伟光）

小　结

　　人才是组织的重要资源，也是组织的核心竞争力。对于医院来说，无论是管理的实施、技术的开拓，还是市场的开发、品牌的营销都离不开"人"。人才是医院最大的财富和资本，是医院的核心竞争力，如何吸引人、留住人、培养人、高效地用人成为医院发展最为关键的问题，人力资源的管理也因此直接决定着医院管理的质量。护理人力资源管理是医院管理的重要组成部分，护理管理者应根据组织发展变化的实际需要，运用现代化的科学管理方法，通过护理人力资源规划、招聘与护理人力配置、培训与人力资源开发、绩效管理、薪酬管理等各项工作，从思想、价值观、心理、行为态度等方面对护理人力进行有效管理，充分发挥护理人员的主观能动性，促进个人目标和组织目标的实现。

● ● ● ● 　**思考题**　● ● ● ●

　　1. 请结合未来护理人力资源管理面临的挑战与发展趋势，思考在医院管理中如何更好地发挥护理人力资源管理的功能？

　　2. 护理人力资源管理职能体系如何与护士职业生涯规划与管理相结合，实现组织和个人的共同发展？

笔记栏

ER8-1
本章教学课件

第八章

护理质量管理

质量不是检验出来的，而是改进过程的结果。

——爱德华兹·戴明

 导学案例

如何提高患者满意度？

  某三级甲等医院老年内科 2022 年 3 月、4 月、5 月患者满意度调查结果分别为 90%、92%、91%，距离医院要求的满意度达到 95% 以上还有差距。因此，护士长把 3 个月共 455 份满意度调查问卷全部找出来，针对患者提出的问题进行了详细的统计和分类，总结为以下六个方面的问题：服务态度、检查流程、配餐、病房环境、入院流程、出院指导，并且进行分类汇总，统计数量。按照二八原则，找出主要问题。针对以上问题，组织全体护士从人、机、料、法、环五个方面，积极发言，不论对错，把所有可能导致问题的原因都找出来、列出来。然后组织大家再进一步深入讨论，找出问题的根本原因所在。然后根据分析出来的原因找出可以改进的方面，制订针对性的改进措施。6 月份对全体医护人员进行改进措施的培训，并督促落实。从 7 月份开始，全面实施改进措施，并进行针对性的检查。经过一系列努力，老年内科 7 月、8 月、9 月的患者满意度分别达到 95%、98%、99%，并在医院的满意度考核中名列前茅。

请思考：

1. 案例中使用了哪种方法来对 2022 年 3—5 月的老年内科的患者满意度进行分析？
2. 该老年内科还可以使用哪些方法来提升患者满意度？

第一节 概 述

一、质量及质量管理的内涵

（一）质量的相关概念

  1. 质量 质量（quality）是一组固有特性满足要求的程度。其中，"要求"指明确的或者隐含的需求和期望。人们对质量的认知经历了"符合性质量"—"适用性质量"—"满意性质量"—"卓越性质量"四个阶段。不同的学者从不同的角度对质量的定义进行了探讨，代表性定义见表 8-1。

表 8-1 质量的代表性定义

阶段	学者	定义内容
符合性质量	菲利浦·克劳士比（Philip B. Crosby）	产品符合现行标准的程度
适用性质量	约瑟夫·朱兰（Joseph M. Juran）	产品适用顾客需要的程度，即产品质量就是产品的适用性
满意性质量	彼得·德鲁克（Peter F. Drucker）	质量就是满足需要
卓越性质量	杰克·韦尔奇（Jack Welch）	产品或者服务的特性超出顾客的期望，质量意味着没有缺陷

2. 护理质量 护理质量（nursing quality）是护理服务满足服务对象（个体和群体）的健康需求以及改善其预期健康结局的程度。高质量的护理须基于最佳临床证据，通过良好的护患沟通、共同决策，从护理技术和文化两个层面满足服务对象的需求。

（二）质量管理的相关概念

1. 过程（process） 是指一组将输入转化成输出的相互关联或相互作用的活动，包括输入、实施活动和输出 3 个环节。

2. 产品（product） 是指过程的结果，分为有形产品（如材料）和无形产品（如服务）。

3. 顾客（customer） 是指接受产品的组织或个人。顾客可以来自组织外部，也可以来自组织内部。对医疗护理行业而言，患者及其家属是外部顾客，医护人员属于内部顾客。因此，在护理管理中，不仅要关注外部顾客，还要关注内部顾客。

4. 质量特性（quality characteristics） 是指产品、过程或体系中与要求有关的固有特性。质量特性有的能够定量，有的只能定性。在测量时，需要把定性的特性转化为可以定量的质量特性来衡量。

5. 护理质量管理（nursing quality management） 指按照护理质量形成的过程和规律，对构成护理质量的各要素进行计划、组织、协调和控制，以保证护理工作达到规定标准和满足服务对象需要的活动过程。护理质量管理是护理管理的核心。通过科学有效的管理，持续改进护理质量，为服务对象提供安全、高效、便捷、整体的护理服务，不断满足其服务需求，是护理管理者面临的主要任务。

6. 持续质量改进（continuous quality improvement，CQI） 指在质量管理中，不断分析和反复改善护理质量的特性和流程，持续提高服务对象满意度的一种理念和态度。

（三）质量管理的产生与发展

在 19 世纪 70 年代初开始萌芽的现代质量管理，经历了一个多世纪的发展。根据质量管理的工具与方法，质量管理的发展大致经历了 5 个阶段，即传统质量管理阶段、质量检验阶段、统计质量控制阶段、全面质量控制阶段和全社会质量控制阶段。各个阶段的特点和代表人物请见表 8-2。

表 8-2 质量管理各个阶段的特点及代表人物

阶段	时间	特点	代表人物
传统质量管理阶段	20 世纪初期	①工人既是操作者，也是质量检验者 ②经验就是"标准"	

续表

阶段	时间	特点	代表人物
质量检验阶段	20 世纪初期—40 年代	①理论基础：科学管理理论 ②以事后检验为主 ③ 100% 成品全检验，费时，成本高	泰勒
统计质量 控制阶段	20 世纪 40—50 年代	①数量统计方法与质量管理相结合 ②由"事后检验"转变为"事前预防" ③由"全成品检验"转变为"统计抽样" ④质量检验人员专职化	戴明
全面质量 管理阶段	20 世纪 60—90 年代	①理论基础：全面质量管理理论 ②全员参与 ③综合应用现代科学技术和管理技术成果 ④系统管理影响产品质量的全过程和因素	朱兰 费根堡姆
全社会质量 管理阶段	20 世纪 90 年代至今	①源于全面质量管理 ②强调全局、系统观点 ③追求"质量生态体系"，质量经营时代诞生 ④质量经营须社会各界的理解与合作	费根堡姆

二、质量管理的相关理论

在医疗护理领域，质量管理不仅是提升服务品质的关键，更是保障患者安全与满意度的基石。随着医疗技术的不断进步和患者需求的日益多样化，将先进的质量管理理论融入护理实践显得尤为重要，本书主要介绍以下几种质量管理理论，这些理论对护理质量管理的原则、原理、理念和方法提供重要参考。

（一）戴明的质量管理理论

威廉·爱德华兹·戴明（William Edwards Deming）是世界著名的质量管理专家。戴明对质量管理的主要观点是：引起效率低下和不良质量的原因在于公司的管理系统而不在于员工，部门经理的责任就是要不断地调整管理系统以取得预期的结果。他还提出了质量管理的 PDCA 循环，详见第二节护理质量管理方法与工具。戴明总结了 14 条质量管理原则：①树立改善产品和服务持久不变的目标。②采纳新的原理。③不要将质量保证依赖于大量检验。④要全面考虑使总成本最小。⑤持续改进生产及服务系统。⑥采取现代方法培训员工。⑦建立并贯彻领导方法。⑧驱除恐惧，鼓励同事提出问题或表达观点，建立一种相互信任、积极向上的工作氛围。⑨扫除部门间的障碍，不同部门的成员应当以一种团队协作的方式共同工作，以发现和解决产品和服务在生产和使用中可能会遇到的问题。⑩取消面向一般员工的口号、标语和数字目标。⑪去掉规定数量定额的工作标准。⑫消除妨碍基层员工工作顺畅的因素。⑬实施强有力的教育和培训工程。⑭组长的责任必须得到增强。

（二）朱兰的质量管理理论

约瑟夫·朱兰（Joseph M. Juran）是世界著名的质量管理专家，他所提出的质量管理理念和方法对于质量管理的研究和发展有着长远重要的影响。他提出的质量管理理念包括著名的质量三部曲，涵盖了质量管理的三个核心过程。①质量规划：识别客户需求，并制订能够满足这些需求的产品和过程，包括市场研究、产品设计、过程设计等。②质量控制：在生产过程中监控和衡量质量，以确保产品符合设计要求，通过过程控制等工具进行持续监控和纠正偏差。③质量改进：持续不断地改进质量，解决已经识别的问题，优化过程，降低缺陷率和成本。朱兰还提出"适用

笔记栏

性"的概念，指出产品或服务应能够满足用户的实际需求和期望，强调质量不只是符合规范，还应包括满足客户的需求。

（三）费根堡姆的质量管理理论

阿曼德·费根堡姆（Armand V. Feigenbaum）是质量管理领域的重要人物之一。费根堡姆在其《全面质量控制》一书中首次提出"全面质量控制"的概念。他主张解决质量问题不能只局限于制造过程，因为80%的质量问题是在制造过程以外产生的。解决问题的手段仅局限于统计方法也是不够的，而必须是多种多样的。他认为全面质量控制就是用最经济的方法充分满足顾客的要求，为此，组织的质量管理应将设计、制造和销售服务部门共同组成一个有效的质量控制体系。他将质量控制的基本原理总结为下列5个要点：①全面质量控制是一个在组织内部使质量标准制订、维持和改进集成于一体的系统，组织应该使工程部门、生产部门和服务部门共同发挥作用，在使用户满意的同时实现最佳经济目标。②质量控制方面应该包括制订质量标准、评价与这些标准有关的行为，当没有达到预定标准时，采取纠正措施及制订改进质量标准计划。③影响质量的因素可分为两类：技术的和人为的，人为的因素更为重要。④质量成本可分为四类：预防成本、检验成本、外部故障成本和内部故障成本。⑤质量控制最重要的是控制源头质量。

（四）克劳士比的质量管理理论

菲利浦·克劳士比（Philip B. Crosby）是质量管理领域的重要人物之一。克劳士比认为质量应符合下列四大定理：①"质量"必须定义为符合"要求"，而不是品质优良，质量管理的职责是建立产品或服务的"要求"，提供必要的资源、设备或手段，鼓励或帮助雇员完成任务，其理念基础是"第一次就把工作做好"。②推动质量的根本方法是"预防"，而不是"评价"，预防缺陷和故障的第一步，是了解产品生产的过程，当缺陷发生时，最重要的事是发现和排除故障。③业绩的标准必须是"零缺陷"，而不是"这已经够完美了"，公司的每一位员工，都要把"零缺陷"确立为业绩的标准。④对质量的测量是按照检测不符合要求的"过程"进行的，而不是按照某些迹象进行的，管理人员应该花时间来确定质量成本是在哪里发生的，并要表述什么原因导致该成本的发生。

三、护理质量管理的原则

1. 以服务对象为中心 "以服务对象为中心"是质量管理的核心思想。组织依赖于服务对象而存在。质量管理只有赢得服务对象和其他相关方的信任才能获得持续成功。因此，质量管理必须考虑服务对象对质量的感知和期望。对护理组织而言，健康人群、患者及家属是外部的服务对象；医护人员是内部的服务对象。护理管理应以服务对象为中心，关注患者、健康人群及家属、医护人员当前和未来的需求，将组织的目标与服务对象的需求和期望联系起来，满足并争取超越服务对象的期望。

2. 科学管理 如果说改善护理质量是护理管理的目标，科学的管理方法则是护理质量的基础。患者安全是护理质量管理永恒的主题，随着科学管理技术的快速发展，运用现代管理技术和工具，进行科学管理，保证患者安全，成为护理质量管理的重要发展趋势。当今的护理质量管理已在各个层面纳入各种质量管理理论和模型，如目标管理、PDCA循环、六西格玛管理、全面质量管理、精益管理等。根因分析法、因果分析图法、系统图、查检表、帕累托图、管制图等已经成为帮助护理管理者进行统计分析、管理决策的常用工具。

3. 全员参与 全员参与是护理质量管理的基本原则之一。质量管理不仅需要最高管理者的正确领导，还有赖于全体员工的积极参与。在护理质量管理中，管理者应尊重、信任每一个团队成员和服务对象，医护人员及其他有关人员精诚合作，追求共赢。通过沟通、授权和培训等方式，增进护士对质量目标的理解并提高实现目标的积极性，提高参与度，促进个体能力提升，增强组织内的相互信任和协作氛围，引导护士关注护理系统的整体运转而不是自己工作的局部。质量管理是一项系统工程。现代质量管理已由单组织管理发展成为多组织、多学科协同管理模式。护理质量管理需要服务对象、医务人员及相关人员全员、全层面参与，建立合作共赢的关系，才能持续改进护理质量。

4. 持续改进　持续改进是在现有服务水平上不断提高服务质量及管理体系的有效性和效率的循环活动。护理质量管理是一个动态的、发展变化的过程，涉及每一个人、每一环节连续不断地改进。护理质量的管理不应仅限于达到最低质量指标，而是要坚持不断研究新情况、解决新问题，在动态中求发展，在发展中求进步，不断提高护理质量。

四、护理质量管理的内容

（一）护理质量管理体系

质量管理体系（quality management system）指通过建立方针和目标并实现这些目标的相互关联或相互作用的一组要素，是在质量方面指挥和控制组织的管理体系。建立质量管理体系的目的，一方面是为了满足组织内部质量管理的要求；另一方面是为了满足服务对象和市场的需求。护理质量管理体系是一个动态的系统，根据组织发展需求，通过周期性改进而不断发展。护理质量管理体系的建立过程主要包括：领导决策、建立组织与职责界定等。

1. 领导决策　建立和实施护理质量管理体系需要医院和护理部领导的高度重视和决心。建立护理质量管理体系对外是一种承诺，对内则是实施严格的质量控制，是一项技术性很强的、系统的、复杂的工作，需要人、财、物的配置和全员参与，因而需要领导层的高度重视和支持。

2. 建立组织　建立护理质量管理组织是推行护理质量管理体系的组织保障，使护理质量管理实现凡事有人负责、有章可循、有据可查、有人监控的良好局面。护理质量管理组织包括护理质量管理委员会和护理质量管理小组。护理质量管理委员会是实施护理质量管理的最高管理组织，由院领导牵头负责实施护理质量管理工作。护理质量管理小组的建立应根据医院现有等级和体制实行三级或二级管理。三级管理体系是在主管院长领导下，实行护理部主任—科护士长—病区（房）护士长的三级质量管理体系，常见于三级医院；二级管理体系是在主管院长的领导下，实行护理部主任（总护士长）—病区（房）护士长的二级管理体系，常见于二级及以下医院。

3. 职责界定　护理质量管理职责界定包括：

（1）制订护理质量管理方针和制度：护理质量管理组织负责制订护理质量管理方针和制度，明确护理质量管理的目标、原则和方法，确保护理工作按照规定的标准和程序进行。

（2）开展护理质量评价和监督：护理质量管理组织负责开展护理质量评价和监督，评估护理过程中的各环节是否符合要求，发现并解决存在的问题，及时纠正和预防护理事故的发生。

（3）开展护理培训和继续教育：护理质量管理组织负责开展护理培训和继续教育工作，提升护理人员的专业能力和素质，确保他们能够胜任本职工作，并及时了解并应用最新的护理理论和技术。

（4）提供护理操作指南和规范：护理质量管理组织负责编制护理操作指南和规范，明确护理操作的步骤和要求，防止人为因素对护理质量的影响，确保护理工作的标准化和规范化。

（5）进行护理质量分析和改进：护理质量管理组织负责开展护理质量分析和改进工作，通过对护理工作的过程、结果和效果进行评估和分析，找出存在的问题和不足之处，并制订相应的改进措施和计划，提高护理质量和水平。

（二）护理质量管理标准

护理质量标准（nursing quality standard）是依据护理工作内容、特点、流程、管理要求、护士及服务对象的需求和特点制订的护士应遵守的准则、规定、程序和方法。护理质量标准由一系列具体标准组成，如在医院工作中，各种条例、制度、岗位职责、医疗护理技术操作常规均属于广义的标准。《护士条例》《病历书写基本规范》《护理分级标准》《常用临床护理技术服务规范》

等，均是正式颁布的国家标准。

1. 护理质量标准分类　护理质量标准目前有多种的分类方法。

（1）根据使用范围分类

1）护理业务质量标准：是指在护理实践过程中，为确保护理服务达到预期效果而设定的一系列规范化、科学化、可操作性的要求。这些标准涵盖了护理工作的各个方面，包括但不限于护理技能操作、护理文书书写、护理安全管理、护理质量管理、护患沟通与交流等。它们旨在通过明确的标准和流程，引导护理人员以患者为中心，提供高效、安全、优质的护理服务。

2）护理管理质量标准：是指为达到一定的护理目标，对护理工作中的各个环节、各项操作及护理效果所制订的具体、可衡量的标准。这些标准不仅体现了护理工作的专业性和技术性，更蕴含了对患者的人文关怀和尊重。它们既是护理人员工作的指南，也是评估护理质量的依据。

（2）根据使用目的的分类：分为方法性标准和衡量性标准。方法性标准包括质量计划标准（如质量工作计划、技术发展规划）、质量控制标准（如患者满意率、不良事件上报率）、工作实施标准（如护士工作职责、技术操作规范）。衡量性标准，即质量评价标准（如跌倒风险评估率、基础护理合格率）。

（3）根据管理过程分类

1）要素质量标准：要素质量是指构成护理工作质量的基本元素。要素质量标准既可以是护理技术操作的要素质量标准，也可以是管理的要素质量标准，每一项要素质量标准都应有具体的要求。例如，三级综合医院评审标准中对临床护理质量管理与改进的具体要求；根据分级护理的原则和要求建立分级护理制度质量控制流程，落实岗位责任制，明确临床护理内涵及工作规范；有护理质量评价标准和考核指标，建立质量可追溯机制等。

2）过程质量标准：过程质量是服务实施过程中各个工作环节的质量。在过程质量中强调协调的护理服务体系，能保障提供高效、连贯的护理服务。在临床护理工作中，入院出院流程、检查流程、手术患者交接、诊断与治疗的衔接，甚至是某项具体的护理技术操作，都涉及过程质量标准的建立。

3）结果质量标准：护理工作的终末质量是指患者所得到护理效果的综合质量。它是通过某种质量评价方法形成的质量指标体系。例如，住院患者是以重返率（再住院与再手术）、病死率（住院死亡与术后死亡）、安全指标（并发症与患者安全）三个结果质量为重点。这类指标还包括患者及社会对医疗护理工作满意率等。

2. 护理质量标准化管理　指制订护理质量标准，执行护理质量标准，并不断进行护理标准化建设的工作过程。

（1）制订护理质量标准的原则

1）客观性原则：没有数据就没有质量的概念，因此在制订护理质量标准时要用数据来表达，对一些定性标准也尽量将其转化为可计量的指标。

2）科学性原则：制订护理质量标准既要符合法律法规和规章制度要求，又要满足患者的需要；护理工作对象是人，任何疏忽、失误或处理不当，都会给患者造成不良影响或严重后果。因此，要以科学证据为准绳，在循证的基础上按照质量标准形成的规律结合护理工作特点制订标准。

3）可行性原则：从临床护理实践出发，掌握医院目前护理质量水平与国内外护理质量水平的差距，根据现有护士、技术、设备、物资、时间、任务等条件，制订切实可行的护理质量标准和具体指标。制订标准值时应基于事实又略高于事实，即标准应是经过努力才能达到的。

4）严肃性和相对稳定性原则：在制订各项护理质量标准时要有科学的依据和群众基础，一经审定，必须严肃认真地执行。凡强制性、指令性标准应真正成为质量管理的法规和规范性标准，发挥其规范指导作用。因此，需要保持各项标准的相对稳定性，不可朝令夕改。

（2）制订护理质量标准的方法和过程

1）调查研究，收集资料：调查内容包括国内外有关护理质量标准资料、相关科研成果、实践经验、技术数据的统计资料及有关方面的意见和要求等。调查方法要实行收集资料与现场验证相结合、典型调查与普查相结合、本单位与外单位相结合。

2）拟定标准，进行验证：在调查研究的基础上，对各类资料、数据进行深入分析、归纳和总结，初步形成护理质量管理标准。初稿完成后应与护理质量管理专家及临床一线护士进行讨论，征求意见、建议，论证其科学性及可行性等，形成试行稿。在小范围内进行试用，进行护理质量标准的可操作性测试，测试后根据结果再次修订，形成最终的质量标准。

3）审定、公布、实行：根据不同质量标准的类别，对拟定的护理质量标准报相关卫生行政主管部门或医院进行审批，公布后实行。

4）标准的修订：随着护理质量管理实践的不断发展，原有的标准不能适应新形势的要求，此时就应该对原有质量标准进行修订或废止，制订新的标准，以保证护理质量的不断提升。护理管理人员应定期开展对标准的复审及修订工作。护理质量标准是护理管理的重要依据，它不仅是衡量护理工作优劣的准则，也是护士工作的指南。建立系统的、科学的和先进的护理质量标准与评价体系，有利于提高临床护理质量，保证患者安全。

（三）护理质量管理教育

护士的质量意识将直接影响护理行为及结果，因此，要做好护理质量管理工作，关键在于提高护士的质量意识。护理管理人员要在各个层面加强质量教育。一方面，要不断增强全体护士的质量意识，使护士的质量观念与医学模式的发展相适应，认识到自己在提高质量中的责任，明确提高质量对医院和社会重要作用；另一方面，要有步骤地开展护理质量标准和质量管理方法的教育，提升护士对质量标准的执行能力，促使护士掌握和运用质量管理的方法和技术，并帮助她们应用于临床实践，不断地提高护理工作质量。

医院领导以及每一位护士都要大力宣传和贯彻现代质量意识和观念，只有全院护士形成共同的护理质量文化理念，质量管理工作才有核心指引，才能有效推动护理质量持续改进。

1. 树立"以患者为中心"的理念，为护理质量持续改进指明方向　培养护士"以患者为中心"的意识，把患者利益放在护理工作首位，以满足患者需求，及时、正确实施治疗及护理措施为目标，改进工作方法，优化服务流程，及时处理患者的护理问题并满足他们的健康需求，以达到患者满意、社会满意和政府满意的最终目标。

2. 坚持全员参与原则，为护理质量持续改进奠定工作基础　对护士进行质量与安全教育，开展专题讲座，护士座谈会等，做到多宣传、多教育与多沟通，让护士充分认识全面履行岗位职责、工作严谨规范对护理质量的作用及重要性，形成护理质量人人有责、个人工作与质量息息相关的质量意识；同时肯定每一位护士在护理质量改进中的贡献，激发他们的主人翁意识。

（四）护理质量文化

护理质量文化（nursing quality culture）是以"以人为本，以文化人"的管理理念，提高护士的综合素质，不断对制度进行完善，使之成为护士自觉遵守的行为准则。护士工作质量的好坏直接关系到医疗质量、患者的康复和人群的健康福祉。护士只有真正树立起"以人为本""以患者为中心"的理念，患者才可能得到真正的质量保证。护理质量价值观是质量文化的核心层，是护理可持续发展的动力源泉。

1. 护理质量文化的内容　护理质量文化由物质层文化、行为层文化、制度层文化和精神层文化四个层次构成（图 8-1）。

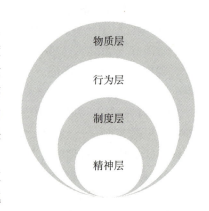

物质层

行为层

制度层

精神层

图 8-1　护理质量文化的四个层次

（1）物质层文化：护士的质量行为、护士的形象、言行举止、人性化服务、保障护士劳动安全和合法权益均属于护理质量文化外层的范围。护士对患者的生命与健康、权利和需求、人格和尊严的关心和关注，工作中的严谨和一丝不苟，体现了开展整体护理内外环境所需的人性氛围，也是开展护理质量文化的最终落脚点。为此，需积极开展护士形象工程建设，塑造护士良好的服务形象。

（2）制度层文化：医院确立的“质量观”要融入规章制度之中才能得以落实在实际工作中。质量制度是培养质量价值观、质量意识与质量态度的有力工具。针对护理质量检查出现的问题，护理部应在全院护士长例会或者全院护士大会中组织讨论分析、查找原因，并制订修改措施。这种以规章制度约束为主的硬管理同调动护士内在积极性的软管理模式充分结合，以制度培训同考核充分结合的质量管理方法，提升了人才素质，体现了以质量文化促进护理质量持续改进的意义。

（3）行为层文化：行为层文化是护士在临床护理工作过程中产生的文化现象。护理质量文化中的行为层文化不仅折射出护理质量管理过程中组织的精神、核心价值观，也是护理质量管理的工作作风和护士人际沟通交流关系的动态体现。

（4）精神层文化：主要体现在质量价值观、质量意识与质量道德观方面。护理质量文化要建设符合医院文化和护理特点的质量文化理念，同时要抓好灌输认同，使其转变为护士的自觉行动。增强每一个护理人员对产品质量和工作质量的责任感，把爱岗敬业、奉献精神作为护理工作的精神理念；把质量培训作为增强护理人员质量意识与观念的有效手段。在质量价值观和质量道德观方面，结合中华文化和护理质量文化建设的相关精神，学习优秀护理管理人员的优秀事迹。进一步提高护理人员的思想认识，树立正确的质量价值观和质量道德观，大力弘扬先进人物的思想、品德、精神和作风，创建优秀的护理质量文化。

护理质量文化的四个层次相互依存、相互作用，其中精神层文化是关键的部分，是护理人员质量价值观和道德观、质量管理理念、质量意识与精神的集合。建立持续改进、追求卓越的理念，不断地对制度层进行完善，使其适应“以人为本、以文化人”的管理理念，并且成为护理人员自觉遵守的行为准则，物质层文化和行为层文化才会呈现出长久、真实的卓越。

2. 护理质量文化的意义

（1）护理质量文化有利于促进护理质量持续改进：护理质量文化培养了良好的质量思考方法；规范了护士的行为模式；培养了团队良好的质量意识与质量态度。通过开展护理质量文化建设更加注重过程管理和服务环节质量，注重顾客价值和管理模式的改变，从而促进了护理质量的持续提升。

（2）护理质量文化有利于促进护士综合素质的提高：一是由于医学模式和护理模式的转变，要求护理人员除熟练掌握本学科的理论知识和技能外，还要掌握护理社会学、心理学、伦理学、护理美学等人文科学知识以及预防医学、外语、信息学等相关学科的知识。二是护理质量文化建设，关键是“以人为中心”，在护理组织内推行人本原理，尊重人、关心人、激励人、培养人，以及注重目标、信念、价值观等软性因素的管理。培养具有综合素质的护士，才能满足人们不同的护理需要，提高患者的满意度，才能为护理的管理制度创新、技术创新和文化创新提供保证。

（3）护理质量文化有利于促进构建和谐护患关系：患者在医院得到护理服务的过程，直接影响到护患关系是否和谐。作为社会意识形态的护理文化与护理服务有着极为密切的关系，赢得了患者的尊重和信赖，护理工作由完成工作任务转向满足患者需要，由“以疾病为中心”的护理模式转向“以患者为中心”的全方位整体护理模式，使患者满意，并在满意度基础上开展感动服务。在护理服务文化建设的过程中，通过确立发展方向和工作目标，护理工作有章可循，有据可依。临床工作中，各项护理服务与护理文化有机结合，有效地提高了护理工作质量，对构建和谐的护患关系有着重要的促进作用。

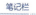

笔记栏

五、护理质量管理的趋势

综合世界各国护理质量管理发展的演变情况及对今后发展的预测，护理质量管理具有以下发展趋势：

1. 关注系统问题，注重建立质量持续改进的长效机制　1999 年，美国医学研究院（Institute of Medicine，IOM）发布了题为"To Error is Human: Building a Safer Health System"的研究报告，指出美国每年有 9.8 万人死于医疗差错（medical error）。这篇里程碑式的报告使患者安全问题成为关注热点，并推动了医疗护理质量改革。护理质量管理在后续的发展过程中也呈现出从质量保证转向质量改进的发展趋势。质量保证常常通过不良事件发生率和后果的回顾性分析，关注于某一具体的事件和环节；而护理质量持续改进则强调广泛地审视整个护理服务和管理系统，寻找导致护理质量下降的共性的、系统性原因，从根本上解决问题，达到预防问题再次发生、持续改善护理质量的目的。

2. 关注过程管理，以科学方法提高决策效率　科学的方法是护理质量管理的基石，它包括以下三个方面的内涵：①基于数据和事实进行决策。②采用过程管理的方法，充分理解护理过程中各种偏差（variation）的性质，从系统的角度进行识别和控制。③强调质量管理的效果，注重改善护理过程，持续提升护理质量。有效的决策必须"以数据（证据）说话"，护理管理者应以循证的思想作为指导，对护理质量要素、过程及结果进行测量，分析各种数据和信息间的逻辑关系，比较不同质量管理方案的优劣，作出质量管理的决策。

3. 关注文化管理，强调全社会参与的质量文化　质量文化是组织在长期质量管理过程中逐步形成的相对固化的一系列与质量有关的管理理念的综合。近年来，追求卓越、零缺陷、全面质量管理、质量经营等质量管理理念逐渐被引入护理质量管理中，形成独具特色的护理质量文化。通过质量文化管理，在护理组织内培育正确的质量观，营造科学管理的文化氛围。发挥质量文化的导向、激励和约束等作用，变被动管理为自我约束，促使全员、全社会参与护理质量管理。如，护理管理中"无惩罚式的护理不良事件上报"，折射出尊重人性、鼓励护士共同参与护理质量管理的理念；通过第三方调查患者满意度，邀请社会各界人士体验就医流程等也是全社会参与护理管理质量文化的具体体现。

4. 运用信息技术，实行护理质量信息化管理　现代信息技术的革新和互联网的迅猛发展，为护理质量管理带来前所未有的变革和冲击，护理质量管理已经迈入信息化管理的新阶段。我国已从单机护理管理系统走向网络化管理。通过收集护理相关数据，构建护理质量信息数据库，研究护理质量标准等问题，对护理质量管理的标准化和科学化将起到良好的推动作用。因此，研究具有标准化语言的护理信息系统，开发护理质量分析及决策软件，是 21 世纪护理质量管理发展的方向。

第二节　护理质量管理方法与工具

在过去的二十年间，一系列的质量管理方法与工具被引入护理质量管理领域，具有代表性的包括 PDCA 循环、因果分析图法、临床路径等，而常用的质量管理工具则包括查检表、帕累托图、管制图、系统图、亲和图、关联图等。

一、PDCA 循环

（一）起源及内涵

1930 年，美国沃特·阿曼德·休哈特（W. A. Shewhart）提出了"计划—执行—检查"的构想。美国质量管理学家戴明博士于 1950 年进行深度挖掘，发展成为计划—执行—检查—处理的 PDCA 模式，并广泛应用于持续质量改进中，发展为一套独具特色的科学管理模式。因此，PDCA 循环又称管理循环或者"戴明环"，是质量管理中通用的管理模式，被广泛应用在医疗、护理质量管理领域。全面质量管理的过程，就是按照 PDCA 循环不断发现问题、解决问题、持续提升质量的过程。

（二）特点

1. 周而复始　PDCA 循环不是运行一次就终止了，而是周而复始地运行。一次 PDCA 循环结束，解决了一部分问题，但还会有部分问题没有解决或者发现新的问题，这时就会进入新一轮的 PDCA 循环。

2. 阶段式上升　PDCA 循环不是停留在一个水平的循环，而是通过一个又一个的 PDCA 循环，不断发现问题、解决问题，使工作效率及管理能力不断提升。

3. 大环套小环　一个组织的整体运行体系与其内部各子体系的关系，就是大环套小环的有机逻辑组合体（图 8-2）。护理质量管理是医院质量管理循环中的一个子循环，与医疗、医技、行政、后勤等部门质量管理子循环共同组成医院质量管理大循环。而各护理单元又是护理质量管理体系中的子循环。如此大环套小环，通过 PDCA 循环把医院的各项工作有机组织在一起，彼此促进，共同提高。

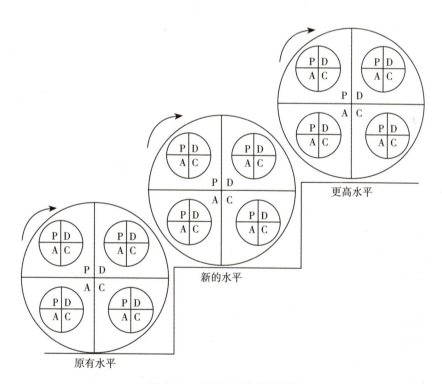

图 8-2　PDCA 循环示意图

4. 运用统计技术　PDCA 循环的一个重要特点就是运用了科学的统计技术作为发现问题、解决问题的工具。比较常用的有直方图、控制图、因果分析图、排列图、关联图、分层法和统计分析表等。

（三）主要内容

PDCA 循环包括四个阶段八个步骤，见表 8-3。

表 8-3 PDCA 循环的阶段、步骤及常用质量工具

阶段	步骤	主要工具和方法
计划（plan）	分析现状，发现问题	排列图、直方图、控制图
	找出各种影响因素	因果分析图、5W1H
	找出主要原因	排列图、关联图
	根据主要因素制订措施	5W1H
执行（do）	执行计划	按照计划具体实施行动
检查（check）	检查执行结果	排列图、直方图、控制图
处理（act）	将成功经验标准化	制订或修改规程、规章制度
	发现新问题	

1. 分析现状、发现问题 管理者在制订计划前一定要分析现状，找出现在工作中存在的问题。分析现状的目的是找出问题根源所在，使得管理者制订的计划更有针对性和可行性。此步骤可以采用排列图、直方图、控制图等管理工具进行分析。

2. 找出各种影响因素 从分析现状的结果，找出影响问题的因素。影响问题的因素很多，管理者要充分利用各种分析方法，例如因果分析图（鱼骨图）、5W1H 等，从不同的角度进行分析。

3. 找出主要原因 虽然问题的产生受到很多因素影响，但每个因素的影响程度并不均衡。只有找出主要因素是什么，才能彻底地解决问题。因此，在把所有的影响因素都找出来后，就要分析出主要因素是什么。此步骤可采用排列图、关联图等进行分析。

4. 根据主要因素制订措施 找出主要因素后，就要制订相应的措施以解决问题。管理者可通过 5W1H 分析法来确定改进措施。

5. 执行计划 根据制订的计划，进行具体的实施工作。

6. 检查执行结果 执行完成后，将完成的结果与制订的目标进行对比，这就是检查。可以采用排列图、直方图、控制图等管理工具进行前后对比分析。

7. 将成功经验标准化 检查完执行结果后，就要开始总结经验教训。对于成功的经验，要将其作为标准固化下来；对于失败的教训，要吸取经验，加以改进。

8. 发现新问题 在解决旧问题的同时，也会发现一些新的问题，这时就会进入新一轮的 PDCA 循环。

（四）实施要点

1. 制订计划七要点 做正确的事比把事做正确更重要。明确目标，就是选择正确的事。在确定目标时，需要掌握以下七个要点：①清楚了解问题的状况。②明确上级的目标和方针。③预测未来可能发生的状况或条件的变化。④考虑可能发生的问题。⑤分清阶段目标和终极目标。⑥目标要能量化。⑦多个目标要列出优先顺序等。目标确定后，可采用头脑风暴法、5W1H 法等方法决定达成目标的方法，制订出可行的最佳方案。

2. 实施计划前要对护士进行培训 在实施计划之前，管理者要对护士进行相应的培训。培训内容包括执行计划的方法和执行计划的意愿两个方面。培训的目的是使护士明白怎样去做，为什么要这样做，从而提高护士工作的积极性，减少错误的发生。

3. 计划实施要点 在实施过程中，要注意以下几个问题：①指示要简洁明确。②激励团队成员，鼓舞士气。③管理者应多做自身检讨。④适当授权。⑤注意收集数据，便于检讨、总结与改进。

4. 督查　为保证计划如期完成，管理者需要采用定期和不定期结合的方式对计划实施的效果进行检查。每一次检查，要记录重要的数据，并对这些数据进行分析、判断，采用适当的方法保证计划如期完成。

5. 寻找问题的要因　当实施效果与目标有差异时，护理管理者要寻找问题根源，查找要因，防止类似的问题再次发生。只有这样，工作才有价值，改进才有实效。

（五）PDCA 循环在护理质量管理中的应用

2016 年，PDCA 循环作为一种有效的质量管理工具，被写进了《医疗质量管理办法》，于 2016 年 11 月 1 日正式实施。PDCA 循环的实质就是通过不断发现问题、解决问题，实现持续质量改进。因此，被广泛应用于医疗护理质量管理实践中，特别是护理专项管理或者护理项目管理，包括跌倒、坠床等患者安全管理、护理质量管理、护理人力资源、护理服务流程改进以及护理新技术的研发和应用等方面。

二、因果分析图法

（一）起源与内涵

因果分析图（cause-effect diagram）又称为鱼骨图（fishbone diagram）或特性要因图（characteristic diagram），发明者是日本质量管理专家石川馨。因果分析图是一种用于分析质量问题产生的具体原因的图示方法，它将造成某项结果的众多原因，以系统的方式图解，用图来表达结果（特性）与原因（要因）之间的关系。因果分析图可以帮助人们找到真正的问题并追踪到问题的根本原因。可以首先找出影响质量的大原因，进而找出大原因背后的中原因、小原因，最终找到最主要的直接原因。由此层次分明、有条理地进行分析，可清楚看出"原因 – 结果"和"手段 – 目标"的关系，完全呈现出问题的脉络，形似"鱼骨"。

（二）因果分析图的构成

因果分析图最基本的形式由特性、要因和枝干三部分组成，见图 8-3。图的主干即质量或问题的特性。由主干分出的枝干为影响特性的因素，一般分析至三级分支，分别为大原因、中原因和小原因。"大原因"一般采用"5M1E"法进行分析，即从人员（man）、设备（machine）、材料（material）、方法（method）、测量（measure）和环境（environment）六个方面分析。"中原因"和"小原因"是针对各个主要原因进行详尽、深入的解析，以期找出引发问题的潜在根本原因。

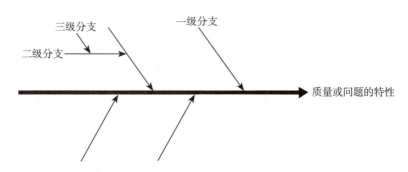

图 8-3　因果分析图的基本形式（鱼骨图）

（三）因果分析图的类型

1. 整理问题型　用于对与特性有关的问题进行结构化整理，各要素与特性值之间不存在原因关系，而是结构构成关系。

2. 原因型　通过实际评估问题的具体情况进行分析判断，找出真正属于这个问题的原因集合。形式上为"鱼头"在右，问题的特性值通常用"为什么……"来写。

3. 对策型　问题的特性一般在左侧，特性值通常以"如何提高/改善……"来写，然后将所有问题根据真实原因找出的对策进行——对应。

（四）因果分析图的制作步骤

1. 决定评价特性　特性要尽量做到定量表示，特性明确、响亮，引人注目。

2. 列出大要因　将主要原因进行归类，而归类的原则通常按"5M1E"法，也可视具体情况来定。

3. 列出中要因、小要因　充分运用头脑风暴法，分析、寻找各个主要原因下的潜在根本要因，即中、小要因，直到可采取措施为止。"小要因"一般为20~30个为宜。此外，制图过程中应特别注意各分支线的规范性，分支线与主干线之间夹角为60°~75°。

4. 找出影响质量问题的关键因素　针对所搜集的要因，运用小组讨论法或评分法选出相对比较重要的要因一般不超过7项，选取的要因应是标识在最末端分支的小原因。

三、临床路径

（一）起源与内涵

20世纪80年代，为控制医疗费用不断上涨的趋势，美国政府通过立法实施以诊断相关分类为基础的定额预付款制（DRGs-PPS）。1990年，美国波士顿新英格兰医疗中心某医院首次选择DRGs中的某些病种，在住院期间实施预定的、标准化的诊疗计划，在保证疗效的同时，缩短住院时长，节省医疗费用。这种模式也被命名为"临床路径"并逐步推广，我国于1996年引入该管理模式。

临床路径（clinical pathway，CP）是由临床医师、护士及支持临床医疗服务的各专业技术人员共同合作为服务对象制订的标准化诊疗护理工作模式，同时也是一种新的医疗护理质量管理方法。临床护理路径（clinical pathway for nursing）是临床路径的一种，是包含了循证医学、整体护理、健康教育以及持续质量改进在内的标准化护理方法。有学者也将其定义为关键路径、综合护理路径、护理路径和护理地图等，临床护理路径与临床路径在实施和制订中多有相似之处，但临床护理路径不仅关注医嘱类项目，更侧重从心理、生理、社会支持等方面促进患者康复。临床护理路径的引入，使护士的工作更有计划和预见性，使护理过程更为规范化和标准化，使患者更加了解自己的护理计划，形成了主动护理与主动参与相结合的护理工作模式，对推动临床护理实践向标准化、高效化、精准化发展具有重要意义。

📝 **知识拓展**

临床护理路径的应用进展

随着多学科管理理念的发展，临床护理路径成为实现临床复杂干预和跨学科管理的有效方法，已广泛应用于肿瘤患者全生命周期的管理。制订和实施临床护理路径的关键环节包括确定基于循证的关键干预措施、对现有护理路径的评价以及改进护理路径的策略。目前的研究方向已从传统的临床路径转变为患者路径，不局限于临床护理程序的标准化，开始聚焦于不同患者的个体需求和患者疾病旅程不同阶段的需求。近年来，随着数字化和人工智能等新技术的发展，数字化路径已成为新的研究发展方向，基于人工智能技术采集和集成患者多模态信息，在患者的健康状态或病情监测、个体化干预、远程教育和诊疗决策等方面有较大潜力和积极影响。

笔记栏

（二）临床路径的实施

临床路径的实施过程是按照 PDCA 循环模式进行的，包括以下几个阶段：

1. 前期准备　成立临床路径实施小组，如路径实施小组可分为管理组和执行组，管理组由科主任和护士长组成，负责协调相关部门及人员合作；执行组由责任医生、责任护士等组成，负责收集基础信息，分析和确定实施临床路径的病种或手术。一般来说，临床常见、患病率高、诊断明确、治疗简单、住院时间和费用差异性小、诊疗过程可控性强的病种较适合实施临床路径。

2. 制订临床路径　制订临床路径方法主要为德尔菲法、循证法和数据分析法。制订过程中需要确定流程图、纳入标准、排除标准、临床监控指标与评估指标、变异分析等相关的标准，最终形成临床路径医生、护士和患者版本。各版本内容基本相同，但各有侧重，详略程度和使用范围有所不同，这也可以增进医护人员与患者的沟通，有利于患者参与监控，保证临床路径措施的落实。在临床路径管理模式下，医护关系发生了根本的变化，由从属配合关系变为平等合作关系，护士成为执行临床路径团队的核心成员之一。

3. 实施临床路径　按照既定路径在临床医疗护理实践中落实相关措施。在执行临床路径过程中，护理活动可归纳为监测评估、检验、给药、治疗、活动护理、饮食护理、排泄护理、护理指导、出院规划评价等项目。

4. 测评与持续改进　评估指标可分为以下 5 种：年度评估指标（平均住院天数及费用等）、质量评估指标（合并症与并发症、死亡率等）、差异度评估指标（医疗资源运用情况等）、临床成果评估指标（降低平均住院天数、降低每人次的住院费用、降低资源利用率等）及患者满意度评估指标（对医生护士的诊疗技术、等待时间、诊疗环境等）。根据 PDCA 循环的原理，定期对实施过程中遇到的问题，结合国内外最新进展及本医院的实际，及时对临床路径加以修改、补充和完善。

（三）临床路径的变异处理

临床路径的变异是指按纳入标准进入路径的个别患者，偏离临床路径的情况或在沿着标准临床路径接受医疗护理的过程中，出现偏差的现象。根据不同标准可将变异分为不同类别。按照造成变异的原因，可以分为疾病转归造成的变异（如入院进一步明确检查后患者手术不能如期进行）、医务人员造成的变异（如由于医务人员工作责任心不强、工作和沟通态度不恰当等造成患者偏离标准临床路径）、医院系统造成的变异（如版本更新、模块改变）、患者需求造成的变异（如患者要求出院、转院或改变治疗方式）四种类型。按照变异管理的难易程度，可以分为可控变异与不可控变异。按照变异发生的性质，变异有正负之分，根据变异的性质，正变异是指计划好的活动或结果提前进行或完成；负变异是指计划好的活动或结果推迟进行或完成。

对变异的管理是临床路径管理的重点，对变异记录和分析的过程就是为临床管理、制订医疗护理计划以及改进路径表单等工作提供信息反馈的过程。通过对变异的分析有助于发现临床管理中存在的问题，也可以明确诊疗流程中瓶颈所在；反之，也只有对变异进行有效的管理，才能使临床路径真正起到缩短住院天数、降低医疗费用、提高医疗护理质量的作用。总之，临床路径变异是在某个范围内，对照医护流程加以标准化，一旦发现患者有个别的治疗护理需求，与预设的治疗护理项目有差异时，仍会提供适当、个别性的治疗及护理。

四、常用护理质量管理工具

最常用的质量管理工具包括查检表、帕累托图、管制图、系统图、亲和图和关联图等。

（一）查检表

查检表（data collection form），又称调查表、统计分析表。它是一种设计用来收集数据的规范化表格，对原始数据进行记录、整理和初步分析，格式多种多样，方法简单，广泛应用于不良项目查检以及不良原因调查等质量管理活动中，是质量管理工具中最简单也是使用最多的。

1. 查检表的编制步骤

（1）确定将要解决的问题，明确制作查检表的目的。

（2）决定查检的项目和所要收集的数据。

（3）决定查检的频率。

（4）决定查检的人员及方法。

（5）决定查检表的格式：图形格式通常用于缺陷位置查检，表格形式通常用于不良原因或不良项目查检。表格的形式和内容根据实际情况和需要决定，一般包含查检项目、查检日期、查检时间、查检地点、查检人、查检方式等。

（6）决定查检记录的方式：如正、++、√、⊙等。

（7）运用表格收集和记录一些资料，必要时对表格进行评价，根据实际情况和需要对表格进行修订。

2. 使用查检表的注意事项

（1）严格执行"三现原则"（现场、现物、现查），召集部门内所有人共同参与检查，集思广益以免遗漏某些重要项目，确保数据的可靠性。

（2）收集资料应该在同一基准线的基础上进行，如同一时间、同一地点，采用统一的计量单位等。

（3）收集资料的过程中，遵循随机性的原则，还应注意查检对象的代表性。

（4）查检完成后，可利用排列图、趋势图等图表整理数据，明确问题重心。

（二）帕累托图

在工作中，大部分的问题，影响较大的只有20%左右的原因，只要能够找出这几个影响较大的原因，并加以处置及控制，即可解决问题的80%以上。帕累托图（pareto diagram），就是一种"80/20"原则，通过一种简单的图示技术，将质量改进项目从最重要到次要进行排序，区分最关键的与最次要的项目。运用帕累托图法能够从众多因素中迅速、准确地找出起关键作用的因素，再分别运用不同的管理方法加以解决，有利于组织用有限的资源解决更大的问题，取得更好的成本效益，是质量管理最常用的工具之一。

1. 帕累托图的制作步骤

（1）确立问题，将要处置的问题以现象或原因加以分类。

（2）制作数据表，收集帕累托图各个构成的具体数据，如频数、各项不良的百分比和累积百分比等。

（3）各项目依照大小顺位从左至右排列在横轴上。

（4）绘上柱状图。

（5）连接累积百分比曲线。

2. 帕累托图制作的注意事项

（1）做好各项目或因素的分类：在制作帕累托图时，应在合理分类的基础上，找出各类的主要矛盾以及相关关系。

（2）横坐标上的因素不能过多，以4~6项为宜。

（3）主要因素不可过多：一般以2项为宜，不超过3项。在采取措施后，主要因素解决时，之前的次要因素则上升为主要因素。

（4）数据应充足：数据收集时，为了找到影响质量因素的规律，必须收集充足的资料，以便于从大量数据中找出规律来。

（5）收集数据时间不宜过长：一般为1~3个月。时间过长，情况变化大，不易分析和采取措施；时间过短，收集的数据只能反映一时的问题，代表性差。

（6）适当合并一般因素：不太重要的因素如果项数过多，可将这些因素合并，归为"其他"，放于横坐标的最末端。

（7）采取措施后，应重新绘制帕累托图，以便将改善前后的帕累托图进行比较，验证实施效果。

表8-4和图8-4为某院2023年1—6月32例患者跌倒相关因素统计表和帕累托图。

表8-4　某院2023年1—6月患者跌倒相关因素汇总表

跌倒相关因素	发生频次	发生百分比/%	累计百分比/%
未做适当防范	10	31.3	31.3
未使用适当辅具	9	28.1	59.4
步态不稳	6	18.8	78.2
地面湿滑	4	12.5	90.7
执意下床	2	6.3	97.0
床挡、轮椅损坏	1	3.0	100.0

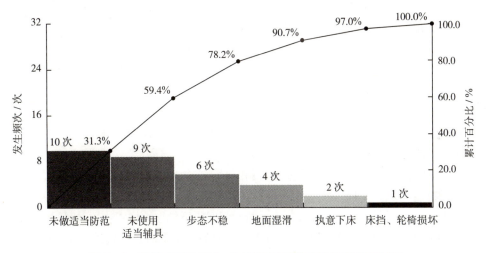

图8-4　某院2023年1—6月患者跌倒相关因素的帕累托图

（三）管制图

管制图（statistical process control，SPC），又称控制图（control chart），是一种带有控制界限的记录图形，纵轴代表产品质量特性值；横轴代表按时间顺序（自左至右）抽取的各个样本号；图内有中心线（central limit，CL）、上控制限（upper control limit，UCL）和下控制限（lower control limit，LCL）三条线，图中还有记录点及记录线（图8-5）。管制图不仅能将质量特性的数值以曲线表示出来，以观其变化之趋势，且能显示变异属于偶然性或非偶然性，以显示某种现象是否正常或处于受控状态，从而采取适当的措施。管制图是用于分析和控制过程质量最有效、最快速的质量管理工具之一。

管制图的原理，是任何生产过程生产出来的产品，其质量特性值总会存在一定程度的波动，但在生产过程正常时，产品质量特性服从或近似服从正态分布。由正态分布的性质可知，质量数据出现在平均值的正负三个标准差（$\mu \pm 3\sigma$）之外的概率仅为0.27%。这是一个很小的概率，根据"小概率事件实际上不可能"的原理，可以认为：出现在（$\mu \pm 3\sigma$）区间外的事件或现象是异常波动。控制限的宽度就是根据这一原理定为 $\pm 3\sigma$。

笔记栏

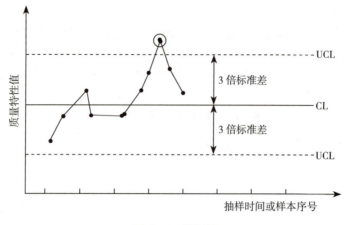

图 8-5　管制图

1. 管制图的分类

（1）分析（解析）用管制图：用来分析质量管理过程中有关质量特性值的变化情况，以判断工作流程是否处于稳定受控状态。在制图时，根据样本数据计算出控制图的中心线和上、下控制线，画出控制图。如果分析结果显示过程有异常波动时，首先找出原因，采取措施，然后重新抽取样本，测定数据，重新计算控制图界限进行分析。

（2）控制（管理）用管制图：是指经过上述分析证实过程稳定并能满足质量要求，此时的控制图可用于现场对日常的过程质量进行控制，主要用于发现质量管理过程中是否出现了异常情况，以预防产生不良结果。

2. 管制图的制作步骤

（1）选定质量特性：质量特性要求可以计量或计数，并可控制。

（2）选定管制图种类。

（3）决定样本大小和抽样频率：在使用管制图时，必须决定样本的大小（sample size）。通常情况下，质量特性变动较大时，适合使用小样本，而质量特性变动较小时，则使用大样本。除了决定样本大小外，必须同时决定抽样的频率。长时间间隔下抽取大样本或短时间间隔下抽取小样本是较可行的方法。当某种质量问题可能有多种归属原因出现时，则较适合样本小而次数多的抽样。

（4）收集数据：收集的数据应是近期的，用来诊断想要控制的过程是否处于稳定受控状态。

（5）计算有关参数，绘制控制线。

（四）系统图

系统图（system diagram）是为了达成目标或解决问题，以目的 - 方法或结果 - 原因的方式层层展开分析，以寻找最恰当的方法和最根本的原因。它是以分枝结构的思考方式，由方块和箭头构成，利用树木分枝图形，由左至右，从树干、大枝、中枝、小枝，乃至于细枝，有层次地展开，因其形状似树枝，又叫树状图（tree diagram）、家谱图、组织图等。系统图法可以探讨表示某个质量问题与其组成要素之间的关系，也可以系统地掌握问题，寻找到实现目的的最佳手段，因此广泛应用于护理质量管理中，如质量管理因果分析图的分析、质量保证体系的建立、各种质量管理措施的开展等。

1. 系统图的类型

（1）因素展开型系统图：该图是把构成系统对象的因素（原因）加以系统地展开，也叫原因型系统图（图 8-6）。在解决问题的步骤中，每个阶段都可以应用因素展开型系统图法，以充分发掘问题的潜在原因。

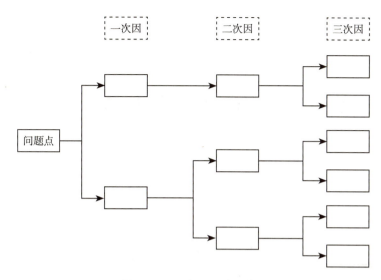

图 8-6 因素展开型系统图

（2）措施展开型系统图：该图是把解决问题或实现目标的手段和措施加以系统地展开，也叫方法展开型系统图（图 8-7）。用系统图分析出的对策需要进行有效性评估，以保证对策的有效性。

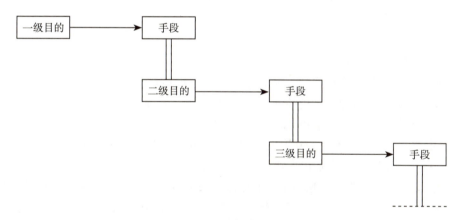

图 8-7 措施展开型系统图

2. 系统图的制作步骤

（1）因素展开型系统图使用的程序为：①明确简要地概括出主题。②利用头脑风暴法确立主题的主要类别。③根据主要类别确定其组成要素和子要素。④将每个类别的组成要素和子要素放在右边。⑤对整个系统图进行评价，评价顺序和逻辑的合理性。

（2）措施展开型系统图使用的程序为：①确定目的或目标，要具体地提出研究对象所要达到的最终目的和目标。②提出手段（或策略），要集思广益，提出实现目的的各种手段。同时要明确各种手段的层次关系，可从高一级的手段开始，逐步展开，或从最低一级开始，往上逐渐收敛，直到寻找出解决问题的最佳方法。③手段或策略的评价。针对最低一级的手段进行评价，根据适宜程度作出取舍。评价时须通过论证过程，明确取舍的原因。取舍应慎重，尽可能将否定的项目转化为可实施的项目。④展开手段或策略，仔细考虑各因素之间的逻辑关系，做成系统图。⑤由目的→手段作反方向确认，确立每一项措施能达到的目标。⑥拟定日程，根据对象制订实施计划。

笔记栏

（五）亲和图

亲和图（affinity diagram），又称 A 型图解法、近似图解法，是把大量收集到的事实、经验、意见或创意有关的言语资料，按其相互亲和性（相近性）归纳统和，使问题明确化并做结构性掌握，以利于问题解决的一种方法。亲和图的核心是头脑风暴法，是根据结果去找原因，常用于归纳、整理由头脑风暴法所产生的各种意见、观点和想法等语言资料，并根据它们之间的相近性分类综合分析的一种方法，又称卡片法（图 8-8）。

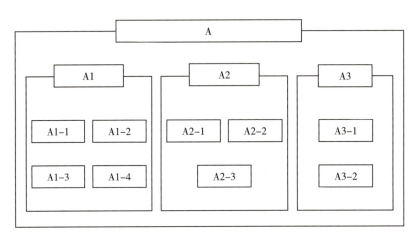

图 8-8 亲和图的基本形式

亲和图的应用范围很广，在质量管理活动中，亲和图是寻找质量问题的重要工具，可用于：①迅速掌握未知领域的实际情况，找出解决问题的途径。②对于混沌不清的状况、难以理出头绪的事情进行归纳整理，以便发现问题，提出明确的方针和见解。③通过管理者和员工的一起讨论和研究，有效贯彻落实护理质量管理的方针、目标和计划。④成员间互相启发，相互了解，协调各部分的意见，促进有效合作。亲和图的制作步骤如下：

1. 决定主题 可对混沌不清的状况发掘问题点，也可对还没理清的观点加以综合整理归纳求得统一认识，还可以对旧观念加以重新整理归纳，从新的角度出发。

2. 收集数据 亲和图收集数据最常用的方法是头脑风暴法，记录收集到的言语数据，应尽量对言语资料进行确认，必要时修正言语资料。当然，为保证资料来源的广泛性，直接观察、面谈法、文件查阅法、反省法等也可用于数据的收集。

3. 言语资料卡片化 将各言语数据抄写至卡片上，确保描述的准确性和简洁性，并删除相同内容的卡片。当有离群的卡片出现时，可先放置在一边，待亲和图完成后再确认该卡片的处理方法。

4. 整理综合卡片 依据各言语资料的亲和性（即相近性，所表述的内容类似）将卡片汇总在一起，编成一组，并将各组卡片所表达的关键内容以简洁的文字表述出来，制作"亲和卡"。如各"亲和卡"间有亲和性，可重复本操作，直至各"亲和卡"之间无交叉性。对无法归入任何一组的卡片，另编为一组。

5. 完成亲和图 将各"亲和卡"中的内容用一张主题卡来归纳统和，放置在亲和图的最上面，即可完成亲和图的制作。

（六）关联图

关联图（inter-relationship diagraph），又称关系图，是用来分析事物之间"原因与结果""目的与手段"等复杂关系的一种图表，它将原因、结果、目的、手段等复杂纠结在一起的问题，以逻辑方式，从整体性的观点来把握、分析，使关系明确化，然后找出适当的解决对策。在护理质

笔记栏

量管理活动中，影响质量的因素很多，这些因素之间存在着大量的因果关系，这些因果关系有的是纵向关系，有的是横向关系。纵向关系可以使用因果分析图法来加以分析，但因果分析图法对横向因果关系的考虑不够充分，这时就需要运用到关联图。关联图法是根据事物之间横向因果逻辑关系找出主要问题的最合适的方法。关联图法适用于多因素交织在一起的复杂问题的分析和整理。它将众多的影响因素以一种较简单的图形来表示，易于集中重点掌握问题核心，也有益于集思广益，迅速提出解决对策的有效手段。

1. 关联图的基本类型 关联图由圆圈（或方框）和箭头组成，其中圆圈中是文字说明部分，箭头由原因指向结果，或由手段指向目的。可分为两种类型：

（1）中央集中型：要分析的问题位于图的中央位置，同"问题"发生关联的因素逐层排列在其周围。

（2）单侧汇集型：要分析的问题位于图的左（或右侧），与其发生的因素从左至右或从右至左逐层排列，基本形式见图 8-9。

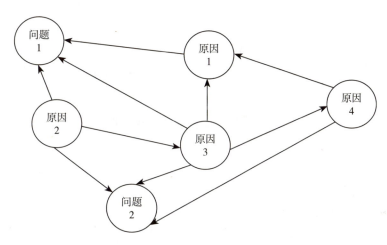

图 8-9 单侧汇集型关联图的基本形式

2. 关联图的制作步骤 关联图法的使用非常简单，它先把存在的问题和因素转化为短文或语言的形式，再用圆圈或方框将它们圈起来，然后再用箭头符号表示其因果关系，借此来进行决策、解决问题。具体步骤如下：

（1）确定要分析的"问题"："问题"宜用简洁的"主语 + 谓语"的短语表示。一个圆圈（或方框）只能圈一个"问题"，多个"问题"则应用多个圆圈（或方框）圈起。"问题"的识别规则是"箭头只进不出"。

（2）查明各"问题"原因：运用头脑风暴法就分析的"问题"充分发表意见，查找"原因"。"原因"要深入细致地分析，直至找出末端原因（可以直接采取对策的原因），其识别标志是"箭头只出不进"。

（3）连接原因与结果：把各因素之间的因果关系用箭头符号作出逻辑上的连接，箭头指向是原因→结果。

（4）检讨整体内容，追加内容，明确重点。

以本章开篇案例中老年人跌倒为例，老年人跌倒的风险因素是多方面的，用关联图可以全面分析跌倒的风险因素，对各因素间的关系有一个直观的了解，为制订预防老年人跌倒措施提供靶向指导作用。老年人跌倒的风险因素关联图见图 8-10，从图中可以看出，步态不稳是老年人跌倒的核心危险因素，是下肢肌力下降、前庭功能下降、平衡能力下降、眩晕、地面湿滑等诸多原因导致的结果，因此，要把步态不稳作为预防老年人跌倒的关键。

笔记栏

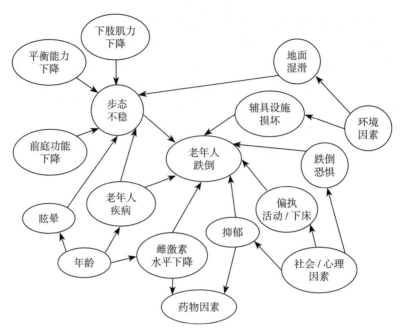

图 8-10　老年人跌倒的风险因素关联图

第三节　全面质量管理及持续质量改进

一、全面质量管理

（一）全面质量管理的内涵

1. 全面质量管理的概念　全面质量管理是为了能够在最经济的水平上，并考虑到充分满足用户要求的条件下进行市场研究、设计、生产和服务，把企业内各部门研制质量、维持质量和提高质量的活动构成为一体的一种有效体系。这个定义强调了以下 3 个方面：

（1）"全面"是相对于统计质量控制中的统计而言的：要生产出满足顾客要求的产品，提供顾客满意的服务，单靠统计方法控制生产过程是不够的，必须综合运用各种管理方法和手段，充分发挥组织中每一个成员的作用，从而更全面地去解决质量问题。

（2）"全面"是相对于制造过程而言的：产品质量有一个产生、形成和实现的过程，这一过程包括市场研究、研制、设计、制订标准、定工艺、采购、配备设备与工装、加工制造、工序控制、检验、销售、售后服务等多个环节，它们相互制约、共同作用的结果决定了最终的质量水准。

（3）质量应是最经济的成本投入与充分满足顾客要求的完美统一：离开效益和质量去谈质量是没有实际意义的。如今，全面质量管理得到了进一步的扩展和深化，其含义远远超出了一般意义上的质量管理的领域，而成为一种综合的、全面的经营管理方式和理念。ISO 9000 族标准中对全面质量管理的定义为：一个组织以质量为中心，以全员参与为基础，目的在于通过让顾客满意和本组织所有成员及社会受益而达到长期成功的管理途径。

2. 全面质量管理的特点　管理的全面性是全面质量管理的特点，涉及全面性的质量管理、全过程的质量管理、全员参与的质量管理、综合多样性的质量管理。

（1）全过程的质量管理：全过程的质量管理是一种覆盖产品形成各个环节的质量管理。把质量管理从原来的生产制造过程，扩大到产品市场调查、研制、质量设计、试验、试制、工艺、技术、工装、原材料供应、生产、计划、劳动、行政、销售直至用户服务等各个环节，形成从产品设计一直到销售使用的总体（综合）质量管理。从这方面来看，全面质量管理在工作范围和职能上都比以往的质量管理扩大了，它在管理的深度和广度上都有了新的发展。实行全过程的质量

笔记栏

226

管理，以防为主，要求企业把质量管理作为重点，从事后检验产品质量转移到事前控制生产过程质量上来。在设计和制造过程的管理上下功夫，在生产过程的一切环节加强质量管理，保证生产过程的质量良好，消除产生不合格品的种种隐患，做到防患于未然。质量管理向全过程管理的发展，有效地控制了各项质量影响因素，它不仅充分体现了以预防为主的思想，保证质量标准的实现，而且着眼于工作质量和产品质量的提高，争取实现新的质量突破。根据用户要求，从各个环节做起，致力于产品质量的提高，从而形成一种更加积极的管理。

（2）全员参与的质量管理：全面质量管理强调"质量管理，人人有责"。质量不是质量管理部门或质量管理专家的专责，而是组织所有人员的责任。只有组织的全体员工认识到质量的重要性而且齐心协力去按照组织的要求去做时，组织才能够给顾客提供高质量的产品和服务。组织产品质量的好坏，是客观工作和许多生产环节活动的综合反映，因此它涉及组织的所有部门和所有人员。一方面，产品质量与每个人的工作有关，提高产品质量需要依靠所有员工的努力；另一方面，在这个基础上产生的质量管理和其他各项管理，如技术管理、生产管理、劳动管理、物资管理、财务管理等各方面之间，存在着有机的辩证关系，它们以质量管理为中心环节相互联系、相互促进。因此，全面质量管理要求在组织的集中统一领导下、把各部门的工作有机地组织起来，人人都必须为提高产品质量、加强质量管理尽自己的职责。

（3）全面性的质量管理：全面性的质量管理要求各个部门都要涉及质量管理。从宏观的角度看，全面的质量管理是横向的，涉及所有部门、所有工作和服务环节，最终影响和促进产品质量达到要求。从纵向的组织管理角度来看，质量目标的实现有赖于企业的上层管理、中层管理、基层管理，乃至一线员工的能力协作，其中尤以高层管理能否全力以赴起决定性的作用。从企业职能间的横向配合来看，要保证和提高产品质量必须使企业研制、维持和改进质量的所有活动成为一个有效的整体。整个组织的质量管理可以从以下两个角度来理解：①从组织管理的角度来看，每个组织都可以划分成上层管理、中层管理和基层管理。"全面性的质量管理"就是要求组织各管理层次都有明确的质量管理活动内容。上层管理侧重于质量决策，制订组织的质量方针、质量目标、质量政策和质量计划，并统一组织、协调组织各部门、各环节、各类人员的质量管理活动，保证实现组织经营管理的最终目的；中层管理则要贯彻落实领导层的重要事项，确定本部门的目标和对策，更好地执行各自的质量职能，并对基层工作进行具体的业务管理；基层管理则要求每个员工都要严格地按标准，开展群众合理化建议和质量管理小组活动，不断进行作业改善。②从质量职能的角度看，产品质量职能是分散在全组织的有关部门中的，要保证和提高产品质量，就必须将分散在企业和部门的产品质量职能充分发挥出来。全组织的质量管理就是以质量为中心，领导重视，组织落实，体系完善。

（4）综合多样性的质量管理：影响产品质量和服务质量的因素越来越复杂，既有物质的因素，又有人的因素；既有技术的因素，又有管理的因素；既有组织内部的因素，又有随着现代科学技术的发展，对产品质量和服务质量提出了越来越高要求的组织外部因素。要把这一系列的因素系统地控制起来，全面管理好，就必须根据不同情况，区别不同的影响因素，广泛、灵活地运用多种多样的现代化管理方法来解决当前的质量问题。目前，质量管理广泛使用的各种统计方法是其重要的组成部分，除此之外，还有很多非统计方法。总之，为了实现质量目标，必须综合应用各种先进的管理方法和技术手段，善于学习和引进国内外先进企业的经验，不断改进本组织的业务流程和工作，不断提高组织成员的质量意识和质量技能。多方法的质量管理要求的是程序科学、方法灵活、实事求是、讲求实效。

3. 全面质量管理的原则

（1）以顾客为中心：在当今的经济活动中，任何一个组织都要依存于它们的顾客。组织或企业由于满足或超过了自己的顾客的需求，从而获得继续生存下去的动力和源泉。全面质量管理以顾客为中心，不断通过 PDCA 循环进行持续的质量改进来满足顾客的需求。

笔记栏

（2）领导的作用：一个组织从管理层到员工层，都必须参与到质量管理的活动，其中，最为重要的是组织的决策层必须对质量管理给予足够的重视，这样才能够使组织中的所有员工和资源都融入全面质量管理之中。

（3）全员参与：全员参与是全面质量管理思想的核心。

（4）过程方法：必须将全面质量管理所涉及的相关资源和活动都作为一个过程来进行管理。PDCA循环实际上是用来研究一个过程的，因此必须将注意力集中到产品生产和质量管理的全过程。

（5）系统管理：当进行一项质量改进活动的时候，首先需要制订、识别和确定目标，理解并统一管理一个由相互关联的过程所组成的体系。由于产品生产并不仅仅是生产部门的事情，因此需要组织所有部门都参与到这项活动，才能够最大限度地满足顾客的需求。

（6）持续改进：实际上，仅仅做对一件事情并不困难，而要把一件简单的事情成千上万次都做对，那才是不简单的。因此，持续改进是全面质量管理的核心思想，统计技术和计算机技术的应用正是为了更好地做好持续改进工作。

（7）以事实为基础：有效的决策是建立在对数据和信息进行合乎逻辑和直观的分析的基础上的，因此，作为迄今为止最为科学的质量管理，全面质量管理也必须以事实为依据，背离了事实基础那就没有任何意义，以事实为基础就是全面质量管理的第七大原则。

（8）互利的供方关系：组织和供方之间保持互利关系，可增进两个组织创造价值的能力，从而为双方的进一步合作提供基础，谋取更大的共同利益。因此，全面质量管理实际上已经渗透到供方的管理之中。

（二）全面质量管理的实施

1. 全面质量管理的构成要素 质量形成的全过程中包含了一系列由供方和顾客组成的关系链，即每一个过程的输出是下一个过程的输入。如果把下一个过程看成是顾客（内部顾客），则满足顾客的需要就是对本过程输出的质量要求。为保证质量形成过程的稳定，并不断通过对过程的完善使顾客得到满意的质量，必须围绕着供方和顾客组成的过程链，建立一个完善的全面质量管理体系。该管理体系需要包括以下几个方面的要素：

（1）软件要素：软件要素包括质量文化、上层领导的重视及对全面质量的承诺、有效的沟通等。

1）质量文化：质量文化是指企业在长期的生产经营中自然形成的质量意识、规范、价值导向、思维方式、道德水准、行动准则、法律观念和传统惯例等的总和。质量文化主要与全体员工的质量意识、质量观念、业务素质、工作责任心和敬业精神等有关。在质量文化的建设中，上层领导常常是质量文化的创造者，其工作态度、管理方式和处理问题的方式方法等都直接影响企业质量文化的形成。因此，要创立良好的质量文化，上层领导必须有质量战略意识和质量竞争意识，他们应该激励员工的创新精神，鼓励员工参与质量管理，以及对工作过程提出改进意见，要善于对有利于质量改进的行为给予及时的认可和奖励。上层领导还要身体力行，树立典范作用，要通过各种途径的宣传、教育，在员工中树立一切为顾客着想和下道工序是顾客的思想，形成预防为主和第一次就做好的质量意识。

2）上层领导的参与及对全面质量的承诺：上层领导必须重视并亲自参与企业的质量管理，首先，他们必须将全面质量管理作为企业长远发展的战略之一，纳入企业的战略计划；其次，他们还必须亲自参与企业的质量改进活动，到现场了解问题，和员工一起分析原因，制订改进措施。

3）有效的沟通：全面质量管理常常伴随着企业文化的转变，从一种管理方式到另一种新的管理方式的转变必然伴随着新思想、新体系、新方法的引进，变革总会遇到阻力，让全体员工了解企业变革的目的及原因，并通过上下级间、部门间的有效沟通和交流减少变革的阻力。同时，通过员工与顾客的交流、部门间的交流与沟通，使企业所有人员更清楚地了解顾客的需求，了解下道工序的需求，使部门间的工作相互协调一致。

（2）硬件要素：硬件要素包括有效的质量体系、质量管理团队、科学的质量管理方法的应用等。

1）有效的质量体系：一个有效的质量体系是企业实施全面质量管理的基础，ISO 9000 系列标准给出了质量体系的概念、建立的模式和建立的程序内容。

2）科学的质量管理方法：科学的质量管理方法应用是企业质量成功的有效途径，全面质量管理中常用的方法很多，如了解顾客需求信息和进行市场研究的方法（顾客意见反馈系统、抽样调查或问卷调查等方法）、分析主要问题及其产生原因的方法（排列图、因果分析图、散布图等）、对生产过程进行控制的方法（直方图、控制图等）、不断改进的质量循环（PDCA 循环），以及对质量体系运行结果的测量评价方法等。在全面质量管理过程中，要综合应用这些科学的质量管理方法，才能对生产过程进行有效的控制，使质量水平不断提高。

3）质量管理团队：它是以团队精神和系统思想为宗旨建立起来的工作团队，其目的是共同研究工作中存在的问题，共同制订目标和实施对生产过程的改进，并从系统最优的观点出发来协调各环节工作的顺利进行。质量管理团队可以是由企业主管领导和各部门负责人组成的委员会，也可以是由几个部门的业务主管或质量管理负责人组成的团队，还可能是由现场工作人员组成的质量控制小组。

2. 全面质量管理的基本程序 全面质量管理活动的全部过程，就是质量计划的制订和组织实现的过程。这个过程是按照 PDCA 循环，不停顿地、周而复始地运转的。PDCA 循环是全面质量管理应遵循的科学程序，它是由美国质量管理专家戴明首先提出的，所以也叫作"戴明环"。全面质量管理活动的运转，离不开管理循环的转动。这就是说，改进与解决质量问题，赶超先进水平的各项工作，都要运用 PDCA 循环的科学程序。例如，要提高产品质量，减少不合格品，总要先提出目标，即质量提高到什么程度，不合格品率降低多少，这就要制订出计划，这个计划不仅包括目标，而且包括实现这个目标需要采取的措施。计划制订之后，就要按照计划去实施。按计划实施之后，就要对照计划进行检查。最后进行处理，把成功的经验总结归纳，制订标准，形成制度，以后再按这个标准工作。对于实施失败的计划，也要吸取教训，修订相应的规章制度，避免重蹈覆辙。这既总结了经验，巩固了成果，也吸取了教训，引以为戒，又要把这次循环没有解决的问题提出来，转到下次 PDCA 循环中去解决。

3. 全面质量管理的推行保障 建立质量体系是全面质量管理的基础工作，开展质量管理活动是全面质量管理的立足点和依据，二者相结合保证全面质量管理有效运转。根据国内外的经验，开展全面质量管理，应着重做好以下工作：

（1）质量使命：组织应制订简单明了的质量宗旨。没有质量宗旨，组织就失去了方向，就会在市场竞争能力和顾客心目中走向消失和毁灭。

（2）质量领导力：组织的最高管理层应积极发挥坚定的质量领导作用，真正的质量领导通过决策和实际行动来体现对质量管理的决心。

（3）质量制度：检查组织的所有系统、规章制度和流程，看它们是否符合企业的质量目标，包括组织结构、生产和采购政策、质量控制程序、人力资源制度及奖励制度等。对不符合组织质量的现行系统结构及制度，应进行改进和完善。

（4）质量教育：质量教育的根本任务是提高员工的质量意识，使员工牢固树立"质量第一"的思想，不断向所有员工提供质量培训。对质量或其他任何事情的不了解，都可能带来问题。

（5）质量授权：质量授权就是最高质量管理者把权力委托给承担质量关系的人或机构代为执行质量权力，让员工为下一道关键工序或一个关键阶段的授权赋能做准备，鼓励员工汇报，解决问题，与员工共同分享企业业绩方面的信息。

（6）质量行为：企业在制度明确、领导有力的情况下，经过授权赋能的员工就会表现出良好

笔记栏

的工作习惯和质量行为。例如，处理用户问题更加及时，出现问题不会欺上瞒下。在这个阶段，制度和政策使质量管理得以实现。

（7）质量态度：通过引导、不断教育及授权，强化员工的行为，使之转化为员工内在的个人态度和价值观念。员工开始对为何要始终一次做对表示理解，并深信这样做于己于企业都有利。

（8）质量文化：当全面质量管理观念在企业生根之后，一种新的企业文化便应运而生，每一名员工就会信服全面质量管理观念，无论上班下班都表现出同样的质量行为，质量已不再是管理而是一种文化。

（三）全面质量管理在护理质量管理中的作用

全面质量管理建立起医疗全过程的质量体系，从而达到最佳的医疗服务效果，可以最大限度地满足社会人群的健康需求。在护理质量管理中实施全面质量管理可以坚持以患者为中心，获得医院和科室领导对护理质量的重视，可以调动全体护士的工作积极性，增强其责任感。在护理管理中实施全面质量管理是护理质量控制的有效管理方法，它可提高医院整体护理工作质量，形成质量管理良性循环，提高护理管理水平和效率。

全面质量管理注重患者需要，强调参与团队工作，并力争形成一种文化，以促进所有的护理人员设法、持续改进组织所提供的护理质量。全面质量管理有三个核心的特征：即全员参加的质量管理、全过程的质量管理和全面的质量管理。

1. 全员参加的质量管理　即要求全部护理人员，无论高层管理者还是普通护士，都要参与护理质量改进活动。参与"改进工作质量管理的核心机制"，是全面质量管理的主要原则之一。

2. 全过程的质量管理　必须在提供护理服务的各个环节中都把好质量关。

3. 全面的质量管理　是用全面的方法管理全面的质量。全面的方法包括科学的管理方法、数理统计的方法、信息学技术等。全面的质量包括服务质量、工作质量等。

在护理管理中应用全面质量管理具有重大的指导意义，通过全员参与护理管理、全过程护理质量管理、全方位护理管理可以使护理工作的质量得到大幅度的提高，从而真正地实现了为患者提供优质、高效、人性化、全面的护理服务，可以提高患者对护理服务的满意度。

二、护理质量评价

护理质量评价（nursing quality evaluation）是指通过系统监测护理活动的实施以及实施后的结果等来综合判断护理目标的实现程度以及护理工作的实际效益。准确、有效的护理质量评价能保证护理活动的顺利开展，是保证护理质量的重要措施。对护理质量的评价分类从性质可以分为主观评价和客观评价，从评价主体可以分为内部评价和外部评价，下面重点介绍护理质量内部评价和外部评价。

（一）护理质量内部评价

1. 三级质控评价　护理部、科护士长、护士长构成医院护理质量监控网络。通常采用护士长自查，科护士长、护理部逐级检查，或科室间、病室间进行同级交叉检查的方式，对照护理质量标准，定期（按月、季度、年）或不定期进行质量评价。

2. 质量控制小组评价　一般由科护士长、护士长或具有高级职称的护理人员、护士骨干组成，每组3~5人，可分区（内、外、门急诊等）或分项（特级护理、一级护理、基础护理、抢救物品、医院感染管理、病室管理、护士长考核等）进行定期或不定期质量评价。

（二）护理质量外部评价

1. 医院分级管理评审委员会评价　医院分级管理评审由卫生行政部门组织有关专家按照评审标准，每3~4年为一周期，针对各级医院的功能、任务、水平、质量、管理进行综合质量评价，其中包括护理质量评价的内容。根据评价的结果，给予相应等级医院的称号。医院等级逐级分为一级、二级、三级，每级又分为甲、乙、丙三等，三级医院增设特等，共三级十等。

2. 护理质量控制中心评价 各省护理质量控制中心根据国家护理质量控制中心的整体规划和部署，针对本省护理工作的特点，开展护理质量评价；既包括优质护理服务质量评价等全面督导和评价，也包括静脉治疗护理质量评价、手术室护理质量评价、血液净化护理质量评价、消毒供应质量管理评价等专项督导和评价。

3. 第三方评价 评价由与医疗机构和消费者无利害关系的第三方机构进行，评价者既不是服务提供者，也不是消费者。这种类型的评价具有中立性、学术性、公正性、透明性、公益性、普遍性等特征。目前被国内医院管理专家关注的第三方医院外部质量评价有 ISO 9000 质量认证、中国医院协会（CHA）发布的《患者安全目标》等。

4. 患者评价 患者对护理工作的满意度评价可以作为护理质量外部评价的一个重要参考指标。

5. 医疗费用支付者评价 是由医疗费用支付单位，如医疗保险公司对医疗机构的工作质量的评价。

三、护理不良事件管理

（一）护理不良事件的概念与分类

1. 护理不良事件的概念 护理不良事件是医疗领域不良事件的一部分，但世界卫生组织并未给护理不良事件作出明确定义。我国学者将其定义为在护理过程中发生的、不在计划内的、未预计到的事件，主要包括给药错误、跌倒、坠床、压力性损伤、管路滑脱、走失、误吸或窒息、烫伤，及其他与患者安全相关的、非正常的护理意外事件。

2. 不良事件严重程度分级 根据《患者安全专项行动方案（2023—2025 年）》，医疗质量安全不良事件严重程度分级见表 8-5。

表 8-5 不良事件严重程度分级

严重程度分类	给患者造成损害的程度
Ⅳ类事件（隐患事件）：未发生不良事件	A 级：环境或条件可能引发不良事件
Ⅲ类事件（无后果事件）：发生不良事件，但未造成患者伤害	B 级：不良事件发生，但未累及患者
	C 级：不良事件累及患者但没有造成伤害
	D 级：不良事件累及患者，需进行监测以确保患者不被伤害，或需通过干预阻止伤害发生
Ⅱ类事件（有后果事件）：发生不良事件，且造成患者伤害	E 级：不良事件造成患者暂时性伤害并需进行治疗或干预
	F 级：不良事件造成患者暂时性伤害并需住院或延长住院时间
	G 级：不良事件造成患者永久性伤害
	H 级：不良事件发生并导致患者需要治疗挽救生命
Ⅰ类事件（警告事件）：发生不良事件，造成患者死亡	Ⅰ 级：不良事件发生并导致患者死亡

（二）护理不良事件的原因分析

1. 常用的原因分析模型

（1）破窗理论：破窗理论又名破窗效应，是一种社会心理学效应。破窗理论提出，一件坏事没有得到及时制止就会导致更多的坏事发生。有学者组建临床用药管理小组，对用药及管理过程

笔记栏

中的弊端和盲点（即破窗）进行讨论学习，运用破窗理论指导临床用药和护理安全管理，提高护理人员对药品安全的认知度等，实现临床用药安全。各国学者对于将破窗理论用于患者安全管理方面进行了深入且详细的报道，结果充分证实其在安全隐患管理方面的作用。

（2）瑞士奶酪模型：瑞士奶酪模型又名积累的行为效应，也称 Reason 模型或航空事故理论模型。此模型由英国心理学家 Reason 于 1990 年提出，指在一个系统中建立多层防御体系，各个层面相互交错成的防御体系可以相互拦截彼此的缺陷或漏洞，从而就不会因单一的不安全因素造成故障。该理论模型包括 4 个层面，即组织影响、不安全的监督、不安全行为的前兆、不安全的操作行为。自下而上的管理层就如同一层层奶酪，整个体系的安全系数受限于每一层面，即管理层中哪个环节出现差错，都会影响整个体系的安全。此模型的最大亮点是将整个安全管理体系捆绑在一起，各个环节必须各司其职，做好自己分内的事。故该模型可广泛应用于各管理行业。

（3）SHEL 模型：SHEL 模型是由美国航空安全专家爱德华·约瑟夫·穆拉科夫斯基（Edward J. Murkowski）在 20 世纪 70 年代提出来的。这个模型最初用于航空安全管理，但由于其有效性和适用性，后来被广泛应用于各个领域，包括医疗系统中的安全管理和质量改进。该模型首次提出了安全工作中"人"所处的特定系统界面的原理，界面四元素包括软件（software）、硬件（hardware）、环境（environment）和人（liveware），分别用首字母 S、H、E、L 代表。该模型主要探讨人为因素在不良事件中的作用。此模型系统把安全隐患的各个因素全面考虑在内，包括内在的软件、外在的硬件、环境和不安全因素变化较高的人，把事件发生的原因分解成几个模块，对各个模块进行剖析，从而找出解决问题的方法。这是解决问题最直接、最有效的一种方法。但 SHEL 模型着眼于宏观角度对护理不良事件的影响，缺乏对各个元素的系统全面分析。

（4）EDIT 模型：2004 年，Inoue 等建立起适用于评估医疗不良事件的错误类型（error，E）、不良事件发生的直接原因（direct threat，D；也称行为形成因素）和间接原因（indirect threat，IT；也称系统因素）的模型，即 EDIT 模型。直接原因有环境设备、工作环境、个人因素、团队因素等，间接原因有国家、制度、专业文化、患者相关信息、管理人员等。由此又细化出 12 个分类因素。

2. 常用的原因分析方法

（1）根本原因分析法（root cause analysis，RCA）：最早起源于美国，是以瑞士奶酪模型理论为依据的回溯性原因分析方法，其基于临床不良事件的发生是由组织系统因素引起的，而非个人因素。其包括不良事件的上报、相关信息的收集、近端原因的寻找和根本原因的确认、改进计划的制订和执行 4 个步骤。在 RCA 流程中一个极为关键的工具是 5Why 分析法，亦称作五问法，它倡导对某一问题点进行连续五次追问"为什么"，以此深入探究并揭示其最本质的原因所在。目前，RCA 在国内外护理不良事件的回顾性研究中被广泛应用。有学者应用 RCA 对各项护理不良事件进行回顾性分析，研究分析护理不良事件的近端原因和根本原因，探讨防范措施。RCA 的运用，提高了护理不良事件的上报率，降低了护理不良事件发生率。

（2）失效模式和效应分析（failure mode and effect analysis，FMEA）：是基于团队、系统，用于识别某个程序或设计出现故障的方式和原因的前瞻性分析方法。FMEA 包括确定主题、组成团队、画出流程、分析危害、拟订行动计划与评价结果 6 个步骤，可对护理不良事件进行原因分析并制订预防措施，针对工作流程中的每一个步骤列出失效模式和可能原因，并进行风险优先系数（risk priority number，RPN）评分。国内学者在老年住院患者跌倒、术中出现的错误、用药错误等护理不良事件中，应用 FMEA 进行原因分析。如有学者结合失效模式和六西格玛质量管理理念来分析静脉置管感染的原因，寻找预防感染的对策，从而降低静脉置管感染的发生率。荷兰的一项研究采用 FMEA 对风险较高的医院不良事件进行前瞻性分析，建立患者潜在风险分析系统。

（3）事故树分析方法（fault tree analysis，FTA）：又称故障树分析法，从要分析的特定事故或故障（顶上事件）开始，层层分析其发生的原因，直到找出事故的基本原因（底事件）为止。

这些底事件又被称为基本事件，它们的数据已知，或者已经有统计或实验的结果。应用FTA对各种系统的危险性进行辨识和评价，不仅能分析出事故的直接原因，而且能深入地揭示出事故的潜在原因。用它描述事故的因果关系，直观明了，思路清晰，逻辑性强。FTA既可用于定性分析，又可用于定量分析，是安全系统工程的重要分析方法之一。FTA的作用有以下5个方面：①可以事前预测事故及不安全因素，估计事故的可能后果，寻求最经济的预防手段和方法。②事后用FTA分析事故原因，十分方便明确。③FTA的分析资料既可用于直观的安全教育，也有助于推测类似事故的预防对策。④在积累了大量事故资料后，可采用计算机模拟，使FTA对事故的预测更为有效。⑤在安全管理上，用FTA对重大问题进行决策，具有其他方法所不具备的优势。

（4）SHEL事故分析法：是近年由日本医疗事故调查委员会提出的。其中S（software）指软件部分，包括护理人员的业务素质和能力；H（hardware）硬件部分，指护士工作的场所；E（environment）临床环境；L（liveware）指当事人与他人。他们认为医疗事故的形成主要受以上几个方面因素的影响，可以通过分析这些因素来找出医疗事故发生的原因，并制订相应的对策，以减少医疗事故。

（三）护理不良事件的上报管理

1. 国外护理不良事件报告制度　美国、英国、澳大利亚等国家已建立了不同类型的护理不良事件报告制度，大多数医院都具备护理差错和不良事件的内部报告系统，也有许多医院的护理主管部门加入了外部报告系统，并建立了自愿报告机制，鼓励上报护理缺陷。报告方式包括网络报告、电话报告、书面报告等。报告者可以报告自己发生的问题，也可以报告所见他人发生的问题。自愿报告系统独立于任何有权处理报告者及其组织的权力部门，采取匿名形式，严密保护报告者，报告者不用担心因报告而受到责备和处罚；同时，所报告的资料不作为法律依据。例如，澳大利亚的药物不良事件报告系统、跌倒上报系统、管道滑脱上报系统、不明发热上报系统等。自愿上报系统的建立为保障患者安全形成了积极效应。

2. 国内护理不良事件上报　按照医疗质量安全不良事件分级分类标准，向国家医疗质量（安全）不良事件报告平台上报不良事件信息。加强强制上报类事件管理，倡导主动上报与积极处置并重的处理模式，形成非惩罚性报告机制和激励机制。鼓励医疗机构建立机构内部不良事件信息报告平台，重点关注医疗质量隐患问题或未造成严重不良后果的负性事件，对不良事件反映出的安全隐患开展重点整改，采取有针对性的措施。

 知识拓展

医院质量评审

　　医院质量评审是对医院质量管理的外部监督和评价，是以外力推动医院质量改进和行业质量监控的有效办法。

　　我国医院评审工作始于20世纪80年代，1989年11月卫生部发布了《医院分级管理办法（试行草案）》《综合医院分级管理标准（试行草案）》，我国医院第一周期评审工作正式启动。2011年9月21日卫生部印发《医院评审暂行办法》，并配套出台三级综合医院及部分专科医院评审标准和评审标准实施细则，作为全国各地开展新周期医院评审的指导性文件，由此确立了我国新周期医院评审体系框架。

（李葆华）

小　结

本章介绍了护理质量管理概念、护理质量管理理论、护理质量管理方法、护理质量管理工具、护理质量评价与改进。护理质量管理概念及方法是本章的重点内容；护理质量管理体系及护理质量管理标准是能够开展临床护理质量管理工作的前提和基础；护理质量管理方法部分的 PDCA 循环、因果分析图法及临床路径是开展临床工作需要掌握的有效管理方法。

● ● ● ●　思考题　● ● ● ●

1. 护理质量管理的方法包括哪些?
2. 可以使用哪些质量管理工具来解决医嘱剂量错误的问题?

笔记栏

ER9-1
本章教学课件

第九章

护理成本管理

如果说成长管理关注如何做大，关注规模意义上的增长，那么成本管理在很大程度上关注如何做强，关注企业"集体健康状况"的改善。

——爱德华·布鲁克 孔·陈 托马斯·林

 导学案例

优化消毒供应成本管理，提升医院运营效率

近年来，随着国家医疗改革不断深化，医院在应对公立医院绩效考核、医保支付方式变革等多重挑战下，运营压力日益增大。在此背景下，某医院消毒供应中心积极寻求并实施高效的消毒供应成本管理策略，成效显著。

做法：①消毒供应中心、财务科、信息科、运营管理科共同组建运营小组。②划分回收发放、清洗消毒干燥、检查包装、灭菌四大业务流程。③收集某年人力成本、房屋折旧费等相关数据，建立消毒包成本测算模型：各消毒灭菌包成本＝直接材料成本＋消毒灭菌包分摊的流程成本。④按人力成本、固定资产折旧费、卫生材料费、药品费、水电费等成本分类，考虑资源动因将中心总成本直接计入或分摊至业务流程，基于作业动因将业务成本分摊至消毒灭菌包。⑤成本计算公式标准化：如消毒包单位成本＝直接计入包内材料费＋单位下收下送成本＋单位清洗消毒成本。⑥在信息追溯管理系统内设计消毒灭菌包成本计算公式，每月进行成本核算与分析。

成效：①全院551个消毒灭菌包成本总体费用降50%。通过信息系统掌握每日／月发放的消毒灭菌包种类和数量及使用情况，减少过期包、积压包，降低无效运营成本。②拆除25个器械种类包内不常用的1 000余件器械，降低单包器械费用。③为消毒包定价提供依据。

请思考：

1. 本案例从成本管理的视角采用了哪种成本核算方法？
2. 如何通过分析护理成本的构成，科学核算和实践，降低医院运营成本？

第一节 概 述

国家卫生健康委员会和国家中医药管理局发布的《关于加强公立医院运营管理的指导意见》和《公立医院高质量发展促进行动（2021—2025年）》中明确提出医院要提升医院运营管理水平，建立健全全面预算管理、成本管理机制，促进资源的有效分配和使用。护理成本管理已经成为提升护理服务质量、优化资源配置、降低运营成本的重要组成部分，为医院运营管理的科学化、规范化、精细化发挥重要作用。

笔记栏

235

一、成本的相关概念

1. 成本　成本（cost）指在生产、制造和提供产品或服务的过程中所支出的货币或资源的量。在商业和经济学领域，成本通常包括用于购买原材料、雇佣劳动力、租赁设备、支付税费等直接和间接的支出。对于成本的认识和理解，最早源于马克思在《资本论》中对资本主义经济中商品价值的分析。马克思的成本理论揭示了成本本质的经济内涵：成本是商品生产过程中消耗的活劳动和物化劳动的货币表现。成本是组织经营的重要考量因素之一，管理者通过控制成本、提高效率和优化资源利用来最大程度降低成本，从而实现长期发展目标。护理成本（nursing cost）指医院为提供护理服务所产生的各项费用的总和，即在为服务对象提供护理服务过程中所消耗的物化劳动和生活劳动的货币价值。物化劳动指物质材料的消耗，生活劳动是指脑力和体力劳动的消耗。护理成本包括在服务过程中所消耗的直接成本和间接成本，是医疗机构中的重要成本组成部分，对护理服务的质量和效率具有直接影响。

2. 成本管理　成本管理（cost management）是一种战略性的管理方法，旨在有效地控制和优化企业或组织的成本。成本管理一般包括预测、决策、计划、控制、核算、分析和考核7个基本环节，以确保在提供产品或服务的同时实现最佳的成本效益。护理成本管理（nursing cost management）是应用成本管理的原则和技术来管理和优化提供护理服务所需的成本。护理成本管理对于医疗机构的运营和效益至关重要，可确保在提供高质量护理服务的同时最大限度地降低成本。

3. 成本预测　成本预测（cost forecast）是指根据当前成本、费用水平及成本构成情况，结合其与实践、业务量和其他相关数据之间的关系，考虑组织既有的技术经济条件、成本、费用管理状况以及市场经营环境等因素变化，采用一定的科学方法，合理预计和测算未来成本、费用水平及变化趋势的活动，是成本管理的首要环节，也是成本决策的前提。护理成本预测（nursing cost forecast）是指基于现有条件、历史成本资料以及未来可能发生的变化，利用科学的方法对未来一段时间内的护理成本水平及其发展趋势进行描述和判断的过程。护理成本预测需要考虑多种因素，包括但不限于护理人员的薪酬增长、医疗耗材和设备的价格波动、护理服务量的变化、医疗技术的进步以及政策调整等。这些因素都会对护理成本产生直接或间接的影响。

4. 成本决策　成本决策（cost decision）是指根据成本预测及有关成本资料，运用定性和定量方法，对未来期间或拟定决策项目涉及的成本、费用可行方案抉择最佳方案的过程。成本决策贯穿于企业整个生产运营的过程，存在于管理各环节、职能分工各部门、业务执行各层次。在每个环节中都应选择最优的成本决策方案，才能达到总体的最优。护理成本决策（nursing cost decision）是指在护理成本预测的基础上，对不同的护理成本方案进行分析、比较和选择，以确定最优成本方案的过程。护理成本决策涉及多个方面的权衡，包括成本效益分析、成本效果评价、风险评估等。医院管理者需要根据医院的实际情况和战略目标，综合考虑各种因素，选择既能满足患者需求又能控制成本的护理方案。

5. 成本计划　成本计划（cost plan）是指在成本预测和成本决策的基础上，以货币形式规定企业在计划期内产品生产耗费、各种产品的成本水平以及相对应的成本降低水平和为此采取的主要措施的书面方案。成本计划属于成本的事前管理，是对成本决策方案的实施步骤、进程及具体要求的细化和落实。护理成本计划（nursing cost plan）是指根据护理成本决策所确定的目标成本，具体规定在计划期内为完成护理任务所支出的成本、费用，并提出为达到规定的成本、费用水平所采取的各项措施的过程。医院管理者需要制订详细的成本计划表，将各项成本指标分解到各个科室和岗位，确保成本计划的落实和执行。

6. 成本控制　成本控制（cost control）是根据一定时期预先建立的成本管理目标，由成本控制主体在其职权范围内，在生产耗费发生前和成本控制过程中，对各种影响成本的因素和条件采取一系列预防和调节措施，以保证成本管理目标实现的管理行为。护理成本控制（nursing cost control）是按照既定的成本目标，对构成护理成本的一切耗费进行严格的计算、考核和监督，及时揭示偏差，并采取有效措施纠正偏差，使成本被限制在预定的目标范围之内的管理行为。在医疗卫生领域，成本控制过程是对医院运营过程中发生的各种耗费进行计算、调节和监督的过程，也是一个发现薄弱环节，挖掘内部潜力，寻找一切可能降低成本途径的过程。

7. 成本核算 成本核算（cost accounting）是指根据事先确定的成本计算对象，选择适当的成本计算方法将企业在生产运营过程中发生的各种耗费进行分配和归集，以计算成本计算对象的总成本和单位成本的过程。护理成本核算（nursing cost accounting）是指通过系统化的方法和标准，将护理服务过程中产生的各种费用进行分类、记录、分析和分配，以准确反映护理服务的实际成本。护理成本核算不仅为合理制订服务价格提供了科学依据，也成为衡量人力资源配置的基础、决策服务成本 – 效益的关键标准以及分配绩效奖金的重要依据。

8. 成本分析 成本分析（cost analysis）是指利用成本核算及其他有关资料，分析成本水平与构成的变动情况，研究影响成本升降的各种因素及其变动原因，寻找降低成本的途径的分析方法。护理成本分析（nursing cost analysis）是指在全面、科学的成本核算基础上，对护理服务过程中所消耗的物化劳动和活劳动（即直接成本和间接成本）进行详细地分类、计算和分析，以真实反映护理服务的成本结构和价值。通过分析护理成本构成和消耗情况，可以识别出护理服务中的低效和浪费环节，真实反映护理服务过程中所消耗的资源价值，为护理服务项目的合理定价提供依据，确保护理服务得到合理的经济补偿。

9. 成本考核 成本考核（examination of cost）是指定期通过对成本指标的对比分析，对目标成本实现情况和成本计划指标完成结果进行的全面审核和评价，是成本管理工作的重要组成部分。护理成本考核（examination of nursing cost）是指定期考查审核护理成本目标实现情况和成本计划指标的完成结果，全面评价护理成本管理工作成绩的过程。护理成本考核需要对护理服务的实际成本进行核算和分析，与成本计划和目标进行对比，评估成本控制的效果和效率。同时，还需要对护理成本管理的各个环节进行监督和检查，确保成本管理的规范性和有效性。

二、护理成本的分类与构成

（一）护理成本的分类

为适应成本核算、成本预测、决策和成本控制的需要，寻求进一步降低成本的途径，医疗机构在生产经营以及决策管理过程中需要对成本作出不同的分类。护理成本可依据不同目的、按各种不同的标准进行分类。

1. 按成本计入方式分类

（1）直接成本：直接成本（direct costs）是指在生产或提供服务的过程中直接与产品、服务或特定活动相关联的成本。这些成本可以直接归因于特定的成本对象，如产品、服务、项目或部门，并且可以直接量化和计算。在护理成本管理中，直接成本主要包括人力资源成本、医疗耗材成本和医疗设备使用成本等。通过直接成本的有效管理，医疗机构可以更好地控制财务状况，提高服务质量，同时确保患者得到必要的护理。

（2）间接成本：间接成本（indirect costs）是指不直接与生产产品、提供服务或特定活动关联，或者不易直接计入产品成本，而必须按照一定的原则或者方法进行分配，归由某种产品、服务或患者所负担的有关耗费，是运营整体所必需的成本。在护理成本管理中，间接成本包括管理和行政费用、设备折旧成本、培训和教育费用等。

2. 按成本性态分类

（1）变动成本：变动成本（variable costs）是指随着生产量或服务量的增加而增加，或者随着生产量或服务量的减少而减少的成本。这种成本与生产或服务的数量直接相关联。在医疗和护理领域，变动成本包括医疗耗材成本、药品成本、直接劳动成本和特定诊疗服务的成本等。由于变动成本直接影响到机构的总成本，因此在管理医疗机构或护理部门的成本时，理解和控制变动成本至关重要。通过有效管理，如优化库存管理、提高工作效率或调整服务流程，可以降低变动成本，进而改善机构的整体财务表现。

（2）固定成本：固定成本（fixed costs）是指在一定时期内不随生产量或服务量的增减而变化的成本。这些成本与企业的具体活动水平无关，即使没有生产或服务提供，这部分成本依然存在。在医疗和护理领域，固定成本通常包括医疗设施的租赁或购置成本、设备折旧成本、保险费用、管理和行政费用、公共服务费用等。尽管固定成本不会因服务量的变化而改变，但通过提高设施的使用率和效率，可以实现更好的成本分摊，从而提高整体财务绩效。

（3）混合成本：混合成本（mixed costs）是指介于固定成本和变动成本之间，具有变动与固定的双重性质，成本总额受就诊量或医疗收入变动的影响，但其变动的幅度并非与业务量的变动保持严格比例的成本。按照混合成本变动的趋势不同，可以将其进一步细分为半变动成本、半固定成本、延期变动成本和曲线变动成本等类型，其中半变动成本和半固定成本较常见。

1）半变动成本：是一种特殊的混合成本，其特点在于业务量为零时，成本总额已有一个初始的固定基数，类似于固定成本；随着业务量的增加，成本也会按一定的比例增加，类似于变动成本。在医院中，这类成本较为常见。如固定电话费用每个月有一定的月租，就算不打电话（没有发生业务量）也要付此月租，当有通话时长产生时，固话费用随着通话时长呈正比例变化。

2）半固定成本：是在一定业务量范围内保持不变，但当业务量超过某一特定水平后，成本会突然跳跃式增加的成本。这类成本在医院运营中也较为常见。如救护车费用，在救护车数量和服务次数未达到一定阈值时，相关费用（如车辆维护费、驾驶员工资等）可能保持相对稳定；但当服务次数显著增加时，可能需要增加救护车数量或提高维护水平，从而导致成本跳跃式增加。

3. 按成本可控性分类

（1）可控成本：可控成本（able-control costs）是指某一期间内，护理部门或某个人的责任范围内能够直接确定和控制的成本，如材料费、水电费等。

（2）不可控成本：不可控成本（unable-control costs）是指非护理部门或个人在责任范围内可以控制的成本，如医院固定资产折旧、科室占地面积费用等。可控成本与不可控成本是一组相对概念。

4. 按经营决策中的成本分类

（1）机会成本：机会成本（opportunity costs）是指为进行某项选择而放弃的最有价值的替代方案的成本。例如，护士在选择参与某一护理项目时，可能需要放弃休息、学习或其他护理任务的机会，这些被放弃的机会的价值就是其参与该项目的机会成本。

（2）边际成本：边际成本（marginal costs）是指增加一单位的产出需要增加的成本。在经济学和金融学中，它指的是每新增一单位生产的产品（或购买的产品）带来的总成本的增量。护士在提供护理服务时，随着服务时间的延长或服务强度的增加，其体力、精力等资源的消耗也会增加，这种增加的消耗可以视为提供额外服务量的边际成本。

5. 其他成本分类　质量成本（quality costs）是指"归因于劣等质量的成本"，即只涉及有缺陷的产品返工、返修、报废以及避免产生不合格品等有关的费用。医院质量成本是指医院为保证医疗安全及其服务符合一定质量要求所发生的一切损失和费用，属于医院生产总成本的范畴。按经济用途，质量成本可分为预防成本项目、鉴定成本项目、内部损失成本项目、外部损失成本项目。其中，医院质量成本外部损失成本项目主要是指医疗护理服务实施后，因质量未达到规定的标准而发生的损失，以及因未能满足规定的质量要求所发生的费用和损失，如索赔费用、诉讼费用等。

（二）护理成本的构成

护理成本主要由人力资源成本、物资成本、设备折旧和维护成本、管理和运营成本四个部分构成。

1. 人力资源成本 人力资源成本（human resource cost）是指人力资本的投资成本，是为取得、开发以及使用人力资源而付出的代价。护理人力资源成本是指医院用于增进护理人力资源生产能力，提高护理人力资源知识和技能等素质而发生的经济资源耗费的货币表现。有效管理人力资源成本不仅涉及如何合理安排护理人员的工作时间，确保人员配置满足患者护理需求，同时还要考虑如何提高护理人员的工作效率、减少员工流失率以及如何通过培训和发展提升护理质量。护理人力资源成本主要包括：

（1）原始成本：指医疗机构为了获得护理人力资源而产生的费用，如招聘费用和调入费用等。

（2）追加成本：指各种正规的培训费用，包括新进护士上岗前的培训费和为了使劳动者获得工作技能和知识更新而进行的后续教育培训费用，如内部和外部培训课程、学术会议和其他教育活动的费用、护理人员参加培训的考勤费用等。

（3）使用成本：指人力资源使用过程中所产生的直接或间接费用，如工资、奖金、福利费等，通常由护理人员的职称等级、出勤和工龄等因素共同决定。

（4）安置成本：指护士内部调动过程中产生的各种费用以及退职、退休后发生的各种费用。

（5）流动成本：指护士因解聘、辞职而产生的各种费用，如医院支付解聘费用和护士"跳槽"过程中产生的劳动争议诉讼费用等。

2. 物资成本 在护理成本管理中，物资成本是指与提供护理服务直接相关的所有物理资源的购买和使用费用。在有效的护理成本管理中，物资成本需要仔细监督和控制，以防止浪费和过度使用，同时还要确保有足够的物资供应以维持高质量的护理服务。通过谨慎的采购计划、库存管理和使用政策，医疗机构可以有效地管理物资成本，从而在不降低护理质量的前提下提高成本效率。护理服务过程中主要涉及的物资成本包括：

（1）医疗耗材：包括一次性使用的物品，如手套、注射器、绷带、消毒液、口罩、防护服等。这些耗材在日常护理活动中大量使用，并且随着患者数量的增加而增加。

（2）护理设备和工具：包括用于患者护理的所有设备和工具的成本，如病床、监护仪、血压计、体温计、护理车等。

（3）清洁和消毒物资：包括为保持护理环境清洁和安全需要定期使用的清洁剂、消毒剂、清洁工具等清洁用品，是物资成本的重要组成部分。

3. 设备折旧和维护成本 设备折旧是指资产（如医疗设备）在其预期使用寿命内通过正常使用而导致的价值减少。设备的年折旧费用通常采用直线折旧法、双倍余额递减法等方法来计算，主要取决于设备的预期使用寿命和残值。折旧成本需要纳入护理成本管理，以确保长期财务规划的准确性，以及在设备需要更换时有足够的资金。设备维护成本包括例行检查、故障修理、零件更换和软件更新等产生的费用。这些成本可以是预定的（例如年度维护合同）或不定期的（例如突发故障修理）。

4. 管理和运营成本 包括医院管理、护理管理、财务管理、人力资源和其他行政支持部门的运营成本。这些费用支持整个医疗机构的运行，但不能直接分配到单一的护理服务或患者身上。

三、护理成本管理的发展史

（一）国外护理成本管理的发展史

国外对护理成本的研究开始于 20 世纪 50 年代，由美国最先兴起对护理成本的概念及构成研究，标志着护理成本管理领域的初步探索。在 20 世纪 70 年代，主要是进行护理成本核算的方法

笔记栏

239

研究，以不同的患者分类系统进行护理工作量的测量和护理成本的核算，如直接护理成本、护理时数的标化、护理人力成本确定和护理耗材计算。20 世纪 80 年代，美国、德国、日本等国家相继开始从成本价格、护理供需、效益分析、保险等多个角度对护理资源进行深入研究。这些研究不仅关注成本本身，还涉及护理资源的合理配置和价值补偿等更深层次的问题。随着美国疾病诊断相关分组（diagnosis related groups，DRGs）的研究，护理成本核算亦进行了大量的相关调查和研究，探讨了护理成本分类、行为类型、分配方法，护理服务的成本价格和价值以及护理成本与收益、财务计划的关系，形成了一套护理成本核算模式。到 20 世纪 90 年代，随着高级护理实践和护理经济学研究的迅速发展，护理成本研究进入快速发展阶段。这一阶段，护理成本的核算方法和分析体系逐渐完善，开始纳入医疗机构体系的经济学评价指标，以指导决策和选择。随着信息化技术的发展，护理成本研究开始借助计算机系统实现全面核算和管理，提高了管理效率和准确性。自 21 世纪以来，护理成本研究的角度越来越广，方法不断创新，与临床护理工作结合得越来越紧密。研究者们开始关注不同患者群体、不同护理方式下的成本效益分析。同时，护理成本核算逐渐向系统化、软件化、制度化发展，护理管理者对成本管理采取越来越积极的态度，并提出学校教育阶段及岗前培训应增加成本管理相关内容。目前，护理成本核算和管理体系日益完善，许多国家都建立了专门的护理成本核算机构和管理制度，护理成本管理不再局限于护理学科本身，而是开始与经济学、管理学、信息技术等多个学科交叉融合，形成了跨学科的研究体系。

（二）国内护理成本管理的发展史

20 世纪 90 年代末至 21 世纪初，国内护理成本管理研究开始起步，但整体处于探索阶段。最初的研究主要集中在护理成本的概念、核算方法和意义等方面。1997 年，《试论护理成本核算》是国内较早关于护理成本研究的论文，为护理成本管理在国内的初步探索。21 世纪初，随着医疗改革的深入和市场竞争的加剧，护理成本管理逐渐成为医院管理的重要组成部分。国内医疗机构开始注重护理资源的优化配置和成本控制，以提高护理服务的效率和质量。同时，护理成本核算方法逐渐丰富，护理服务项目成本核算和病种护理成本核算等方法逐渐在国内得到应用和推广。这些方法有助于更准确地掌握护理成本，为成本管理提供依据。此外，随着信息化技术在医疗领域的渗透融合，国内医疗机构开始依托计算机信息管理系统进行护理成本管理，提高了成本管理的效率和准确性。

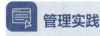

管理实践

门诊采血中心的"计时护士"

随着临床医学和检验医学的快速发展，血液标本检测已成为疾病诊断的重要方法之一，门诊采血量逐年增加。某三甲医院门诊采血中心日均采血达 1 800 人次，采血管数达 5 300 余根 /d，工作量集中在上午，患者排队等候时间长，就医体验感差，满意度低。该院于 2021 年针对此问题采用"计时护士"解决方案，即由护理部公布招募条件和需求人数，在院内公开招聘，全院在职护士自愿报名组建计时护士库，门诊管理小组负责核准护士信息、试工、培训和考核评价，"计时护士"利用休假时间到采血中心工作，上班时间为周一至周六 7：00—12：30 高峰时间段。

实施"计时护士"方案实用有效：①排长队采血现象得到了明显缓解，人均等候时间缩短约 20 分钟。②患者满意度由实施前的 92.5% 提高至 97.98%。③减少人力支出成本。该医院一年共招募计时护士 480 余人次，节约人力资源成本 35 万元。在不增加护士人员编制的情况下，科学合理地进行护理人力资源组织与管理，提供了高效优质的门诊采血服务。

第二节　护理成本管理的基本环节

根据护理成本管理的工作内容和工作流程，护理成本管理具有以下基本环节：包括护理成本预测与决策、护理成本计划与控制、护理成本核算与分析、护理成本监督与考核。各环节互相联系，各部门、各层次的责任主体围绕目标持续实施成本管理基本环节，以确保成本管理的目标得以实现。

一、护理成本预测与决策

（一）护理成本预测

预测是为决策服务的，成本预测是成本决策的前提，可以为决策和计划提供可行的依据，使其建立在客观实际的基础之上。在护理成本管理过程中，管理者通过对成本进行前瞻性的规划和精细化管理，预知成本可能的变化趋势，明确各项成本的来源与占比等一系列成本预测工作，可以评估不同决策方案的成本效益。从而选择成本最低、经济效益最高的方案，加强对成本的事前控制。以下重点阐述成本预测的方法以及预算的编制程序：

1. 护理成本预测的方法

（1）定量预测法（quantitative forecasting method）：是指根据历史资料以及成本与影响因素之间的数量关系，通过建立数学模型预计推断未来成本的各种预测方法的统称，具体包括高低点法、散布图法、一元直线回归法等。医院在制订年度护理成本计划时，应利用历史数据和市场需求预测模型，结合医院的发展战略对下一年的护理成本进行预测。

（2）定性预测法（qualitative forecasting method）：是预测者根据掌握的专业知识和丰富的实际经验，运用逻辑思维方法对未来成本进行预计推断的方法统称。定性预测法的具体方法有主观判断法、德尔菲法、专家小组法等。管理者可以通过收集并整理专家对未来护理成本的预测意见，结合护理行业的整体发展趋势，对护理成本进行综合判断和预测。

2. 护理预算的编制程序　实现护理成本控制的起点是预算，它既是成本控制的目标，也是成本分析与考核的依据，对挖掘降低成本的潜力、提高成本控制能力和财务管理水平都具有重要意义。成本预算制订的过程中，要从以往相关经验与资料中寻找对照，同时要结合当前实际情况具体分析预测，提前预知在经营管理活动中可能会产生的大致花费，进而更加有效地调整或开展这些活动，避免浪费现象。编制护理预算需要管理者提前计划并建立明确的目标和期望值，一般为以下程序：

（1）收集信息：包括环境评估、目标与任务评估以及项目的优先性评估等。

（2）进行各部分预算：目前护理预算主要是护理人力资源的预算、护理耗材的预算、护理仪器设备购置的预算、护理培训经费的预算、护理学术交流经费的预算、护理奖励经费的预算等。

（3）协商和修订：明确护理经费使用要求，认真核实基本数字，结合各种因素的影响，对护理经费预算进行需求分析，确定是否需要调整预算，形成最终经费预算报告。

（4）评估：包括反馈进行差异分析，可将某一项目中的实际表现与预期预算的正或负的差异进行长远分析，以得到消除差异的依据。

在 DRG 付费方式下，医保按疾病诊断分组确定的支付标准为医院的盈亏临界点，促使医院将支付标准作为成本管理目标。医院应建立基于 DRG 的预算管理体系，对于重点管控的支出事项予以成本预测。

（二）护理成本决策

成本决策与成本预测紧密相连，以成本预测为基础，是成本管理不可缺少的环节，对于正确制订成本计划，降低成本，提高经济效益具有重要的意义。以下重点阐述护理成本决策的原则、方法及基本程序：

笔记栏

1. 护理成本决策的原则　为确保决策的科学性、合理性和有效性，在护理成本决策过程中应遵循整体性原则、相对性原则、最优化原则、人本性原则和效益原则等五大原则。这些原则相互关联、相互促进，共同构成了护理成本决策的科学框架和指导思想。

（1）整体性原则：整体性原则要求护理成本决策时必须考虑医院或护理部门的整体利益，而非仅仅关注局部或短期的成本降低。护理成本决策应作为医院整体战略的一部分，与其他部门和管理活动相协调。护理成本决策时，需要全面分析医院当前的财务状况、资源配置、患者需求以及未来发展趋势，确保决策能够符合医院的整体战略目标和长远规划。例如，在决定是否引进新的护理技术或设备时，不仅要考虑其直接成本，还要评估其对医院整体服务质量、患者满意度以及市场竞争力的影响。

（2）相对性原则：相对性原则强调护理成本决策时应对不同方案进行相对成本效益分析，即比较不同方案在成本投入和预期效益之间的相对关系。这要求决策者能够识别并量化不同方案的成本和效益，以便选择最优方案。例如，在选择护理服务项目时，可以比较不同项目的成本投入、患者需求满足程度、资源利用效率以及预期收益等因素，从而选择出性价比最高的方案。

（3）最优化原则：最优化原则要求护理成本决策时追求成本最小化或效益最大化的目标。这并不意味着简单地降低成本，而是要在保证护理质量和服务水平的前提下，通过优化资源配置、提高管理效率等手段实现成本效益的最优组合。例如，通过精细化管理减少浪费；通过技术创新和流程优化提高护理工作效率；通过人力资源的合理配置提升护理服务质量等。

（4）人本性原则：人本性原则强调护理成本决策时应充分考虑人的因素，包括患者的需求、护理人员的利益以及医院员工的参与和认同。在护理成本决策中，人本性原则体现在多个层面。首先，要关注患者的需求，确保决策能够提升患者的满意度和就医体验。其次，要关心护理人员的利益，通过合理的薪酬制度、职业发展机会等激励措施提高护理人员的工作积极性和职业忠诚度。最后，要鼓励医院员工的参与和认同，通过民主决策、信息公开等方式增强员工的归属感和责任感。

（5）效益原则：效益原则是指护理成本决策时应注重经济效益和社会效益的双重考量。经济效益主要关注成本投入与产出之间的比例关系；而社会效益则关注决策对患者、社会以及环境等方面产生的积极影响。在护理成本决策中，效益原则体现在多个方面。首先，要注重经济效益的提升，通过成本控制、资源配置优化等手段提高护理服务的经济效率。其次，要注重社会效益的实现，通过提供高质量的护理服务、加强患者健康教育等措施提升患者的健康水平和生活质量。同时，还要关注环境效益的实现，通过节能减排、资源循环利用等方式减少对环境的负面影响。

2. 护理成本决策的方法　成本决策的方法按照决策的性质和方式不同分为定性决策法和定量决策法。

（1）定性决策法：定性决策法也称非数量决策法，是依靠专家与有丰富知识和经验的专业人员的分析能力，利用直观材料和逻辑推理对所提出的各种备选方案作出正确评价和选择的方法。它是一种主观判断和逻辑推理，没有固定模式，可视不同的分析对象和分析要求而灵活运用。

（2）定量决策法：定量决策法是运用一定的数学原理，将决策所涉及的变量与决策目标之间的关系，用一定的数学模型或公式表达并据以决策的方法。常用的定量决策法主要有差量分析法、边际贡献分析法、概率分析法、决策表法、本量利分析法等。以本量利分析法为例，在制订护理服务收费标准时，分析护理服务的销售量、成本与利润之间的关系，确定在不同销售量下的成本和利润情况，从而制订护理服务的定价策略和产量计划。

3. 护理成本决策的基本程序

（1）确定决策目标：确定决策目标是护理成本决策的起点，需要明确决策的具体目的和期望达成的效果。在护理领域，决策目标可能涉及提高护理质量、降低护理成本、优化资源配置等多个方面。①提高护理质量：决策目标可能设定为通过优化护理流程、提升护理技术水平等方式，以提高患者满意度和康复率。②降低护理成本：考虑到护理资源的有限性，决策目标可能聚焦于减少浪费，如通过批量采购降低耗材成本，或通过培训提高护理人员效率减少人力成本。③优化资源配置：根据科室或医院的整体需求，合理分配护理资源，确保关键护理任务得到优先保障。

（2）提出备选方案：在明确决策目标后，分析和研究目标实现的外部因素和内部条件，在此基础上，将外部环境和内部环境的各种有利、不利条件，与决策事物未来趋势和发展状况的各种估计进行排列组合，提出多个可行的备选方案。这些方案应当具有可操作性、可实现性和可比较性。

（3）评价备选方案：对提出的备选方案进行全面、系统的评价，包括成本效益分析、风险评估、可行性论证等。①成本效益分析：计算每个方案的成本投入（包括初始投资、运营成本等）和预期效益（如患者满意度提升、成本节约等），并进行比较。②风险评估：识别各方案可能面临的风险因素（如技术失败、人员抵触等），并评估其发生的可能性和影响程度。③可行性论证：考虑医院现有的资源条件（如资金、技术、人员等），评估各方案的可实施性和可持续性。

（4）选择方案，多方案选优淘劣：在综合评价各备选方案的基础上，选择最优方案实施。如果有多个方案均表现出色，可以将各方案在成本效益、风险、可行性等方面的表现进行综合权衡，通过进一步的分析和讨论，或者采用投票、加权评分等方式进行，最终选择最符合医院实际情况和决策目标的方案。

管理案例

某家居公司如何控制成本

某家居公司的家具比常见的家具商城价格便宜很多。公司通过多种方式让家具价格更便宜。其中有一点让人印象深刻：公司出售一种杯子，要求只能卖5克朗（约3.4元），价格很便宜。杯子的生产成本并不是最高的一项成本，因为需要航空运输，最高的成本是运输成本。为节约成本，公司开始研究在一个托盘上多摆放杯子的方法，最初做的托盘能装864个杯子，核算发现运输成本还是很高。通过继续研究，公司重新设计杯子。这一次，同样一个托盘，能装1 280个，直到最后，同样一个托盘能放2 024个杯子。这样，航空运输成本下降了60%。该公司下苦功夫和勤钻研，降低成本和价格，成为其核心竞争力。该家居公司家具便宜的另一个原因是公司还节约了运货的成本，即让顾客参与进来，部分顾客自己运家具回家，价格就更便宜，顾客反响积极，该公司家居以绝对的价格优势占领了市场。

二、护理成本计划与控制

（一）护理成本计划

护理成本计划是医院全面预算管理的重要组成部分，旨在通过合理规划和控制护理成本，提高护理服务的效率和质量，同时降低浪费。护理成本计划不仅包括对各项护理活动所需资源的预算分配，还包括对成本形成过程的预测、分析和控制。它要求医疗机构在提供护理服务时，既要考虑患者的需求和服务质量，又要兼顾成本效益，实现资源的优化配置和高效利用。以下重点阐述护理成本计划的编制原则与基本程序：

1. 护理成本计划的编制原则

（1）全面性原则：护理成本计划应覆盖所有与护理服务相关的成本项目，确保无遗漏。

（2）目标性原则：成本计划应明确具体的成本降低目标，为成本控制提供依据。

（3）合理性原则：成本预算的编制应基于实际情况和历史数据，确保预算的合理性和可行性。

（4）灵活性原则：成本计划应具有一定的灵活性，以适应外部环境和内部条件的变化。

（5）经济性原则：在保证护理服务质量的前提下，尽量降低成本，提高经济效益。

2. 护理成本计划的编制程序　护理成本计划的编制是一个系统性的过程，科学合理地编制护理成本计划，可以确保护理服务的成本得到有效管理和控制。以下是护理成本计划编制的一般步骤：

（1）确定编制目标和范围：明确护理成本计划的具体目标，如降低成本、提高成本效益等，确定成本计划覆盖的护理服务范围，包括哪些科室、项目或活动。

（2）收集和分析成本数据：数据资料主要包括以下内容，①过去几年的护理成本数据，包括人力成本、材料成本、设备折旧、间接费用等。②当前护理服务的成本数据：了解最新的成本结构和消耗情况。③医疗行业的相关成本变化，包括原材料价格、劳动力成本、政策调整等因素。

（3）识别成本驱动因素：分析影响护理成本的关键因素，如患者需求、服务量、技术水平、资源利用效率等，并确定每项护理活动的成本驱动因素，为成本分配提供依据。

（4）制订成本标准或预算：根据行业标准或医院内部制订的标准成本，为各项护理活动设定成本目标；对于新增或调整的护理活动，采用零基预算法重新评估其成本效益，运用作业成本法将成本分配到具体的护理作业中，提高成本分配的准确性。

（5）编制成本计划草案：基于收集的数据、分析的结果和制订的标准，编制护理成本计划的草案，包括各项护理活动的成本预算、成本控制措施和预期效果等内容。

（6）审核和调整成本计划：组织相关部门和人员对成本计划草案进行审核，提出修改意见和建议，并根据审核结果对成本计划进行调整和完善，确保计划的合理性和可行性。

（7）批准和执行成本计划：将调整后的成本计划报请医院管理层批准。批准后，将成本计划下达给相关部门和科室执行。

（8）监控和评估成本计划执行情况：定期对成本计划的执行情况进行监控和评估，确保各项预算得到有效执行，分析成本差异的原因，及时采取措施进行调整和纠正。

（9）总结和改进：在每个会计期结束后，对成本计划的执行情况进行总结和分析，总结经验教训，为下一年的成本计划编制提供参考和改进建议。

（二）护理成本控制

医院成本控制是指医院运用相关管理学手段，依据预设成本计划、成本限额、成本费用为准支出成本和费用，同时监测调整成本产生中的耗费，及时发现实际成本与预设成本的计划、限额和成本费用支出的差距，了解产生其升降原因，采用有效措施，控制变动成本、费用支出的管理行为。护理成本控制是医院成本控制的重要组成部分。以下对护理成本控制的内容、原则、方法以及流程进行阐述：

1. 护理成本控制的内容　成本控制的内容是成本控制对象的具体化，从护理成本的构成来看，成本控制的内容包括人力成本控制、药品成本控制、卫生材料成本控制、固定资产成本控制和管理成本控制等。

（1）人力成本控制：人力成本控制是指以社会医疗卫生服务需求和医院战略发展目标为导向，运用人力资源管理工具和方法，制订适宜的人力资源管理制度，合理确定科室及工作岗位，制订职工教育与培训规划，建立科学的人力成本分析体系，充分发挥绩效管理导向作用，促进人力资源的有效配置，实现人力资源成本的合理管控。

（2）药品成本控制：药品成本控制是指在保障患者的用药安全和药学服务质量的前提下，通过药品成本预算、采购管理、物流管理、药品成本增长驱动因素分析等管理措施，有效调控，确保药品成本变动的合理性。

（3）卫生材料成本控制：卫生材料成本控制是指通过对卫生材料准入、采购、流通、保管、使用、盘点，以及使用评价和监督等流程的组织与控制，确保卫生材料成本科学合理。通过建立二级库、假退库控制等方式加强卫生材料成本管理。护士承担着合理使用耗材和医疗设备的责任，是十分重要的成本管理人员之一。所有医疗费用几乎都有护理人员经手，因此应使每位护理人员在参与护理成本管理的过程中了解和总结如何利用最低的成本消耗，给患者提供最优质的护理服务。

（4）固定资产成本控制：固定资产成本控制是指通过固定资产投入论证与决策、固定资产采购管理、固定资产使用、大型设备的调剂使用与共享共用、固定资产利用效能和效益监测、固定资产的维护保养与维修、清查盘点等方式对固定资产投入与使用过程中的成本进行有效控制。

（5）管理成本控制：管理成本控制是指通过引入智能化管理手段，加强行政管理预算执行，完善成本消耗公示制度，实行集中定点采购和集约化保障，加强能耗成本管控。使用信息化管理提高成本管理的效率及效益，运用计算机进行系统化的信息管理能对护理经营信息进行动态监控及分析可进行人力成本的监测、人力资源调配及物资管理等。

（6）其他成本控制：其他成本控制如公用经费的管理、三公经费的预算和执行、外包成本管控，以及对独立核算单位成本管控等。

2. 护理成本控制的原则

（1）重要性原则：重要性原则强调应区分主次，对具有重大影响的内容和项目给予重点处理，而对无重大影响的成本则可简化处理，以提高效率。在护理成本控制中，护理人员须识别并重点关注如高值耗材、关键设备折旧、高频率护理操作等成本较高的项目，通过精细化管理，如优化库存、减少浪费、提高人力资源效率等措施，来有效控制这些关键成本。

（2）适应性原则：适应性原则要求护理成本控制策略应随着外部环境（如政策法规、市场需求、技术进步等）和内部条件（如医院战略、组织结构、人员配置等）的变化而灵活调整。随着医疗技术的不断进步和患者需求的多样化，护理服务的内容和方式也在不断变化。护理成本控制需要适应这些变化，如引入新技术降低耗材成本、调整服务流程提高效率等，确保成本控制策略的有效性和可持续性。

（3）质量优先原则：质量优先原则强调在控制成本的同时，必须保证护理服务的质量不受影响。护理质量直接关系到患者的健康和安全，是医院声誉和竞争力的核心。任何节约成本的行为都不得违背医疗质量标准和患者安全要求。护理成本控制应始终围绕提高护理质量进行，在保证护理质量的前提下，寻求成本节约的途径，如通过标准化操作减少差错、加强培训提升护理技能等，以确保在控制成本的同时，不断提升护理服务质量。

（4）全院参与原则：全院参与原则要求医院全体成员共同参与护理成本管理，形成合力。护理成本控制不仅仅是护理部门的事情，还需要医院其他部门的支持和配合。例如，财务部门可以提供成本数据支持，采购部门可以协助降低物资采购成本，后勤部门可以优化物资配送流程等。通过全院上下的共同努力，才能实现护理成本的有效控制。

（5）责任制原则：责任制原则要求明确各级管理人员和护理人员在成本管理中的责任和目标，确保成本控制的有效实施。医院应建立明确的成本控制责任体系，将成本控制任务分解到各个科室、岗位和个人，明确各级管理人员和护理人员在成本控制中的职责和权限，并制订相应的考核标准和奖惩机制，确保成本控制工作得到有效落实。通过定期考核和反馈，及时发现和解决成本控制中的问题，确保成本控制目标的顺利实现。

（6）融合性原则：融合性原则强调将成本管理与医院的其他管理工作（如质量管理、流程管理等）紧密结合，形成相互促进的良性循环。护理成本控制应与医院的整体战略规划和业务发展相融合，通过优化护理流程、加强质量管理、完善绩效管理等措施，来提高护理工作效率和成本控制水平。例如，通过流程再造减少不必要的环节和浪费；通过加强质量管理减少因差错导致的成本损失；通过绩效管理激励员工积极参与成本控制等。

（7）成本效益原则：成本效益原则要求在进行护理成本控制时，必须考虑成本投入与产出之间的比例关系，确保成本投入能够带来相应的效益。护理成本控制应遵循成本效益原则，对各项成本控制措施进行成本效益分析，评估其投入产出比。对于投入大但效益不明显的措施应谨慎考虑；而对于投入小但效益显著的措施则应积极推广。通过科学评估和分析不断优化成本控制策略，实现成本效益的最大化。

3. 护理成本控制的方法

（1）目标成本控制法：目标成本控制是指根据医院的整体战略和护理服务需求，设定具体的护理服务成本目标，对护理服务进行详细的成本预算，实时监控成本的发生情况，并定期对护理服务成本进行分析，比较实际成本与预算成本的差异，动态调整成本控制策略。以某医院为例，DRGs 病种的目标成本 = 医保 DRGs 支付总价 =17 633.83 万元，医院总成本为 21 883 万元。为了达到盈亏平衡，该医院总成本应降低 4 249.17 万元。假设今年该医院通过优化临床路径和治疗方案，以及实施一系列的管控措施后，医保按 DRGs 支付的总价在去年测算的基础上增加 30%，达到 22 923.98 万元，假定 DRGs 病种的目标利润为 3 229.28 万元，则该医院为了实现目标利润，DRGs 病种的目标成本应降低到 19 694.70 万元以内。

（2）定额成本控制法：定额成本控制是指在资源价格一定的前提下，事先制订医疗服务或运营活动中所使用药品、耗材和能耗等资源的标准消耗量，从而控制各类成本和相关费用水平。定额成本控制法通过收集历史护理服务数据，如各项护理服务的成本构成、消耗量等，结合当前市场价格与服务需求制订每项护理服务的定额成本，并在护理服务过程中严格执行，同时定期对实际成本与定额成本之间的差异进行分析，对超出定额的成本进行严格控制，并采取相应的措施进行纠正。例如，针对公立医院的卫生材料成本管控，可以对医院病床的护理成本、门诊的处方成本、诊疗成本、一次性卫生材料消耗成本等进行定额测算，将定额标准作为考核依据，对医疗服务过程中卫生材料等的消耗实施控制。此外，关于公立医院的出差、培训等成本费用开支方面，可以根据医院现有的报销标准、医院年度工作计划 / 预算中关于出差 / 培训成本的预算安排和额度以及计划 / 预算中出差 / 培训人次，测算人均费用额度，从而将成本总额进行分解，以实现成本管控的目的。

（3）标准成本控制法：标准成本控制是指根据护理服务的标准操作流程和成本要素，制订护理服务的标准成本（包括必要的成本要素，如人力、物资、准备等），在护理服务过程中严格按照标准成本执行，并对实际成本进行实时监控，确保成本控制在标准范围内。同时定期分析实际成本与标准成本之间的差异，根据差异分析的结果不断优化护理服务流程，降低成本，提高护理效率。例如，房屋折旧费可从医院资产管理部门取得相关数据，按照各科室用房面积和折旧年限为基础，计算确定各科室折旧成本。医疗设备折旧费的标准成本可以比照房屋折旧标准成本的方法加以确定。

4. 护理成本控制的流程 明确成本控制的流程，是开展护理成本控制方法的基础，一般包括确定成本控制标准、衡量偏差信息、评价衡量的结果和纠正偏差四个步骤。

（1）确定成本控制标准：成本控制标准是对各项费用开支和资源消耗规定的数量界限，是评定工作绩效的尺度，也是成本控制和成本考核的依据。

（2）衡量偏差信息：是对成本的形成过程进行计算和监督，即通过管理信息系统采集实际工作的数据，与已制订的控制标准中所对应的要素进行比较，了解和掌握工作的实际情况，核算实际消耗脱离成本指标的差异。在这一过程中，要特别注意获取信息的质量问题，确保信息的准确性、及时性、可靠性和适用性。

（3）评价衡量的结果：即将实际工作结果与标准进行对照，分析成本发生差异的程度和性质，确定造成差异的原因和责任归属，为进一步采取管理行动做好准备。

（4）纠正偏差：纠正偏差的方法有两种，一是降低护理成本，改进护理工作绩效；二是修订成本标准。

随着人工智能技术和物联网技术的不断发展创新，信息化管理成为成本管理的新手段。在护理成本控制流程中引入信息化管理系统，能够实时监控护理成本的发生情况，并提供预警和提示功能。此外，信息化管理系统还能够生成详细的成本报告和成本分析图表，帮助护理部门全面了解成本控制的情况和存在的问题，使得成本控制流程可视化，提高成本控制的效率和准确性。例如，当某种护理用品的使用量超过预算或者库存不足时，信息化系统会自动发出预警信息，提醒相关部门及时采取措施。

管理前沿

信息化护理成本管理——"无人值守自动管库"

　　某大型三甲医院，在供应链管理中采用 SPD 系统（supply，供给；processing，分拣加工；distribution，配送），同时使用高度智能化门禁库房，所有临床耗材采用特定标签赋码，实现护理耗材"定数包"唯一身份标签管理，当护士将护理耗材如一箱输液器，从该智能化门禁库房拿出，经过门禁，能自动识别出库，无须扫码，极大地降低护士扫码工作量，当某种护理用品的使用量超过预算或者库存不足时，系统会自动发出预警信息，提醒相关部门及时采取措施进行控制，实现二级库房的实时使用监控，以此精细化核算三级库库存与计费，耗材实时盘点，近效期实时管控。

三、护理成本核算与分析

（一）护理成本核算

　　护理成本核算经历了从直接成本核算期到间接成本核算期，再到全面成本核算期的演变发展，这一演进过程不仅反映了医疗机构对成本管理和财务透明度要求的增加，并且凸显了医疗行业在不断追求提高服务效率和患者护理质量的过程中对高效成本核算体系的不断探索。以下对护理成本核算的内容、原则、方法与一般程序进行重点阐述：

　　1. 护理成本核算的内容　护理成本核算内容应基于护理成本构成，结合护理工作的特点以及医院财务管理制度，将护理项目的成本构成划分为直接成本和间接成本两类，主要包括6个方面：①护理人力成本。②护理设备的折旧与维修。③护理材料成本。④作业费用。⑤行政管理费。⑥教育研究费。以上成本构成中，护理人力成本、护理设备的折旧与维修、护理材料成本为直接成本，作业费用、行政管理费、教育研究费为间接成本。

　　2. 护理成本核算的原则

　　（1）合法性原则：护理成本核算必须严格按照国家法律法规、财务会计制度和医院财务管理制度的规定进行。任何不符合法律法规的成本项目都不能计入护理成本。合法性原则是护理成本核算的基础，确保核算结果的合法性和合规性，避免法律风险和财务风险。

　　（2）可靠性原则：护理成本核算的数据和信息必须真实、可靠、准确，具有可验证性。成本核算的方法和过程应当清晰明确，能够经得起审计和检验。可靠性原则保证了护理成本核算结果的准确性和可信度，为医院管理层提供决策依据。

　　（3）相关性原则：护理成本核算应当与医院的经营管理活动密切相关，能够反映医院护理服务的实际成本情况。成本核算的结果应当能够用于医院的成本控制、绩效评估和决策支持等方面。相关性原则确保了护理成本核算的实用性和价值性，使核算结果能够真正服务于医院的管理和运营。

　　（4）分期核算原则：护理成本核算应当按照一定的会计期间（如月、季、年）进行分期核算，确保成本核算的连续性和可比性。会计期间应当与医院的财务报告期间相一致。分期核算原则有助于医院及时了解和掌握各个会计期间的护理成本情况，为医院的财务管理和决策提供支持。

笔记栏

（5）权责发生制原则：护理成本核算应当以权责发生制为基础，即收入和费用的确认应当以实际发生为准，而不是以现金的收付为准。这意味着即使某些费用尚未支付或收入尚未收到，但只要已经发生或应当计入当期，就应当在成本核算中予以确认。权责发生制原则能够更真实地反映医院护理服务的成本情况，避免因为现金收付的延迟而导致的成本核算失真。

（6）实际成本计价原则：护理成本核算应当按照实际成本计价，即各项成本项目应当按照实际发生的金额进行核算，不得随意调整或变动。除非国家有特殊规定外，医院不得根据个人情况或主观意愿随意变动成本价格。实际成本计价原则保证了护理成本核算的准确性和公正性，避免了人为因素对成本核算结果的干扰和影响。

（7）全面性原则：护理成本核算应当全面覆盖医院提供的所有护理服务项目，包括直接成本和间接成本。直接成本如护理人员的工资、护理材料等，间接成本如管理费用、设备折旧等也应当合理分摊到各个护理项目中。全面性原则确保了护理成本核算的完整性和全面性，能够更准确地反映医院护理服务的整体成本情况。

3. 护理成本核算的方法

（1）项目成本核算法：项目成本法（project cost method）是指根据标准护理服务分类作为流程，对某一个或一组服务项目所发生的物化劳动和活劳动的消耗进行归集和核算，也就是围绕某一服务项目所发生的一切成本进行审核、记录、汇集和分配，并计算其实际成本的过程，作为护理服务的投入及收费定价的依据。护理项目的总成本为各成本构成的总和。但是项目法不能反映每种疾病的护理成本，不能反映不同严重程度疾病的护理成本。例如，静脉输液项目中产生的人力成本为 6.80 元，设备折旧与维修金额为 0.76 元，材料成本为 3.37 元，作业费用为 2.96 元，行政管理费用为 0.69 元，教学研究费用为 0.69 元，总成本为 15.27 元，即该单项护理操作的总成本 = 人力成本 + 设备折旧与维修金额 + 材料成本 + 作业费用 + 行政管理费用 + 教学研究费用 =15.27 元。

（2）床日成本核算法：床日成本核算法（per day service method）是指以床日为核算对象，将科室成本进一步分摊到住院床日中，计算出床日成本的过程，即医院为住院患者提供一天的住院诊疗服务所耗费的平均成本的方法。床日成本核算法是一种传统的成本核算方法，主要用于计算医院或护理机构提供住院服务的平均成本。这种方法简单易行，适用于初步评估和监控医院整体的运营成本。然而，它可能无法准确反映个别患者或特定病种的实际护理成本，因为它假设所有患者的护理成本相同。该方法通过将医院的总运营成本除以一定时期内的总床日数（即每天实际使用的病床数）来计算每个床日的平均成本，即全院平均实际占用床日成本 =（∑ 全院各住院科室成本）/ 全院实际占用总床日数，某临床科室实际占用床日成本 = 某临床住院科室成本 / 该临床住院科室实际占用床日数。例如，某医院某年度实际占用床日数为 773 879 床日，科室住院总成本为 83 220.41 万元，则全院平均实际占用床日成本 =832 204 100/773 879=1 075.37（元）。

（3）相对严重度核算法：相对严重度核算法（relative intensity measures）是指根据患者的临床诊断、治疗程序、手术操作以及治疗的复杂性和风险程度分配一个严重度等级，每种诊断或治疗程序根据其相对资源消耗被赋予一个权重值。在这个方法中，医院或护理设施的总成本将按照各个病例的严重度加权分配。每个病例的严重度等级乘以相应的标准成本，从而得出每个病例的成本估算值，然后根据所有病例的加权严重度对医院的总成本进行分配。相对严重度核算法可以帮助医疗机构更准确地了解不同病例对资源的需求，有助于更公平地分配资源，优化服务配置，提高效率，并支持医疗服务质量的改进。正确实施这种核算方法需要准确、详细的临床数据和复杂的计算过程，并且需要一个标准化和普遍接受的严重度等级系统，以及适当的信息技术支持。相对严重度核算法目前被广泛应用于医院财务管理、性能评估、预算编制和成本控制中。此外，它对于制订支付制度、实行费用报销和进行卫生经济学研究也具有重要的意义。例如，借鉴以资源为基础相对价值量表法（resource-based relative value scale，RBRVS）计算心电监测的护理人力成本，确定心电监测的相对价值比率（RVU）=1.04，推算出 RVU 的货币转换系数（CF，即每个

RVU 点值所对应的货币金额）=1.12，测量心电监测的操作时间为 4.27 分钟，则单项目护理服务人力成本 =RVU×CF× 护理服务时间（min）=1.04×1.12×4.27=4.97（元）。

（4）病种分类法：病种分类法又称疾病诊断相关分组（diagnosis related groups，DRGs）是一种病例组合分类方案，即根据年龄、疾病诊断、合并症、并发症、治疗方式、病症严重程度及转归和资源消耗等因素，将患者分入若干诊断组进行管理的方法。目前，国内外普遍认同 DRG 是用于衡量医疗服务质量效率以及进行医保支付的一个重要工具，并将其广泛应用于医院财务管理、医疗服务支付系统、成本控制和医疗质量改进中，成为进行医疗服务比较、政策制订和卫生经济学研究的重要工具。这种分类系统的目的是将患者分组到具有临床上相似特征和预期医疗资源使用相近的类别中。通过对患者进行病种分类，医院可以为每一组 DRG 设定一个固定的支付率。这意味着无论患者实际使用了多少医疗资源，医院对于该 DRG 类别的患者都会收到一个固定金额的支付。DRG 鼓励医院减少不必要的住院时间和服务，同时维持或提高护理质量，有助于控制医疗成本和促进资源的有效使用，使医疗支付更加标准化。DRGs 核算面临的挑战包括确保数据的准确性、适应固定支付率和管理医疗服务质量，需要仔细实施和持续监控，以确保患者医疗护理的质量不会因成本控制而受到影响，避免过分的成本控制，影响患者安全。例如，核算腹腔镜下手术治疗胆囊结石单病种的护理成本，单病种护理成本由核算项目护理成本累加得到，核算项目护理成本由人力成本、材料成本和间接成本组成。则腹腔镜下手术治疗胆囊结石单病种护理成本 = ∑核算项目护理成本 × 操作频次，最终得到该单病种的护理成本。

4. 护理成本核算的一般程序

（1）确定成本核算对象：护理成本核算的首要任务是明确核算对象。成本核算对象的确定对于后续的成本收集、分配和控制至关重要。在护理领域，成本核算对象可以是护理单元、特定护理服务或患者群体。根据不同的管理要求和目的，可选择不同的核算对象。例如，项目法以护理项目为对象进行成本核算，病种分类法则以病种为成本核算对象。

1）护理单元：如急诊室、重症监护室、手术室或普通病房。选择特定的护理单位作为核算对象，可以帮助管理者了解不同部门的运营成本和资源需求。

2）特定护理服务：如伤口护理、术后护理、疼痛管理等。通过对特定服务的成本进行核算，可以评估服务的成本效益和质量。

3）患者群体：如按病种、病情严重度或治疗类型分类的患者群体。这有助于理解不同患者群体的护理成本，从而进行有效的成本控制和质量管理。

确定核算对象时，应考虑核算的具体目的，如是否旨在评估特定护理活动的成本效益、改进资源分配还是控制特定类型的成本。明确目的有助于更精确地选择和定义核算对象。一旦确定了成本核算对象，就需要收集与该对象相关的数据。这包括直接成本（如人力、物资）、间接成本（如管理费用、设施维护）等，以及与该对象相关的特定活动或服务的细节。在确定成本核算对象时，还需要考虑内部和外部因素，如医疗机构的财务状况、市场需求、政策变化等，这些都可能影响成本核算的重点和方法。

（2）确定成本计算期：成本计算期是指用于核算和评估成本的时间范围。在护理成本核算中，成本计算期通常与医院的会计期间一致，如月度、季度或年度，确保与医院的财务管理相协调。选择哪一种取决于机构的运营特点、管理需求和外部报告要求。例如，一个大型医院可能选择月度成本计算，以便更频繁地监控和调整其财务状况；而一个小型诊所可能选择年度成本计算，因为其业务相对稳定，且管理资源较少。选择合适的成本计算期需要考虑报告需求、业务周期以及资源与能力。通过设定特定的成本计算期，机构可以更好地规划和预测财务状况。定期的成本核算也有助于及时发现和解决成本超支问题。

（3）日常费用的分配和归集核算：此步骤涉及将日常运营中产生的费用正确地分配到相应的成本中心或成本项目，主要包括直接费用的归集与间接费用的分摊，以准确反映各个护理项目或

笔记栏

科室的实际成本情况，为成本控制和管理提供依据。成本中心通常按照职能、服务或产品进行组织，如特定的护理单元、治疗室或护理团队。

1）直接费用的归集：直接成本应直接归集到相应的成本对象，例如，特定患者的护理成本、特定护理活动或程序的费用。

2）间接费用的分摊：间接成本（如管理费用、水电费、房屋折旧费等）通常需要通过一定的分摊标准（如人员比例、服务量等）合理分配到各个成本中心或项目。分配的方法应保证公平合理，反映实际的资源消耗情况。

（4）期间费用结转核算：在护理成本核算中，费用结转核算通常与医院的财务管理和财务报告紧密相关，涉及将特定会计期间（如一个月、季度或年度）内发生的费用转移到损益表中。这个过程确保费用按照发生的时间正确记录，以匹配相应期间的收入，从而准确反映该期间的财务绩效。

（5）期末费用的分配结转：期末费用的分配结转指在会计期间（如月末、季末或年末）结束时，将护理部门或医疗机构内各成本中心或服务单元的累计费用（如预付费用、待摊费用），按照既定的基准或标准进行分配和结转的过程。同时，还需要对已经发生的但尚未结算的费用进行预估和暂估入账，以确保成本核算的完整性和准确性。这个过程涉及对所有累积的护理相关费用进行最终的处理和分配，确保这些费用正确反映在财务报表中，并且与收入相匹配，从而准确地展现出该期间的财务绩效和护理服务成本。期末费用的分配结转是护理成本核算和财务管理过程中至关重要的一环，它不仅确保了会计信息的准确性和完整性，而且为医疗机构提供了基于成本的洞察，支持更有效的财务决策和资源管理。

（二）护理成本分析

成本分析以经济学观点指导护理决策，利于提高护理管理者和临床工作者的决策水平。根据成本分析结果，按照优质高效低耗的原则遴选护理措施和技术，利于促进护理新技术的开发及临床推广应用。同时，成本分析对于理顺价格体系，促进医疗和护理资源的合理配置和有效利用，推动卫生体制改革也具有一定的意义。以下重点阐述护理成本分析的原则、方法以及步骤：

1. 护理成本分析的原则

（1）明确成本的出资者和受益者：全面考虑到服务的提供者即医院、医务人员等，社会以及付费的第三方，如个人保险承担者、政府等，从社会的角度，明确谁是出资者，谁是受益者。如果单纯从某一方的立场出发，受害者可能会成为受益者，受益者反而会成为受害者。

（2）描述护理措施的期望效果：效果评价数据最好来自随机临床试验。如果临床效果未经证实，可尽量描述护理措施的期望效果，如：生存年、生活质量、降低的医疗费用、不良反应、患病率、病死率，增加的产出、满意度、效用、效果等。

（3）明确成本的组成及计算方法：包括护理措施的直接成本、由于护理措施改革所导致的成本转移、不良反应和患病所带来的间接成本，以及其他额外服务所带来的成本。

（4）进行贴现分析：成本和效果具有时间效应。金钱随着时间的推移会贬值。因此对将来和过去发生的成本、结果进行贴现分析，转换为现在价值，一般以 5% 的贴现率进行计算。

（5）进行敏感性分析：在得出经济评价的初步结果后，还应测定和研究不确定因素是否会对评价结果有影响，影响程度有多大，称为敏感性分析。若主要变量的变化不影响结果（如成本效果比）的可信区间，说明该因素为不敏感因素，结果较为稳定。

（6）得出概括性数据：尽量用一些概括性的指标或比来反映护理成本分析结果（如成本效益比值）。

2. 护理成本分析的方法

（1）成本最小化分析：成本最小化分析（cost minimization analysis，CMA）是指在对某项卫生技术与其备选方案进行比较时，如果备选方案的效果与该项卫生技术相同，仅仅是成本投入不同，对效率评价的意义则在于选择最小成本方案。在护理成本核算中，如果两种或多种干预措施具有相等的效果，则可采用成本最小化分析法选择成本最低的干预措施。例如，不同品牌或种类的医疗耗材（如手套、消毒液等）可以提供相同的护理质量时，选择成本最低的医疗耗材。

（2）成本效果分析：成本效果分析（cost-effectiveness analysis，CEA）是以特定的临床治疗目的（生理参数、功能状态、增寿年等）为衡量指标，计算不同方案或疗法的每单位治疗效果所用的成本。CEA 的结果不以货币单位表示，而通常采用健康结果或临床治疗指标，如抢救患者数、治愈率、延长的生命年、血压降低值等指标的变化来衡量不同护理干预措施的成本与健康效果（如治愈率、感染控制等）。在护理实践中，此分析方法适用于确定哪种护理技术或方法在成本相对较低的情况下，能达到较好的治疗效果。例如在两种抗感染措施中选择成本较低且效果好的一种。

（3）成本效用分析：成本效用分析（cost-utility analysis，CUA）是成本–效果分析的一种特殊形式，在评估某项卫生技术的效果时，除了考虑健康状况的变化，还应注重生存质量，从社会的角度（该项卫生技术给社会带来的利益）和个体的感受（患者或家庭对生存质量的满意度）来评价。成本效用分析通常采用质量调整寿命年和伤残调整寿命年作为健康效果的测量指标。通过将健康效果转换为质量调整寿命年等通用健康效果单位，来衡量不同护理干预的成本效用。在护理成本核算中，CUA 尤其适用于评估能够影响患者生活质量的护理措施，如康复护理和长期照护等，可以帮助决策者了解投入与患者生活质量改善之间的关系。

（4）成本效益分析：成本效益分析（cost-benefit analysis，CBA）是一种用于评估项目、政策或投资决策经济可行性的方法。经济效益是有效产出与投入之间的一种比例关系，可以用经济指标来计算和考核。CBA 通过将项目的所有成本和收益进行量化和比较，帮助决策者确定其经济效益是否超过成本，从而决定是否实施该项目。护理成本效益分析是一种比较单个或多个护理方案与其他干预所消耗的全部资源成本价值和由此产生的结果值（效益）的方法，其目的在于选择成本低、效益好的护理方案。护理成本效益分析将所有成本和效益都转换为货币值，使得不同护理干预的直接比较成为可能。CBA 还可以用来评估特定护理项目的总体经济价值，例如一个新引入的护理程序是否会带来高于其成本的经济效益。

3. 护理成本分析的步骤

（1）明确成本分析的项目、治疗方法和技术：在护理成本分析中，首先需要明确具体要分析的项目、治疗方法和技术。例如，选择分析某种特定疾病（如糖尿病）的护理项目，包括日常护理、并发症预防、健康宣教以及特定的治疗技术（如胰岛素注射、血糖监测等）。这一步骤的关键在于确保分析对象的明确性和具体性，以便后续的数据收集和分析。

（2）描述成本分析的目的：分析的目的在于通过成本核算和效益评估，为医院管理者提供决策依据，优化护理资源配置，提高护理服务质量，同时减轻患者经济负担。例如，通过成本分析了解糖尿病护理项目的实际成本构成，评估其成本效益，从而探索降低成本、提高效益的途径和方法。

（3）选择成本分析的方法：在护理成本分析中，可以根据具体需求和目的选择合适的成本分析方法，常用的分析方法有比较分析法、比率分析法、因素分析法、差额分析法。

（4）设计成本分析的方法：设计成本分析的方法时，需要确定数据的收集方式、分析指标和计算模型。例如，通过医院信息系统、财务部门、护理部门等渠道收集糖尿病护理项目的相关数据，包括人力成本、材料成本、设备折旧、管理费用等，确定成本分析的主要指标，如总成本、单位成本、成本效益比等，根据成本分析方法建立相应的计算模型，将收集到的数据代入模型进行计算。

（5）运用成本分析的原则：详见本节"护理成本分析的原则"相关内容。

（6）成本报表编制与分析：主要包括编制护理成本分析表、护理成本分析及反馈两部分。

笔记栏

1）编制护理成本分析表：基于核算数据，编制护理成本报告，明确列出各项成本指标及其完成情况，与预算进行对比分析，找出差异原因。每月或每季度对护理成本进行详细核算与分析，包括各项成本支出的明细、占比以及变化趋势等，绘制成本分析表。应详细列出护理服务各项成本及其占比，如人力成本、材料成本、设备折旧等，通过 CEA 或 CBA 方法计算得出的成本效益比，评估护理项目的经济效益，并根据成本分析结果。例如：某医院产科根据财务数据，应用时间驱动作业成本法核算 20×× 年 1—6 月期间各护理服务项目成本（表 9-1），并结合现行项目收费标准，进行护理服务项目成本和服务效率对比分析（表 9-2）。

表 9-1　20×× 年 1—6 月某医院产科护理服务项目作业成本核算

护理服务项目	单位作业成本①/元	成本动因量②/	间接成本/元	直接成本/元	总成本/元	每例成本/元
入院护理	56.88	507	28 838.16	4 882.41	33 720.57	66.51
出院护理	37.92	489	18 542.88	3 124.71	21 667.59	44.31
常规护理	18.96	52 968	1 004 273.28	127 123.20	1 131 396.48	21.36
新生儿护理	18.96	1 831	34 715.76	20 781.85	55 497.61	30.31
会阴部护理	9.48	2 064	19 566.72	21 672.00	41 238.72	19.98
集体健康教育	75.84	1 021	77 432.64	0.00	77 432.64	75.84
产后访视	37.92	715	27 112.80	0.00	27 112.80	37.92
术前准备	28.44	332	9 442.08	2 058.40	11 500.48	34.64

注：①单位作业成本由单位作业耗时和单位产能成本计算；②成本动因量是指在价值链上通过作业分析识别而得到的一系列作业或业务职能，这些作业或职能逐步地累积消费者感知并认可的产品或服务的价值。

表 9-2　20×× 年 1—6 月某医院产科护理服务项目收益分析

护理服务项目	现行项目收入/元	作业成本/元	项目收益/元	收益率/%
入院护理	18.00	66.51	−48.51	−269.50
出院护理	18.00	44.31	−26.31	−146.17
常规护理	18.00	21.36	−3.36	−18.67
新生儿护理	32.00	30.31	1.69	5.28
会阴部护理	21.00	19.98	1.02	4.86
集体健康教育	0.00	75.84	−75.84	—
产后访视	0.00	37.92	−37.92	—
术前准备	10.00	34.64	−24.64	−246.40

2）护理成本分析及反馈：对护理成本报表进行分析时，为测定各种因素变动对成本指标的影响程度，必须运用适当的数量分析方法。其中比较分析法是通过同质指标的对比，从数量上确定差异的一种分析方法。对比分析的基数由于成本分析目的的不同而有所不同。实际工作中通常有三种形式：①以实际护理成本指标与计划或定额成本指标对比，分析护理成本计划或定额的完成

情况。②以本期实际护理成本指标与前期（上期、上年同期或历史最高水平）实际护理成本指标对比，观察医院护理成本指标的变动情况和变动趋势，了解医院运营工作的改进情况。③以本医院的实际护理成本指标和国内外同行先进指标进行对比，在更大范围内寻找差距，从而推动医院成本管理水平。成本分析报告需要清晰呈现成本分析的主要发现和结论，并及时反馈给护理相关部门和人员，组织召开成本分析会议，共同讨论护理成本控制工作中的成功经验和存在问题，并制订改进措施。提出优化护理资源配置、降低成本、提高效益的具体建议。

例如，某大型三级甲等医院手术室开展耗材全流程管理控制成本（图9-1），进行成本分析时发现在使用SPD系统后，与上一核算周期相比，手术室耗材护理管理人力由20人/月下降至2人/月，护理人力成本由30万元/月下降至3万元/月，手术室有效月均库存由3 485万元/月下降至2 677万元/月，分析人力成本下降和经济效益提升，优化仓储空间、提高周转效率。

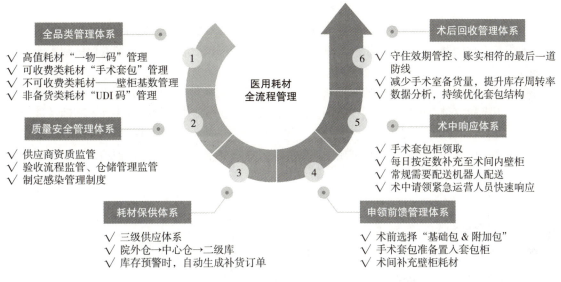

图 9-1 某大型三甲医院手术室医用耗材全流程管理

四、护理成本监督与考核

（一）护理成本监督

护理成本监督在医疗护理管理中扮演着至关重要的角色，其核心是干预成本活动过程，使之符合财务法规制度规定的开支范围和标准，同时从医院成本效益的观点出发，对每项成本活动进行有效监督，防止损失浪费，提高成本效益。

1. 成本监督的意义

（1）确保成本合法合规：护理成本监督通过对护理成本的全面审查，确保各项成本支出符合法律法规和医院内部规定，防止不合理、不合法的成本支出。

（2）提高医疗资源利用效率：通过成本监督，可以及时发现护理资源使用中的浪费现象，如过度使用耗材、设备闲置等，从而采取相应措施加以改进。

（3）预防和控制违法行为：护理成本监督具有预防和震慑作用，通过严格的监督机制和问责制度，可以有效预防护理成本中的违法行为，维护医院声誉和患者权益。

（4）促进护理成本管理持续改进：护理成本监督是一个持续的过程，通过不断地监督、反馈和改进，可以推动护理成本管理的不断完善和提高。

2. 成本监督的标准

（1）内部标准：指来自医院内部的有关成本监督的标准，如医院根据法律政策、上级指标、

笔记栏

计划要求，结合临床护理实际情况制订的各种规章制度、计划、标准、限额、预算和目标等。

（2）外部标准：指来自医院外部的有关成本监督的标准，如立法机关、政府部门以及主管部门制定颁布的有关成本管理的法律法规和制度，以及上级主管部门下达的成本降低任务等。这些标准具有强制性，要求医院每个部门必须遵守或者完成。

3. 成本监督的方法　护理成本监督包括事前监督、事中监督和事后监督三种方法。每种监督方法在成本控制的不同阶段发挥不同的作用，以确保护理成本得到全面、有效地管理。

（1）事前监督：是指在护理活动和成本发生之前进行的监督，通过制订详细的成本控制计划和预算，防止超支和浪费。事前监督的关键措施包括预算编制、标准和规范制订、培训和教育、资源配置规划等。

（2）事中监督：是指在护理活动和成本发生过程中进行的监督，通过实时监控和调整，确保成本控制措施的有效执行。事中监督的关键措施包括实时监控、过程检查、成本报告、沟通与协调等。

（3）事后监督：是指在护理活动和成本发生之后进行的监督，通过总结和评估，分析成本控制的效果，发现问题，提出改进措施。事后监督的关键措施包括成本分析、绩效评估和实施奖惩措施等。

护理成本监督需要建立完善的制度和机制、加强组织保障和内部控制、利用信息化手段提高监督效率以及建立健全的监督与问责机制。监督过程中，要对成本数据的真实性、准确性进行验证，防止虚报、瞒报等违规行为，对于发现的违规行为，及时在医院内进行处理和曝光，形成强大的震慑力。监督结果可以作为护理质量评估和绩效考核的重要依据，激励护理人员和管理人员积极参与成本管理工作。

管理知识

简化原则

"管理路径越短越科学。"

——寓语恬言

"人类历史上所有企业的简化一共就两种，第一种叫作价格简化，第二种叫作命题简化。如果把一件产品或者服务视作需要标准化或者自动化的商品，那么几乎任何东西都可以被简化。简化者让更大的利益惠及更多人，这便是世界真正发生变化时，也是最高经济效益的栖身地。"

——理查德·科克《极简法则》

（二）护理成本考核

护理成本考核可以评估医院护理成本计划的完成情况，检查财经纪律和管理制度的执行情况，并激励与经济决策密切相关、具有责任、权力和利益相结合的部门的积极性。护理成本考核的重点主要包括责任成本考核、成本分析与目标考核以及成本考核的长效机制三个方面。

1. 责任成本考核　评估各护理单元在成本控制中的表现，明确各护理单元的成本责任，确保成本目标的实现。将责任成本考核的结果引入到预算执行情况的考核中，将责任中心的考核与全面预算的管理过程相结合、管理主体相结合，使责任中心的工作目标与企业年度工作目标相结合。

2. 成本分析与目标考核　将详细的成本分析结果纳入目标考核体系，确保考核结果的科学性和公正性。

3. 成本考核的长效机制 对在成本管理中表现优异的护理单元和护士给予奖励，激励其持续改进。对成本控制效果不佳的护理单元和护士进行必要的绩效考核，以促进其提高成本管理水平。

（岳丽青）

小 结

本章主要阐述了成本管理相关的基本概念、护理成本的分类与构成，并结合护理实际工作重点阐述护理成本管理的基本环节，包括护理成本预测与决策、护理成本计划与控制、护理成本核算与分析、护理成本监督与考核。通过全面学习护理成本管理，帮助学生掌握如何在护理管理工作中科学合理地规划、控制和优化护理成本，以提高护理工作效率和质量，同时实现资源的有效配置和成本的最小化。

思考题

1. 护理成本管理的基本环节包括哪些？
2. 在 DRG 付费模式背景下，护理管理者应如何实现护理成本控制？
3. 如何运用信息化技术提高护理成本管理的效率和准确性？

ER10-1
本章教学课件

第十章

数字护理

即使最强大的企业，如果不面向未来采取行动的话，也会陷入困境。

——彼得·德鲁克

 导学案例

基于"互联网+"的 PICC 护理服务

经外周静脉穿刺的中心静脉导管（peripherally inserted central venous catheter，PICC）有时需要长期留置，在留置期间患者常须前往首诊医院进行维护，这无疑增加他们的精神和经济压力。如何在治疗间歇期确保 PICC 的正确维护，保持血管通路畅通，预防并发症，给从事静脉治疗的专业护理人员及护理管理者提出了新思考。

为解决此类问题，某医院先建立了静疗护理联盟，包括三级、二级及一级医院，并从三层级医院中组建了联络员队伍，同时，该医院联合信息中心开发了 PICC 专业护理服务平台。在首诊医院置管的患者，通过在平台注册出院后可享受平台提供的日常护理和异常情况的在线紧急处理；联盟护理人员端可进行在线专业指导，为就近患者提供服务；平台端可收集 PICC 全过程（包括置管、维护、拔管）的数据，以及专业问题的咨询、会诊、随访等数据监测与管理分析，从而实现 PICC 专业护理的连续性和全程管理的闭环性。此外，专科护理人员还可以通过平台分享经验，共同参与管理。该平台实现了"信息多跑路，患者少跑步"的目标，提高了护理服务的便捷性，为"线上+线下"专业护理照护模式的探索与实践提供了参考。

请思考：

1. "互联网+护理服务"是如何在护理管理中实现智慧化的？

2. 应如何优化和维护"互联网+护理服务"平台，以确保其持续发展并满足护理服务的不断演进需求？

第一节 概 述

数字护理，作为医疗健康领域与信息技术结合的产物，其起源可追溯至南丁格尔时代。随着技术的进步，数字护理经历了从简单数据记录到复杂智能分析的发展阶段。数字护理的应用不仅可以提升医疗服务的效率与精准度，还可通过实时监测患者健康状况、制订个性化护理计划及远程医疗服务，实现护理资源的优化配置与医患互动的便捷化，极大地增强患者照护体验与康复效果。

一、数字护理的发展阶段

数字护理（digital nursing）作为一门融合护理学与数字技术的交叉学科，致力于通过先进的信息技术提升护理服务的质量和效率，确保患者护理的连续性与个性化。其发展历程主要分为三个阶段：数字化、数据化和数智化，每个阶段均以前一阶段为基础，实现技术与理念的深化与拓展。

1. 数字化阶段 该阶段可追溯至南丁格尔时代，她通过分析标准化的临床记录并运用数据可视化技术，如玫瑰图，为护理信息学的数字化奠定了基础。进入 20 世纪 60 年代，随着计算机技术的兴起，护理流程和记录开始实现电子化，信息的电子记录、存储和管理成为护理工作的新常态。这一阶段的数字化转型为后续的数据化和智能化奠定了坚实的基础。

2. 数据化阶段 随着信息技术的进一步发展，20 世纪 80 年代的数字护理进入了数据化阶段。在这一阶段，护理信息不再仅仅是数字化记录，而是开始转化为可量化的数据，服务于日常运营的优化。马里恩·波尔（Marion J. Ball）和凯瑟琳·汉娜（Kathryn A. Hannah）在 1984 年对护理信息学进行了定义，标志着这一新兴学科的正式确立。护理信息学的应用范围扩展至临床、行政、教育和研究等多个领域，为护理决策提供了数据支持，促进了护理工作的科学化和系统化。

3. 数智化阶段 进入 21 世纪，数字护理在大数据、云计算、人工智能等技术的推动下，步入了数智化阶段。这一阶段的特征是数据与业务的深度融合，系统能够进行状态感知、实时分析、科学决策和精准执行。达姆·琼·克拉克（Dame Jean Clark）和西奥法尼斯·福提斯（Theofanis Fotis）对数字护理人员的角色进行了描述，强调了护理人员在技术发展中的积极参与和创新精神。数字护理人员利用这些技术优化护理流程，改善患者结局，并推动护理学科的进步。

二、数字护理的基本要素

数字护理不仅是一项技术应用，更是护理管理创新的重要组成部分。数字护理的核心在于对数据的深刻理解和有效运用，以提升护理服务质量和患者护理体验。为全面理解数字护理的内涵和特点，需要掌握信息学的重要概念：数据、信息、知识和智慧，即数据–信息–知识–智慧（data-information-knowledge-wisdom，DIKW）模型（图 10-1）。

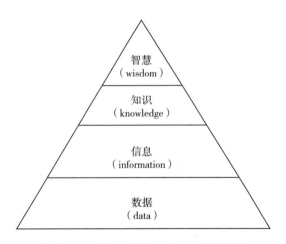

图 10-1 数据–信息–知识–智慧模型

DIKW 模型的早期概念可以追溯到哈蓝·克利夫兰（Harlan Cleveland）在 1982 年的文章中提出的思想。1986 年，布鲁斯布鲁姆（Bruce I. Blum）提出数据–信息–知识（data-information-knowledge，DIK）模型，将数据定义为客观描述而无须解释的离散实体，信息则是经过解释和组织的数据，而知识则是基于信息的深入理解和应用。随着时间的推移，这一模型进一步发展，1998 年，托马斯·达文波特（Thomas Davenport）和劳伦斯·普拉萨克（Laurence Prusak）在其著作 *Working Knowledge: How Organizations Manage What They Know* 中讨论了知识管理，虽然书中并未专门提出，但他们的工作对 DIKW 模型的发展有重要影响。这一框架不仅为护理信息学提供了理论基础，也为护理管理提供了一个全新的视角。

1. 数据　数据是指离散的、未经处理的数字、文字和符号，能够客观地描述某一现象或物体的特性。作为理论中最简单、最基本的元素，数据可以呈现多种形式，如数字、字母、图像和句子等。在数字护理领域，数据是基础，是数字护理的原材料，也是数字护理服务的依据。

数据具有客观性、原始性、无序性、无意义性和无价值性等特点。常见的护理数据例如患者的体温、血糖和护理措施等，这些数据只是记录了患者的生理状态或护理人员的护理行为，没有回答特定问题，也没有表达特定的意义或反映特定的价值。只有当对这些数据进行处理，将其置于特定的环境中，并在结构上进行组合时，才能产生信息。例如，在体温管理中，数据可能是患者体温的原始读数，如"36.8"。

2. 信息　信息是通过对数据进行组织、整理或解释后，使其成为具备特定意义且可理解的结果。在数字护理中，信息是数据转化为有用知识的过程，既是数字护理的目标，也是其管理过程的产物，构成了数字护理服务的实质内容。

信息具有有序性、意义性、价值性和应用性等特征。从根本上讲，信息被视为解决不确定性问题的答案。当信息经过解释和应用，并被赋予特定的含义时，可演变为知识。在体温管理中，信息可能是对患者体温数据的解释，如"该患者的体温在正常范围内"。

3. 知识　知识是通过对多种信息进行分析、综合和整合，以帮助护理人员理解或建立彼此之间关系的过程。它具有结构化、系统化、规律化和创新性等特征。在数字护理中，知识是核心要素，是数字护理的基础方法，也是提供高质量数字护理服务的关键。

知识的产生依赖于对信息的推理和推断，需要一定程度的合理性和可靠性，可为护理人员作出明智决策提供指导。在体温管理中，知识可能包括对体温异常原因的理解，如感染、炎症或其他病理状态，以及体温与疾病之间关系的知识。

4. 智慧　智慧是对知识的深刻理解和灵活应用，以解决复杂问题和推动护理实践的进步。其主要是指在知识的基础上，通过对价值观、判断力、洞察力和创造力等认知能力的运用，实现对知识的超越和创新，并为社会的进步和人类的福祉作出贡献。在数字护理领域，智慧扮演着重要的角色，它是数字护理的核心以及数字护理服务的价值所在。

智慧具有主观化、人性化、伦理化和未来化等特征。在护理中，常见的智慧体现在对患者心理需求的理解、护理的人文关怀、护理的道德原则以及护理创新模式的推动等方面。在体温管理中，智慧可能体现为护士根据患者的整体状况、历史体温数据和当前的临床情况，作出是否需要进一步检查或治疗的决策。

通过运用智慧，护理人员能够更好地应对复杂情境，提供个性化的护理，促进患者的康复。智慧在数字护理实践中的应用不仅强调科学知识，还关注伦理和人文因素的融入，以提升护理服务质量和推动护理实践的发展。

知识拓展

数字护理的知识发现技术

随着医疗数据量的激增和复杂性的提升，如何有效地从数据中提取有用信息成为一项重要挑战。知识发现技术（knowledge discovery in datab ases，KDD）是一个综合性过程，它超越了传统的数据挖掘技术。数据挖掘侧重于从数据集中发现模式，而 KDD 更进一步，强调对这些模式的解释、推理和知识的应用。KDD 包括数据预处理、数据挖掘、模式评估和知识表示等多个阶段，以确保从数据中提取的知识是准确、有用且可操作的。

随着机器学习和人工智能领域的快速发展，包括深度学习、支持向量机、随机森林、K-最近邻算法等在内的先进算法，也在不断被集成到知识发现的工作流程中，以提高模式识别的准确性和效率。这些技术的综合应用，使得从大规模异构数据集中提取知识成为可能，为决策支持和问题解决提供了强有力的工具。

第二节 数字护理的系统设计开发

数字护理系统的设计和开发是实现其功能和价值的核心环节。其中，理论模型是数字护理的系统设计开发的基础，提供了系统构建的指导原则；标准化术语是数字护理系统互操作性的关键，促进了跨组织和系统之间的信息共享；开发模式决定了数字护理系统的开发流程和生命周期管理，影响系统的可维护性、可扩展性和用户满意度。

一、系统设计的理论模型

（一）创新扩散理论

创新扩散理论（innovation diffusion theory，IDT）由社会学家埃弗雷特·罗杰斯（Everett Rogers）于1962年提出，用于解释新想法、产品或技术在社会或组织中的传播过程，已被广泛应用于医疗保健、教育、营销和信息技术等领域。创新扩散理论主要包括四个要素：创新、通信渠道、时间和社会系统。创新指新的想法、实践或对象。通信渠道指信息传播的手段，如个人交流、公众媒体或专业培训。时间指创新从接受到普及的过程。社会系统指影响创新扩散的社会结构和规范。

在护理管理的背景下，推广新医疗实践或技术时，理解目标人群的特征至关重要，这有助于识别可能促进或阻碍创新采纳的因素。罗杰斯将采纳者分为五个类别，每个类别都有其特征和需求（图10-2）：

1. 创新者（innovators） 这一类人群具有高度的冒险精神和对新思想的强烈兴趣。他们愿意承担风险，通常是新想法的先行者。在护理领域，创新者可能是那些积极寻求改进患者护理方法的医疗专业人员。

2. 早期采用者（early adopters） 作为意见领袖，他们对变革持开放态度，愿意引领变革。在护理管理中，早期采用者可能是那些具有影响力并能推动团队采纳新实践的护理人员或管理者。

3. 早期多数（early majority） 这一群体在采纳新想法前，需要看到创新的有效性和可行性的证据。在医疗环境中，这可能包括那些在看到同行成功案例后才愿意采纳新方法的医疗工作者。

4. 迟到的多数（late majority） 这一群体对变革持怀疑态度，通常在大多数同行已经采纳创

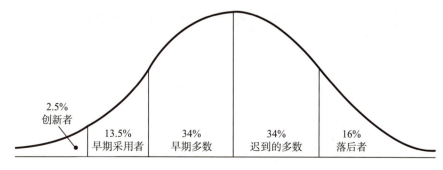

图 10-2 罗杰斯对采纳者的分类

新后才跟随。在护理管理中，吸引这一群体可能需要展示广泛的成功案例和统计数据。

5. 落后者（laggards） 他们是最为保守的群体，对新思想和变革持怀疑态度，通常是最后采纳创新的。在护理领域，针对这一群体的策略可能包括提供详细的统计数据、强调风险降低的恐惧诉求，以及利用来自其他采纳群体的社会压力。

创新扩散理论还提出了五个影响创新采用的因素：相对优势（创新相比现有实践的优势）、兼容性（创新与现有价值观和实践的一致性）、复杂性（创新的难易程度）、试验性（创新是否可以试验）和可观察性（创新的结果是否可以观察到）。

在数字护理管理中，创新扩散理论提供了一个有力的框架来指导和优化新的数字护理技术的引入和采纳过程。例如，在引入新的电子健康记录系统时，管理者首先需要组织培训和演示，这可以增加医护人员对新系统的了解和兴趣，即"知晓"和"兴趣"阶段。其次，识别并解决医护人员对于改变现有工作流程的顾虑和需求，这涉及创新扩散理论中的"评估"阶段。此外，鼓励早期采用者分享其正面经验以促进更广泛的接受，这是"试验"和"采用"阶段的关键。因此，通过理解扩散创新的各个阶段，数字护理管理者可以设计更有效的策略来促进新技术的接受和集成，从而提高医疗服务的质量和效率。

（二）技术接受模型

技术接受模型（technology acceptance model，TAM）由弗雷德里克·戴维斯（Fred. Davis）于1986年提出，是一种用于解释和预测个人接受新技术的模型，关注个人对新技术采纳的行为，及其对该技术的态度和意见。TAM 因其纳入的影响因素少，容易理解，且预测效能较高，被认为是解释和预测个人接受或者拒绝信息技术的最重要理论之一。TAM 被广泛应用于信息系统研究，包括数字护理。例如，通过理解医护人员或患者对新的数字护理系统的感知有用性和感知易用性，可以预测他们是否会接受和使用这个系统，从而在设计和实施阶段作出相应调整，以提高系统的接受度和使用率。

TAM 模型认为，个体对新技术的接受度主要受感知有用性（perceived usefulness，PU）和感知易用性（perceived ease of use，PEOU）的影响。感知有用性是指个体认为使用特定系统将提高其工作绩效的程度，而感知易用性则是指个体认为使用该系统将不费力的程度。个体的行为意向（behavioral intention，BI），即其采取行动的倾向，是由其对使用系统的态度（attitude toward using，ATU）和感知有用性共同决定的。使用态度本身则由感知有用性和感知易用性共同塑造。此外，感知有用性受到感知易用性和一系列外部变量的影响，这些外部变量包括系统设计特征、用户特征、任务特征、开发或执行过程的性质、政策影响以及组织结构等。这些因素共同作用于个体的内在信念、态度、意向，并与个体间的差异、环境约束和可控干扰因素相互联系，为理解技术采纳的复杂性提供了一个多维度的视角（图 10-3）。

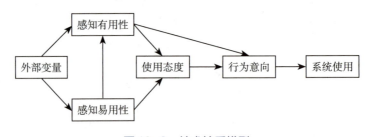

图 10-3 技术接受模型

（三）信息系统成功模型

信息系统成功模型，也被称为 D&M 模型（DeLone and McLean model），是一种用于评估和解释信息系统成功的经典模型。该模型由威廉·亨利·德隆（William Henry DeLone）和以法莲·理查德·麦克林（Ephraim Richard McLean）在 1992 年提出，并在后续研究中进行了扩展和修订。D&M 模型主要关注信息系统对组织和用户的影响，将信息系统的成功定义为用户满意度、信息质量、使用行为和业务绩效等多个方面的综合结果（图 10-4）。

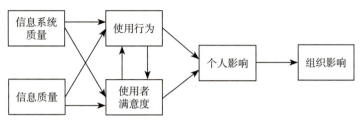

图 10-4　信息系统成功模型

D&M 模型在数字护理中可作为一个有用工具，帮助护理人员评估和改善健康信息系统。通过测量和分析这些维度，可帮助用户了解系统的优缺点，找出须进一步改进之处，从而提高系统的效果和价值。

D&M 模型包括以下几个核心模块：

1. 信息系统质量（system quality）　指信息系统自身的技术特性和功能，涉及系统的可用性、可靠性、响应速度、界面设计等方面。高质量的信息系统能够提供准确、完整、及时的信息，以支持用户的工作和决策。

2. 信息质量（information quality）　指信息系统输出的信息质量，包括信息的准确性、完整性、一致性和易理解性等方面。高质量的信息能够帮助用户更好地作出决策，并提高其对信息系统的信任和满意度。

3. 使用者满意度（user satisfaction）　指用户对信息系统使用过程和结果的主观感受及满意程度，是信息系统成功的关键指标之一，受信息系统质量和信息质量影响。

4. 使用行为（use）　指用户对信息系统的实际使用情况，可以通过用户使用频率、时间和范围等来衡量。用户对信息系统的积极使用能够提高工作效率和业务绩效。

5. 个人影响（individual impact）　指信息系统对个人层面的影响，包括信息系统对用户工作效率、工作满意度、知识水平和个人发展等方面的影响。

6. 组织影响（organizational impact）　指信息系统对组织整体绩效和运营效率的影响。信息系统的成功能够提高组织的业务流程、决策质量和竞争力。

二、系统设计的标准化术语

（一）标准化术语的概述

标准化术语，是特定领域内权威机构制订并广泛认可的术语和定义体系。其核心目的是确保概念、数据和信息在不同情境下的一致性和准确性。这种术语体系具有权威性、统一性和广泛性的特征，为知识的交流与记录提供了坚实的基础。标准化术语的起源可以追溯到古代文明，当时人们为了交流和记录知识，开始使用统一的符号和语言。随着工业革命和现代科学的发展，专业领域的分化加剧，对术语的标准化需求也随之增长。20 世纪初，国际标准化组织（International Organization for Standardization，IOS）的成立标志着标准化术语在全球范围内的推广和应用。在这一背景下，标准化护理术语（standardized nursing terminology，SNT）应运而生，成为标准化术语体系中的重要组成部分。SNT 通过将护理诊断、护理措施和护理结果等护理活动以标准化的语言表达，为护理实践提供了一种统一的沟通和记录方式。

在护理管理，尤其是数字护理领域，SNT 的重要性愈发凸显，主要体现在：

笔记栏

1. 护理数据的标准化与整合　SNT 确保了护理数据在不同医疗机构和系统中的一致性，有效减少了术语差异所引发的误解和错误。此外，SNT 促进了护理信息的电子化和数字化，这不仅便于跨机构和跨地区信息的共享，还显著提升了护理工作的效率和连续性。更为重要的是，SNT 为护理决策提供了结构化和标准化的数据支持，从而显著提高了决策的科学性和有效性。

2. 护理流程的优化与创新　SNT 的应用使得护理流程得以清晰定义和系统化管理，这有助于快速识别并改进流程中的不足之处，实现流程的持续优化。通过 SNT，护理质量的监测和评估变得更加精准，从而通过持续的质量改进，显著提升了患者护理的安全性和满意度。同时，SNT 支持护理领域适应并整合新兴技术，如人工智能和大数据分析，这些技术的应用进一步推动了护理模式和解决方案的创新。

3. 跨学科协作与国际交流　SNT 作为一种统一的语言工具，极大地促进了不同专业背景医疗人员之间的沟通和协作，这对于提供高质量的综合医疗护理至关重要。它为护理研究提供了一致的数据收集和分析框架，这不仅推动了护理学科的知识和实践发展，还为全球护理实践的一致性和协调性奠定了基础。SNT 的标准化特性，特别是在国际护理合作和交流中，展现了其在促进全球护理标准统一化的关键作用。

（二）常用的标准化护理术语

1. 北美护理诊断分类系统　北美护理诊断分类系统（north American nursing diagnosis association international，NANDA-I）是一套公认的护理诊断术语体系，起源于 1982 年。NANDA-I 由北美护理诊断协会命名，被国际标准化组织（ISO）认可，是全球护理领域广泛应用的标准之一。该术语体系由爱荷华大学护理分类和临床有效性中心联合美国临床护理专家共同开发。NANDA-I 的术语每三年更新一次，以反映护理实践的最新发展。2021—2023 年版 NANDA-I 发布了 267 个护理诊断，这些诊断被分为 13 个领域和 47 种分类，每个诊断都配有一个五位数字编码以便于标准化记录。NANDA-I 的诊断分类包括问题聚焦型、健康促进型和危险型，每个诊断不仅包含名称和定义，还提供了诊断性指标，以帮助护理人员更准确地识别和记录患者的护理需求。

2. 临床护理分类系统　临床护理分类系统（clinical care classification，CCC）是一种全面的护理语言系统，它涵盖了护理诊断、护理干预和护理结果。最初由弗吉尼亚·K.萨巴（Virginia K. Saba）等人提出，旨在为临床疾病患者的护理信息提供一种统一的记录方式。该系统最初被称为居家健康护理分类系统（home health care classification，HHCC），专门用于家庭和门诊护理记录。CCC 的设计考虑了护理实践的多样性和复杂性，提供了一套灵活且全面的分类框架，以支持护理人员在不同护理环境中的实践需求。

3. 国际护理实践分类　国际护理实践分类（international classification of nursing practice，ICNP）是由 ICN 于 1989 年开发的一套国际护理术语系统。ICNP 的设计基于语言学原理，旨在创建一个能够结合地方术语和现有分类的护理实践术语体系。2000 年，ICNP 获得了美国护士协会（ANA）的认可，并被世界卫生组织推荐为全球使用的护理术语系统。ICNP 包括三个核心要素：护理现象（nursing phenomena）、护理措施（nursing intervention）和护理结果（nursing outcomes）。ICNP 的设计允许护理人员自由使用其词汇集进行护理记录，同时支持护理实践的国际交流和合作。ICNP 经过了 Alpha 版和 Beta 版的测试，Beta 版在多个层面上进行了诊断分类，以确保其在全球范围内的适用性和有效性。

4. 奥马哈系统　奥马哈系统（Omaha system）由美国奥马哈家访护士协会于 1972 年发展，最初是为家庭护理和公共卫生服务的记录而设计的。奥马哈系统包括问题分类系统、干预措施系统和结果评估系统三个部分，旨在提高文档质量和护理实践的标准化。1992 年，奥马哈系统获得了 ANA 的认可。2007 年，该系统成为国际标准化组织的参考术语模型，并被纳入美国电子健康记录的组成部分。奥马哈系统的应用已经扩展到继续护理、护理教育、护理研究等多个领域，其灵活性和实用性使其成为护理领域内一个重要的工具。

三、系统设计的开发模式

（一）瀑布模式

瀑布模式（waterfall model）由温斯顿·沃克·罗伊斯（Winston Walker Royce）等于1970年提出，主要采用线性顺序的流程，将软件开发划分为一系列严格按序执行的阶段，每个阶段的输出都作为下一个阶段的输入，以此推进整个开发过程（图10-5）。瀑布模式为护理管理提供了一种结构化的方法，适用于那些需求明确、变更不频繁的护理信息系统项目，涉及以下阶段：

1. 需求分析 护理部门、信息部门及其他相关人员沟通，明确系统的功能需求和性能要求。收集并详细定义所有必要的功能模块，建立用户需求文档，确保需求分析阶段能够真实反映护理工作的实际需求。

2. 系统设计 临床一线护理人员和护理管理者与信息部门共同参与设计讨论，基于需求确定系统的结构、模块划分和数据流程图，编制详细的系统设计文档，确保设计满足护理工作的特殊需求。

3. 编码与实施 在此阶段，开发团队在编写代码的同时，应定期与护理人员沟通，获取他们对系统功能和操作流程的反馈，进行相应的调整和优化。单元测试完成后，邀请护理人员参与系统测试，确保系统实施阶段能够满足护理工作的实际应用需求。

4. 集成与测试 此阶段，组织护理人员参与系统级别的测试，包括功能测试、性能测试、安全性测试等，验证系统是否符合预期的设计和需求，同时收集护理人员的使用反馈，为系统的进一步优化提供依据。

5. 部署与维护 系统部署后，护理人员应参与日常的维护和更新工作，通过建立有效的反馈机制，确保系统能够持续满足护理工作的需求。同时，定期收集护理人员的使用体验和改进建议，以指导系统的持续改进和升级。

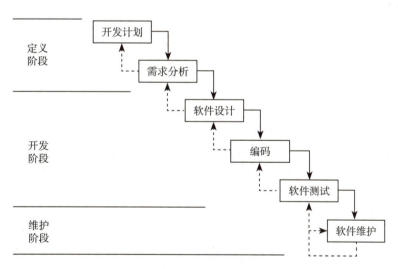

图 10-5 瀑布模式

瀑布模式的优点在于开发过程清晰、易于理解和管理。每个阶段都有明确的产物和目标，有助于团队成员分工合作，且在项目启动之初就能准确定义项目需求和范围；其缺点在于，较难适应需求变更、风险评估不充分等。

（二）建增模式

建增模式（incremental model），又称为渐进式开发模式，是将系统的开发过程划分为多个可独立完成的小规模增量，每个增量都经历需求分析、设计、编码、测试和部署等阶段，最终形成

笔记栏

完整的系统（图 10-6）。迭代开发模式允许护理管理系统逐步演进，更好地适应不断变化的护理需求，涉及以下阶段：

1. 需求分析与优先级划分　护理部门与信息工程等部门紧密合作，准确识别关键的护理流程和需求。护理人员主动参与需求的识别和优先级划分，确保需求分解为可管理的小增量，并根据对护理工作影响的大小和紧急程度来确定每个增量的优先级。

2. 增量设计　护理人员应主动参与每个优先级高的增量的设计工作，设计不仅要关注功能的实现，还要考虑如何与现有的护理流程和系统无缝集成。护理人员的反馈和建议应被纳入设计决策中，以达到护理管理与系统设计的匹配，促进护理管理的效率提升。

3. 编码与单元测试　护理人员应参与代码编写和单元测试的监督和反馈。开发团队应定期与护理人员沟通，获取他们对系统功能和操作流程的反馈，进行相应的调整和优化。

4. 增量集成与测试　护理人员应参与增量集成和测试过程，确保新旧功能协同工作，不会造成系统不稳定或影响护理流程。护理人员的使用体验和反馈应作为测试的重要参考。

5. 部署与维护　增量功能在测试无误后，部署到实际的护理环境中。护理人员应参与部署后的评估和反馈，建立一个反馈机制，收集来自护理人员的使用反馈，这些反馈将指导后续增量的调整和优化。

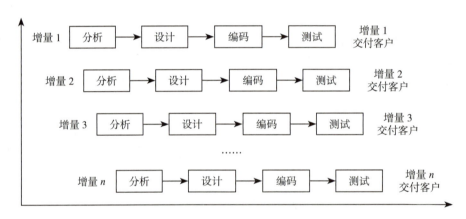

图 10-6　建增模式

建增模式的优点在于它允许护理管理系统逐步适应和满足用户的实际工作需求，通过不断地反馈和改进，提高系统的适用性和用户满意度。此外，这种迭代式的开发过程有助于减少风险、提高用户满意度，并逐步完善系统的功能和性能。然而，建增模式也面临增量集成困难、系统兼容性等挑战。

（三）螺旋模式

螺旋模式（spiral model）将系统开发划分为多个循环迭代的阶段，每个循环都包括需求分析、风险评估、原型开发、测试和评估等活动，以逐步完善系统并降低风险（图 10-7）。螺旋模式在数字护理系统设计和开发中涉及以下阶段：

1. 制订目标　临床一线护理人员和护理管理者与信息工程部门合作，明确护理管理系统的开发目标。确保系统设计能够满足护理管理的核心目标，同时考虑护理部门的业务需求和操作要求。

2. 需求分析和风险评估　临床一线护理人员和护理管理者与信息工程部门充分沟通，收集系统需求，并对可能影响系统开发和部署的技术风险、资源限制和安全问题进行全面评估。

3. 原型开发　基于收集的需求和风险评估，开发系统原型，重点关注护理流程的关键环节。通过与护理人员的试用讨论与互动，收集对原型的反馈，以验证系统设计是否符合实际护理工作的需求。

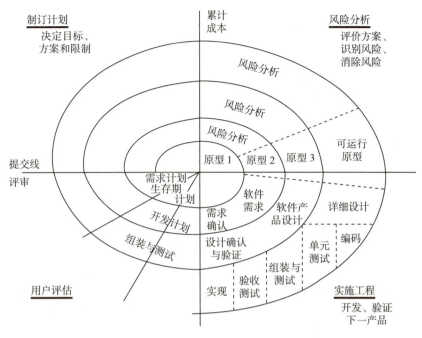

图 10-7　螺旋模式

4. 风险处理和决策　护理人员应参与风险缓解策略的制订和决策过程。在每个迭代周期结束时，考虑护理人员对风险处理效果和用户反馈的意见，作出是否进入下一个迭代的决策。

5. 系统开发和测试　在每个迭代周期中，护理人员应参与系统功能的完善和测试。进行单元测试和集成测试时，护理人员应提供反馈，确保新开发的功能与现有系统兼容，满足护理管理的质量标准。

6. 评估和下一步规划　护理人员应参与对开发完成的系统的全面测试，包括功能测试、性能测试和用户接受测试。部署后，建立持续改进机制，根据护理管理的反馈和护理实践的变化，不断优化系统功能，确保系统适应护理工作的实际需求。

螺旋模式的优点在于允许护理管理系统的开发与护理实践紧密结合，通过不断地迭代和风险管理，确保系统能够适应护理环境的变化，满足护理管理的需求。此外，螺旋模式鼓励护理管理者积极参与系统开发过程，确保系统的最终成果能够真正提升护理工作的质量和效率。

第三节　数字护理的应用及展望

在现代医疗环境中，数字护理正逐步塑造为提升护理质量和患者体验的核心动力。数字护理深刻影响着护理流程优化、患者安全保障、护理资源配置、患者参与度提升以及智慧康养等关键领域。尽管数字护理的发展趋势令人瞩目，但在实施过程中也存在诸多挑战，护理专业人员、政策制订者及技术开发者应共同合作，把握机遇，共筑数字护理的美好未来。

一、数字护理的应用

（一）数字护理在流程优化中的作用

在医疗护理行业中，流程优化是提升服务效率和质量的核心策略。根据我国国家卫生健康委员会发布的《全国护理事业发展规划（2021—2025 年）》，护理信息化建设被赋予了重要地位。该规划倡导运用云计算、大数据、物联网、区块链以及移动互联网等前沿信息技术，以创新护理服

笔记栏

265

务模式，增强临床护理工作的效率，并减轻护理人员的非必要工作负担。此外，规划中强调了构建以问题和需求为导向的护理管理系统的重要性，旨在逐步推动护理管理向现代化、科学化、精细化的方向发展。数字护理，作为一项革新的护理模式，通过融合先进的信息技术，已经在提高护理流程的效率和效果方面发挥了显著作用。

1. 护理流程标准化 数字护理的基石是电子健康记录系统（electronic health record system，EHR）。电子病历系统（electronic medical record，EMR）通常指的是特定医疗机构内部使用的医疗记录管理系统，与之相比，EHR 是一个纵向的患者电子医疗信息搜集系统，旨在实现不同医疗机构间的数据共享，以便于提供连续的医疗服务。

EHR 系统通过整合不同医疗机构的患者数据，实现了数据的跨机构共享。这意味着无论患者在哪个医疗机构接受治疗，医护人员都能访问其完整的医疗历史，从而提供更连贯、更全面的医疗护理服务。一方面，EHR 系统支持患者数据的实时更新，确保所有医疗专业人员都能访问到最新的患者信息，这对于应对紧急情况和实现多学科团队协作非常重要。另一方面，通过使用标准化模板，护理人员可以快速记录患者信息，大大减少了手动输入的时间和错误率。自动化数据输入确保了数据的一致性和准确性，降低了因手动输入错误而导致的医疗风险。

2. 护理流程自动化 护理流程自动化是一种先进的护理管理策略，其核心在于应用数字技术，包括但不限于 EHR、机器人流程自动化（RPA）技术以及人工智能（AI）算法，以优化和简化护理工作流程。通过这种技术驱动的自动化，护理人员能够显著减少在非直接护理活动上的时间投入，从而将更多的注意力和资源集中于患者护理本身。这不仅提升了护理工作的效率，也增强了护理服务的整体质量。在具体的实施中，自动化系统能够依据患者的护理计划，自动生成并发送提醒，促使护理人员按时执行血压测量、体温检测等例行检查。此外，系统还能够自动提醒护理人员进行药物分发，确保药物管理的准确性和及时性，从而降低医疗差错的发生率。进一步地，自动化系统还能够根据患者的具体需求和病情严重程度，智能分配护理资源，确保患者能够获得及时且适宜的护理服务。

例如，某医院借鉴工业界信息化建设中的工作流（workflow）概念，从数据异构、处理规则明确、无法通过系统对接实现数据共享的数据处理工作的问题切入，在机器人流程自动化（robotic process automation，RPA）理论视角之下，对现有人工操作的数据处理工作流程及各操作步骤之间的业务规则进行抽象、概括和描述，成功将人工数据处理过程转化为机器人流程，实现了工作业务过程的部分或整体自动化。这一转变显著提升了工作效率，同时减少了人为失误，优化了人力资源配置。这些举措不仅展示了护理流程自动化在提升护理服务质量中的潜力，也为未来的护理管理提供了新的思路和方法。

3. 护理路径规范化 在数字护理系统的架构中，护理路径规范化扮演着关键角色，通过整合临床指南与最佳实践，为护理专业人员提供了一套标准化的护理操作流程。这些流程基于循证医学原则，并针对临床需求进行了定制，以确保护理服务的质量和一致性。国家卫生健康委员会在《全国护理事业发展规划（2021—2025 年）》中明确提出了加强护理学科建设的战略目标，并强调了建立基于循证医学和临床需求的护理规范和技术标准体系的重要性。这一目标的实现将全面提升护理服务的质量和同质性，确保患者能够获得更加专业化和高效率的护理服务。

在遵循护理路径的过程中，护理人员能够显著减少护理差错，提高护理服务的一致性和质量。这种规范化的护理流程不仅提升了患者的满意度，还改善了临床结果，为患者带来了更佳的健康预后。以某医院的实践为例，在构建电子护理临床路径的过程中，该医院融入了症状管理的循证实践。通过项目的实施，形成了一套规范的电子化护理临床路径操作流程。这一流程不仅提高了护理工作的效率，而且有助于降低患者不良症状的发生率，缩短了患者的住院时间，从而在提高护理服务质量的同时，也减轻了患者的疾病负担。

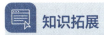 **知识拓展**

区块链技术在临床护理中的应用

区块链（blockchain）是一个分布式的数据结构，能够被全体成员所复制和共享。区块链技术的主要作用是存储、监测、共享、管理大数据，从而提供更好的数据控制和分析。区块链技术与卫生健康服务的深度融合，促进了卫生健康领域新模式、新业态不断涌现，为推动护理服务模式创新、提高护理服务效率、引领我国护理高质量发展提供了有力支撑。目前，临床护理数据呈指数级增长，而区块链技术可以很好地用来处理大量临床护理数据，并为临床护理带来诸多益处，如实时访问和监测数据、促进护理工作的互操作性和连续性、确保护理健康数据的安全性和真实性、实现标准化护理管理等。

（二）数字护理在患者安全保障中的应用

在医疗护理领域，患者安全是三大基石之一，而数字护理在这一领域的应用正日益成为保障患者安全的关键因素。随着信息技术的快速发展，数字护理已经成为提升患者护理安全性的重要手段。通过集成先进的技术解决方案，数字护理不仅能够提高护理工作的准确性，还能够预测和降低潜在的风险。

1. 患者身份识别和安全核对 在医疗护理领域，患者身份识别和安全核对是预防医疗差错、保障患者安全的关键环节。中国医院协会在《患者安全目标》中将"正确识别患者身份"列为首要目标，凸显了其在医疗安全中的核心地位。国家卫生健康委员会在《三级综合医院评审标准（2022年版）》及实施细则中也强调了确立查对制度和患者身份识别的重要性，体现了政策层面对此的高度重视。

数字护理系统通过采用多重身份验证机制，如姓名、出生日期、医疗记录号码等，确保各项治疗操作准确无误地针对正确的患者。此外，系统还整合了生物识别技术，如指纹识别、面部识别或虹膜扫描等，以提供更为精确的身份验证手段。电子手环或二维码等技术的应用，不仅能够快速准确地确认患者身份，还能记录核对时间，进一步增强了患者身份识别的准确性和安全性。

以某医院为例，为了保障患者安全、提升护理服务效率，通过信息技术开发并实施了一系列数字化措施，其中包括患者身份识别和安全核查系统。所有住院患者入院时都会被发放一个带有唯一识别码的电子腕带，包含患者的基本信息，如姓名、住院号、出生日期等，实现一次录入、全程享用。在进行任何临床操作，如给药、抽血、手术等之前，医护人员都会使用条形码扫描器扫描患者腕带上的条形码，以确认患者身份。扫描的数据会与医院信息系统（HIS）进行核对，确保患者信息的准确性和最新状态。系统还具备实时监控功能，如果出现患者信息不匹配或其他潜在错误，系统会立即发出报警，提醒医护人员进行核对，提高了患者身份识别的准确性和安全性，从而显著减少了医疗差错。

此外，在具体实践案例中，有医院积极利用"人脸识别"新兴技术，以提升医疗安全和患者就医体验。通过将"人脸识别"技术嵌入到HIS中，从门诊挂号、医生接诊到入院登记、出院结算等关键环节，实现了患者身份的智慧识别，提高了医疗安全管理水平。这种技术的应用不仅提高了身份识别的准确性，还增强了患者的就医体验，展示了数字护理系统在患者身份识别和安全核对方面的创新应用。

2. 药物管理与药物错误预防 药物管理是医疗护理中的一项关键任务，其准确性直接关联到患者的治疗效果及安全。错误的药物使用不仅可能削弱治疗效果，还可能引起严重的不良反应，甚至导致医疗事故。因此，《患者安全目标》和《医疗机构管理条例》均强调了药物管理的重要性，并要求医疗机构建立严格的药物查对制度和完善的药物管理制度。

笔记栏

数字护理系统通过集成药物管理系统，尤其是自动化药物存储和分配系统（automated medication dispensing system，AMDS），极大提升了药物管理的效率和准确性。这些系统通过条形码扫描、电子处方以及自动化的药物分发机制，显著减少了人为错误。此外，临床决策支持系统（clinical decision support system，CDSS）能够提供药物相互作用和患者过敏反应的预警，进一步确保用药安全。

以国际先进的自动化药品存储和分配系统为例，该系统通过高科技的自动化技术，优化了药品的存储、管理和分发流程。它允许在护理点附近存储和分发药物，并通过计算机化设备或柜体，实现药品的自动化存储和检索。结合条形码包装技术和机器人系统，该系统自动化了库存订购、收货、入库和分拣流程，确保了药品的正确存储和安全分发。例如，在引入该系统的某医院中，第一个月的数据显示，每天平均分发和正确完成的处方数量从 7.6 个增加到 38.6 个，远超过传统存储系统平均处理的 14.4 个订单。自动化存储和订单拣选不仅降低了成本，还优化了空间利用、气候条件，并保持了环境清洁，显著提升了药房的运营效率。通过这些措施，自动化药物存储和分配系统在提高药物管理效率、减少药物错误、保障患者用药安全方面发挥了重要作用，成为医疗机构提升护理质量不可或缺的工具。

3. 感染控制与追踪　医院感染是患者安全的重大威胁，可能引起病情加剧、住院时间延长、医疗费用增加，甚至患者死亡。因此，感染控制是预防医院感染、保障患者安全的关键环节。数字护理系统在辅助医护人员进行感染监控和管理方面发挥着重要作用。该系统通过追踪感染案例、病原体传播路径以及感染控制措施的执行情况，能够及时识别感染暴发，采取有效措施，降低感染率，确保患者安全。CDSS 提供感染控制决策支持，包括合理使用抗生素等。

具体实施案例中，一些医院在各病房、手术室、ICU 等关键区域和科室安装了自动感应的洗手液分配器和智能手卫生监测设备。这些分配器能够自动或通过感应来分配洗手液，减少接触并促进手卫生。此外，将近场通信（near field communication，NFC）技术集成到医护人员的工作服或身份牌中，当他们接近洗手站点时，NFC 标签可以触发手卫生提醒或记录手卫生行为。执行手卫生后，医护人员通过扫描条形码或射频识别（radio frequency identification，RFID）标签，系统便能自动记录手卫生的执行情况。

（三）数字护理在护理资源配置中的应用

在医疗护理行业中，资源的高效配置对于提高护理服务的效率和质量至关重要。数字护理技术的应用正逐步革新这一环节，成为优化护理资源配置的关键工具。数字护理技术通过精准整合与海量数据分析，不仅增强了资源使用的效能，还为护理管理决策提供了坚实的数据支持。

1. 智能人员调度　在医疗护理领域，智能人员调度的科学化与精准化对于解决护理人员短缺问题至关重要。智能人员调度系统通过算法优化，根据实时工作量数据动态调整护理人员配置，确保了护理服务的连续性和稳定性。这种智能化的调度不仅能够提升患者护理的及时性和适宜性，提高患者满意度，还能有效减轻护理人员的职业压力，促进其工作与生活的平衡。国际护士理事会（ICN）倡导全球护理行业采纳创新技术，智能排班系统作为其中的关键技术之一，通过数据驱动的决策支持工具，显著提升了护理服务的质量和效率。这一趋势反映了医疗行业对于采用先进技术以实现资源优化配置的迫切需求。

以某医院的实践为例，该医院通过引入智能排班系统，针对护理人员排班的复杂性及人力资源分配的不均衡性进行了系统性改革。该系统综合考量了患者的护理需求，护理人员的资质、技能、工作偏好以及不同护理部门的特定需求，运用优化算法自动生成排班计划。系统通过实时监控护理工作量和患者流量，实现了对排班计划的动态调整，有效应对了突发事件和紧急情况。智能排班系统的实施，显著提升了护理管理工作效率，减少了加班和护理人员过度疲劳的情况，同时也极大提升了患者的满意度。此案例体现了智能人员调度系统在实现护理资源优化配置、提升护理服务质量、促进护理人员福祉方面的应用潜力，展现了现代医疗护理行业在智能化、信息化管理工具应用上的深度与广度。随着医疗信息化的不断深入，智能人员调度系统有望成为提升护理管理质量和效率的重要支撑。

2. 物资及设备监控　在护理管理领域，物资及设备监控系统的建立对于资源的合理分配和有效利用至关重要。特别是在紧急情况下，如公共健康危机或自然灾害，一个高效的监控系统能够迅速提供关键资源的准确信息，以支持紧急响应和资源的有效调配。

数字护理技术在物资及设备监控方面的应用极大提升了监控工作的效率和准确性。通过数字化系统，可以实时跟踪物资的库存状态，并通过自动化提醒机制及时补充物资，从而避免资源的短缺或积压。同时，对医疗设备的使用频率和维护周期进行监控，确保设备始终处于最佳运行状态，这对于保障患者安全和提升医疗服务质量至关重要。此外，通过数字化工具优化供应链管理，可以确保物资供应的及时性和成本效益，实现资源的精细化管理。应用机器学习算法对设备使用数据进行分析，可以预测潜在的设备故障并提前进行维护，减少意外停机时间，提高医院运营效率。监控与患者安全直接相关的设备，如监护仪和呼吸机，确保它们正常工作，对于预防医疗事故和提升护理质量具有重要意义。

例如，某医院通过采用物联网技术，实现了患者生命体征数据的实时采集和中央监护。这些系统能够接入多种医疗设备，构建起一个医疗设备联网的生态系统，实现对患者状况的实时监控和管理。在某些医院的应用案例中，通过部署5G智能采集终端，实时采集医疗设备的位置、能耗、状态等数据，为医疗设备的全面管理和精益化管理提供了有力支持。另外，一些医院构建了全院中心监护网络，实现了监护仪与患者信息的自动关联和数据的实时传输，通过统一的数据接口解决了资源浪费问题，同时实现了患者体征的实时监控和护理记录的完整同步。这些案例充分展示了数字护理技术在物资及设备监控方面的潜力，通过智能化的监控和管理，不仅提高了护理服务的效率和质量，而且为患者的安全提供了坚实保障。随着技术的持续进步，预计数字护理在物资及设备监控方面的应用将变得更加广泛和深入，为护理管理带来革命性的变革。

3. 患者流量分析　在医疗护理领域，患者流量分析是提升医疗服务效率和质量的关键工具。准确的流量预测使医院能够未雨绸缪，有效减少患者等待时间，从而提高患者的就医体验和满意度。此外，流量分析还能识别高峰时段，帮助医院采取有效措施，避免患者拥挤，降低交叉感染等潜在风险。在面临突发事件或紧急情况时，实时的患者流量数据为医院提供了宝贵的信息支持，使其能够迅速调整护理服务，应对患者数量的突增。

数字护理系统通过分析患者的入院和出院数据，协助管理者深入理解患者流量的模式。这些洞察对于预测护理需求、优化病房分配以及调整护理资源配置至关重要。系统收集并分析患者流量数据，辅助管理者根据实际流量模式制订更为合理的人力资源与物资调配决策。通过优化患者就医流程和减少等待时间，数字护理系统不仅提升了护理工作的效率，也减轻了患者和护理人员的不必要压力。

以某公司的AI软件为例，该软件专为急诊室设计，目的在于提升患者服务满意度和优化急诊室及住院患者的流量管理。该产品能够以平均94%的准确率预测急诊室各环节的等候时长。这项技术使医院能够更高效地管理患者流量，缩短等待时间，并合理规划医护人员的工作安排。此外，部分医院进一步融合物联网、大数据、云计算等技术，打通电子病历系统与智能分诊平台，实时采集患者位置、候诊时长、医护资源占用状态等多维数据，构建覆盖医院物理空间的全息数字孪生副本。通过这一虚拟镜像平台，管理者可直观监测急诊室、病房、检查科室的实时拥堵指数，并基于历史数据与实时信息流，预测未来1~4小时患者到达趋势、检查设备使用峰值，提前触发资源调配预警。这些应用实例显示了数字护理技术在患者流量分析中的有效性，它们通过智能化的监控和管理，显著提升了医疗服务的效率和质量，同时保障了患者的安全和满意度。

（四）数字护理在智慧康养中的应用

1. 居家安全与紧急响应　智慧康养系统通过一系列创新措施，为居家老年人及其他需要照

笔记栏

护的群体提供了全面且连续的护理服务，从而显著提升了他们的居家安全与健康水平。智慧康养系统利用先进的传感器技术，能够实时监控老年人的生命体征和日常活动，及时发现异常情况，如长时间静止或跌倒，从而触发相应的预警和响应措施。系统配备的一键呼叫设备还允许老年人在紧急情况下快速联系护理人员或紧急服务，确保他们能够迅速获得必要的援助。系统为家庭照护者提供了远程监控和通信工具，使他们能够随时了解被照护者的状况，从而减轻照护负担并提高护理质量。

例如，某社区为独居老人配备了一键紧急呼叫器，通过物联网技术实现 24 小时智能看护。在紧急情况下，老人可以通过"一键呼"快速联系服务平台，工作人员将在 5 分钟内启动线上救助流程，包括紧急联系家属、社区网格人员或急救中心。通过这些综合措施，智慧康养系统不仅增强了老年人的自主生活能力，还为护理人员提供了有力的支持，确保了居家护理服务的连续性和高质量。随着技术的不断发展，智慧康养系统在居家护理领域的应用将更加广泛，为老年人提供更加安全、健康和舒适的生活环境。

> **知识拓展**
>
> ### 宠物机器人在长期照护中的应用
>
> 某机构开发了一种宠物机器人，主要用于安抚孤独或情绪不安的老人，特别是痴呆患者。其设计旨在提供一种替代活体动物的疗法，以减轻管理活体动物的负担和风险。这款机器人的外观类似于毛绒玩具，但其内置运动、温度等多种传感器，能够对人类的行为作出反应，模仿真实的宠物行为，并且能够学习使用者的习惯和喜好。研究显示，该机器人可显著改善老年痴呆患者的行为和心理状况，60% 的患者在互动后情绪舒缓，97% 的独居老人社交能力提升。另有报告显示，79% 的昏睡患者在该机器人的帮助下保持清醒时间更长，食欲和情绪改善，并表现出社交反应。

2. 社交参与和情感支持　社交参与和情感支持对提升老年人的幸福感至关重要。幸福感涵盖老年人对健康、家庭、社交关系、个人成就以及生活意义的满意度，是他们晚年生活质量的主观反映。老年人的心理健康与他们的社交网络紧密相连，良好的社交和情感支持有助于改善心理状态，缓解负面情绪，增强积极情感和生活满意度。根据工业和信息化部、民政部、国家卫生健康委员会共同制定的《智慧健康养老产业发展行动计划（2021—2025 年）》，新一代信息技术的深度融合和应用将推动产业的数字化转型，创造满足老年人健康和养老需求的新产品、新业态和新模式。

数字护理在这一过程中发挥着重要作用。智能穿戴设备和家庭健康监测系统可以实时监控老年人的生命体征和健康状况，并将数据远程传输给护理团队，以便他们能够及时响应老年人的健康需求。此外，数字护理管理系统可以根据老年人的健康状况和个人喜好制订个性化的护理计划，并通过移动应用或在线平台与老年人及其家属共享，从而增强他们的参与感。社交网络平台的开发进一步促进了老年人的社交参与。这些平台使老年人能够与家人、朋友和同龄人进行交流和互动，减少孤独感，加强社交联系。人工智能技术的应用，如虚拟伴侣或机器人，通过语音或文字交流，为老年人提供情感慰藉和陪伴。

以英国的"虚拟伴侣"技术为例，这是一种能够与老年人进行交流和互动的拟人化智能电脑。它通过分析老年人的语言、表情和行为来了解他们的需求，并作出相应的反应。这项技术不仅提高了老年人生活的独立性和安全性，还为他们提供了情感上的支持和陪伴。社交参与为老年人提供了与社会保持联系的机会，有助于降低孤独感，提升生活满意度，并促进他们的社会功能和满足感。通过在线社区、视频通话和虚拟活动，老年人可以维持社交联系和情感交流，减少孤独感和社会隔离，这对他们的心理健康和整体幸福感至关重要。

3. 个性化健康教育与自我管理　个性化的健康教育和自我管理是应对人口老龄化所带来的挑战的关键策略，对于缓解医疗系统的压力具有重要作用。这种策略通过向老年人提供定制化的健康信息和建议，有助于他们提高对健康问题的理解和认知。

数字护理平台能够收集老年人的健康数据，如生理指标、生活习惯和医疗病史，然后分析这些信息，从而提供个性化的健康建议和教育计划。通过使用智能穿戴设备和远程监测系统，数字护理能够实时跟踪老年人的生命体征和健康状况，以便及时调整健康管理计划。数字护理通过提供易于理解的健康信息和指导，帮助老年人更好地理解自身的健康状况，从而提高他们的自我管理能力。此外，数字护理可以根据老年人的特定需求和偏好，提供定制化的健康教育内容，如视频教程、在线课程和健康提示。例如，某公司已经构建了一个集智能化和便捷化于一体的数字化智慧教育康养平台，该平台包括 AI 写作与数字艺术创作平台、健康管理与康复平台、康旅与社交活动平台。通过这些平台，老年学习者可以进行个性化的健康管理和康复疗愈，参与社交活动，实现自我展示和分享，从而促进身心健康和社交参与。

二、数字护理的展望与思考

（一）数字护理的发展趋势

数字护理的发展趋势表明，未来的护理管理将更加注重个性化、主动性、灵活性、跨学科协作和数据驱动。这些变革将为患者提供更高质量、更高效、更便捷的护理服务，同时也为护理专业人员带来新的挑战和机遇。通过不断探索和应用数字技术，护理管理将能够更好地应对日益复杂的医疗保健需求。

1. 从标准化护理流程转变为个性化护理　传统的护理流程以"标准化"为核心特征，基于群体共性制定统一的护理路径与操作规范。而数字护理通过分析患者的医疗历史、生理指标和生活习惯，能够根据患者的具体健康状况和需求为每位患者提供定制化的护理计划，推动护理管理从"标准化为主的同质化服务"向"标准化框架下的个性化精准护理"转型。这种个性化护理不仅提高了护理的针对性，也增强了患者的满意度和治疗效果。在个性化护理中，患者的偏好和需求被更多地考虑和尊重，从而提高了他们的参与度和对护理计划的依从性。

2. 从被动应对病情转变为主动干预　护理管理正在从被动响应患者问题转变为通过主动监测和预警系统来预防和早期识别健康问题。通过智能穿戴设备和远程监测系统，护理管理能够实时监控患者的健康状况，及时发现异常并进行干预。这种主动干预策略不仅提高了护理的及时性，也有助于预防疾病的进一步恶化。利用大数据分析和机器学习技术，护理管理能够预测患者的健康风险，并在疾病发展初期就进行干预，从而提高治疗效果和降低医疗成本。这不仅提高了护理的及时性和有效性，也增强了患者的安全感。

3. 从传统的线下服务转变为线上线下融合服务模式　随着数字技术的发展，护理服务不再局限于传统的线下服务。数字护理通过整合线上资源和线下服务，提供更灵活、更便捷的护理服务。患者可以通过线上平台预约护理服务、咨询健康问题，同时享受线下的护理服务和医疗支持。通过线上线下融合的服务模式，护理管理能够提供更灵活、更便捷的护理服务，满足患者多样化的需求。数字护理通过整合线上资源和线下服务，提供更灵活、更便捷的护理服务。患者可以通过线上平台预约护理服务、咨询健康问题，同时享受线下的护理服务和医疗支持。

4. 从单一的护理服务模式转变为跨学科协作的综合护理模式　护理管理正在从单一的护理服务转向跨学科协作的护理模式。通过整合医疗、护理、康复等不同领域的专业知识和技能，护理管理能够提供更全面、更连续的护理服务。跨学科协作有助于确保患者在不同护理阶段都能获得协调一致的护理服务，从而提高护理的整体效果。

5. 从经验驱动的决策模式转变为数据驱动的决策模式　护理管理正在从经验驱动的决策模式转向数据驱动的决策模式。通过收集和分析大量的护理数据，护理管理能够作出更科学、更精准的护理决策，从而提高护理质量和效率。

（二）数字护理的挑战与思考

在信息技术的飞速进步和广泛应用的背景下，数字中国已经上升为国家战略层面的重要议题，而数字健康也相应地成为健康领域的关键发展方向。护理，作为健康领域的基石，同样面临着数字化转型的重大机遇和挑战。在这个过程中，护理管理需要不断地进行理念和模式的创新和适应，以满足数字时代对护理需求的变化和护理发展的新趋势。各级护理人员及护理管理者必须深入思考和探索如何在数字化的浪潮中，更有效地实现护理的目标，更好地满足患者的需求，更高效地提升护理的质量和效果，以推动护理领域的持续创新和发展。这是数字护理面临的机遇，也是数字护理需要解决的挑战，更是启迪适应数字健康、赋能护理高质量发展的专业思考。

1. 数据隐私与安全　在数字化医疗服务的实施过程中，确保数据隐私与安全是至关重要的一环。数字护理系统处理的数据极为敏感，不仅包括患者的基本信息，还涵盖病史、诊断结果及治疗计划等，这些数据的安全性直接关系到患者的生活质量和隐私权益。因此，制订严格的数据隐私和安全政策显得尤为关键，这些政策须明确规定数据访问权限，界定不同个体的数据访问权限和使用规范，并须定期进行审查和更新，以适应技术发展和法规变化。此外，采用先进的加密技术对保护数据安全至关重要，它能够保证即便数据被非法获取，攻击者也无法解读其内容。同时，实施安全的数据传输协议，确保数据在传输过程中的安全性，防止数据被截获或篡改。实施有效的访问控制策略，对每个访问系统的用户进行身份验证，并根据其职责和需求限制其访问的数据范围，是确保数据安全的关键。通过这些措施，可以在保障数据隐私和安全的前提下，构建一个既能提供优质护理服务又能保护患者隐私的数字护理系统。

2. 技术标准与互操作性　在医疗信息系统的复杂架构中，确保不同系统和设备间的有效数据共享与交换对于实现连贯和一致的护理服务至关重要。为此，必须制订和遵循统一的技术标准，这些标准规定了数据的格式、结构和语义，以确保不同系统和设备能够准确理解、处理并交换数据。权威行业组织和监管机构负责这些标准的制定、维护，并须定期更新以适应技术发展和业务需求的变化。同时，强大的互操作性机制是基础，需要通过实施有效的数据交换协议和接口标准来实现不同系统和设备之间的无缝数据交换，同时确保这些协议和接口支持数据加密和访问控制，以保护数据隐私和安全。在推行这些标准和机制的过程中，还须平衡医疗服务提供者对数据访问的需求和患者对隐私保护的期望。通过这些措施，可以提高数字护理的效率和质量，同时保障护理服务质量及患者隐私安全。

3. 教育与培训　在数字护理领域，教育与培训是确保技术系统有效运行和使用者满意度提升的关键基础。鉴于数字护理系统包含复杂技术和操作，对所有用户——医疗服务提供者、管理人员及患者进行教育与培训至关重要。这不仅涉及系统功能和操作的掌握，也包括对数据隐私和安全的认知。教育与培训计划应定期更新，以适应系统迭代、法规和政策的演进，涵盖定期培训课程、在线学习资源和实践操作。此外，培训内容和方式应根据用户的具体需求定制化，以确保医疗服务提供者能获得深入的技术培训，而患者则能获得易于理解的使用指南。展望未来，创新教育培训模式，如微学习、虚拟仿真和在线课程，以及加强跨学科人才培养和鼓励持续学习，将对构建一个适应数字护理需求的教育与培训生态系统起到重要作用。有效的教育与培训不仅提升数字护理的效率和质量，还能增强使用者的满意度和信任度。

（赵庆华）

小　结

　　本章从数字护理的概述、系统设计和应用三方面详细介绍了数字护理及其在护理管理中的实践应用现状。数字护理从数字化阶段发展到数智化阶段，凸显了数据、信息、知识和智慧四个基本要素。在系统设计方面，介绍常用的几种理论和开发模式及知识发现技术的应用。标准化护理术语作为数字护理的基本组成，确保了信息的一致性和准确性。数字护理的应用展示了其在提高护理质量和效率方面的潜力。综上所述，数字护理通过技术创新、实践应用，为护理管理及研究提供了更加高效、个性化的技术手段，为数字健康赋能，为健康中国建设助力。

●●●●　思考题　●●●●

1. 描述数字护理发展的阶段，每个阶段的关键特征是什么？
2. 在设计和开发数字护理系统时应遵循哪些原则和策略？
3. 鉴于数字护理面临的未来挑战和发展趋势，探讨医院如何实现数字护理系统的持续创新与优化？

中英文名词对照索引

参考文献

[1] 吴欣娟，王艳梅. 护理管理学 [M]. 5 版. 北京：人民卫生出版社，2022.

[2] 王利晓. 管理学基础 [M]. 西安：西北大学出版社，2019.

[3] 焦叔斌，杨文士. 管理学 [M]. 5 版. 北京：中国人民大学出版社，2019.

[4] 斯蒂芬·罗宾斯，玛丽·库尔特. 管理学 [M]. 15 版. 刘刚，梁晗，程熙镕，等译. 北京：中国人民
    大学出版社，2022.

[5] 斯蒂芬·罗宾斯，蒂莫西·贾奇. 组织行为学 [M]. 18 版. 孙健敏，朱曦济，李原，译. 北京：中国
    人民大学出版社，2021.

[6] 张智光. 管理学原理：领域、层次与过程 [M]. 4 版. 北京：清华大学出版社，2022.

[7] 罗斌，罗旸洋. 实用管理学 [M]. 北京：北京理工大学出版社，2022.

[8] 朱丹. 管理学教程 [M]. 5 版. 上海：上海财经大学出版社，2023.

[9] 姜小鹰，李继平. 护理管理理论与实践 [M]. 2 版. 北京：人民卫生出版社，2018.

[10] 项目管理协会. 项目管理知识体系指南（PMBOK 指南）[M]. 7 版. 北京：电子工业出版社，2021.

[11] 彼得·德鲁克. 管理的实践 [M]. 齐若兰，译. 北京：机械工业出版社，2019.

[12] 戚安邦. 项目管理学 [M]. 3 版. 北京：科学出版社，2019.

[13] 哈罗德·科兹纳. 项目管理：计划、进度和控制的系统方法 [M]. 12 版. 杨爱华，王丽珍，杨昌雯，
    等译. 北京：电子工业出版社，2018.

[14] 周三多，陈传明，刘子馨，等. 管理学：原理和方法 [M]. 7 版. 上海：复旦大学出版社，2018.

[15] 赵慧军. 管理沟通 [M]. 4 版. 北京：首都经济贸易大学出版社，2018.

[16] 詹姆斯·M.库泽斯，巴里·Z.波斯纳. 领导力如何在组织中成就卓越 [M]. 6 版. 徐中，沈小滨，译.
    北京：电子工业出版社，2019.

[17] 孙健敏. 组织行为学 [M]. 北京：高等教育出版社，2016.

[18] 李乐之，黄伶智. 高级护理管理理论与实践 [M]. 长沙：中南大学出版社，2023.

[19] 宋典，华冬萍. 人力资源管理 [M]. 2 版. 苏州：苏州大学出版社，2021.

[20] 李燕萍，李锡元. 人力资源管理 [M]. 3 版. 武汉：武汉大学出版社，2020.

[21] 萧鸣政. 人员测评与选拔 [M]. 4 版. 上海：复旦大学出版社，2021.

[22] 王泠，周芳. 护理信息学 [M]. 北京：北京大学出版社，2023.

[23] 周兰姝. 护理学科发展现状与展望 [J]. 军事护理，2023，40（1）：1-4.

[24] 吴东，郭俊晨，谌永毅. 深度学习在护理领域中的应用研究进展 [J]. 护理研究，2024，38（4）：
    667-670.

[25] 高启胜，马瑶. 基于 PEST 模型的"十四五"时期我国公立医院发展环境分析 [J]. 中华医院管理杂
    志，2021，37（12）：964-968.

［26］郭冰清，王虎峰. 基于资源依赖理论的医疗联合体组建动因与模式选择［J］. 中国医院管理，2019，39（8）：1-4.

［27］陈伟炯，吴宇凡，李新，等. 一种基于人－机－环境－管理系统理论的安全文化评价方法［J］. 安全与环境学报，2022，22（5）：2649-2659.

［28］张敏. 我国医务人员职业健康防护政策与立法十年进展［J］. 中国护理管理，2022，22（12）：1767-1770.

［29］原曼，蔡卫新，尹志科，等. 护士对心理韧性相关执业环境支持需求的质性研究［J］. 中国护理管理，2022，22（6）：904-908.

［30］蒋帅，刘琴，方鹏骞. 智慧医疗背景下"十四五"我国医院医疗质量与安全管理策略探析［J］. 中国医院管理，2021，41（3）：15-17.

［31］袁磊，钱招昕，黄耿文. 基于时间序列分析的重大突发公共卫生事件对医疗服务的影响研究［J］. 中国卫生统计，2023，40（5）：748-753.

［32］景城阳，刘瑞雪，褚红玲，等. 医学研究领域德尔菲法实施和报告标准（CREDES）解读［J］. 中国循证医学杂志，2023，23（2）：233-239.

［33］魏震，杨琛，曹晓花，等. 应用护理标准化操作流程降低医疗成本效果研究［J］. 中国医院，2021，25（3）：52-54.

［34］王轶，唐忻，戴小喆，等. DRG 付费体系下医院成本控制思路与关键点［J］. 中国卫生经济，2022，41（5）：74-78.

［35］李鑫，熊莉娟，何嘉，等. 疾病诊断相关分组在护理管理中的应用进展［J］. 中华护理杂志，2020，55（4）：636-640.

［36］ORNSTEIN M T, CARUSO C C. The social ecology of caregiving: applying the Social-Ecological Model across the life course[J]. Int J Environ Res Public Health, 2024, 21(1): 119-129.

［37］GARCIA-DIA M J. Project management in nursing informatics[M]. New York: Springer Publishing Company, 2019.

［38］TEOLI D, SANVICTORES T, AN J. SWOT Analysis[M]. Treasure Island: StatPearls Publishing, 2024.

［39］QUATMAN C E, WISEMAN J M, DICKINSON C, et al. The role of community paramedicine in fall prevention: a SWOT analysis[J]. J Am Geriatr Soc, 2024, 72(2): 512-519.

［40］STEPHEN P R, MARY C. Management[M]. London: Pearson Education Inc, 2021.

［41］LASSERRE P, MONTEIRO F. Global strategic management[M]. 5th. London: Bloomsbury Academic, 2022.

［42］ALLIN O, URMAN R D, EDWARDS A F, et al. Using time-driven activity-based costing to demonstrate value in perioperative care: recommendations and review from the society for perioperative assessment and quality improvement(SPAQI)[J]. J Med Syst, 2019, 44(1): 25.

［43］GRIFFITHS P, SAVILLE C, BALL J, et al. Costs and cost-effectiveness of improved nurse staffing levels and skill mix in acute hospitals: a systematic review[J]. Int J Nurs Stud, 2023, 147: 104601.

［44］DYKES P C, CURTIN-BOWEN M, LIPSITZ S, et al. Cost of inpatient falls and cost-benefit analysis of implementation of an evidence-based fall prevention program[J]. JAMA Health Forum, 2023, 4(1): e225125.

［45］BLUM B I. Clinical information systems[M]. New York: Springer Press, 1986.

［46］VON GERICH H, MOEN H, BLOCK L J, et al. Artificial intelligence-based technologies in nursing: a scoping literature review of the evidence[J]. Int J Nurs Stud, 2022, 127: 104153.

［47］HEBDA T, HUNTER K, CZAR P. Handbook of informatics for nurses & healthcare professionals[M]. New York: Pearson Press, 2018.

［48］BALL M J, HANNAH K J, JELGER U G, et al. Nursing informatics: where caring and technology meet[M]. New York: Springer International Publishing, 1988.

［49］BOOTH R, STRUDWICK G, MCBRIDE S, et al. How the nursing profession should adapt for a digital future[J]. BMJ, 2021, 373: n1190.